JN443349

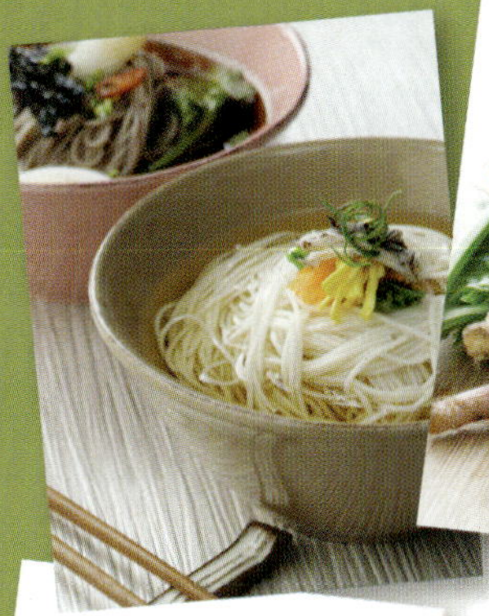
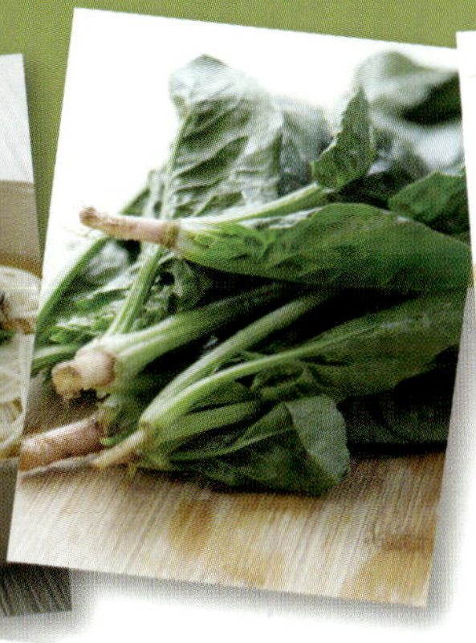
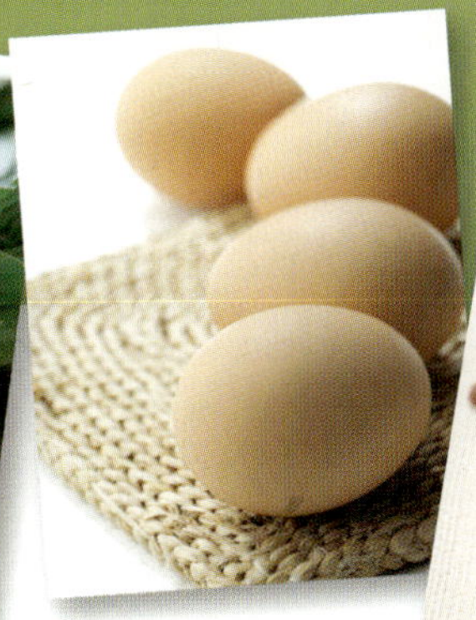
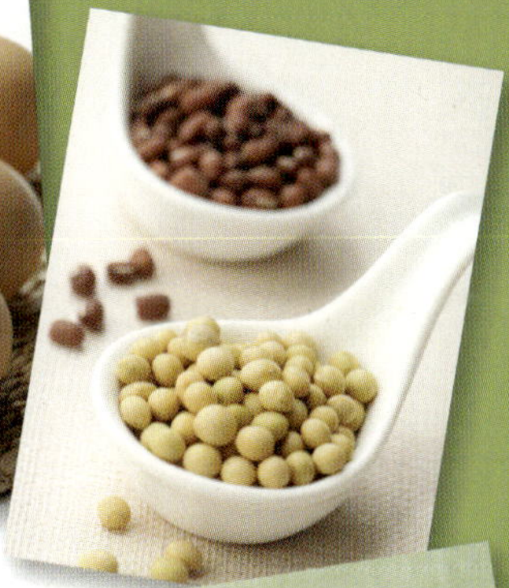
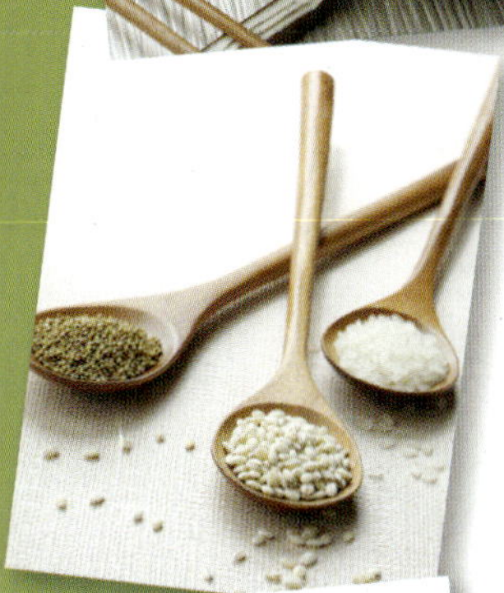

실물로 보는

건강한 상차림 길잡이

질환 예방 및 관리를 위한

식 · 품 · 성 · 분 · 표

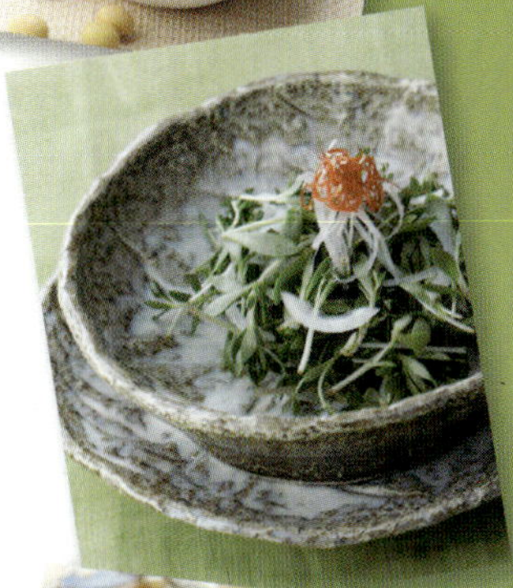
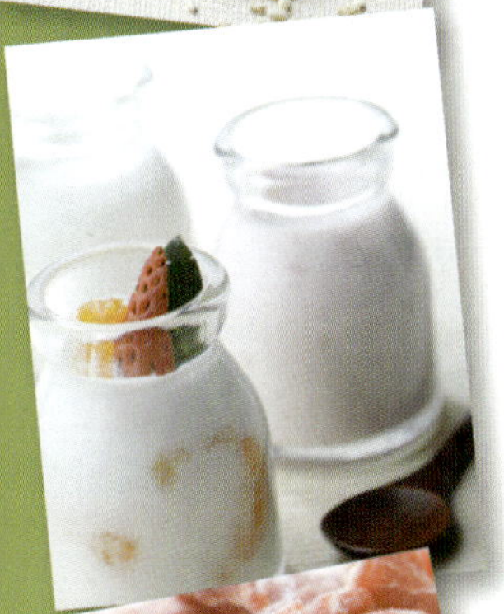
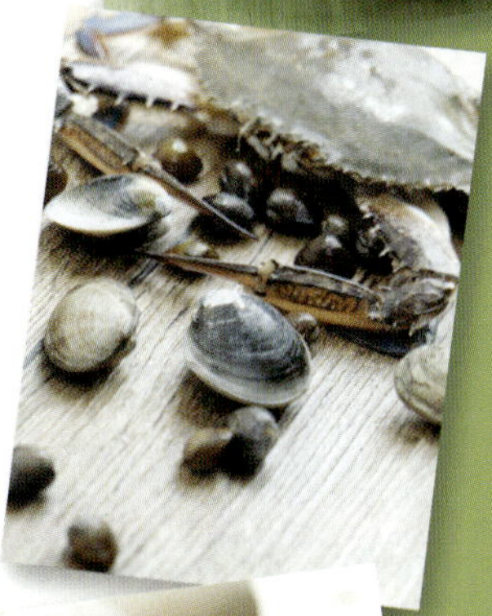
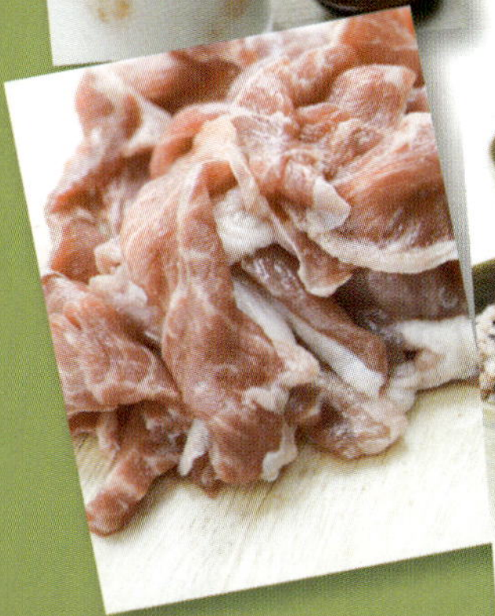
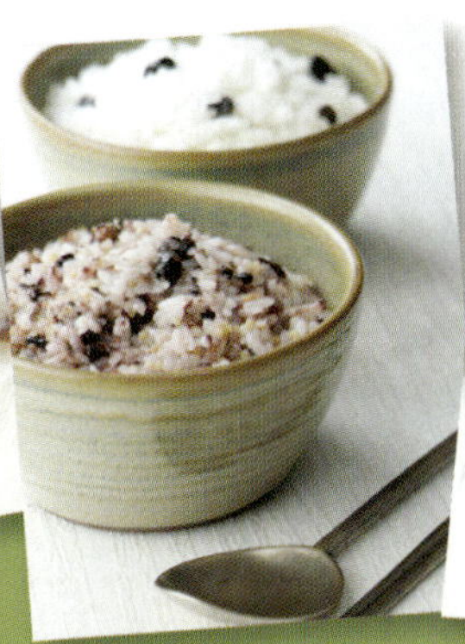
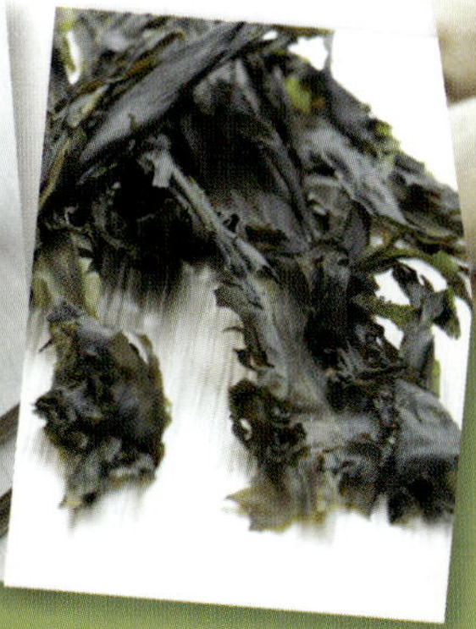
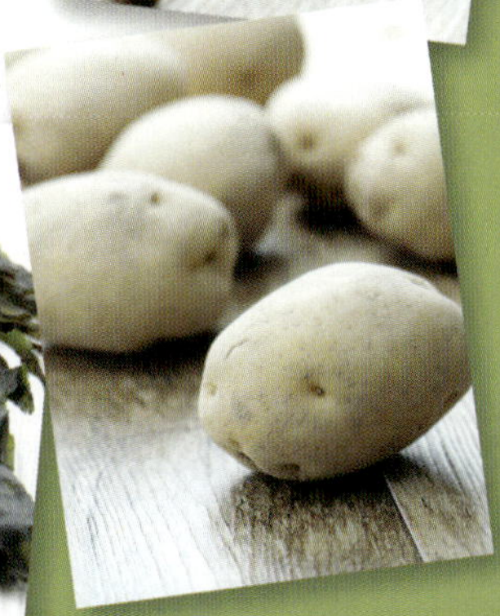

(주)교 문 사

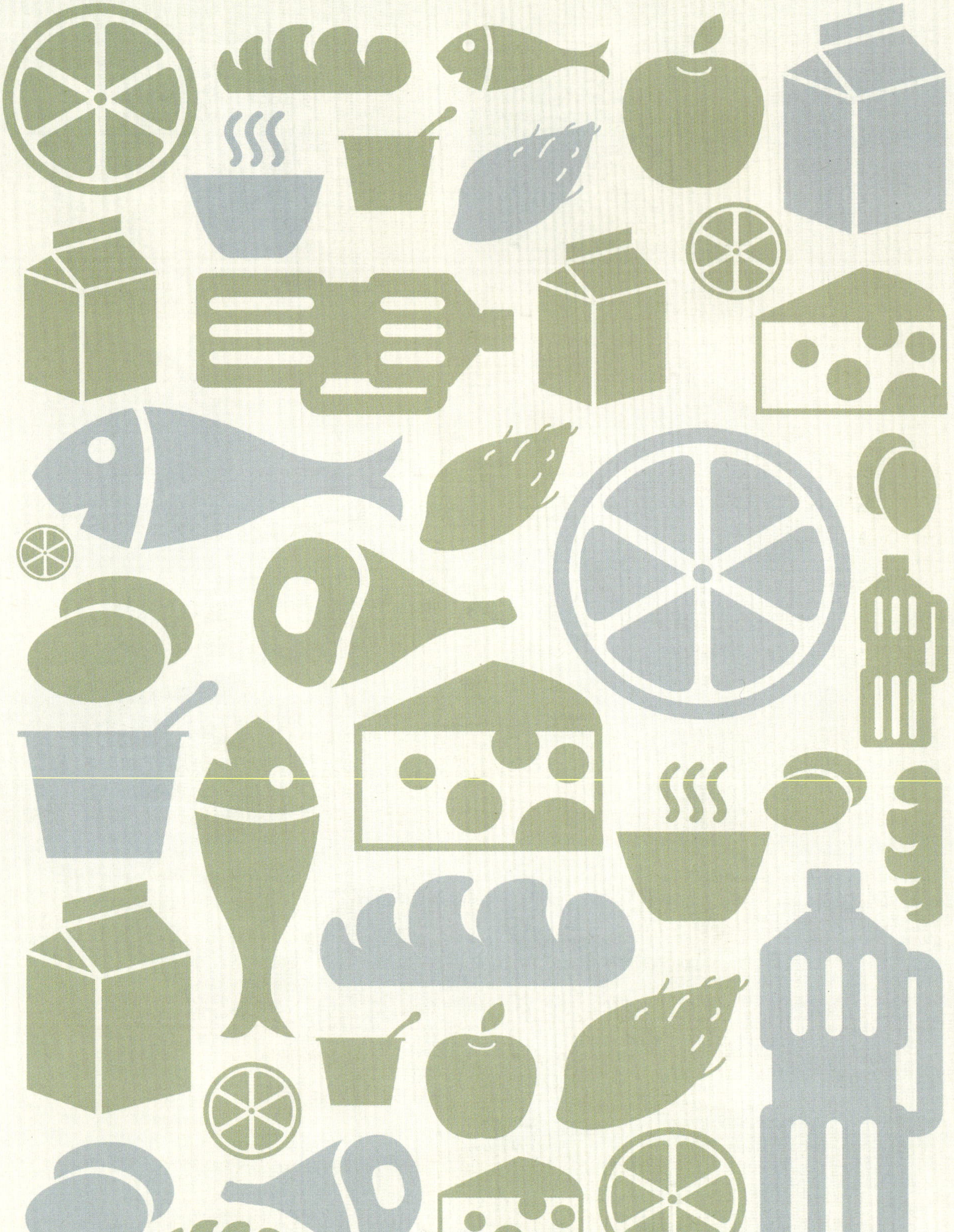

발간사

'음식도 약과 같다'는 약식동원(藥食同源)의 철학사상을 간직한 우리나라의 상차림은 지중해식 식단과 더불어 세계적인 건강음식으로서 각광 받아 왔으나 점차 식생활의 서구화로 인해 한 편으로 물러나게 되어 안타까움을 더하고 있습니다.

최근 WHO 국제 암연구소가 발표한 세계의 대장암 발생률(인구 10만 명당) 조사에서 우리나라가 46.9명으로 184개국 중에 아시아 1위, 세계에서 4위라는 충격적인 보도를 접한 바 있습니다. 또한 2010 국민건강영양조사에 따르면 우리나라 성인 비만율은 30.8%이며, 비만인의 경우 고혈압, 당뇨병, 이상지혈증이 동반될 위험이 2배 이상 높게 나타났다고 밝혀졌습니다. 이러한 결과의 가장 큰 원인은 채소류보다 육류, 햄버거와 같은 고에너지 정크식품을 다량 섭취하는 서구형 식사패턴으로의 변화라고 할 수 있습니다. 이렇듯 모든 병의 근원이 음식에서 기인되고 있어 식원병(食原病), 생활습관병의 예방을 위하여 올바른 식품의 선택과 섭취, 올바른 상차림이 어느 때보다도 중요하게 부각되고 있습니다.

이에 농촌진흥청에서는 우리의 먹을거리에 대한 올바른 정보를 제공하여 건강하고 행복한 삶을 영위할 수 있는 기초자료를 제공하고자 한국인의 만성질환인 비만, 당뇨병, 고혈압, 고지혈증, 골다공증 등의 예방을 위하여 에너지, 나트륨, 콜레스테롤, 칼슘의 섭취를 관리할 수 있는 식품을 위주로 질환별 적정 상차림을 구성하여 '건강한 상차림 길잡이'라는 책자를 발간하게 되었습니다.

본 책자는 성인 다소비 식품 108종, 음식 124종을 대상으로 하여 질환 관리를 위한 상차림과 식품 및 음식 실물 크기의 사진을 수록하여 이용하기에 편리하도록 구성되었습니다. 책 속에는 건강을 위한 식생활 지침, 에너지와 특정 영양소 섭취를 조절하는 상차림, 에너지, 나트륨, 콜레스테롤 섭취를 낮추는 상차림, 칼슘 섭취를 높이는 상차림 등을 포함하여 각 개인의 질환에 초점을 맞춘 맞춤형 스마트 웰빙형 상차림 정보가 수록되어 있습니다.

이 책자가 우리 국민들의 건강을 위한 소중한 자료로 활용되어 올바른 상차림으로 건강한 식생활 확립을 위한 지침서가 되기를 바라 마지않습니다.

본 책자가 발간되기까지 많은 협조를 해주신 대한지역사회영양학회 김숙배, 김순경, 김미현 교수님께 깊은 감사를 드리며, 농식품자원부 연구진의 노고를 치하하는 바입니다.

2011년 12월

국립농업과학원장

정 광 용

Contents

제1장 | 건강한 식생활 이야기

1. 건강한 식생활 008
2. 건강을 위한 영양섭취기준 009
3. 건강을 위한 식생활 지침 010
4. 건강한 상차림 길잡이 012

제2장 | 에너지와 영양소 섭취를 조절하는 상차림 길잡이

1. 에너지 섭취를 낮추는 상차림 길잡이 020
2. 나트륨 섭취를 낮추는 상차림 길잡이 028
3. 콜레스테롤 섭취를 낮추는 상차림 길잡이 038
4. 칼슘 섭취를 높이는 상차림 길잡이 046

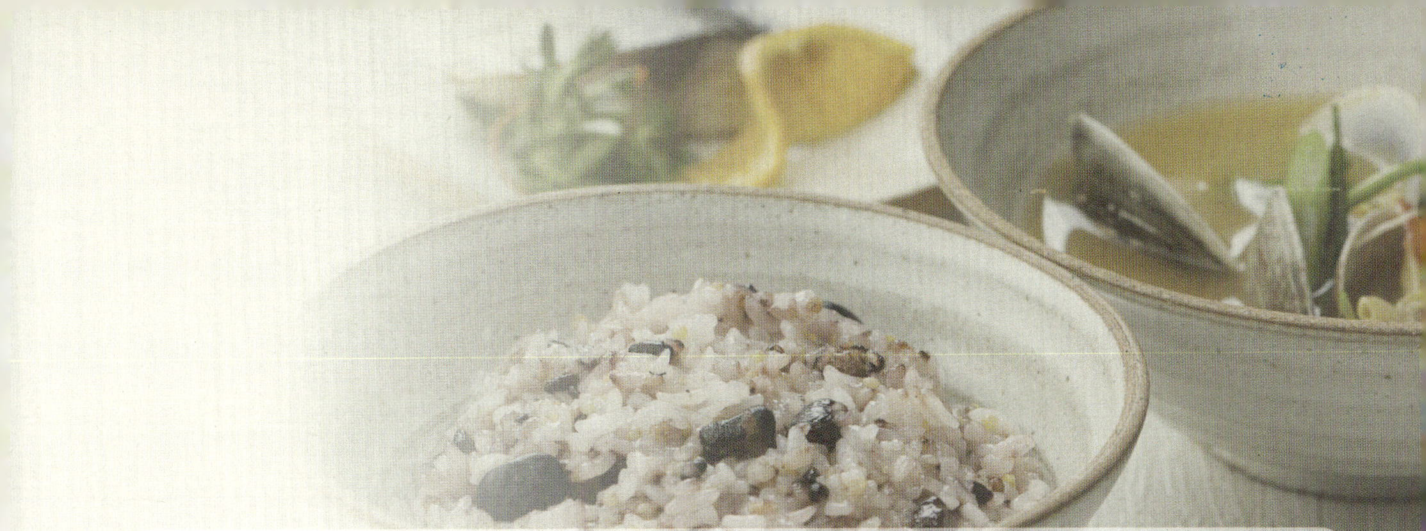

제3장 실물 사진으로 알아보는 한국성인 1회 섭취분량별 식품영양가

곡류 ········ 056
감자류 ········ 082
두류 ········ 086
채소류 ········ 090
과일류 ········ 110
육류 ········ 122
난류 ········ 132
어패류 ········ 136
해조류 ········ 156
유제품류 ········ 160
음료류 ········ 168
조미료류 ········ 172

제4장 실물 사진으로 알아보는 한국성인 1회 섭취분량별 음식영양가

밥류 ········ 182
면류 ········ 198
국 · 찌개류 ········ 210
고기 · 생선 · 달걀 · 콩류 ········ 234
채소류음식 ········ 270

접시종류 ········ 314
참고문헌 ········ 316
찾아보기 ········ 317

실물로 보는 건강한 상차림 길잡이

질환 예방 및 관리를 위한 식품성분표

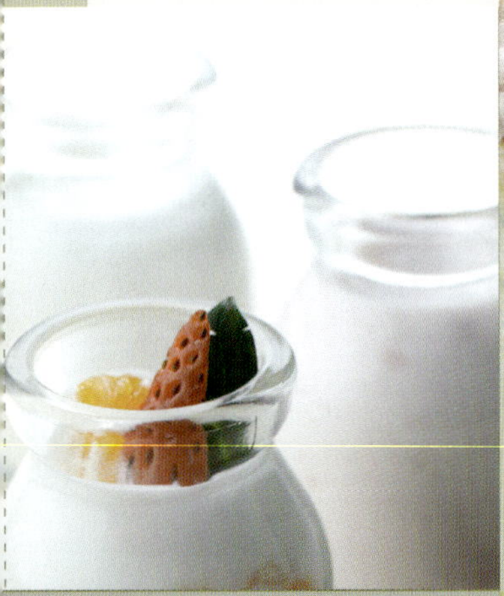

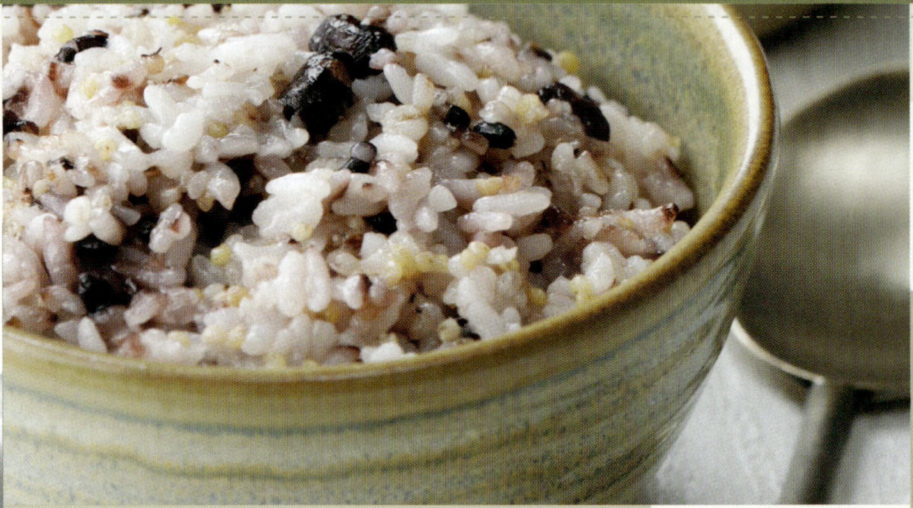

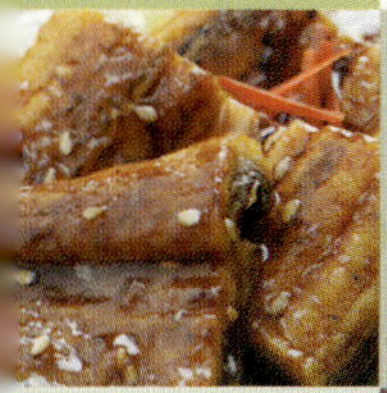

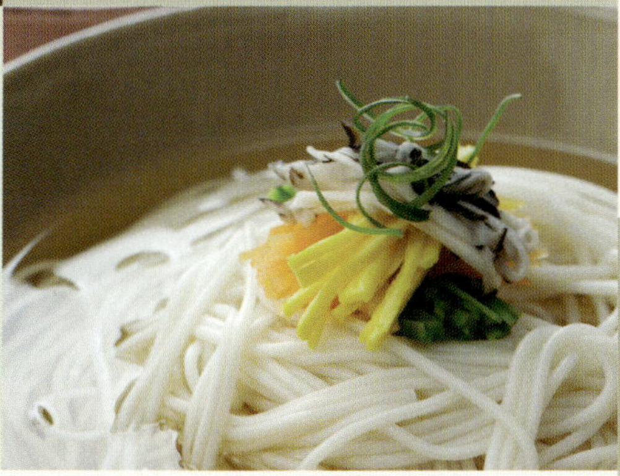

I

건강한 식생활 이야기

1 건강한 식생활

- 우리 몸의 건강을 위해 필요한 탄수화물 · 단백질 · 지방 · 무기질 · 비타민을 5대 영양소라고 합니다.
- 건강한 식생활이란 식품을 골고루 섭취하여, 5대 영양소를 균형 있게 섭취하는 식생활입니다.
- 식품을 골고루 섭취하지 않아, 장기적으로 특정 영양소를 적게 섭취하거나, 많이 섭취하면 만성질환에 걸릴 수 있습니다.

우리 몸에 필요한 5대 영양소

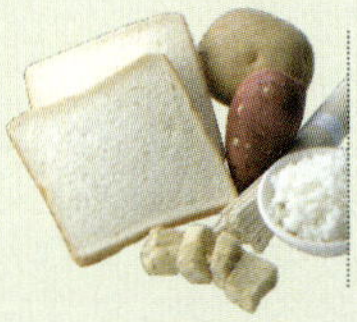

탄수화물
곡류군

밥, 빵, 국수, 고구마, 감자
힘을 냄

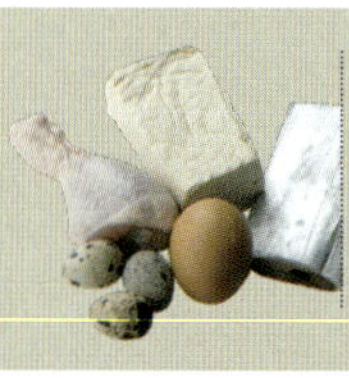

단백질
어육류군
(고기 · 생선 · 달걀 · 콩류)

고기, 콩, 생선, 달걀, 두부
힘을 냄/근육 만듦/면역력 높임

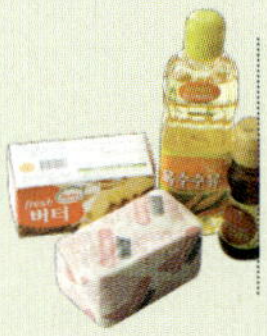

지방
지방군

마가린, 버터, 식용유, 참기름
힘을 냄/체온을 유지함

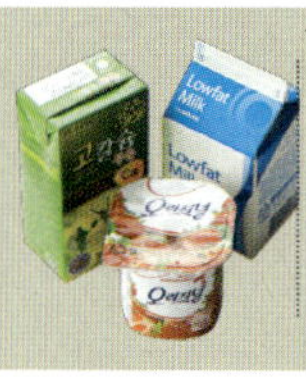

무기질(칼슘)
우유 및 유제품군

우유, 요구르트, 두유
골격과 치아를 만듦

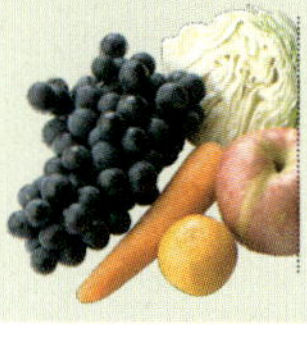

비타민
과일 · 채소군

사과, 귤, 배추, 당근
다른 영양소대사 도와줌/면역력 높임

2 건강을 위한 영양섭취기준

• 건강을 위해 한국인의 영양섭취기준에 맞추어 영양소를 섭취하는 것이 바람직합니다.

한국인의 영양섭취기준

성별	연령 (세)	에너지[1]	단백질[2]	칼슘[2]	인[2]	철[2]	나트륨[3]	비타민 A[2]	비타민 B_2[2]	비타민 C[2]
		kcal	g	mg	mg	mg	g	μgRE	mg	mg
남자	19~29	2,600	55	750	700	10	1.5	750	1.5	100
	30~49	2,400	55	750	700	10	1.5	750	1.5	100
	50~64	2,200	50	700	700	9	1.4	700	1.5	100
	65~74	2,000	50	700	700	9	1.2	700	1.5	100
	75 이상	2,000	50	700	700	9	1.1	700	1.5	100
여자	19~29	2,100	50	650	700	14	1.5	650	1.2	100
	30~49	1,900	45	650	700	14	1.5	650	1.2	100
	50~64	1,800	45	700	700	8	1.4	600	1.2	100
	65~74	1,600	45	700	700	8	1.2	600	1.2	100
	75 이상	1,600	45	700	700	8	1.1	600	1.2	100

1) 필요추정량 2) 권장섭취량 3) 충분섭취량

(출처 : 한국인 영양섭취기준, 한국영양학회, 2010)

3 건강을 위한 식생활 지침

• 건강을 위해 식생활 지침(보건복지부, 2010)에 따라 올바른 식생활을 실천합니다.

성인을 위한 식생활 지침

각 식품군을 매일 골고루 먹자

- 곡류는 다양하게 먹고 전곡을 많이 먹습니다.
- 여러 가지 색깔의 채소를 매일 먹습니다.
- 다양한 제철 과일을 매일 먹습니다.
- 간식으로 우유, 요구르트, 치즈와 같은 유제품을 먹습니다.
- 가임기 여성은 기름기 적은 붉은 살코기를 적절히 먹습니다.

활동량을 늘리고 건강 체중을 유지하자

- 일상생활에서 많이 움직입니다.
- 매일 30분 이상 운동을 합니다.
- 건강 체중을 유지합니다.
- 활동량에 맞추어 에너지 섭취량을 조절합니다.

청결한 음식을 알맞게 먹자

- 식품을 구매하거나 외식을 할 때 청결한 것으로 선택합니다.
- 음식은 먹을 만큼만 만들고, 먹을 만큼만 주문합니다.
- 음식을 만들 때는 식품을 위생적으로 다룹니다.
- 매일 세끼 식사를 규칙적으로 합니다.
- 밥과 다양한 반찬으로 균형 잡힌 식생활을 합니다.

짠 음식을 피하고 싱겁게 먹자

- 음식을 만들 때는 소금, 간장 등을 적게 사용합니다.
- 국물을 짜지 않게 만들고, 적게 먹습니다.
- 음식을 먹을 때 소금, 간장을 더 넣지 않습니다.
- 김치는 덜 짜게 만들어 먹습니다.

지방이 많은 고기나 튀긴 음식을 적게 먹자

- 고기는 기름을 떼어내고 먹습니다.
- 튀긴 음식을 적게 먹습니다.
- 음식을 만들 때, 기름을 적게 사용합니다.

술을 마실 때는 그 양을 제한하자

- 남자는 하루 2잔, 여자는 1잔 이상 마시지 않습니다.
- 임신부는 절대로 술을 마시지 않습니다.

(출처 : 보건복지부, 2010)

어르신을 위한 식생활 지침

각 식품군을 매일 골고루 먹자

- 고기, 생선, 달걀, 콩 등의 반찬을 매일 먹습니다.
- 다양한 채소 반찬을 매끼 먹습니다.
- 다양한 우유제품이나 두유를 매일 먹습니다.
- 신선한 제철 과일을 매일 먹습니다.

짠 음식을 피하고 싱겁게 먹자

- 음식을 싱겁게 먹습니다.
- 국과 찌개의 국물을 적게 먹습니다.
- 식사할 때 소금이나 간장을 더 넣지 않습니다.

식사는 규칙적이고 안전하게 하자

- 세끼 식사를 꼭 합니다.
- 외식할 때는 영양과 위생을 고려하여 선택합니다.
- 오래된 음식은 먹지 않고, 신선하고 청결한 음식을 먹습니다.
- 식사로 건강을 지키고 식이보충제가 필요한 경우는 신중히 선택합니다.

물은 많이 마시고 술은 적게 마시자

- 목이 마르지 않더라도 물을 자주 충분히 마십니다.
- 술은 하루 1잔을 넘기지 않습니다.
- 술을 마실 때에는 반드시 다른 음식과 같이 먹습니다.

활동량을 늘리고 건강 체중을 유지하자

- 앉아 있는 시간을 줄이고 가능한 많이 움직입니다.
- 나를 위한 건강 체중을 알고, 이를 유지하도록 노력합니다.
- 매일 최소 30분 이상 숨이 찰 정도로 유산소 운동을 합니다.
- 일주일에 최소 2회, 20분 이상 힘이 들 정도로 근육 운동을 합니다.

(출처 : 보건복지부, 2010)

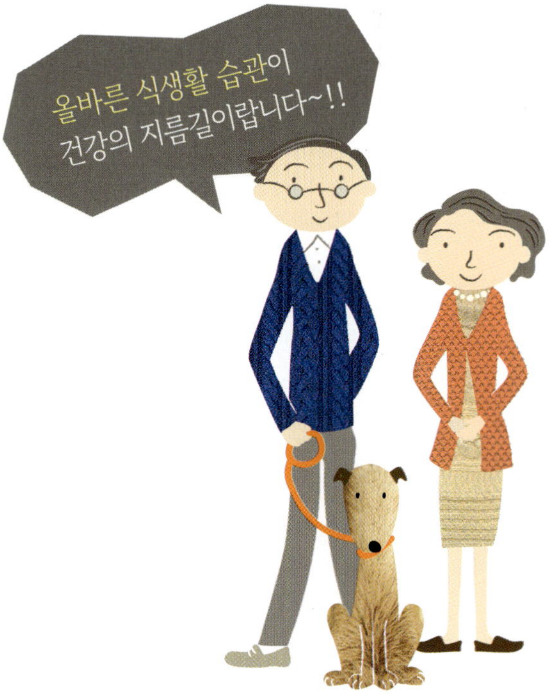

4 건강한 상차림 길잡이

• 건강한 상차림은 탄수화물 · 단백질 · 지방 · 무기질 · 비타민을 균형있게 섭취하도록 구성하는 것입니다.

• 매 식사마다 곡류, 고기 · 생선 · 달걀 · 콩류, 채소류를 빠짐없이 선택하며, 간식은 식사와 식사 중간에 과일류, 유제품류를 섭취합니다.

건강한 상차림은 매일 5가지 식품군을 골고루!

식품군	음식군	종 류	선 택
곡류	밥류/떡류/면류	쌀밥, 보리밥, 오곡밥, 콩밥, 현미밥	매 식사마다 택 1
고기 · 생선 달걀 · 콩류	반찬/국 · 찌개류	고등어조림, 꽁치구이, 달걀찜, 두부부침, 멸치볶음	매 식사마다 택 1
채소류	반찬/국 · 찌개류	가지나물, 고사리나물, 상추겉절이, 오이생채, 김치류	매 식사마다 택 2~3
과일류	간식	귤, 딸기, 바나나, 사과, 토마토	하루 한 번 택 1
유제품류	간식	두유음료, 요구르트(액상), 요구르트(호상), 우유	하루 한 번 택 1

건강한 상차림의 기본 구성

매 식사 간 식

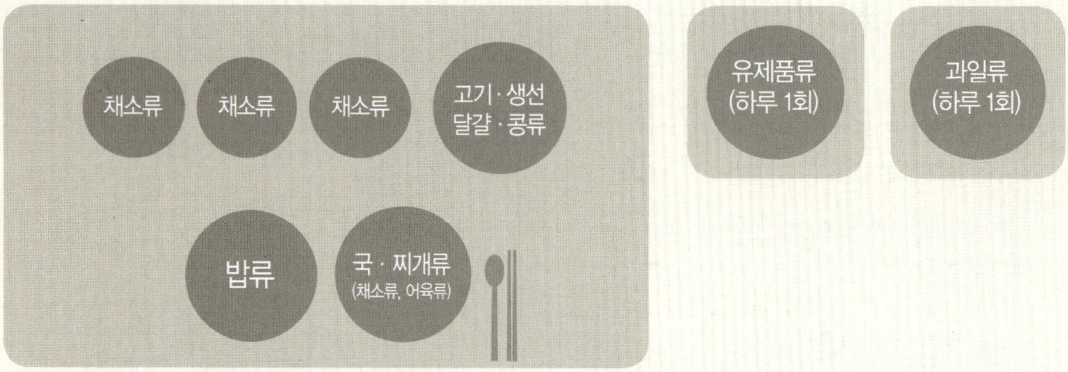

1) 밥 중심 상차림

• 상차림 길잡이

식품군	종 류	선 택
밥류	쌀밥, 보리밥, 오곡밥, 콩밥, 현미밥	택 1
국 · 찌개류	김칫국, 된장국, 미역국, 북엇국, 쇠고깃국, 콩나물국	택 1
고기 · 생선 달걀 · 콩류	불고기, 고등어조림, 꽁치구이, 멸치볶음, 달걀찜, 두부부침, 콩조림	택 1
채소류	가지나물, 더덕무침, 미나리나물, 상추겉절이, 오이생채, 김치류	택 2~3

• 상차림 예

매 식사

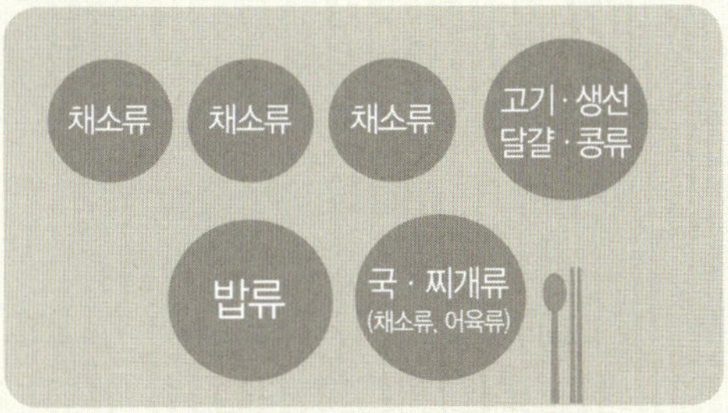

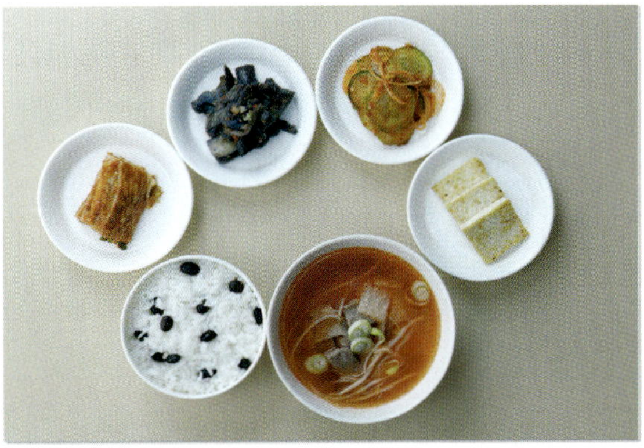

김치(배추김치) 40g
→ 실물사진 p.306

가지나물 50ml
→ 실물사진 p.277

오이생채 55ml
→ 실물사진 p.293

콩밥 250ml
→ 실물사진 p.194

쇠고깃국 300ml
→ 실물사진 p.220

두부부침 50ml
→ 실물사진 p.254

음식명	실물크기 사진수록 페이지	1회 섭취분량	에너지 (kcal)	탄수화물 (g)	단백질 (g)	지질 (g)	콜레스테롤(mg)	식이섬유 (g)	칼슘 (mg)	철분 (mg)	나트륨 (mg)	소금 (g)	비타민 A (μgRE)	비타민 B_2 (mg)	비타민 C (mg)
콩밥	p. 194	250ml	383	80.0	8.8	2.0	0	3.5	26.1	2.0	7.0	0	1.0	0.05	0
쇠고깃국	p. 220	300ml	66	3.2	7.7	2.7	20.2	1.0	20.8	2.0	545.9	1.4	33.6	0.09	6.5
두부부침	p. 254	50ml	50	0.6	4.1	3.9	0	1.1	56.3	0.7	111.0	0.3	0	0.01	0
가지나물	p. 277	50ml	19	2.9	0.8	0.9	0.4	0.9	15.5	0.3	277.5	0.7	17.2	0.02	4.2
김치(배추김치)	p. 306	40g	7	1.6	0.8	0.2	0	1.2	18.8	0.3	458.4	1.1	19.2	0.02	5.6
오이생채	p. 293	55ml	7	1.2	0.3	0.3	0	0.7	8.6	0.2	258.5	0.6	19.9	0.01	0.4
합 계			533	89.5	22.4	10	20.6	8.4	146.1	5.5	1,658.3	4.2	90.9	0.21	16.6

2) 간편식사(떡, 빵, 시리얼) 상차림

• 상차림 길잡이

식품군	종 류	선 택
떡류/빵류/ 시리얼류	백설기, 인절미, 식빵, 시리얼, 단팥빵, 곰보빵(소보로빵)	택 1
고기 · 생선 달걀 · 콩류	달걀찜, 달걀부침(달걀프라이), 두부부침	택 1
채소류	당근, 브로콜리, 양배추, 양상추, 오이	택 1
과일류	귤, 딸기, 바나나, 사과, 오렌지, 토마토	택 1
유제품류	두유, 요구르트(액상), 요구르트(호상), 우유, 치즈(가공치즈)	택 1

• 상차림 예

매 식사

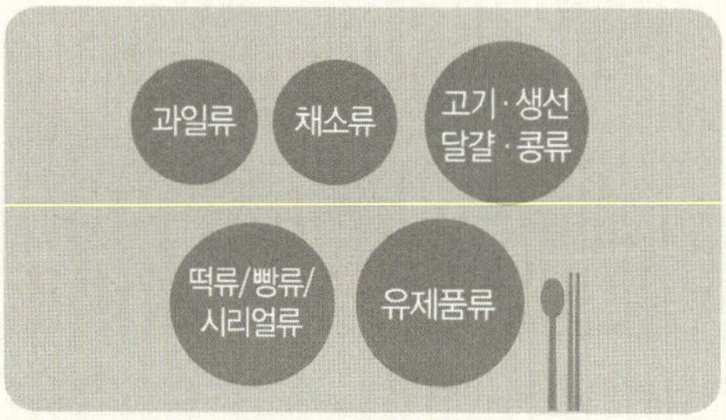

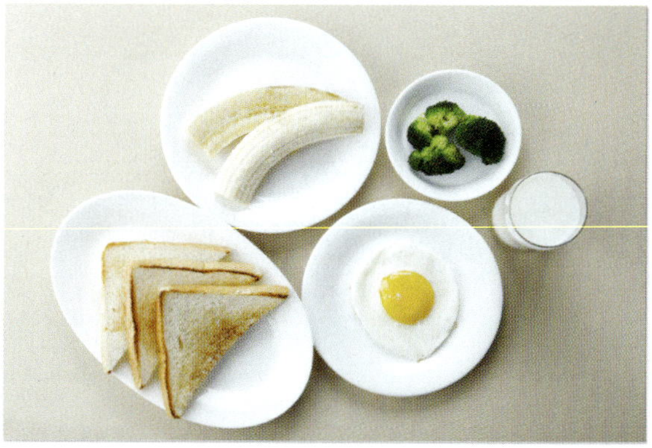

바나나 135g
…→ 실물사진 p.114

브로콜리 30g
…→ 실물사진 p.96

우유 200ml
…→ 실물사진 p.164

식빵 55g
…→ 실물사진 p.71

달걀부침(달걀프라이) 50ml
…→ 실물사진 p.252

음식명	실물크기 사진수록 페이지	1회 섭취분량	에너지 (kcal)	탄수화물 (g)	단백질 (g)	지질 (g)	콜레스테롤(mg)	식이섬유 (g)	칼슘 (mg)	철분 (mg)	나트륨 (mg)	소금 (g)	비타민 A (μgRE)	비타민 B_2 (mg)	비타민 C (mg)
식빵	p. 71	55g	155.7	28.1	4.6	2.9	8.3	1.9	12.1	0.4	36.3	0.1	1.1	0.03	0
브로콜리	p. 96	30g	8.4	1.5	1.5	0.1	0	0.5	19.2	0.5	3.0	0	38.4	0.08	29.4
바나나	p. 114	135g	108.0	28.5	1.6	0.3	0	2.4	5.4	0.9	2.7	0.0	2.7	0.08	13.5
달걀부침(달걀프라이)	p. 252	50g	73	1.3	5.3	5.0	210.7	0	19.3	0.6	121.3	0.3	71.3	0.13	0.5
우유	p. 164	200ml	120.0	9.4	6.4	6.4	22.0	0	210.0	0.2	110.0	0.3	56.0	0.28	2.0
합 계			465	68.7	19.4	14.6	241	4.8	266.0	2.6	273.3	0.7	169.5	0.59	45.4

3) 면 중심 상차림

• 상차림 길잡이

식품군	종 류	선 택
면류	칼국수, 우동, 콩국수, 잔치국수, 물냉면, 라면, 짜장면, 짬뽕	택 1
고기 · 생선 달걀 · 콩류	불고기, 고등어조림, 꽁치구이, 달걀부침(달걀프라이), 달걀찜, 두부부침	택 1
채소류	가지나물, 고사리나물, 도라지생채, 마늘종무침, 미나리나물, 배추나물, 버섯볶음, 상추겉절이, 시금치나물, 오이생채, 호박나물, 김치류	택 2~3

• 상차림 예

매 식사

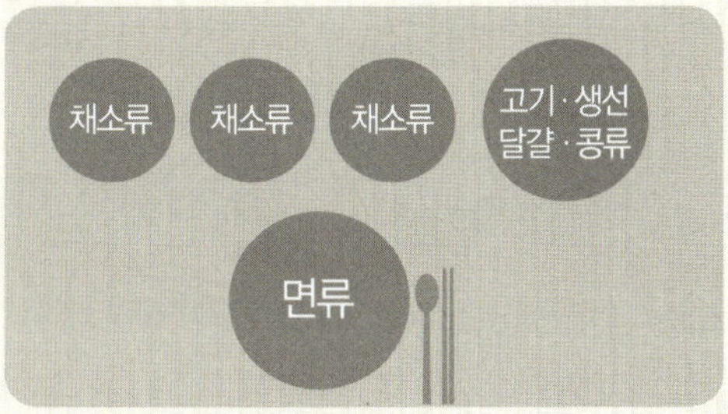

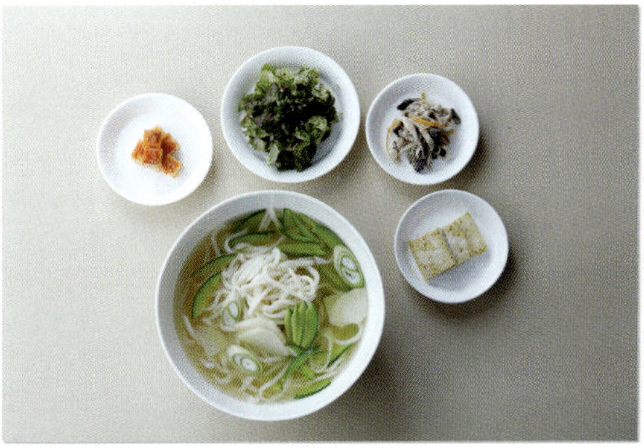

김치(깍두기) 35g
→ 실물사진 p.302

칼국수 1000ml
→ 실물사진 p.208

상추겉절이 110ml
→ 실물사진 p.289

두부부침 50ml
→ 실물사진 p.254

버섯볶음 50ml
→ 실물사진 p.276

음식명	실물크기 사진수록 페이지	1회 섭취분량	에너지 (kcal)	탄수화물 (g)	단백질 (g)	지질 (g)	콜레스테롤(mg)	식이섬유 (g)	칼슘 (mg)	철분 (mg)	나트륨 (mg)	소금 (g)	비타민 A (μgRE)	비타민 B_2 (mg)	비타민 C (mg)
칼국수	p. 208	1000ml	425	94.5	13.4	2.6	4.3	0.9	112.2	3.2	3,344.2	8.4	24.2	0.10	16.3
상추겉절이	p. 289	110ml	34	2.8	1.3	2.5	0	1.5	29.2	0.8	490.2	1.2	68.0	0.06	5.8
버섯볶음	p. 276	50ml	26	2.5	0.9	1.8	0.1	0.6	7.0	0.2	164.0	0.4	29.5	0.03	1.8
두부부침	p. 254	50ml	50	0.6	4.1	3.9	0	1.1	56.3	0.7	111.0	0.3	0	0.01	0
김치(깍두기)	p. 302	35g	12	2.6	0.6	0.1	0	1.0	13.0	0.1	208.6	0.5	13.3	0.02	6.7
합 계			547	102.9	20.3	10.9	4.4	5.2	217.7	5.1	4,318	10.8	135	0.22	30.5

4) 일품요리 상차림

• 상차림 길잡이

식품군	종 류	선 택
일품 요리	돼지고기덮밥, 회덮밥, 비빔밥, 오므라이스, 유부초밥	택 1
국 · 찌개류	김칫국, 미역국, 아욱된장국, 조갯국, 콩나물국	택 1
채소류	가지나물, 고사리나물, 도라지생채, 마늘종무침, 미나리나물, 배추나물, 버섯볶음, 시금치나물, 오이생채, 호박나물, 김치류	택 2~3

• 상차림 예

매 식사

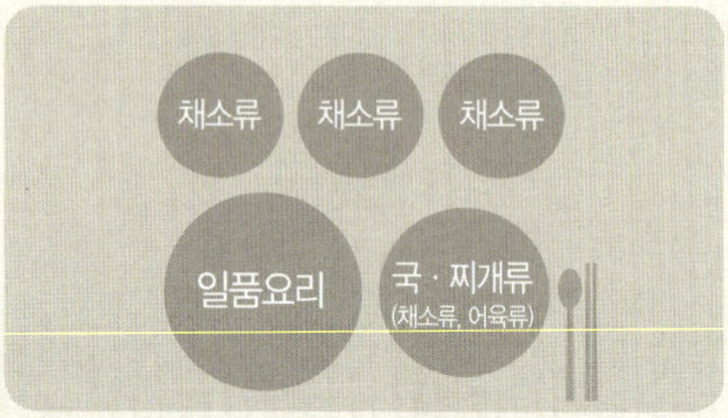

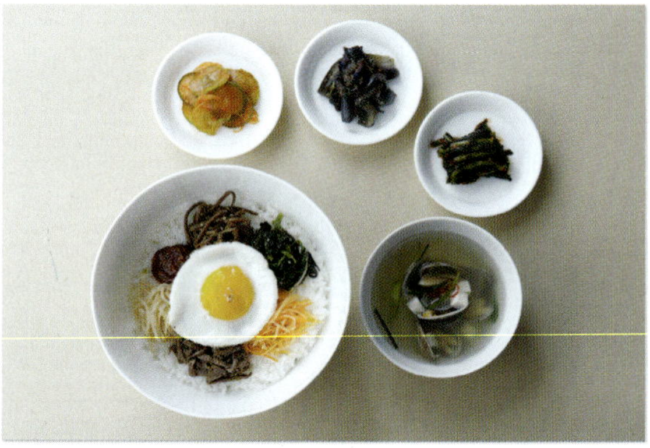

오이생채 55ml
⋯→ 실물사진 p.293

가지나물 50ml
⋯→ 실물사진 p.277

김치(열무김치) 35g
⋯→ 실물사진 p.309

비빔밥 1000ml
⋯→ 실물사진 p.186

조갯국 250ml
⋯→ 실물사진 p.225

음식명	실물크기 사진수록 페이지	1회 섭취분량	에너지 (kcal)	탄수화물 (g)	단백질 (g)	지질 (g)	콜레스테롤(mg)	식이섬유 (g)	칼슘 (mg)	철분 (mg)	나트륨 (mg)	소금 (g)	비타민 A (㎍RE)	비타민 B_2 (mg)	비타민 C (mg)
비빔밥	p. 186	1000ml	589	95.1	20.5	14.1	214.7	5.3	89.2	5.4	882.8	2.2	524.8	0.39	25.9
조갯국	p. 225	250ml	28	1.5	4.5	0.3	9.6	0.1	30.4	5.1	292.1	0.7	8.3	0.05	1.6
김치(열무김치)	p. 309	35 g	13	3.0	1.1	0.2	0	1.2	40.6	0.7	217.7	0.5	208.3	0.10	9.8
오이생채	p. 293	55ml	7	1.2	0.3	0.3	0	0.7	8.6	0.2	258.5	0.6	19.9	0.01	0.4
가지나물	p. 277	50ml	19	2.9	0.8	0.9	0.4	0.9	15.5	0.3	277.5	0.7	17.2	0.02	4.2
합 계			656	103.7	27.1	15.9	224.7	8.2	184.4	11.7	1,928.6	4.8	778.5	0.57	41.8

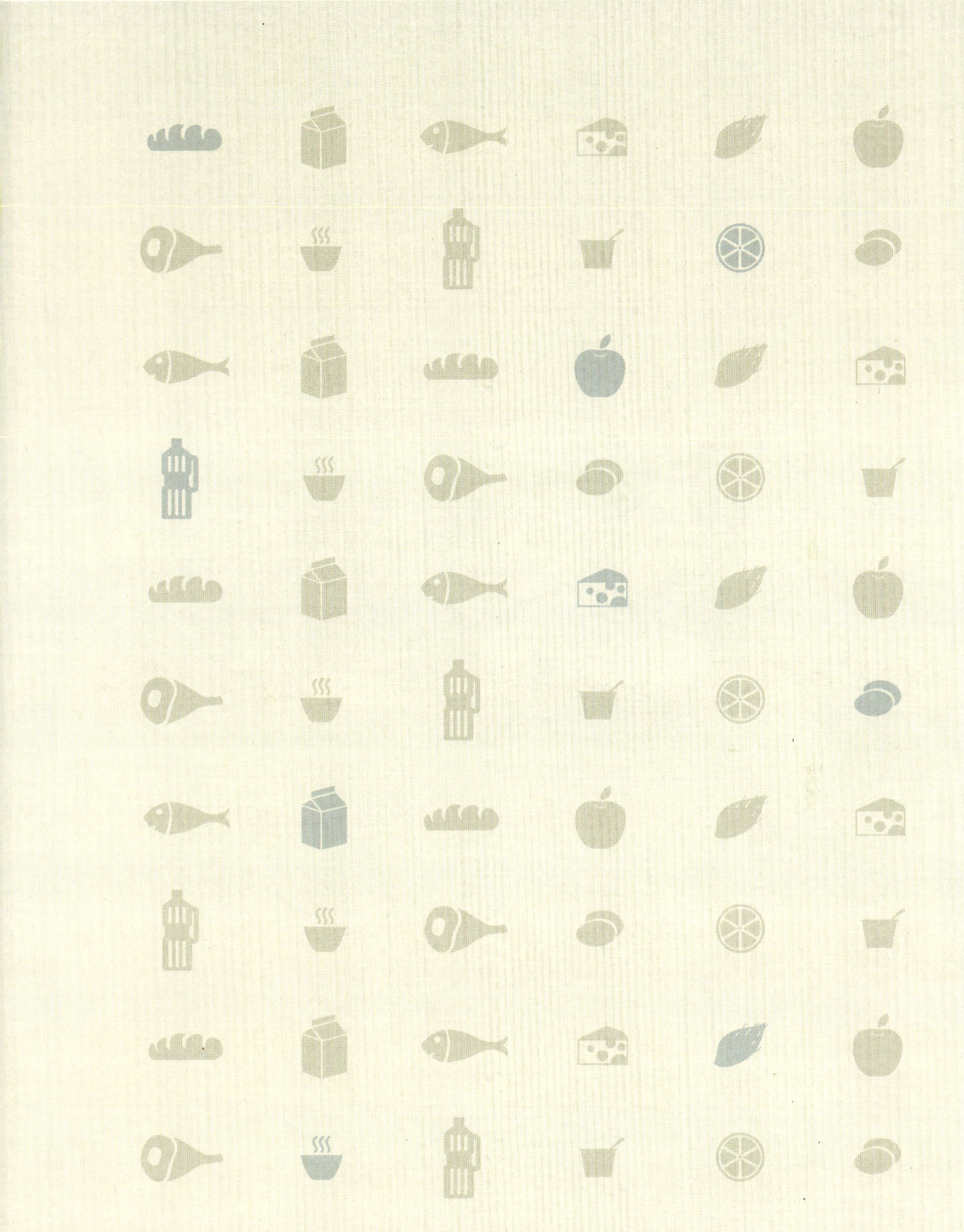

실물로 보는 건강한 상차림 길잡이

질환 예방 및 관리를 위한 식품성분표

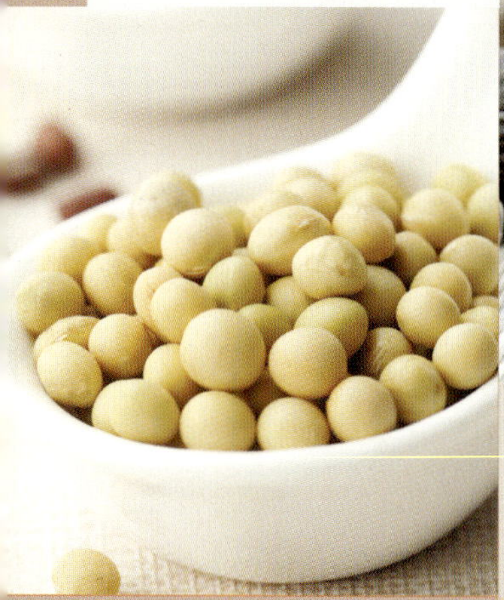

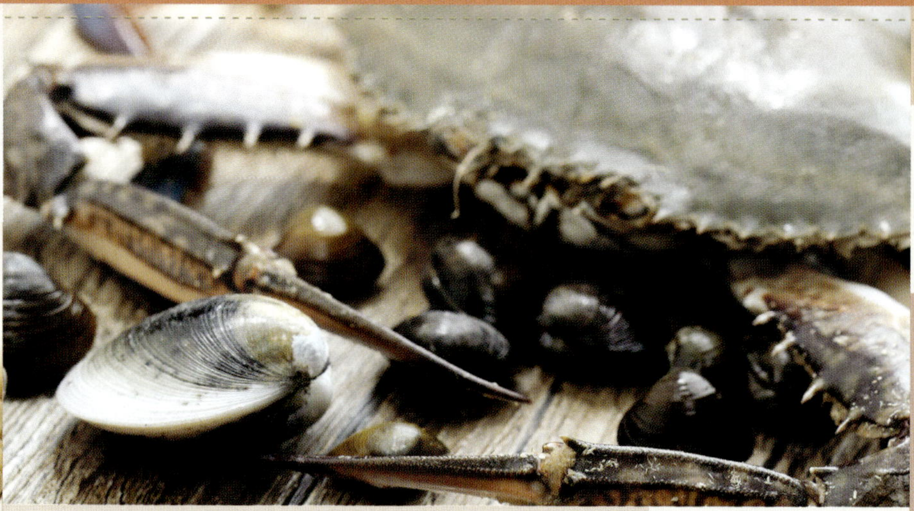

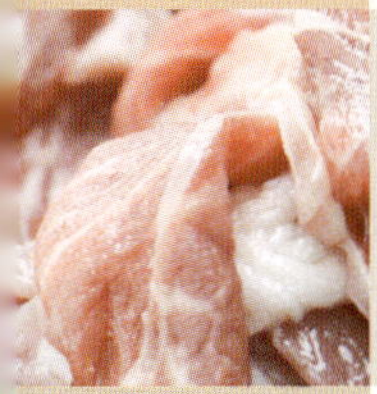

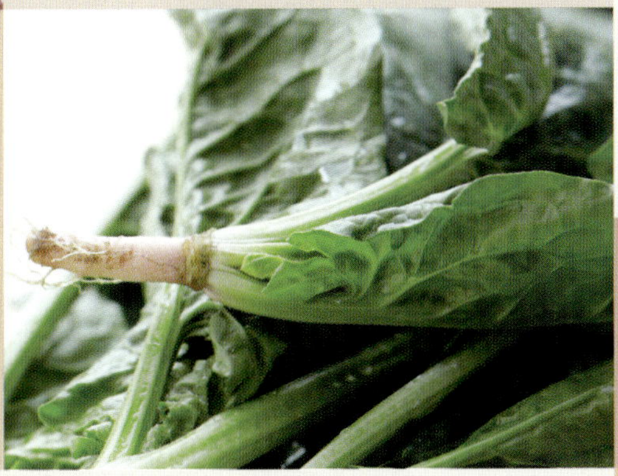

II 에너지와 영양소 섭취를 조절하는 상차림 길잡이

1 에너지 섭취를 낮추는 상차림 길잡이

1) 에너지 섭취 기준

- 하루 필요 에너지는 자신의 신장, 체중, 활동 정도에 따라 정해집니다.
- 필요 에너지보다 섭취 에너지가 많으면, 지방조직에 축적되어 비만이 되기 쉽습니다.
- 비만은 당뇨병, 동맥경화, 심장병, 고혈압, 통풍 등의 원인이 되므로, 체중감량을 위해 에너지 섭취를 줄여야 합니다.
- 체중감소는 한 달에 1~2kg을 줄이는 것이 바람직하며, 이를 위해 하루 300~500kcal를 줄입니다.

2) 에너지 섭취를 낮추는 방법

- 하루 세끼 규칙적인 식사를 한다.
- 간식은 하루 1~2회로 제한한다.
- 튀김, 볶음 등의 조리법 대신 굽거나 찌거나 삶는다.
- 설탕이 많이 함유된 음식을 피한다.
- 섬유소가 많은 음식을 충분히 먹는다.
- 동물성 지방 및 콜레스테롤이 많은 음식을 적게 먹는다.

가공식품을 구입할 때 영양성분표를 반드시 확인하여 열량이 낮은 식품을 선택한다.

영 양 성 분

1회 분량 1개(122g) / 총 1회 분량(122g)

1회 분량당 함량		*% 영양소 기준치
열량		515kcal
탄수화물	80g	
식이섬유	80g	24%
당류	35g	
단백질	11g	18%
지방	17g	34%
포화지방	7g	47%
트랜스지방	00g	
콜레스테롤	00mg	00%
나트륨	2370mg	117%
칼슘	200mg	29%

* % 영양소기준치 : 1일 영양소 기준치에 대한 비율

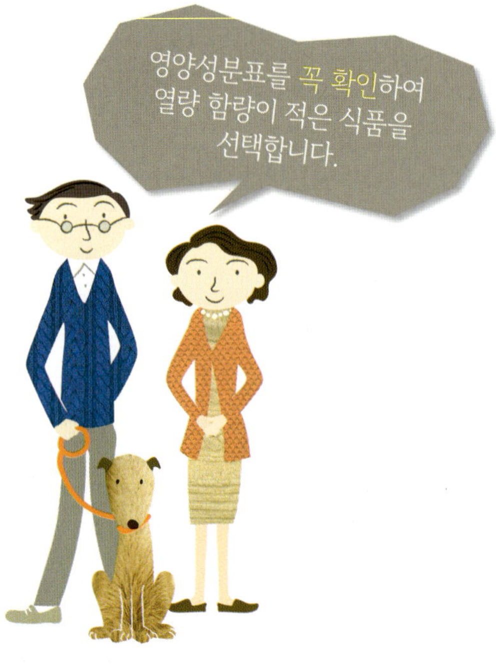
영양성분표를 꼭 확인하여
열량 함량이 적은 식품을
선택합니다.

3) 식품의 에너지

성인 1회 섭취 분량당 300kcal 이상을 제공하는 식품

식품		1회 섭취 분량(g)	에너지 (kcal)	실물사진 수록페이지
오리고기	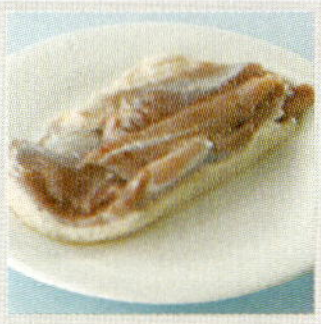	165	525	p.131
돼지고기 (삼겹살)	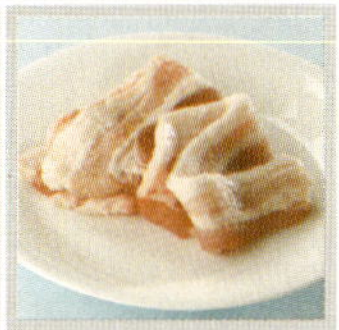	155	513	p.127
소면 (건면)	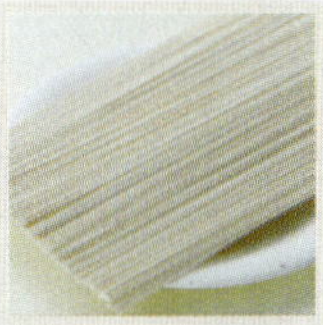	135	490	p.66
메밀국수 (건면)	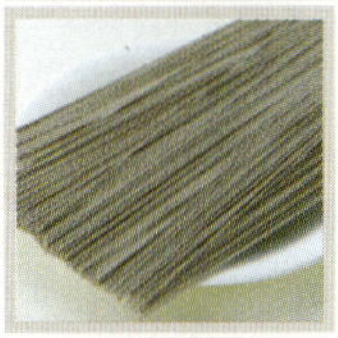	130	447	p.62
도넛 (팥)	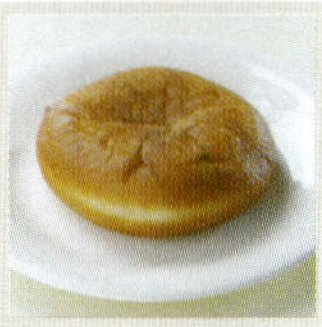	110	439	p.61
케이크 (초콜릿)	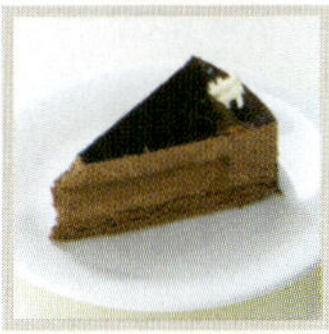	100	437	p.77
중국국수 (생면)	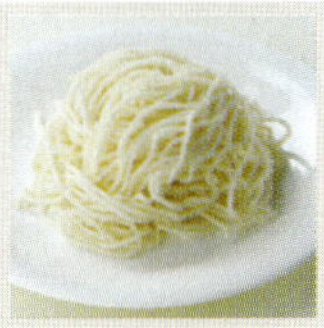	140	393	p.73
피자	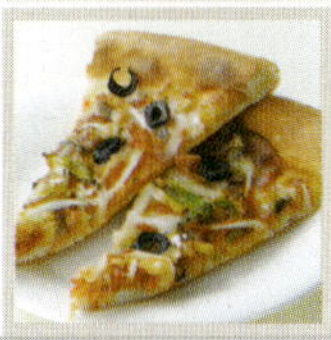	145	390	p.80

식품		1회 섭취 분량(g)	에너지 (kcal)	실물사진 수록페이지
프렌치 프라이	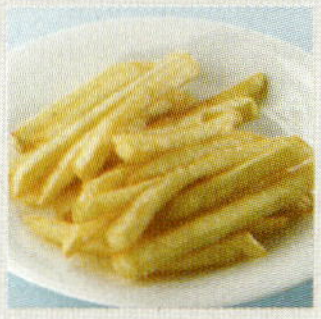	115	367	p.84
샌드위치	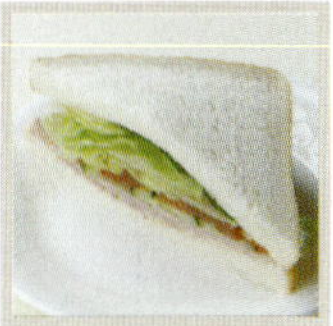	150	358	p.65
햄버거	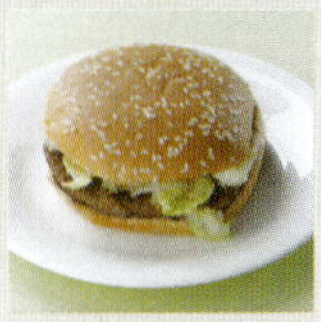	150	344	p.81
케이크 (파운드)	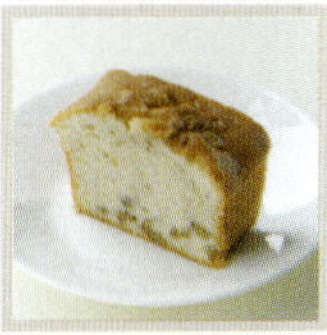	85	343	p.78
케이크 (생크림)	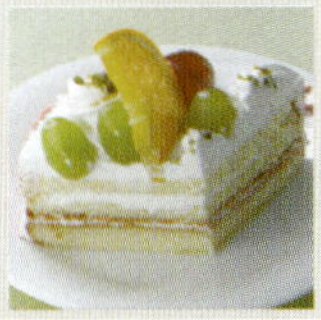	130	317	p.76
가래떡 (떡국용)	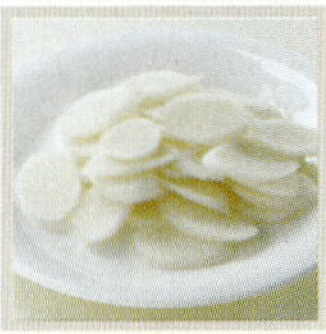	130	310	p.57
도넛 (링)	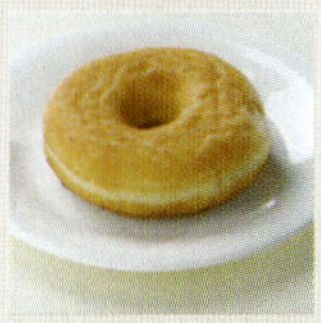	75	309	p.60
스파게티 (건면)	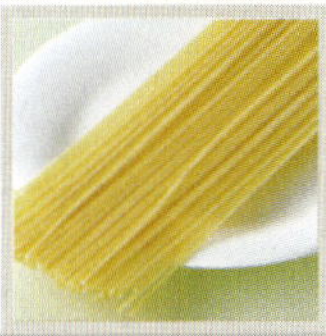	85	309	p.69

100kcal 제공 식품량

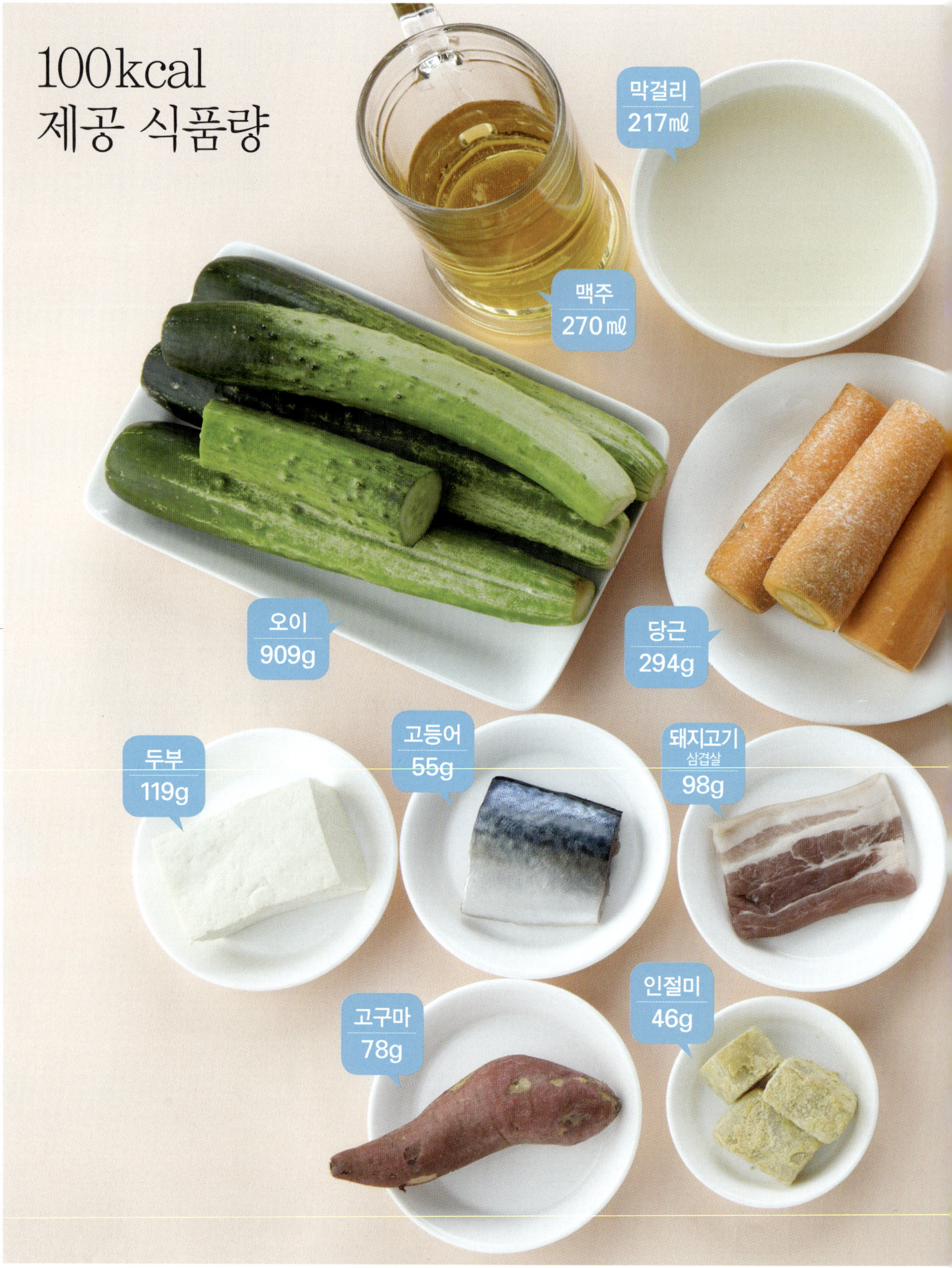
막걸리 217㎖
맥주 270㎖
오이 909g
당근 294g
두부 119g
고등어 55g
돼지고기 삼겹살 98g
고구마 78g
인절미 46g

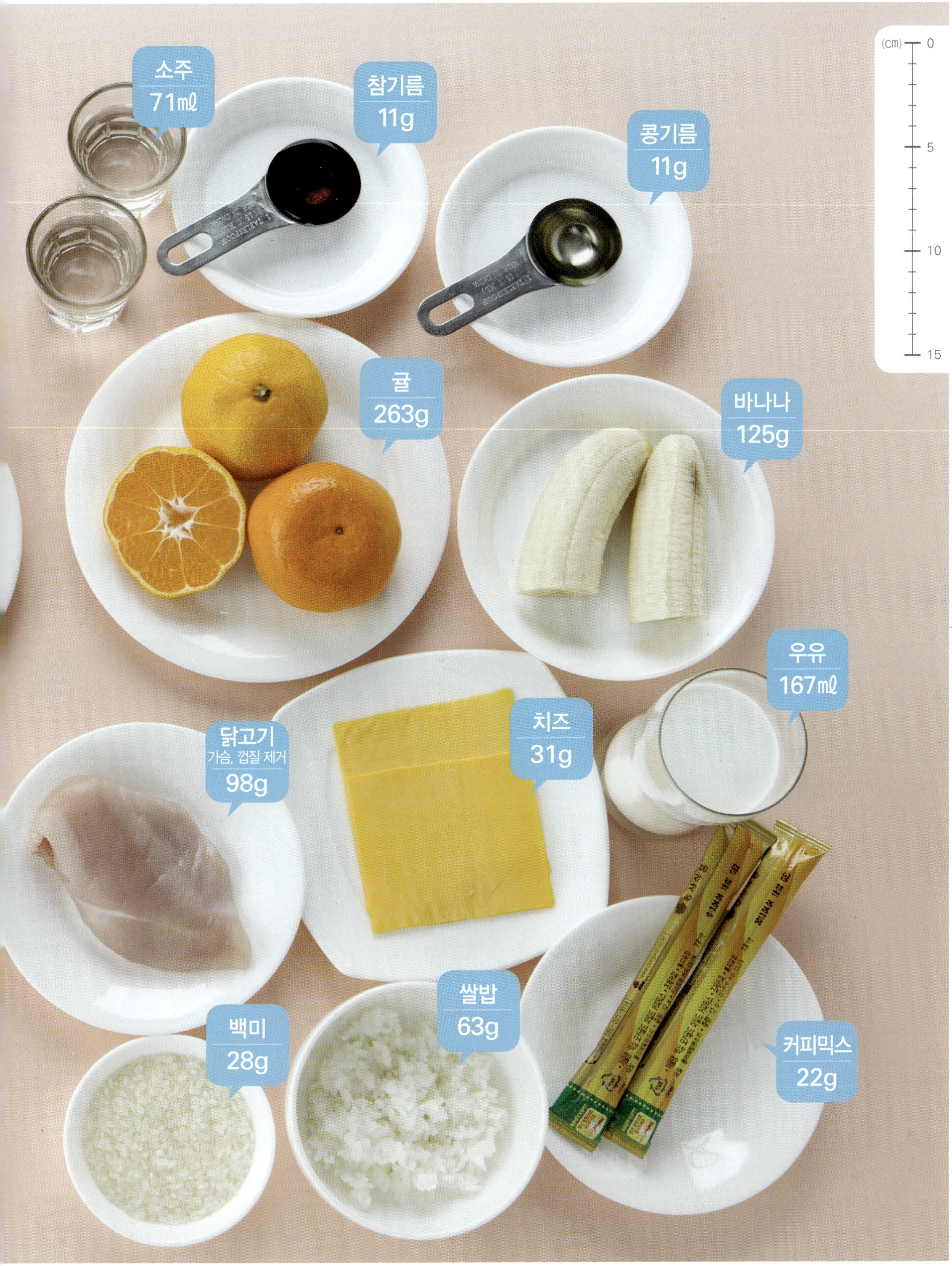
(cm)
0
5
10
15
소주
71㎖
참기름
11g
콩기름
11g
귤
263g
바나나
125g
우유
167㎖
닭고기
가슴, 껍질 제거
98g
치즈
31g
백미
28g
쌀밥
63g
커피믹스
22g

4) 에너지 섭취를 낮추는 바꿔먹기

실물크기 사진수록 페이지

밥 류

밥 1공기를 밥 2/3공기로!

(성인 1회 섭취 분량 기준)

기준 음식			바꾼 음식			에너지 감소량
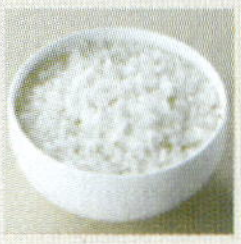	쌀밥 1공기 250ml, 에너지 405kcal	p.187	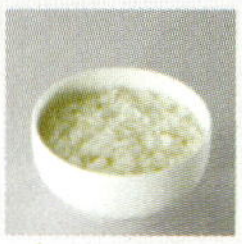	쌀밥 2/3공기 167ml, 에너지 270kcal	p.188	135kcal
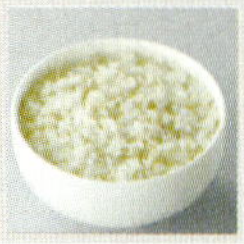	보리밥 1공기 250ml, 에너지 381kcal	p.184	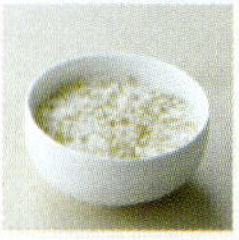	보리밥 2/3공기 167ml, 에너지 254kcal	p.185	127kcal
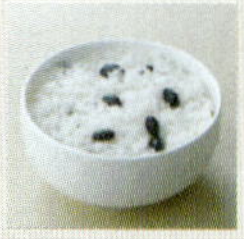	콩밥 1공기 250ml, 에너지 383kcal	p.194	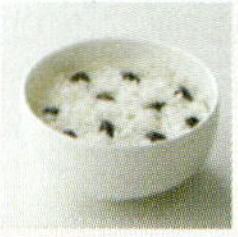	콩밥 2/3공기 160ml, 에너지 255kcal	p.195	128kcal

채소류

기름을 적게 사용하는 조리법 선택!

(성인 1회 섭취 분량 기준)

기준 음식			바꾼 음식			에너지 감소량
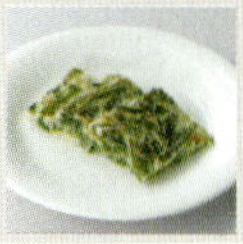	부추전 50ml, 에너지 44kcal	p.273	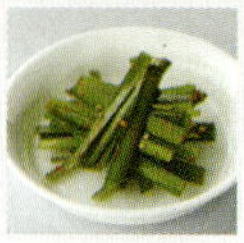	부추무침 50ml, 에너지 24kcal	p.287	20kcal
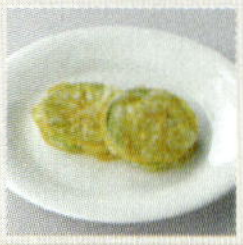	호박전 70ml, 에너지 76kcal	p.274	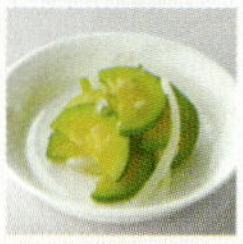	호박나물 50ml, 에너지 32kcal	p.298	44kcal

고기 · 생선 · 달걀 · 콩류

기름을 적게 사용하는 조리법 선택!

(성인 1회 섭취 분량 기준)

기준 음식			바꾼 음식			에너지 감소량
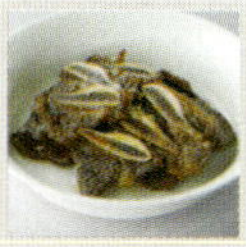	갈비구이 200ml, 에너지 586kcal	p.247	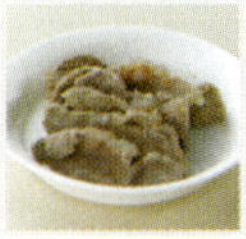	수육(쇠고기) 105ml, 에너지 127kcal	p.244	459kcal
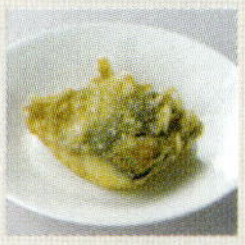	고등어튀김 60ml, 에너지 167kcal	p.250	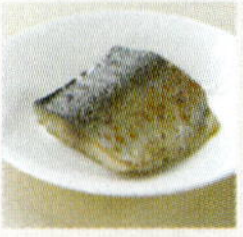	고등어구이 55ml, 에너지 110kcal	p.249	57kcal
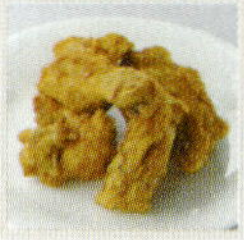	닭튀김 200ml, 에너지 328kcal	p.253	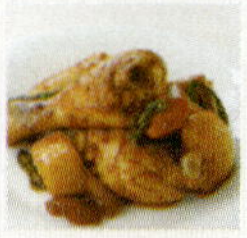	닭찜 200ml, 에너지 254kcal	p.239	74kcal
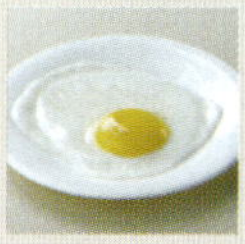	달걀부침(달걀프라이) 50ml, 에너지 73kcal	p.252	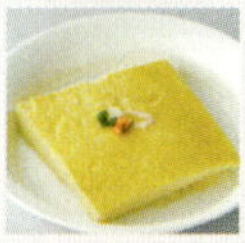	달걀찜 90ml, 에너지 50kcal	p.238	23kcal

간식류

열량이 낮은 간식 선택!

(성인 1회 섭취 분량 기준)

기준 음식			바꾼 음식			에너지 감소량
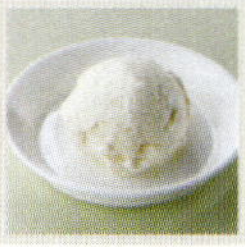	아이스크림 (소프트, 바닐라) 80g, 178kcal	p.161	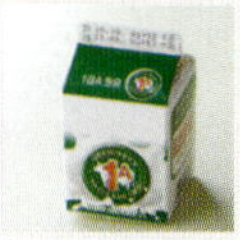	우유 200ml, 에너지 120kcal	p.164	58kcal
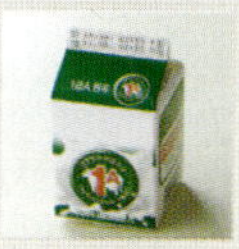	우유 200ml, 에너지 120kcal	p.164	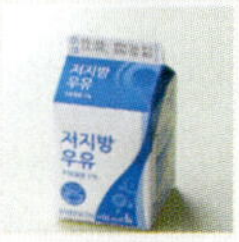	저지방우유 200ml, 에너지 72kcal	p.165	48kcal
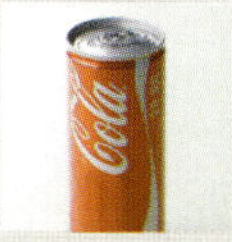	콜라 250ml, 에너지 100kcal	p.170	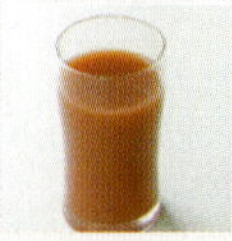	토마토주스 210ml, 에너지 27kcal	p.107	73kcal

5) 에너지 섭취를 낮추는 상차림

(1) 상차림 기본 구성

매 식사 간 식

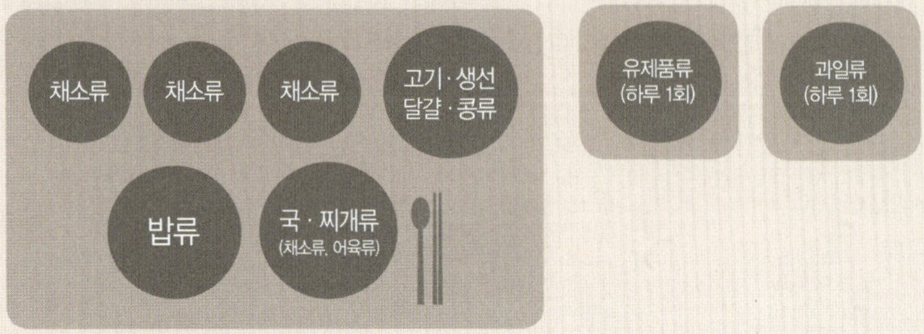

(2) 에너지 섭취를 낮추는 상차림 음식

구 분	종 류	선 택
밥류	오곡밥, 팥밥, 보리밥, 콩밥, 차조밥, 현미밥	매 식사당 택 1
국 · 찌개류	콩나물국, 미역국, 김칫국, 조갯국, 시금치된장국, 시래기된장국, 갈치찌개, 동탯국, 쇠고깃국	매 식사당 택 1
고기 · 생선 달걀 · 콩류	고추멸치볶음, 갈치조림, 콩조림, 가자미조림, 달걀찜, 삼치조림, 북어조림, 삼치구이, 동태조림, 두부조림	매 식사당 택 1
채소류	오이생채, 풋고추조림, 배추나물, 마늘종무침, 숙주나물, 미나리나물, 가지나물, 무말랭이무침, 부추무침, 고사리나물, 시금치나물, 버섯볶음, 비름나물, 취나물, 더덕무침, 톳나물무침, 호박나물, 갓김치, 고들빼기김치, 깍두기, 나박김치, 동치미, 배추김치, 백김치, 부추김치, 열무김치, 오이김치, 오이소박이, 총각김치	매 식사당 택 2 ~3
과일류	토마토, 사과	하루 택 1
우유류	두유, 저지방우유	하루 택 1

• 상차림 예 영양분석

끼 니	에너지 (kcal)	탄수화물 (g)	단백질 (g)	지질 (g)	콜레스테롤(mg)	식이섬유 (g)	칼슘 (mg)	철분 (mg)	나트륨 (mg)	소금 (g)	비타민 A (μgRE)	비타민 B_2 (mg)	비타민 C (mg)
아침	357	61.8	14.4	7.2	1.4	7.7	148.7	3.5	1,428.9	3.6	72.9	0.14	13.4
오전간식	72	9.2	5.8	1.2	12	0	210	0	204	0.5	20	0.12	0
점심	495	86.4	19.7	8.4	20.2	8.2	90.1	5.7	1,341	3.4	177.1	0.26	20.4
오후간식	14	3.3	0.9	0.1	0	1.3	9.0	0.3	5	0	90.0	0.01	11.0
저녁	367	67.6	15.6	5.0	28.8	11.5	146.2	4.0	1,749.8	4.4	113.3	0.3	30.4
총합계	1,304	228.4	56.5	22	62.4	28.7	604	13.5	4,728.8	11.8	473.2	0.82	75.2

(3) 에너지 섭취를 낮추는 상차림 예

( )는 에너지의 양

아침 식사

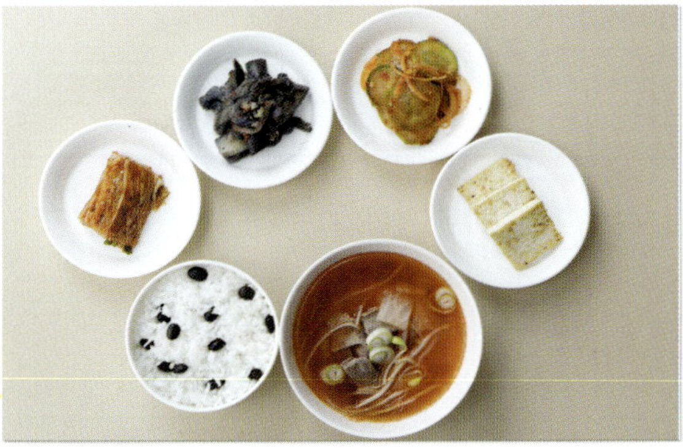

- 김치(배추김치)(7kcal) ⋯→ 실물사진 p.306
- 가지나물 (19kcal) ⋯→ 실물사진 p.277
- 오이생채 (7kcal) ⋯→ 실물사진 p.293
- 콩밥 2/3공기 (255kcal) ⋯→ 실물사진 p.195
- 콩나물국 (18kcal) ⋯→ 실물사진 p.226
- 두부부침 (50kcal) ⋯→ 실물사진 p.254

간 식

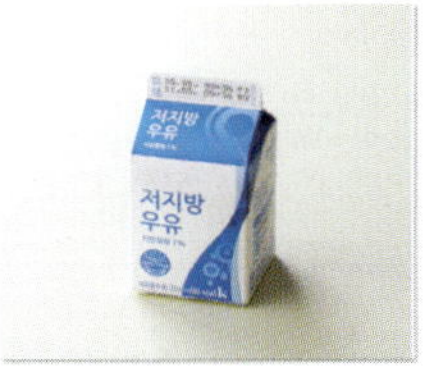

- 저지방우유 (72kcal) ⋯→ 실물사진 p.165

점심 식사

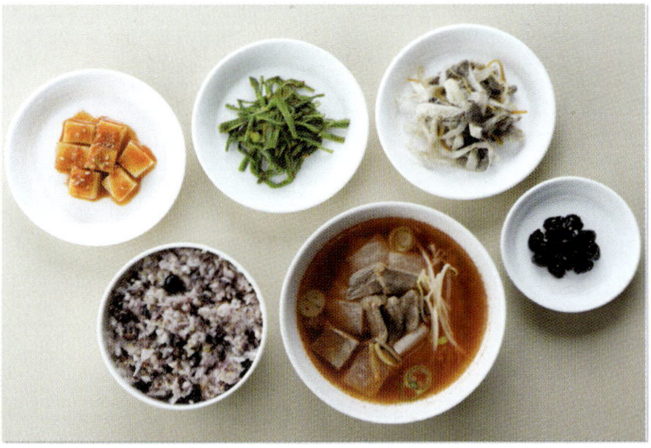

- 김치(깍두기)(12kcal) ⋯→ 실물사진 p.302
- 미나리나물 (19kcal) ⋯→ 실물사진 p.284
- 버섯볶음 (26kcal) ⋯→ 실물사진 p.276
- 오곡밥 (334kcal) ⋯→ 실물사진 p.189
- 쇠고깃국 (66kcal) ⋯→ 실물사진 p.220
- 콩조림(콩자반)(38kcal) ⋯→ 실물사진 p.246

간 식

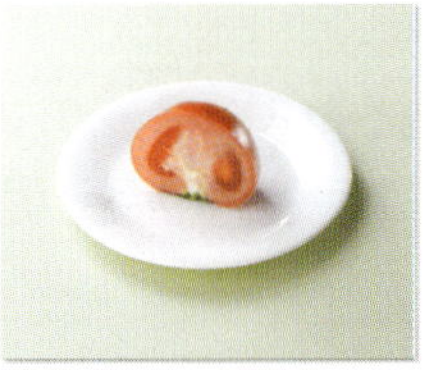

- 토마토 14kcal ⋯→ 실물사진 p.106

저녁 식사

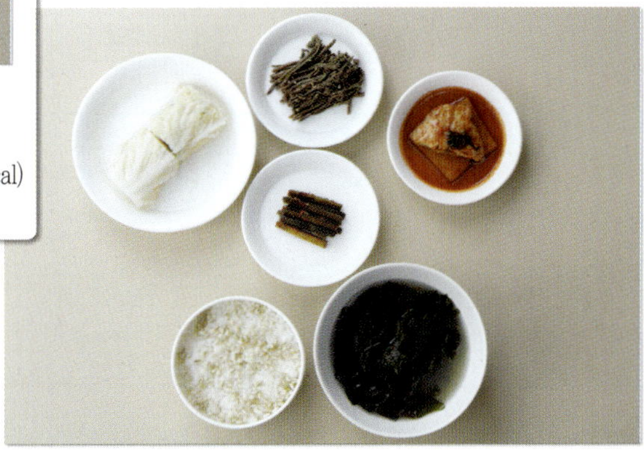

- 김치(백김치)(7kcal) ⋯→ 실물사진 p.307
- 마늘종무침 (14kcal) ⋯→ 실물사진 p.281
- 고사리나물 (25kcal) ⋯→ 실물사진 p.278
- 보리밥 2/3공기 (254kcal) ⋯→ 실물사진 185
- 미역국 (20kcal) ⋯→ 실물사진 p.217
- 가자미조림 (45kcal) ⋯→ 실물사진 p.235

2 나트륨 섭취를 낮추는 상차림 길잡이

1) 나트륨 섭취 기준

- 나트륨은 소금의 주성분으로 소금 무게의 약 40%에 해당하며, 나트륨은 우리 몸에 꼭 필요한 영양소이지만 많이 먹으면 혈압을 높일 수 있습니다.
- 고혈압의 예방과 치료를 위해 나트륨의 섭취를 줄이는 것이 필요하며, 임산부 특히 임신중독증이 있는 임산부의 경우 섭취를 줄이는 것이 바람직합니다.
- 하루 2,000mg(소금 상당량 5g) 이하로 섭취하는 것이 바람직합니다.

2) 나트륨 섭취를 낮추는 방법

- 국 · 찌개 섭취를 줄이고, 되도록 국물은 남긴다.
- 채소는 나트륨 배설을 도우므로 매끼 2~3가지 섭취한다.
- 소금, 간장, 된장, 고추장 사용을 줄이고 고춧가루, 후춧가루, 겨자, 식초 등의 향신료를 이용한다.
- 소금이 적게 들어가는 조리법을 사용한다. (조림 대신 찜으로, 구이는 소금 간을 하지 않고 구워서 간장 또는 레몬에 찍어서 먹는다)
- 김치, 장아찌, 젓갈류의 섭취를 줄인다.

식품을 구입할 때 영양성분표를 반드시 확인하여 나트륨이 적은 식품을 선택한다.

영 양 성 분

1회 분량 1개(122g) / 총 1회 분량(122g)

1회 분량당 함량		*% 영양소 기준치
열량		515kcal
탄수화물	80g	
식이섬유	80g	24%
당류	35g	
단백질	11g	18%
지방	17g	34%
포화지방	7g	47%
트랜스지방	00g	
콜레스테롤	00mg	00%
나트륨	2,370mg	117%
칼슘	200mg	29%

* % 영양소기준치 : 1일 영양소 기준치에 대한 비율

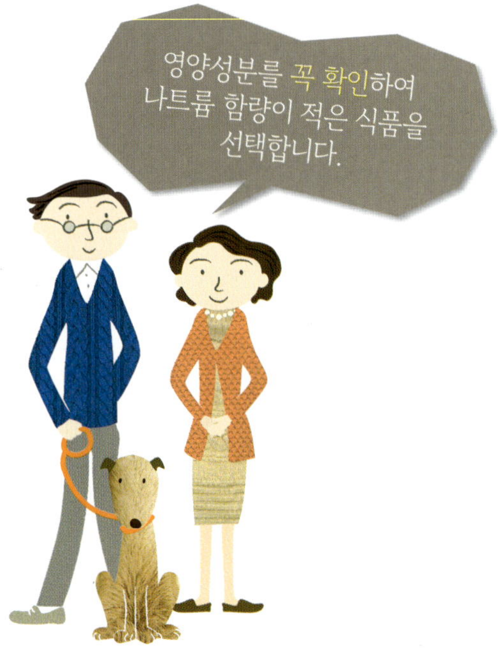
영양성분를 꼭 확인하여
나트륨 함량이 적은 식품을
선택합니다.

3) 식품의 나트륨 함량

∷ 성인 1회 섭취 분량당 나트륨 400mg(소금 1 g) 이상을 제공하는 식품

식품		1회 섭취 분량 (g)	나트륨 (mg)	소금 (g)	에너지 (kcal)	실물사진 수록 페이지
소면 (건면)	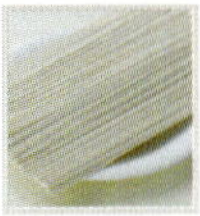	135	1,945.4	4.9	490	p.66
칼국수 (반건면)	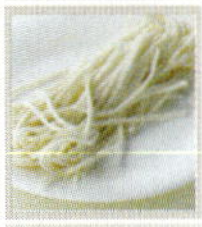	90	1,591.2	4.0	226	p.75
김치 (나박김치)	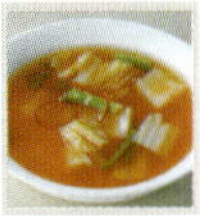	100	1,256	3.1	9	p.304
김치 (총각김치)	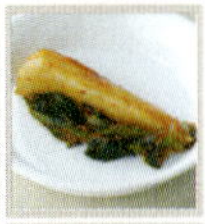	35	1,210.7	3.0	15	p.312
해파리 (염장품)	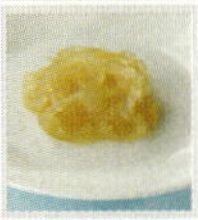	20	1,200	3.0	7	p.154
메밀국수 (건면)	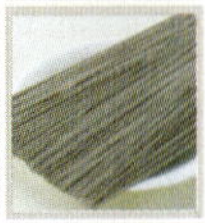	130	1,105	2.7	447	p.62
청국장	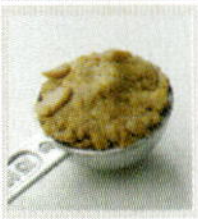	18	1,082.2	2.7	31	p.178
고등어 (자반)	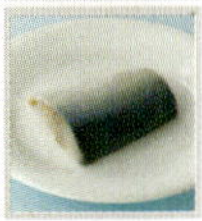	55	990	2.5	95	p.138
김치 (부추김치)	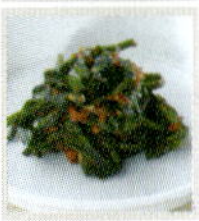	30	916.4	2.3	21	p.308
된장	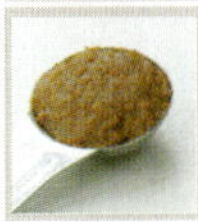	10	499.1	2.2	24	p.175
김치 (고들빼기 김치)	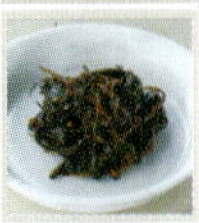	40	892.4	2.2	26	p.301
간장 (왜간장)	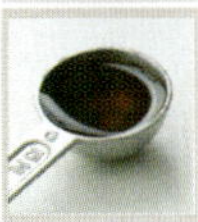	15	878.7	2.2	8	p.173

식품		1회 섭취 분량 (g)	나트륨 (mg)	소금 (g)	에너지 (kcal)	실물사진 수록 페이지
김치 (깻잎김치)	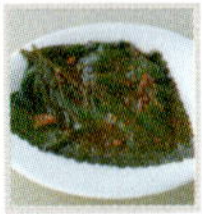	30	852.3	2.1	19	p.303
김치 (오이김치)	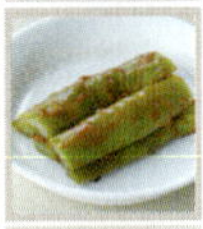	50	803.2	2.0	16	p.310
햄버거	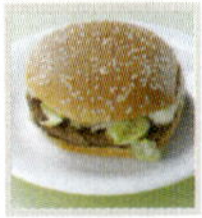	150	747	1.9	344	p.81
김치 (동치미)	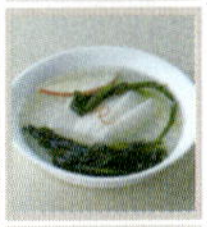	100	609	1.5	11	p.305
고추장	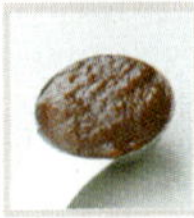	18	596.2	1.5	27	p.174
쌈장	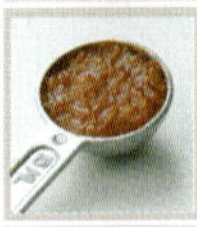	18	591.8	1.5	35	p.176
짜장소스	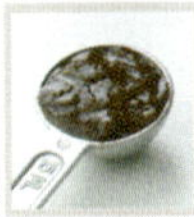	18	580.9	1.5	33	p.177
피자	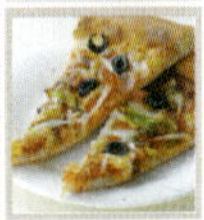	145	577.1	1.4	390	p.80
중국국수 (생면)	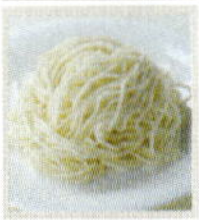	140	574	1.4	393	p.73
명란젓	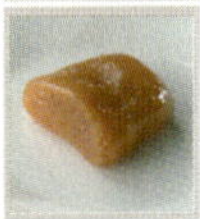	15	529.7	1.3	18	p.144
김치 (배추김치)	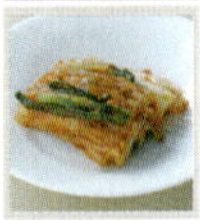	40	458.4	1.1	7	p.306
샌드위치	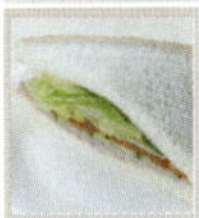	150	439	1.1	358	p.65

나트륨 400mg(소금 1g) 제공 식품량

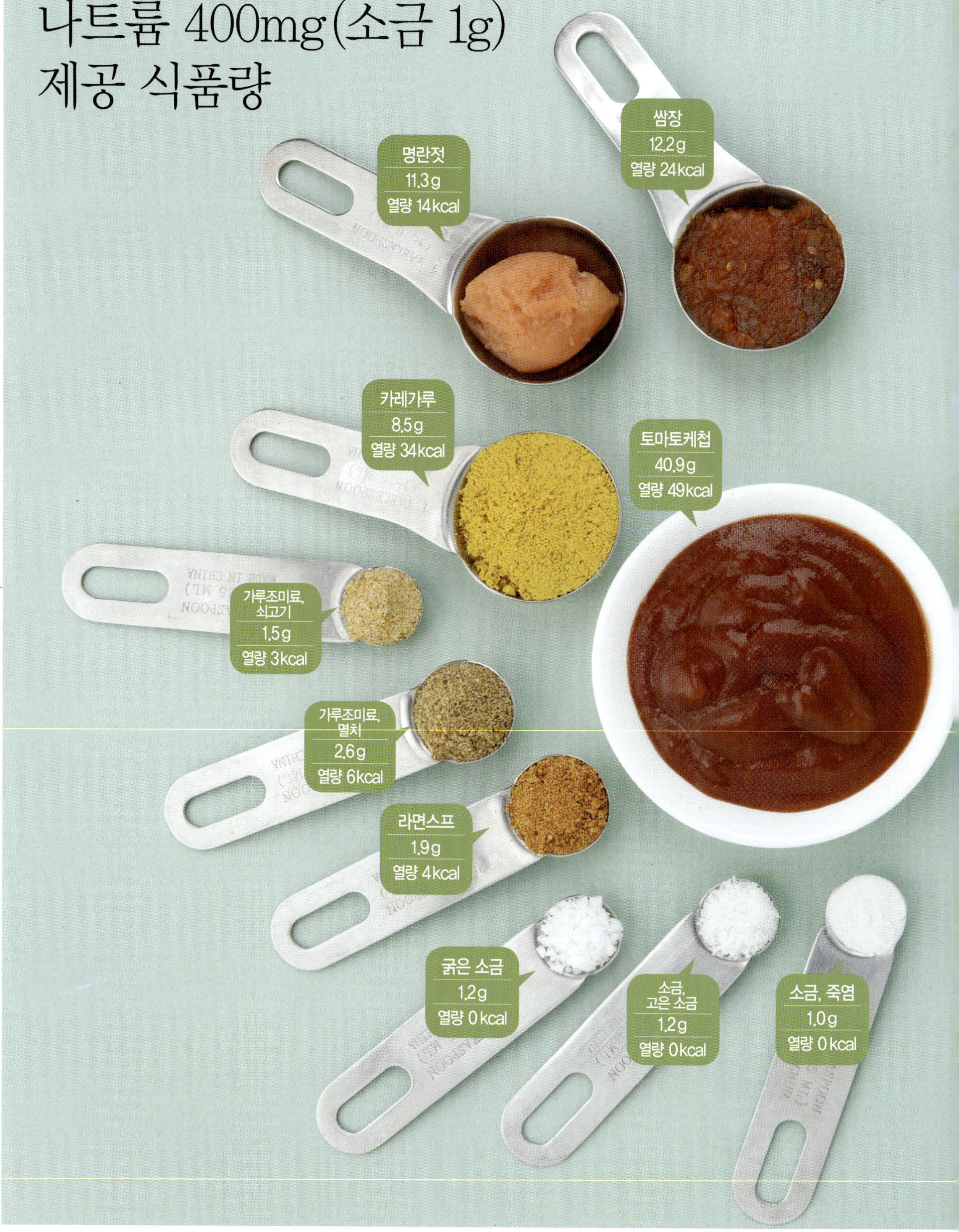

쌈장
12.2g
열량 24kcal
명란젓
11.3g
열량 14kcal
카레가루
8.5g
열량 34kcal
토마토케첩
40.9g
열량 49kcal
가루조미료, 쇠고기
1.5g
열량 3kcal
가루조미료, 멸치
2.6g
열량 6kcal
라면스프
1.9g
열량 4kcal
굵은 소금
1.2g
열량 0kcal
소금, 고운 소금
1.2g
열량 0kcal
소금, 죽염
1.0g
열량 0kcal

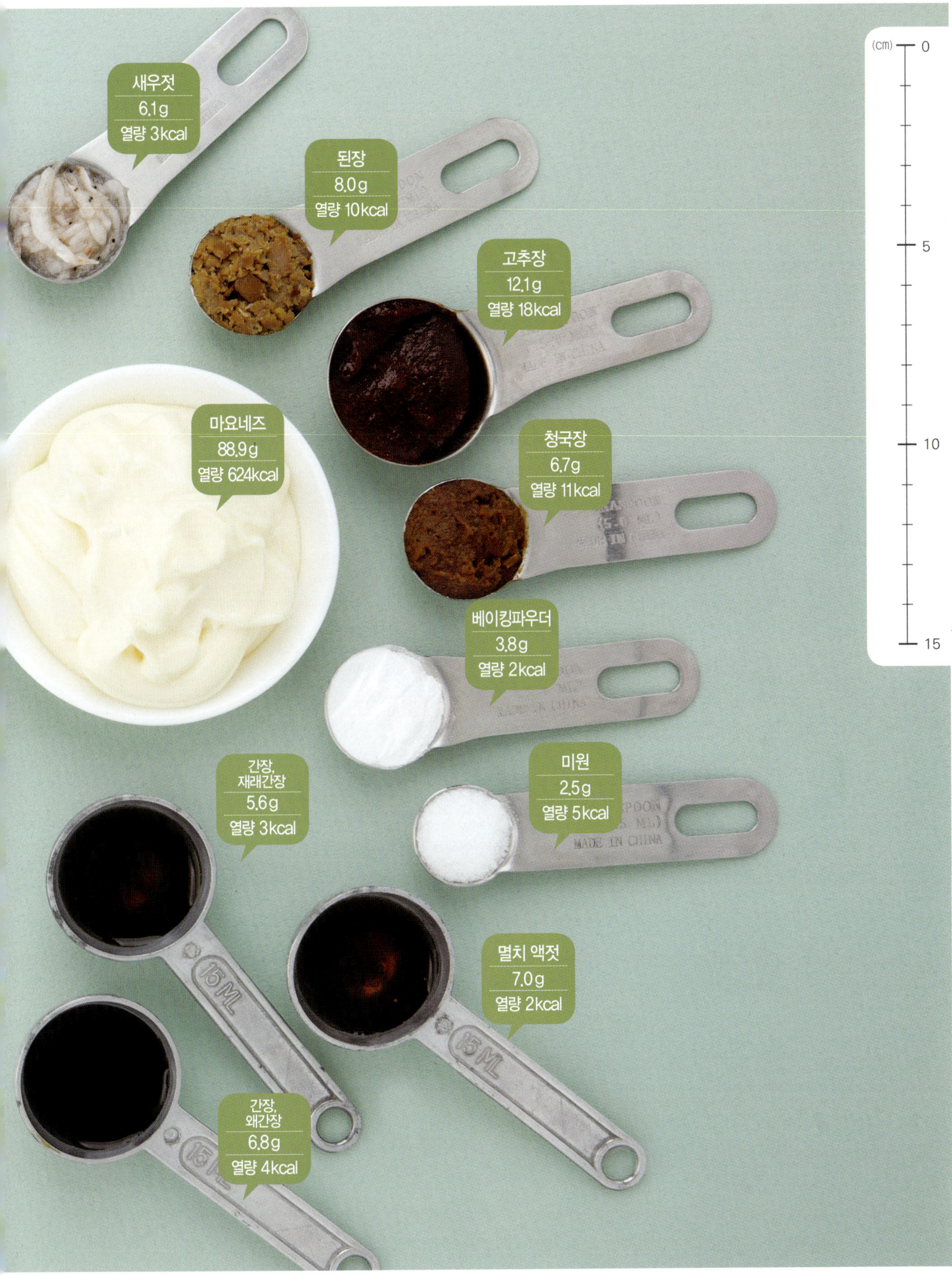
새우젓
6.1g
열량 3kcal
된장
8.0g
열량 10kcal
고추장
12.1g
열량 18kcal
마요네즈
88.9g
열량 624kcal
청국장
6.7g
열량 11kcal
베이킹파우더
3.8g
열량 2kcal
간장, 재래간장
5.6g
열량 3kcal
미원
2.5g
열량 5kcal
멸치 액젓
7.0g
열량 2kcal
간장, 왜간장
6.8g
열량 4kcal
(cm)
0
5
10
15

나트륨 함량이 높은 국물 음식

- 국 · 찌개류는 국물 맛을 내기 위하여 많은 양의 소금 또는 나트륨을 함유한 조미료가 첨가되기 때문에 나트륨의 함량이 높습니다.
- 나트륨의 섭취를 줄이기 위해서는 국 · 찌개류 및 국물 음식을 줄이고, 가능하면 국물을 남깁니다.
- 다음에 제시된 국물을 함유한 음식의 경우 성인 1회 섭취 분량을 모두 섭취하면 냉면 등은 하루 나트륨 섭취 목표량의 2배 이상을 섭취하게 되므로 나트륨 섭취 조절 시 주의해야 할 음식입니다.

(성인 1회 섭취 분량 기준)

식품		1회 섭취 분량 (ml)	나트륨 (mg)	소금 상당량(g)	실물사진 수록 페이지
물냉면	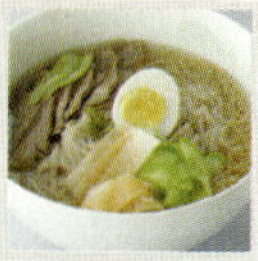	1,000	4,066.6	10.2	p.203
잔치국수	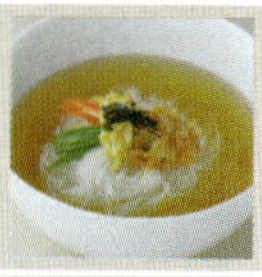	1,000	3,488.9	8.7	p.205
칼국수	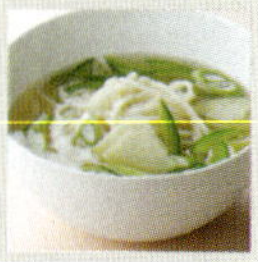	1,000	3,344.2	8.4	p.208
콩국수	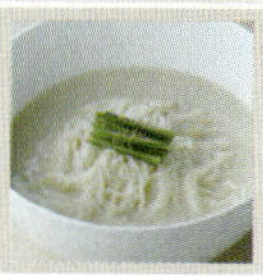	1,000	2,775.4	6.9	p.209
우동	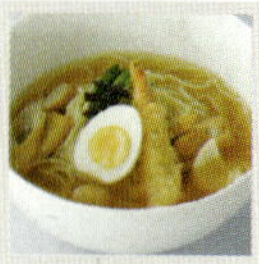	740	2,321.3	5.8	p.204
만둣국	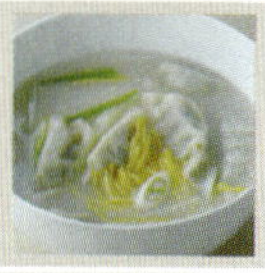	1,000	2,189.6	5.5	p.201
설렁탕	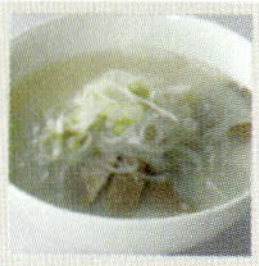	550	1,652.9	4.1	p.219

식품		1회 섭취 분량 (ml)	나트륨 (mg)	소금 상당량(g)	실물사진 수록 페이지
짬뽕	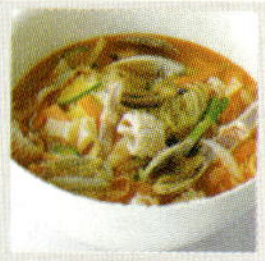	1,000	1,592.3	4.0	p.207
메밀국수	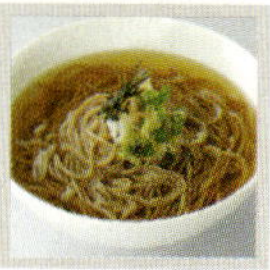	600	1,462.1	3.7	p.202
청국장찌개	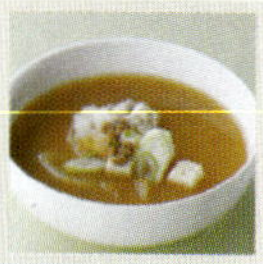	200	1,456.7	3.6	p.232
곰탕	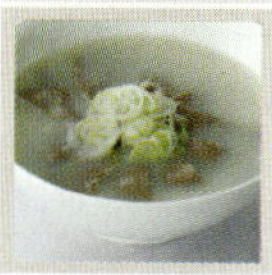	500	1,387.9	3.5	p.212
라면	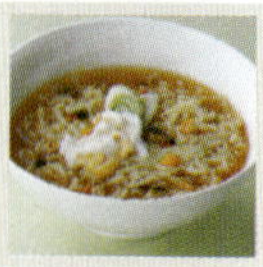	400	1,339.1	3.3	p.200
떡국	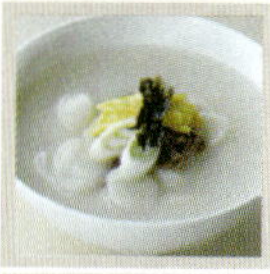	650	1,108.9	2.8	p.199
쇠고기 미역국	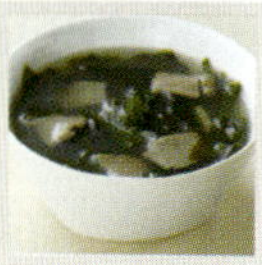	300	1,055.7	2.6	p.221

4) 나트륨 섭취를 낮추는 바꿔먹기

실물크기 사진수록 페 이 지

밥 류

빵·면류 대신 밥 선택!

빵이나 면은 반죽 시 소금이나 식소다 등을 사용하기 때문에 밥에 비하여 나트륨의 함량이 높습니다. (성인 1회 섭취 분량 기준)

기준 음식		바꾼 음식		나트륨 감소량
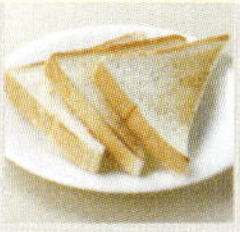 식빵 55g, 나트륨 36.3mg	p.71	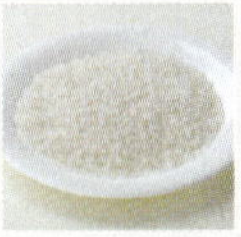 백미 80g, 나트륨 5.6mg	p.63	30.7mg
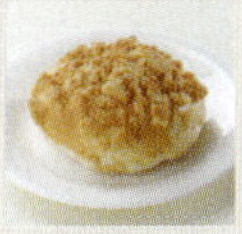 곰보빵(소보로빵) 70g, 나트륨 161.7mg	p.58			156.1mg
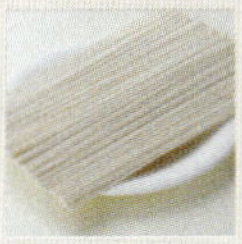 소면(건면) 135g, 나트륨 1,945.4mg	p.66			1939.8mg
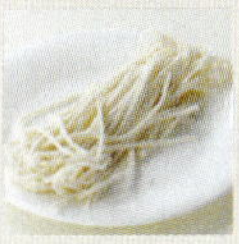 칼국수(반건면) 90g, 나트륨 1,591.2mg	p.75			1585.6mg

국 · 찌개류

국·찌개류 대신 반찬류 선택!

(성인 1회 섭취 분량 기준)

기준 음식		바꾼 음식		나트륨 감소량
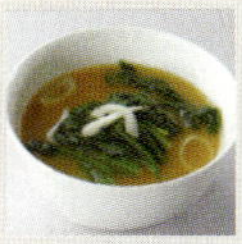 시금치된장국 250ml, 나트륨 621.3mg	p.222	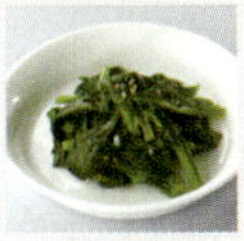 시금치나물 50ml, 나트륨 153.7mg	p.291	467.6mg
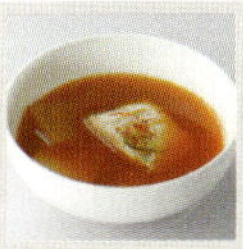 갈치찌개 120ml, 나트륨 538.4mg	p.228	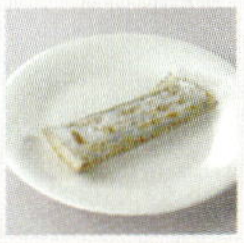 갈치구이 50ml, 나트륨 330.9mg	p.248	207.5mg

채소류

김치류, 장아찌류, 조림류 대신 신선한 채소 선택!

(성인 1회 섭취 분량 기준)

기준 음식			바꾼 음식			나트륨 감소량
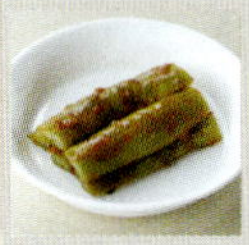	김치(오이김치) 50g, 나트륨 803.2mg	p.310	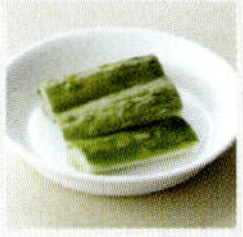	오이 40g, 나트륨 2mg	p.102	801.2mg
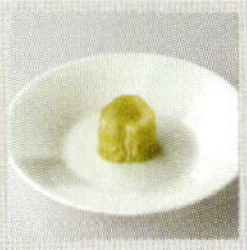	오이지 15g, 나트륨 216.6mg	p.103				214.6mg
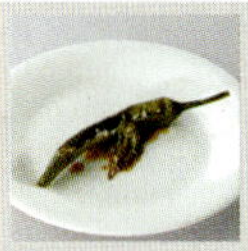	풋고추조림 25ml, 나트륨 112.5mg	p.271	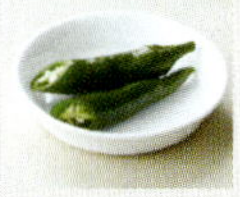	풋고추 10g, 나트륨 0.9mg	p.108	111.6mg
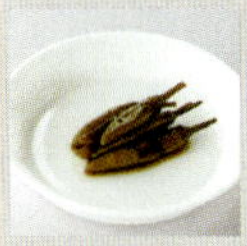	고추장아찌 20ml, 나트륨 223.1mg	p.299				222.2mg
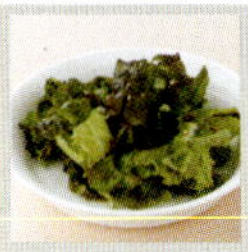	상추겉절이 110ml, 나트륨 490.2mg	p.289	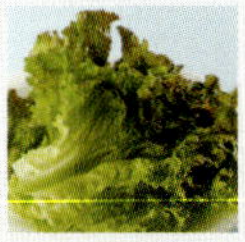	상추 30g, 나트륨 1.8mg	p.98	488.4mg

고기 · 생선 · 달걀 · 콩류

조림 대신 구이 선택!

(성인 1회 섭취 분량 기준)

기준 음식			바꾼 음식			나트륨 감소량
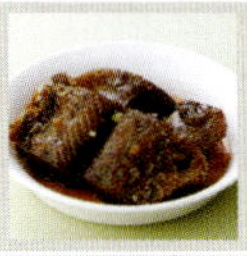	동태조림 100ml, 나트륨 515.3mg	p.240	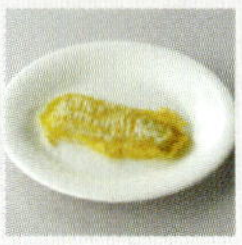	생선전 50ml, 나트륨 228.6mg	p.257	286.7mg
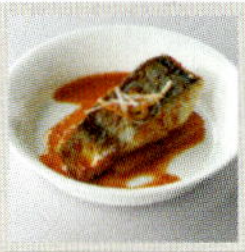	삼치조림 100ml, 나트륨 391.3mg	p.243	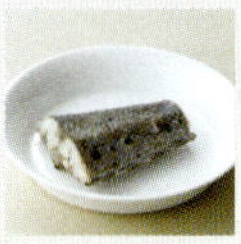	삼치구이 50ml, 나트륨 281.8mg	p.256	109.5mg

실물크기 사진수록 페이지

고기 · 생선 · 달걀 · 콩류

소금에 절이거나 가공된 재료 대신 생재료 선택!

(성인 1회 섭취 분량 기준)

기준 음식	바꾼 음식	나트륨 감소량
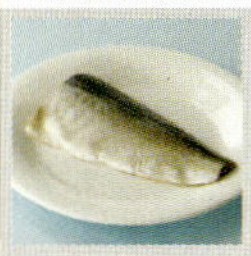 자반고등어 55g, 나트륨 990mg p.138	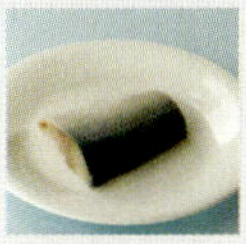 고등어 50g, 나트륨 37.5mg p.137	952.5mg
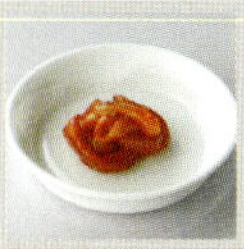 오징어젓무침 15ml, 나트륨 777.5mg p.267	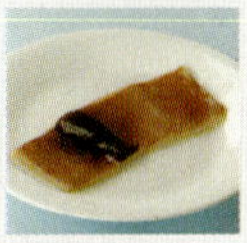 오징어 35g, 나트륨 63.4mg p.149	714.1mg

간식류

과자나 빵류 대신 신선한 과일류 선택!

(성인 1회 섭취 분량 기준)

기준 음식	바꾼 음식	나트륨 감소량
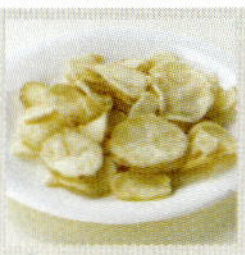 감자칩 45g, 나트륨 116.6mg p.83	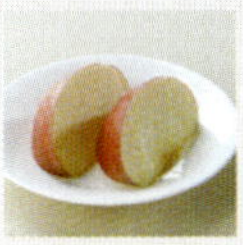 사과 150g, 나트륨 10.5mg p.115	106.1mg
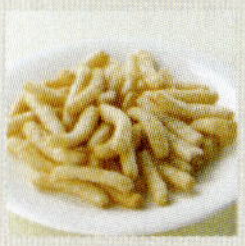 스낵과자(밀가루) 30g, 나트륨 213mg p.67	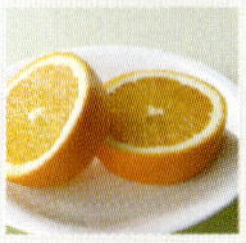 오렌지 200g, 나트륨 2mg p.116	211mg
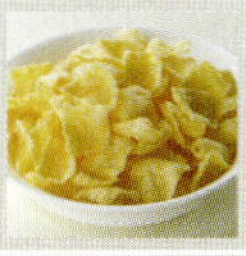 스낵과자(옥수수) 45g, 나트륨 211.5mg p.68	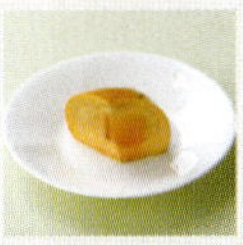 단감 45g, 나트륨 5.9mg p.111	205.6mg
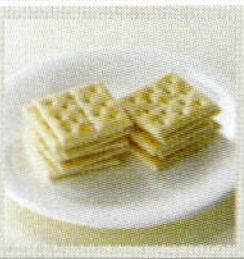 크래커 35g, 나트륨 221.9mg p.79	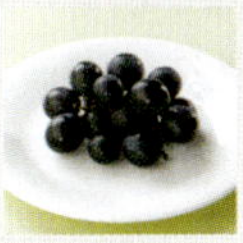 포도 70g, 나트륨 3.5mg p.121	218.4mg

5) 나트륨 섭취를 낮추는 상차림

(1) 상차림 기본 구성

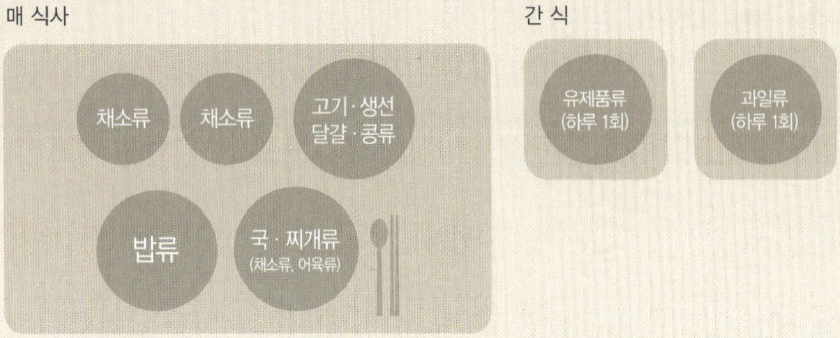

(2) 나트륨 섭취를 낮추는 상차림 음식

구 분	종 류	선 택
밥류	쌀밥, 보리밥, 팥밥, 콩밥, 차조밥, 찐고구마	매 식사당 택 1
국·찌개류	감잣국, 콩나물국, 조갯국, 두부찌개, 순두부찌개 *대부분의 국·찌개류는 나트륨 함량이 높으므로 주의!	매 끼니마다 포함할 필요 없음. 국·찌개류를 생략하는 경우 반찬을 더 선택
고기·생선 달걀·콩류	두부부침, 고등어구이, 삼치구이, 생선전, 오징어튀김, 멸치볶음, 달걀찜, 수육, 순두부	매 식사당 택 1
채소류	생채소류(오이, 당근, 양배추, 양상추, 풋고추, 브로콜리), 콩나물무침, 무생채, 시금치나물, 배추나물, 호박나물, 마늘종볶음, 버섯볶음, 부추전, 김	매 식사당 택 2~3
과일류	자유롭게 선택 가능	하루 택 1
우유류	두유, 우유, 요구르트(호상)	하루 택 1

• 상차림 예 영양분석

끼 니	에너지 (kcal)	탄수화물 (g)	단백질 (g)	지질 (g)	콜레스테롤(mg)	식이섬유 (g)	칼슘 (mg)	철분 (mg)	나트륨 (mg)	소금 (g)	비타민 A (μgRE)	비타민 B_2 (mg)	비타민 C (mg)
아침	366	59.8	15.9	9.4	22.0	5.8	340.1	3.2	141.6	0.3	130.8	0.53	66.1
점심	506	93.8	17.0	7.8	1.5	6.9	136.9	4.1	619.5	1.6	40.9	0.21	43.7
오후간식	140	9.4	8.8	7.2	0	3.0	34.0	1.4	270.0	0.7	0	0.08	0
저녁	619	100.2	31.7	9.3	69.9	4.3	266.4	6.7	513.7	1.3	84.6	0.23	26.0
저녁간식	69	18.2	0.3	0.6	0	2.1	6.0	0.6	10.5	0	0	0.02	7.5
총합계	1,700	281.3	73.7	34.4	93.4	22.1	783.4	16	1,555.3	3.9	256.3	1.06	143.3

(3) 나트륨 섭취를 낮추는 상차림 예

( )는 나트륨의 양

아침 식사

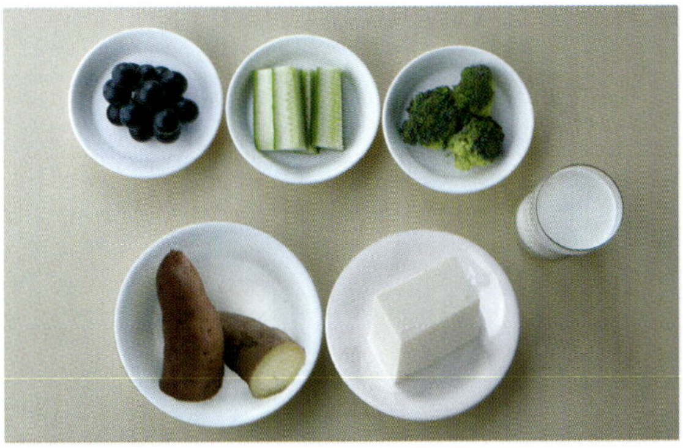

포도 (3.5mg) ⋯→ 실물사진 p.121
오이 (2mg) ⋯→ 실물사진 p.102
브로콜리 (3mg) ⋯→ 실물사진 p.96
고구마(찐것)(17.6mg) ⋯→ 실물사진 p.85
연두부 (5.5mg) ⋯→ 실물사진 p.89
우유 (110mg) ⋯→ 실물사진 p.164

점심 식사

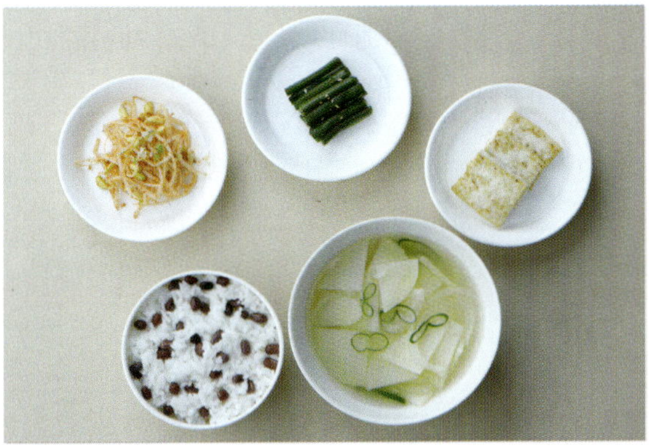

콩나물무침 (203.2mg) ⋯→ 실물사진 p.295
마늘종볶음 (59.2mg) ⋯→ 실물사진 p.275
두부부침 (111mg) ⋯→ 실물사진 p.254
팥밥 (6.8mg) ⋯→ 실물사진 p.196
감잣국 (239.3mg) ⋯→ 실물사진 p.211

간 식

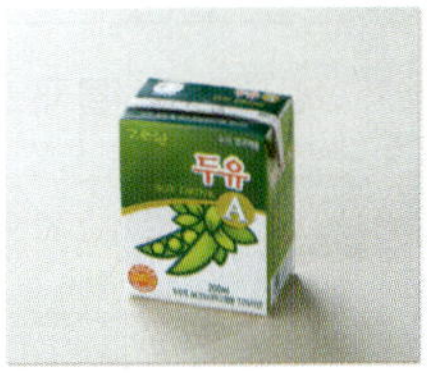

두유음료 (270mg) ⋯→ 실물사진 p.88

간 식

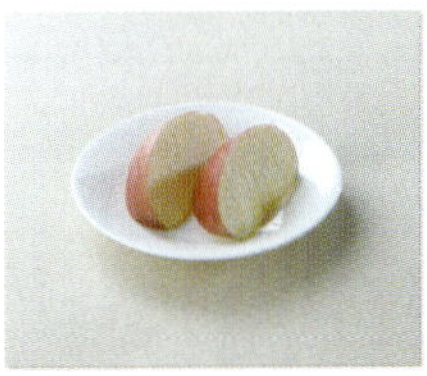

사과 (10.5mg) ⋯→ 실물사진 p.115

저녁 식사

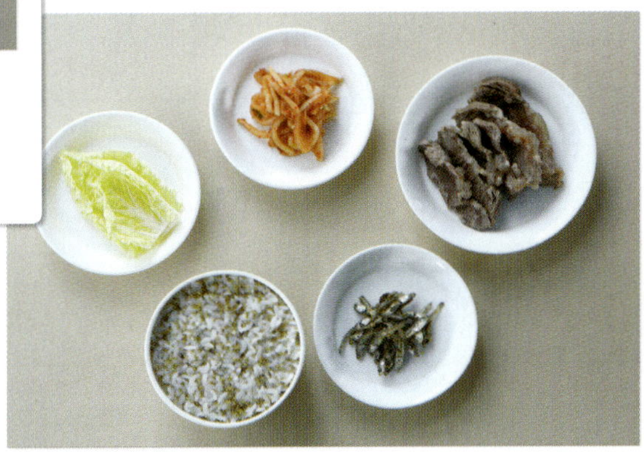

배추 (17.6mg) ⋯→ 실물사진 p.95
무생채 (277.2mg) ⋯→ 실물사진 p.283
수육(쇠고기)(65.7mg) ⋯→ 실물사진 p.244
차조밥 (7.2mg) ⋯→ 실물사진 p.193
멸치볶음 (146mg) ⋯→ 실물사진 p.262

3 콜레스테롤 섭취를 낮추는 상차림 길잡이

1) 콜레스테롤 섭취 기준

- 콜레스테롤은 체내에 존재하는 지방으로, 호르몬을 만드는 주요 성분입니다.
- 콜레스테롤이 혈관에 쌓이면 혈액순환을 방해하고 이상지혈증, 고혈압, 동맥경화증 등을 일으킬 수 있으므로 지나친 섭취는 피해야 합니다.
- 하루 200mg 이하로 섭취하는 것이 바람직합니다.

2) 콜레스테롤 섭취를 낮추는 방법

- 콜레스테롤이 많은 식품(간, 곱창, 오징어, 새우, 명란젓, 달걀 노른자 등)의 섭취를 줄인다.
- 기름이 많은 식품(삼겹살, 갈비, 사골국, 닭껍질, 생크림, 초콜릿 등)의 섭취를 줄인다.
- 콜레스테롤 수치를 낮추는 섬유소의 충분한 섭취를 위해 잡곡밥을 먹는다.
- 체중 감량은 콜레스테롤 수치를 낮추므로 적당한 운동이 필요하다.
- 콜레스테롤 수치를 낮추는 섬유소의 충분한 섭취를 위해 매끼 2~3가지 채소를 섭취한다.

식품을 구입할 때 영양성분표를 반드시 확인하여 콜레스테롤이 적은 식품을 선택한다.

영 양 성 분

1회 분량 1개(122g) / 총 1회 분량(122g)

1회 분량당 함량		*% 영양소 기준치
열량		515kcal
탄수화물	80g	
식이섬유	80g	24%
당류	35g	
단백질	11g	18%
지방	17g	34%
포화지방	7g	47%
트랜스지방	00g	
콜레스테롤	00mg	00%
나트륨	2370mg	117%
칼슘	200mg	29%

* % 영양소기준치 : 1일 영양소 기준치에 대한 비율

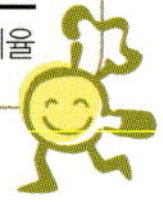

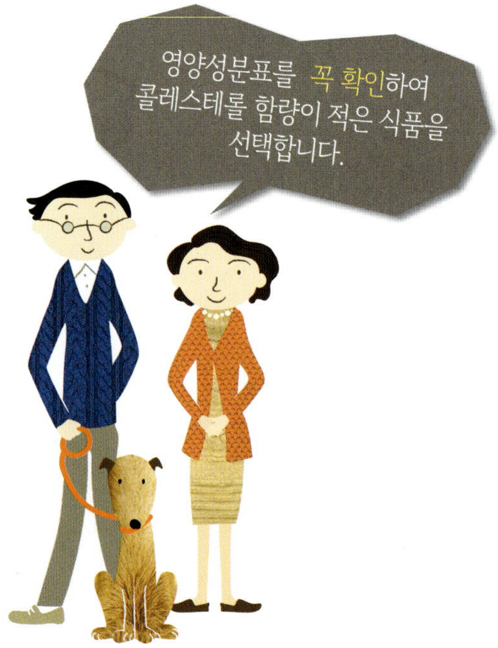
영양성분표를 꼭 확인하여
콜레스테롤 함량이 적은 식품을
선택합니다.

3) 식품의 콜레스테롤 함량

❖ 성인 1회 섭취 분량당 콜레스테롤 50mg 이상을 제공하는 식품

(성인 1회 섭취 분량 기준)

식 품		1회 섭취 분량 (g)	콜레스테롤 (mg)	에너지 (kcal)	실물사진 수록 페이지
샌드위치	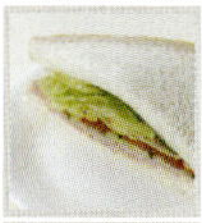	150	191.2	358	p.65
달걀	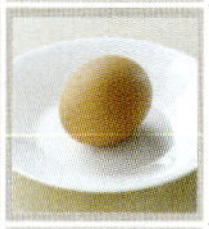	40	188	55.2	p.133
메추라기 알	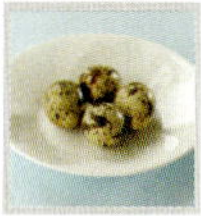	40	188	70.4	p.134
주꾸미	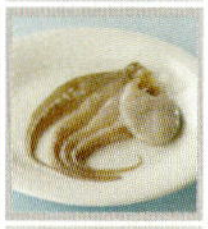	45	135.5	23.4	p.153
오리고기	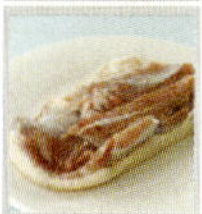	165	132	524.7	p.131
카스텔라	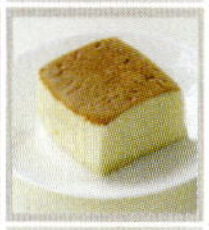	50	129	161.5	p.74
오징어 (말린것)	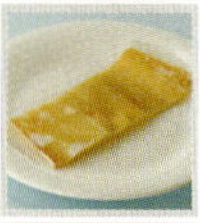	15	127	52.8	p.150
닭고기 (날개)	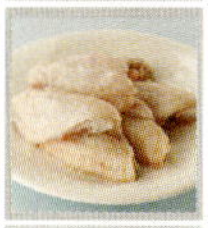	95	110.2	209.95	p.124
미꾸라지	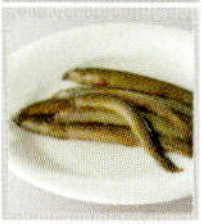	60	106.2	57.6	p.145
오징어	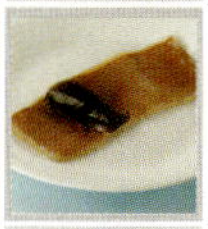	35	102.9	33.25	p.149
돼지고기 (삼겹살)	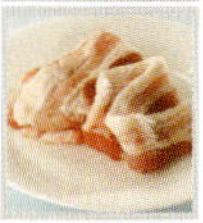	155	99.2	513.05	p.127
돼지고기 (갈비)	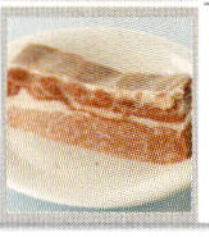	130	89.7	270.4	p.126

식 품		1회 섭취 분량 (g)	콜레스테롤 (mg)	에너지 (kcal)	실물사진 수록 페이지
뱅어포	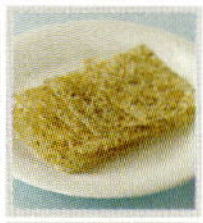	10	83.4	36.2	p.146
도넛 (링)	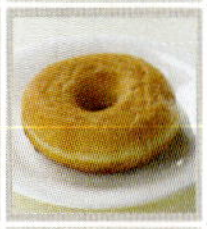	75	82.5	309	p.60
닭고기 (다리)	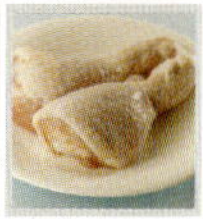	95	78.9	119.7	p.125
쇠고기 (간)	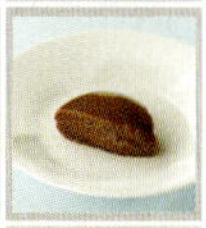	30	73.8	39.3	p.129
닭고기 (가슴, 껍질 제거)	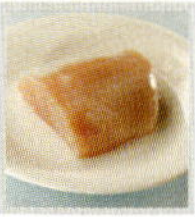	95	71.3	96.9	p.123
쇠고기 (곱창)	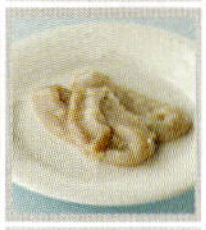	40	69.6	56.4	p.130
대구	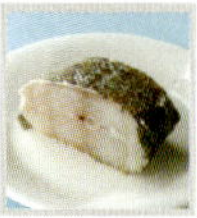	90	60.3	72	p.142
장어 (갯장어)	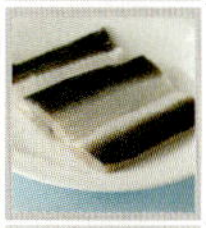	80	60	156	p.151
쇠고기 (갈비)	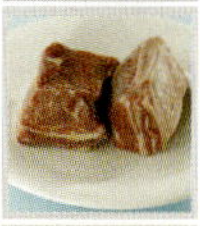	100	55	263	p.128
낙지	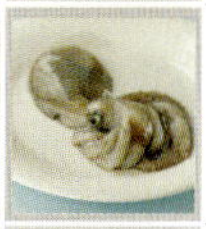	60	52.8	33	p.141
명란젓	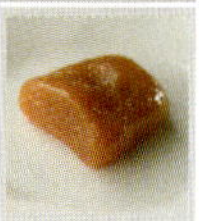	15	52.5	18	p.144

콜레스테롤 200mg 제공 식품량

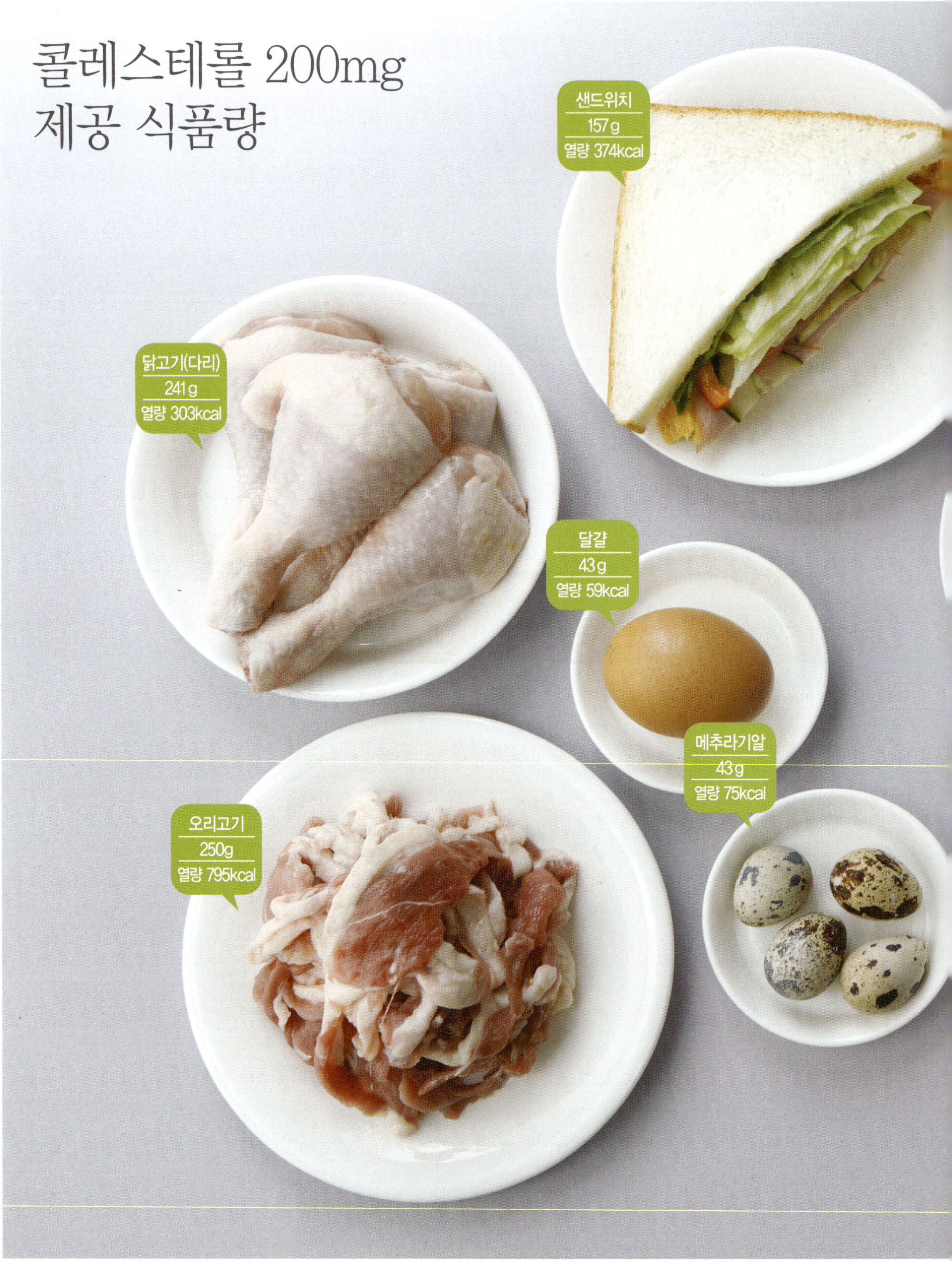
샌드위치
157g
열량 374kcal
닭고기(다리)
241g
열량 303kcal
달걀
43g
열량 59kcal
메추라기알
43g
열량 75kcal
오리고기
250g
열량 795kcal

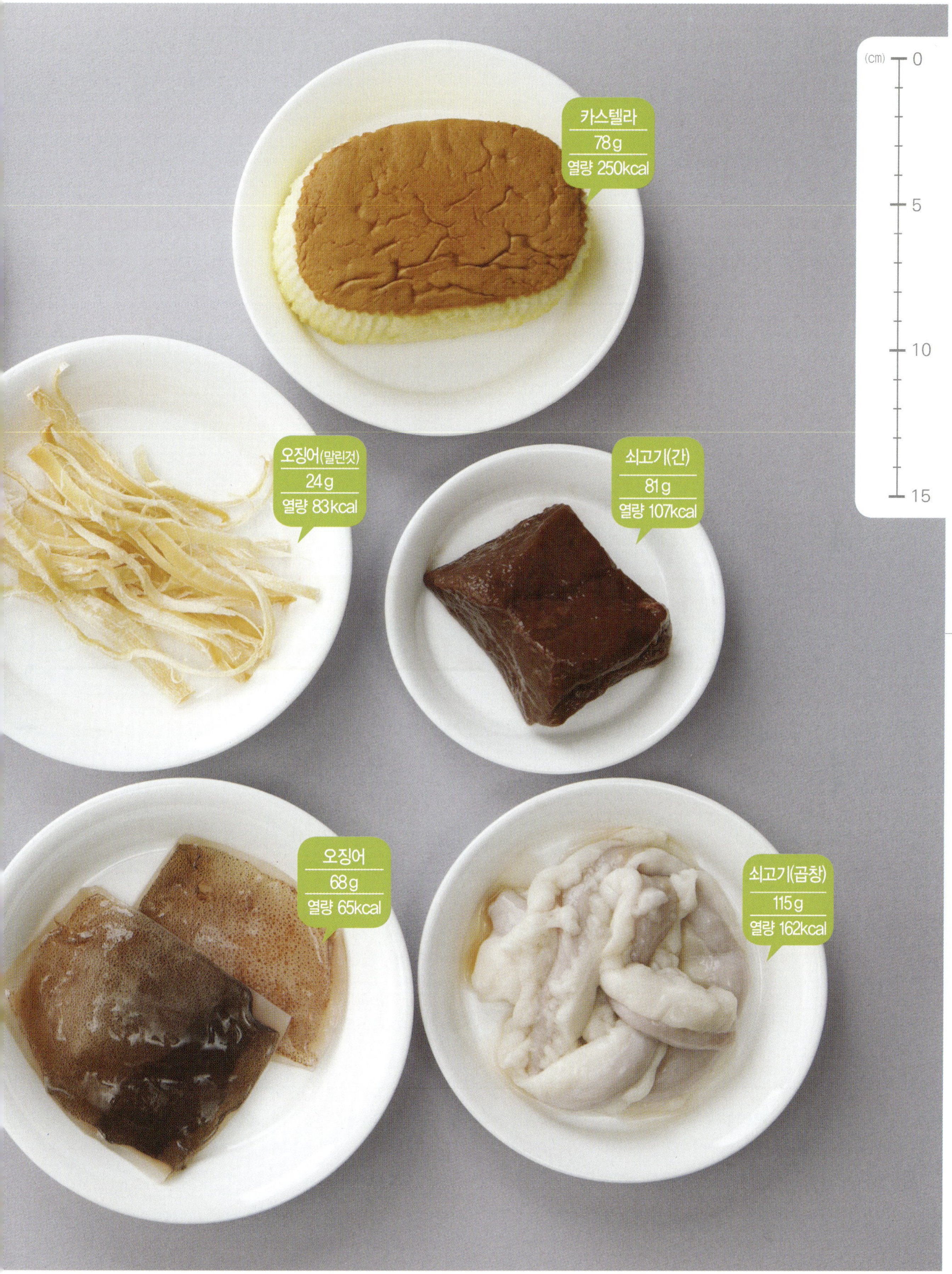

(cm)
0
5
10
15
카스텔라
78g
열량 250kcal
오징어(말린것)
24g
열량 83kcal
쇠고기(간)
81g
열량 107kcal
오징어
68g
열량 65kcal
쇠고기(곱창)
115g
열량 162kcal

4) 콜레스테롤 섭취를 낮추는 바꿔먹기

실물크기 사진수록 페이지

밥 류

일품요리 대신 쌀, 잡곡밥 선택!

(성인 1회 섭취 분량 기준)

기준 음식	바꾼 음식	콜레스테롤 감소량
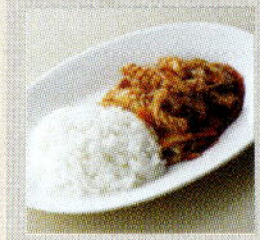 오징어덮밥 500ml, 콜레스테롤 249.3mg p.191	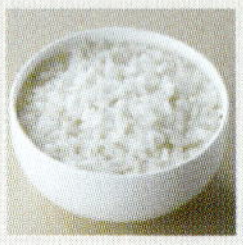 쌀밥 250ml, 콜레스테롤 0mg p.187	249.3mg
	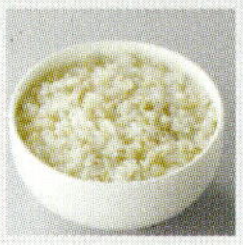 보리밥 250ml, 콜레스테롤 0mg p.184	249.3mg
	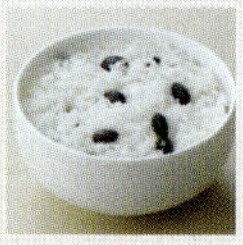 콩밥 250ml, 콜레스테롤 0mg p.194	249.3mg
	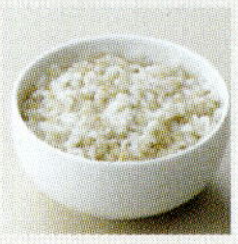 현미밥 250ml, 콜레스테롤 0mg p.197	249.3mg

채소류

샐러드 드레싱, 부침 대신 무침 선택!

(성인 1회 섭취 분량 기준)

기준 음식	바꾼 음식	콜레스테롤 감소량
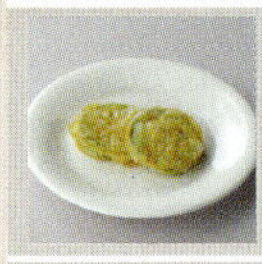 호박전 70ml, 콜레스테롤 70.6mg p.274	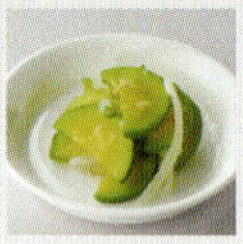 호박나물 50ml, 콜레스테롤 0.1mg p.298	70.5mg
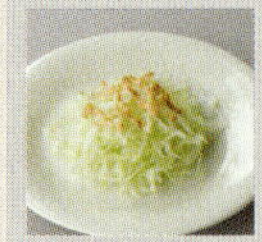 양배추샐러드 100ml, 콜레스테롤 13.6mg p.292	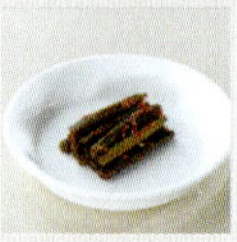 마늘종무침 25ml, 콜레스테롤 0mg p.281	13.6mg
	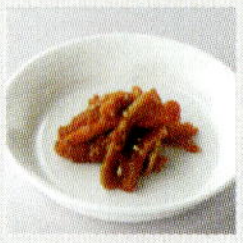 무말랭이무침 25ml, 콜레스테롤 0mg p.282	13.6mg
	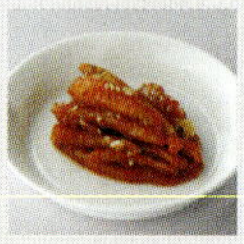 더덕무침 50ml, 콜레스테롤 0mg p.279	13.6mg

고기 · 생선 · 달걀 · 콩류

살코기 육류나 흰살 생선 선택!

(성인 1회 섭취 분량 기준)

기준 음식	바꾼 음식	콜레스테롤 감소량
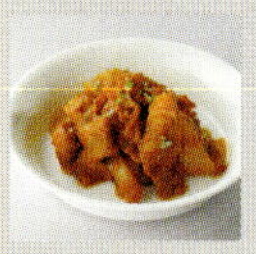 돼지고기볶음 150ml, 콜레스테롤 44.2mg p.261	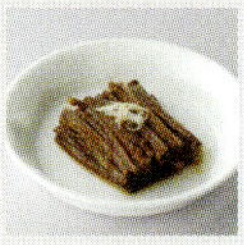 장조림 30ml, 콜레스테롤 17.1mg p.245	27.1mg
	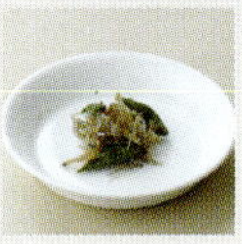 잔멸치볶음 15ml, 콜레스테롤 3.8mg p.265	40.4mg
	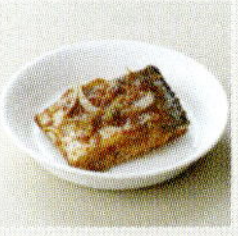 갈치조림 50ml, 콜레스테롤 13.8mg p.236	30.4mg

간식류

아이스크림, 빵·과자류 대신 과일 선택!

(성인 1회 섭취 분량 기준)

기준 음식	바꾼 음식	콜레스테롤 감소량
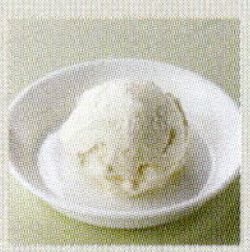 아이스크림 (소프트, 바닐라) 80g, 콜레스테롤 37.6mg p.161	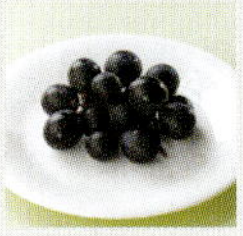 포도 70g, 콜레스테롤 0mg p.121	37.6mg
	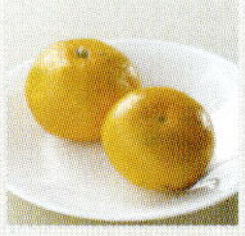 귤 100g, 콜레스테롤 0mg p.112	37.6mg
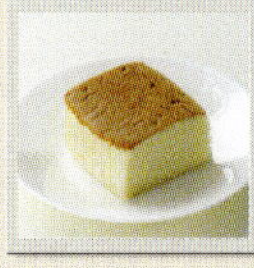 카스텔라 50g, 콜레스테롤 129mg p.74	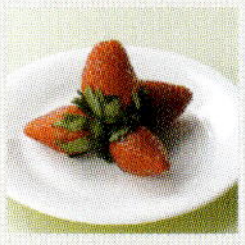 딸기 75g, 콜레스테롤 0mg p.113	129mg

일반 우유 대신 저지방우유, 두유 선택!

(성인 1회 섭취 분량 기준)

기준 음식	바꾼 음식	콜레스테롤 감소량
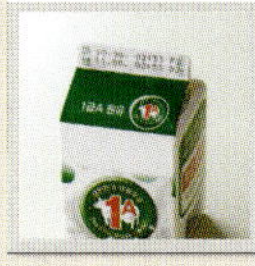 우유 200ml, 콜레스테롤 22mg p.164	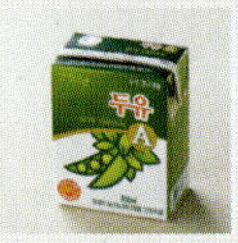 두유 200ml, 콜레스테롤 0mg p.88	22mg

5) 콜레스테롤 섭취를 낮추는 상차림

(1) 상차림 기본 구성

매 식사

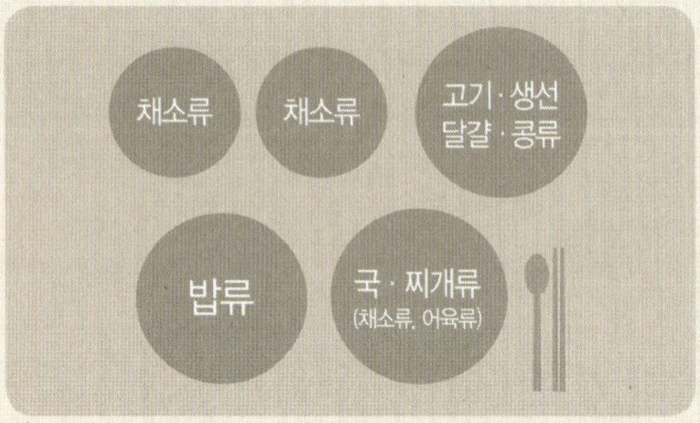

간 식

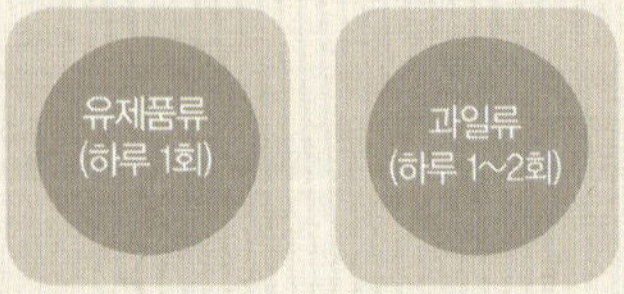

(2) 콜레스테롤 섭취를 낮추는 상차림 음식

구 분	종 류	선 택
밥류	콜레스테롤을 함유하고 있지 않으므로 자유롭게 섭취 가능	매 식사당 택 1
국 · 찌개류	근대된장국, 콩나물국, 감잣국, 시금치된장국, 김칫국, 시래기된장국, 미역국	매 식사당 택 1 *채소류가 주재료인 국 · 찌개류 선택
고기 · 생선 달걀 · 콩류	잔멸치볶음, 굴무침, 어묵볶음, 갈치조림, 장조림, 홍어회무침, 가자미조림, 고등어조림, 고등어구이	매 식사당 택 1
채소류	콜레스테롤을 함유하고 있지 않으므로 자유롭게 섭취 가능	매 식사당 택 1~2
과일류	콜레스테롤을 함유하고 있지 않으므로 자유롭게 섭취 가능	하루 택 1~2
우유류	저지방우유, 두유	하루 택 1

• 상차림 예 영양분석

끼 니	에너지 (kcal)	당질 (g)	단백질 (g)	지질 (g)	콜레스테롤(mg)	식이섬유 (g)	칼슘 (mg)	철분 (mg)	나트륨 (mg)	소금 (g)	비타민 A (㎍RE)	비타민 B_2 (mg)	비타민 C (mg)
아침	435	83	14	6.3	6.7	7.2	124.2	5.2	1351.3	3.4	366.8	0.33	40.5
오전간식	98	22.4	2.3	0.2	0	0	58.5	0.2	93.0	0.2	0	0.18	0
점심	450	89.1	14.9	4.0	3.9	7.0	169.2	5.4	1,569.2	3.9	367.2	0.24	25.8
오후간식	19	5.0	0.4	0.1	0	0.6	6.5	0.3	5.5	0	0.5	0.02	22.0
저녁	512	102.7	15.4	5.0	15.3	5.9	81.8	3.8	909.1	2.2	89.9	0.2	44.0
총합계	1,514	302.1	46.9	15.5	25.9	20.7	440.2	14.8	3,928.2	9.8	824.4	0.97	132.3

(3) 콜레스테롤 섭취를 낮추는 상차림 예

( )는 콜레스테롤의 양

아침 식사

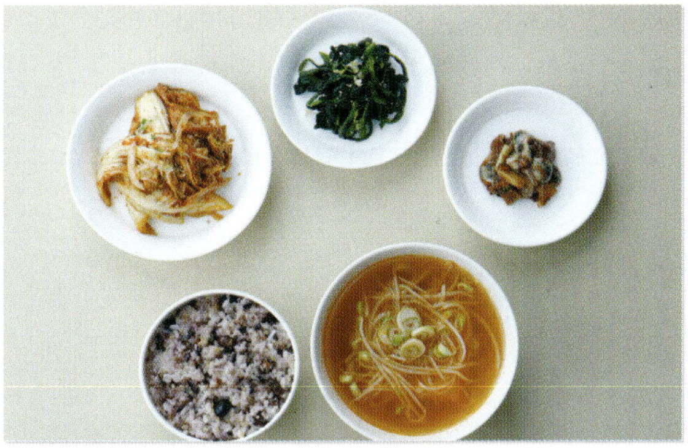

배추겉절이 (0mg)
→ 실물사진 p.285

시금치나물 (0mg)
→ 실물사진 p.291

굴무침 (5.7mg)
→ 실물사진 p.266

오곡밥 (0mg)
→ 실물사진 p.189

콩나물국 (1mg)
→ 실물사진 p.226

간 식

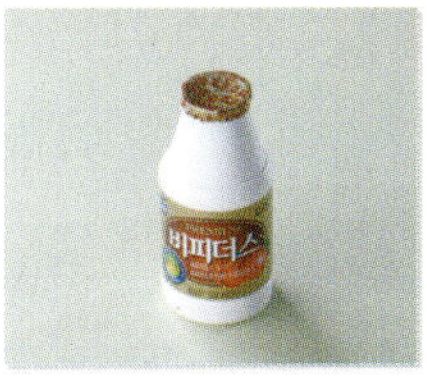

요구르트(액상) (0mg)
→ 실물사진 p.162

점심 식사

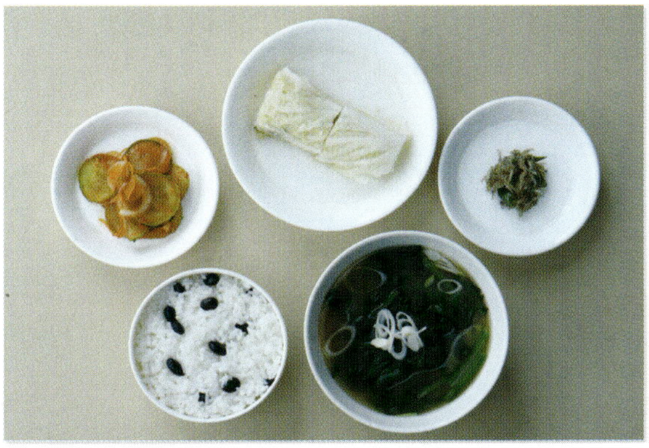

오이생채 (0mg)
→ 실물사진 p.293

김치(백김치) (0mg)
→ 실물사진 p.307

잔멸치볶음 (3.8mg)
→ 실물사진 p.265

콩밥 (0mg)
→ 실물사진 p.194

근대된장국 (0.1mg)
→ 실물사진 p.213

간 식

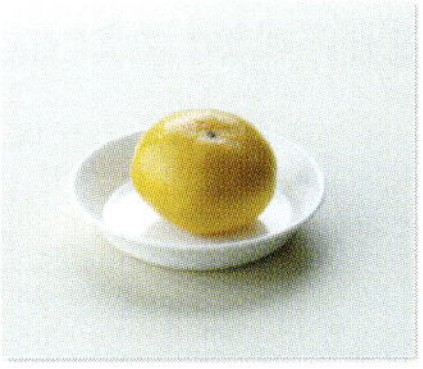

귤 (0mg)
→ 실물사진 p.112

저녁 식사

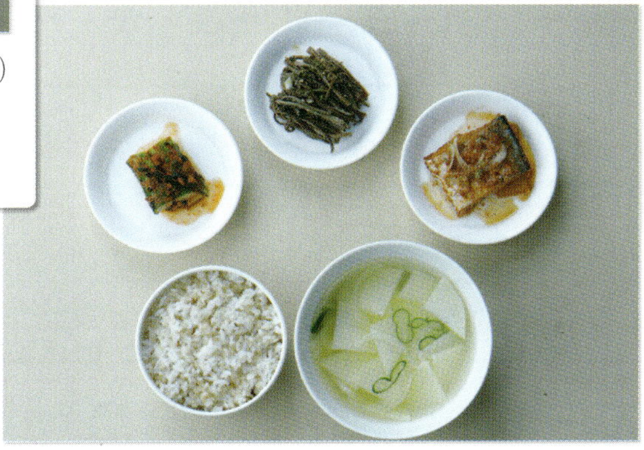

김치(오이소박이) (0mg)
→ 실물사진 p.311

고사리나물 (0mg)
→ 실물사진 p.278

갈치조림 (13.8mg)
→ 실물사진 p.236

현미밥 (0mg)
→ 실물사진 p.197

감잣국 (1.5mg)
→ 실물사진 p.211

4 칼슘 섭취를 높이는 상차림 길잡이

1) 칼슘 섭취 기준

- 칼슘은 뼈와 치아를 만드는 중요한 영양소이므로 충분한 섭취가 필요합니다.
- 튼튼한 뼈와 치아를 위해 충분한 칼슘 섭취가 필요합니다.
- 하루 성인 650~750mg, 임산부 930mg, 수유부 1,020mg 섭취하는 것이 바람직합니다.
- 골다공증의 위험이 있거나 골다공증 환자의 경우 하루 1,000mg 이상 섭취하는 것이 바람직합니다.

2) 칼슘 섭취를 높이는 방법

- 우유를 매일 마신다.
- 짜게 먹으면 칼슘의 배설량이 증가하므로 싱겁게 먹는다.
- 콩, 두부, 멸치를 즐겨 먹는다.
- 칼슘 흡수를 방해하는 가공식품, 인스턴트식품, 탄산음료를 피한다.

식품을 구입할 때 영양성분표시를 확인하여 칼슘이 충분한 식품을 선택한다.

영 양 성 분

1회 분량 1개(122g) / 총 1회 분량(122g)

1회 분량당 함량		*% 영양소 기준치
열량		515kcal
탄수화물	80g	
식이섬유	80g	24%
당류	35g	
단백질	11g	18%
지방	17g	34%
포화지방	7g	47%
트랜스지방	00g	
콜레스테롤	00mg	00%
나트륨	2370mg	117%
칼슘	200mg	29%

* % 영양소기준치 : 1일 영양소 기준치에 대한 비율

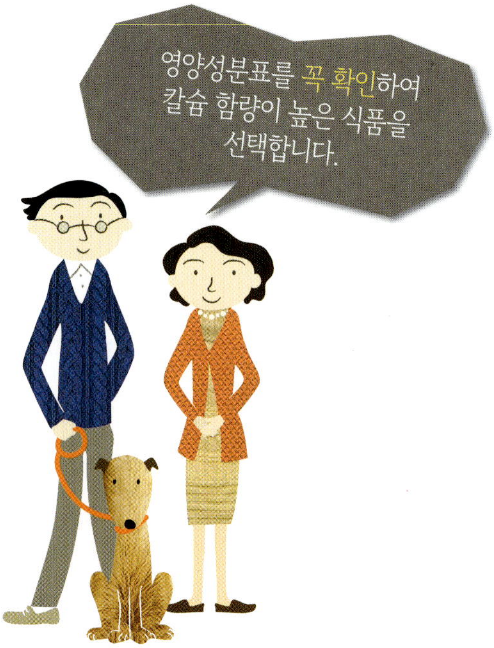

영양성분표를 꼭 확인하여
칼슘 함량이 높은 식품을
선택합니다.

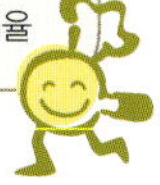

3) 식품의 칼슘 함량

성인 1회 섭취 분량당 칼슘 50mg 이상을 제공하는 식품

(성인 1회 섭취 분량 기준)

식 품		1회 섭취 분량 (g)	칼슘 (mg)	에너지 (kcal)	실물사진 수록 페이지
미꾸라지	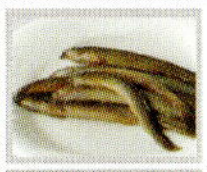	60	441.6	58	p.145
토란대 (마른것)	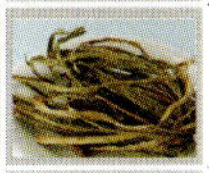	20	210	45	p.105
우유	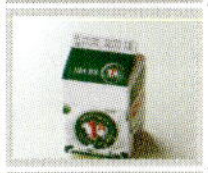	200	210	120	p.164
무청	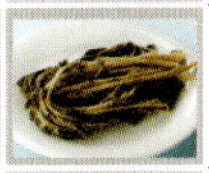	60	149.4	11	p.94
새우 (자건품,중하)	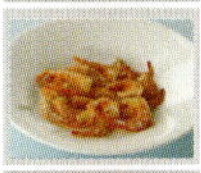	5	138.4	15	p.148
피자	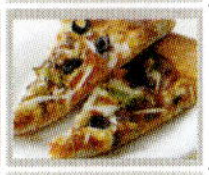	145	136.3	390	p.80
요구르트 (호상, 딸기)	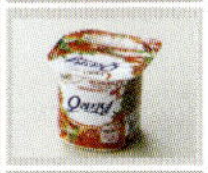	110	115.5	109	p.163
아이스크림 (소프트, 바닐라)	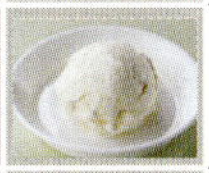	80	104.8	178	p.161
치즈, (슬라이스)	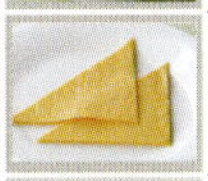	20	100.6	62	p.166
뱅어포	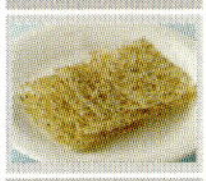	10	98.2	36	p.146
홍어	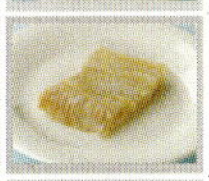	30	91.5	26	p.155
톳	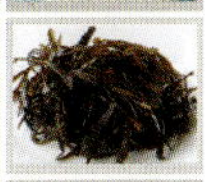	50	78.5	6	p.159
두부	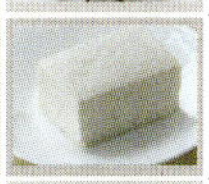	60	75.6	50	p.87
돌나물	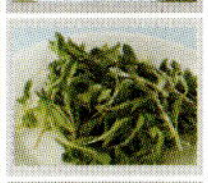	35	74.2	4	p.93
연두부	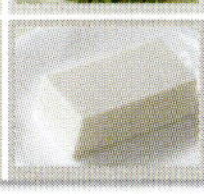	110	68.2	45	p.89

식 품		1회 섭취 분량 (g)	칼슘 (mg)	에너지 (kcal)	실물사진 수록 페이지
비름	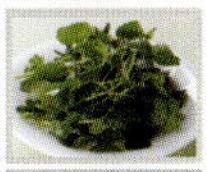	40	67.6	12	p.97
장어 (갯장어)	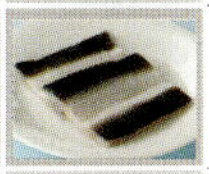	80	67.2	156	p.151
오렌지	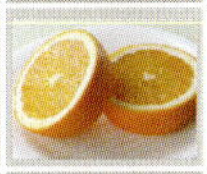	200	66	86	p.116
멸치 (자건품, 중)	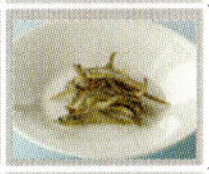	5	64.5	12	p.143
재첩 (재치조개, 갱조개)	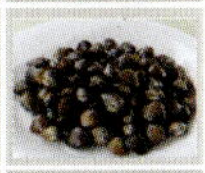	35	63.4	33	p.152
치즈 (모차렐라)	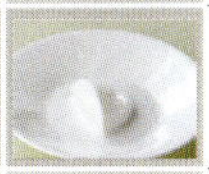	15	60.5	32	p.167
요구르트 (액상)	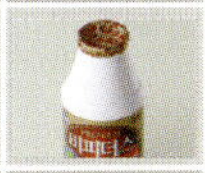	150	58.5	98	p.162
대구	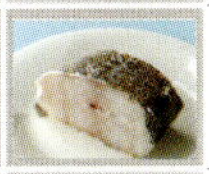	90	57.6	72	p.142
미역 (말린것)	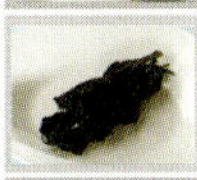	6	57.5	6	p.158
고사리 (말린것)	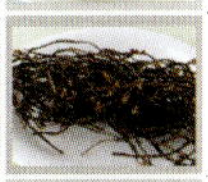	30	56.4	68	p.91
취나물	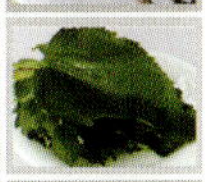	45	55.8	14	p.104
굴비	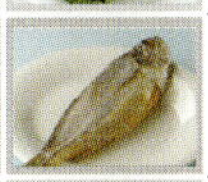	80	54.4	266	p.139
열무	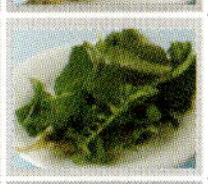	45	54	6	p.101
꽃게	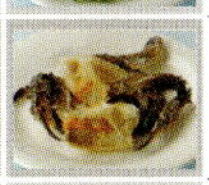	45	53.1	33	p.140
복어	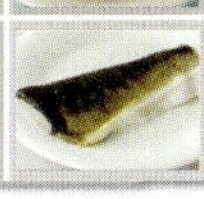	90	51.3	80	p.147

칼슘 210mg (우유 200ml 해당량) 제공 식품량

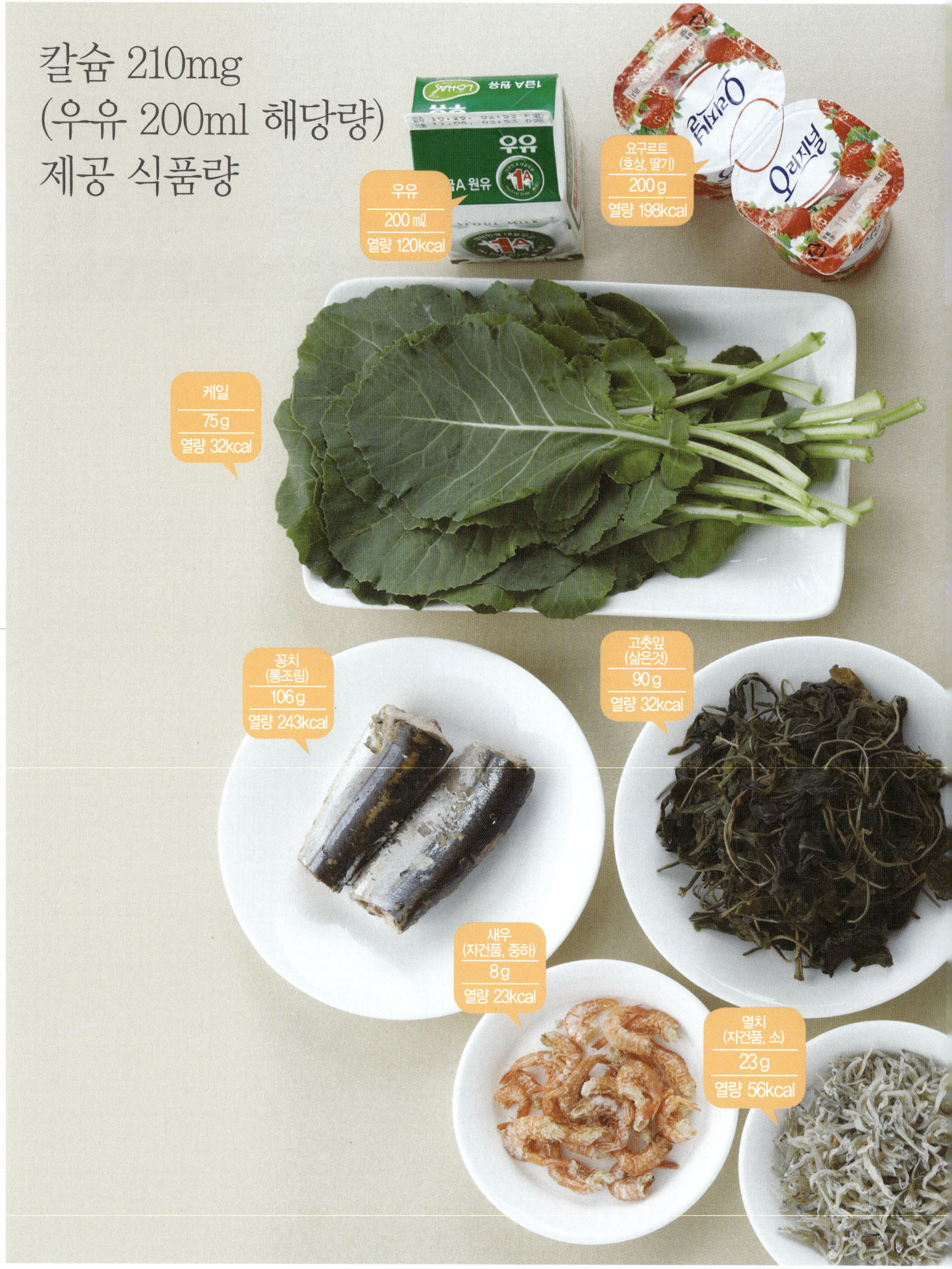
우유
200㎖
열량 120kcal
요구르트 (호상, 딸기)
200g
열량 198kcal
케일
75g
열량 32kcal
꽁치 (통조림)
106g
열량 243kcal
고춧잎 (삶은것)
90g
열량 32kcal
새우 (자건품, 중하)
8g
열량 23kcal
멸치 (자건품, 소)
23g
열량 56kcal

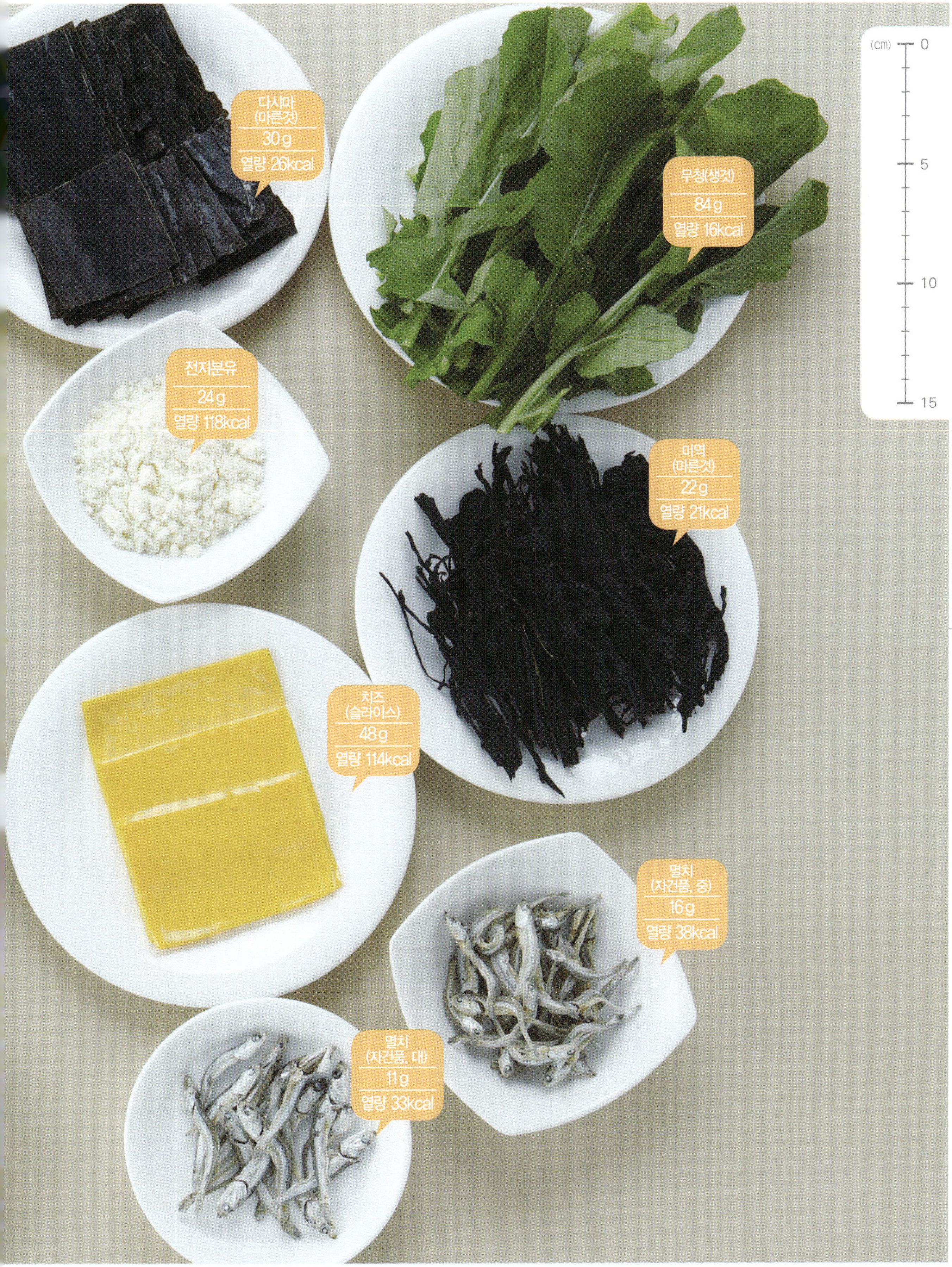
다시마 (마른것)
30g
열량 26kcal
무청(생것)
84g
열량 16kcal
(cm) 0 5 10 15
전지분유
24g
열량 118kcal
미역 (마른것)
22g
열량 21kcal
치즈 (슬라이스)
48g
열량 114kcal
멸치 (자건품, 중)
16g
열량 38kcal
멸치 (자건품, 대)
11g
열량 33kcal

4) 칼슘 섭취를 높이는 상차림

실물크기 사진수록 페이지

밥 류

쌀밥 대신 잡곡밥 선택!

(성인 1회 섭취 분량 기준)

기준 음식	바꾼 음식	칼슘 증가량
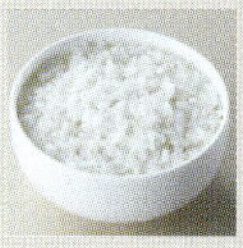 쌀밥 250ml, 칼슘 7.9mg p.187	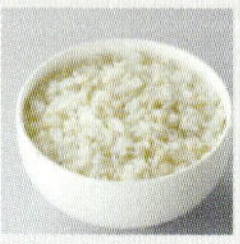 보리밥 250ml, 칼슘 10.7mg p.184	2.8mg
	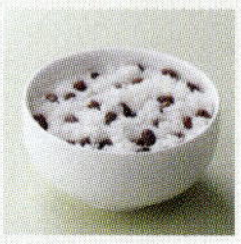 팥밥 250ml, 칼슘 13.6mg p.196	5.7mg
	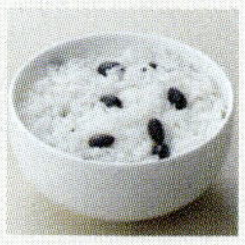 콩밥 250ml, 칼슘 26.1mg p.194	18.2mg
	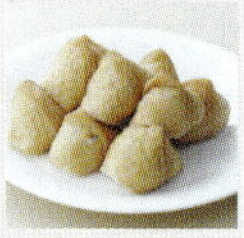 유부초밥 250ml, 칼슘 96.2mg p.192	88.3mg

국 · 찌개류

뼈를 우려낸 국 대신 뼈째 먹는 음식 선택!

(성인 1회 섭취 분량 기준)

기준 음식	바꾼 음식	칼슘 증가량
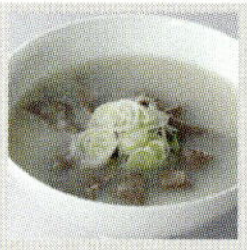 곰탕 500ml, 칼슘 29.5mg p.212	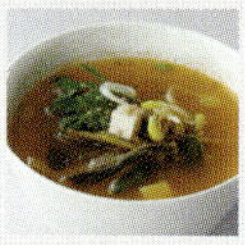 추어탕 300ml, 칼슘 484mg p.227	454.5mg

고기 · 생선 · 달걀 · 콩류

육류 대신 두부, 뼈째 먹는 생선 선택!

(성인 1회 섭취 분량 기준)

기준 음식	바꾼 음식	칼슘 증가량
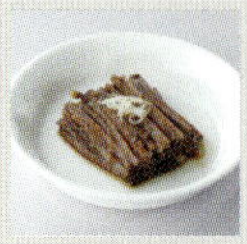 장조림 30ml, 칼슘 7.4mg p.245	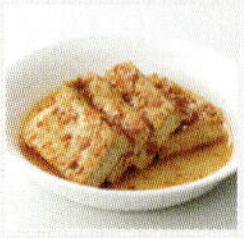 두부조림 80ml, 칼슘 113.5mg p.241	106.1mg
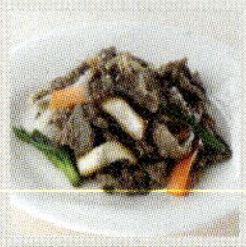 불고기 150ml, 칼슘 29.6mg p.255	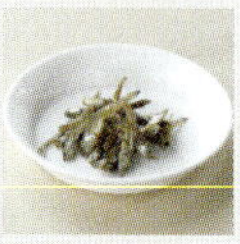 멸치볶음 25ml, 칼슘 167.5mg p.262	137.9mg

채소류

담황색 채소 대신 녹색 채소 선택!

(성인 1회 섭취 분량 기준)

기준 음식		바꾼 음식		칼슘 증가량
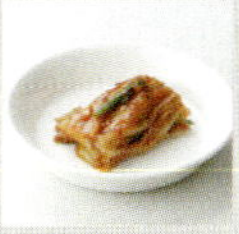 김치(배추김치) 40g, 칼슘 18.8mg	p.306	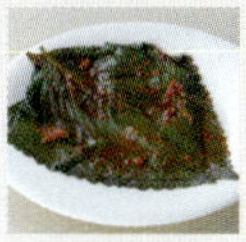 김치(깻잎김치) 30g, 칼슘 59.5mg	p.303	40.7mg
		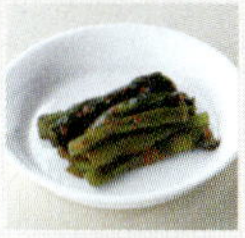 김치(갓김치) 35g, 칼슘 41.3mg	p.300	22.5mg
		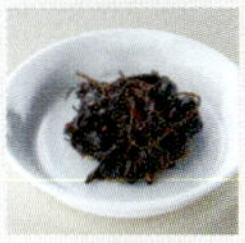 김치(고들빼기김치) 40g, 칼슘 46mg	p.301	27.2mg
		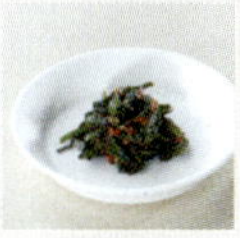 김치(부추김치) 30g, 칼슘 41.1mg	p.308	22.3mg
		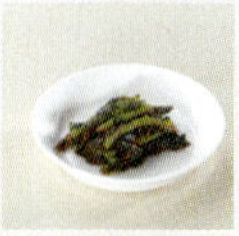 김치(열무김치) 35g, 칼슘 40.6mg	p.309	21.8mg
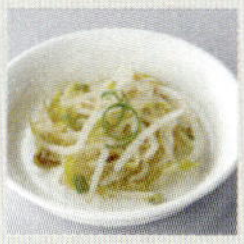 숙주나물 50ml, 칼슘 14.5mg	p.290	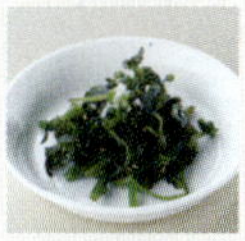 비름나물 50ml, 칼슘 87.6mg	p.288	73.1mg
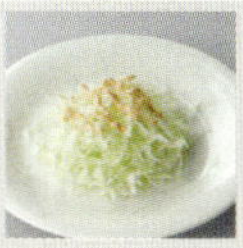 양배추샐러드 100ml, 칼슘 9.7mg	p.292	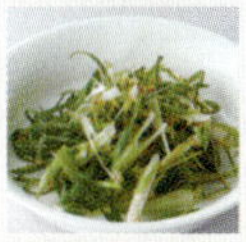 파무침 100ml, 칼슘 64.9mg	p.297	55.2mg

간식류

유제품류나 칼슘이 강화된 식품 선택!

(성인 1회 섭취 분량 기준)

기준 음식		바꾼 음식		칼슘 증가량
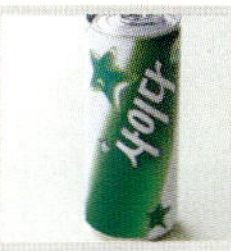 사이다 250ml, 칼슘 5mg	p.169	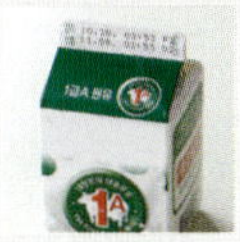 우유 200ml, 칼슘 210mg	p.164	205mg
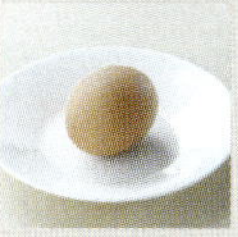 달걀 40g, 칼슘 17.2mg	p.133	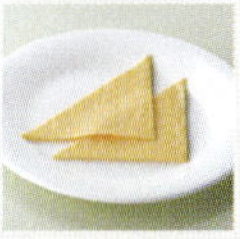 치즈 (슬라이스) 20g, 칼슘 100.6mg	p.166	83.4mg
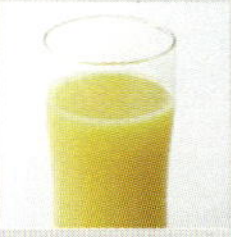 오렌지주스 200ml, 칼슘 22mg	p.117	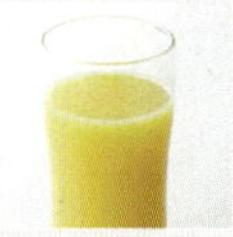 오렌지주스 (칼슘강화) 200ml, 칼슘 188mg	p.118	166mg

5) 칼슘 섭취를 높이는 상차림

(1) 상차림 기본 구성

매 식사   간 식

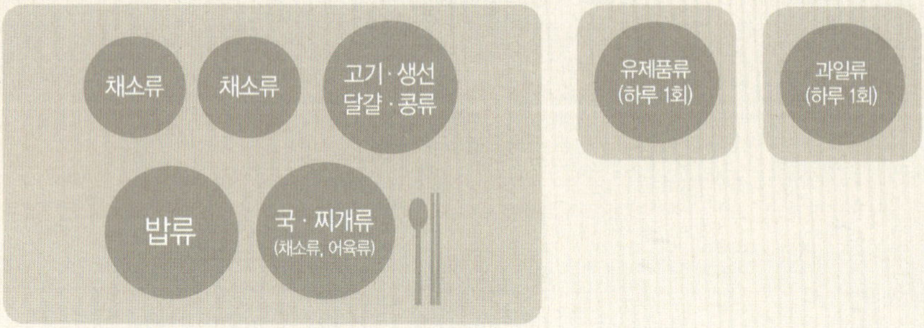

(2) 칼슘 섭취를 높이는 상차림 음식

구 분	종 류	선 택
밥류	콩밥	매 식사당 택 1
국 · 찌개류	추어탕, 시래기된장국, 아욱된장국, 두부찌개, 대구매운탕, 연두부찌개, 된장국, 청국장찌개, 북엇국, 미역국	매 식사당 택 1 나트륨의 섭취를 줄여야 하는 경우 매끼마다 포함할 필요는 없음
고기 · 생선 달걀 · 콩류	멸치볶음, 두부조림, 고추멸치볶음, 홍어회무침, 장어양념구이, 새우볶음, 동태조림, 북어조림, 두부부침	매 식사당 택 1
채소류	톳나물, 다시마튀각, 비름나물, 파무침, 취나물	매 식사당 택 2
과일류	자유롭게 선택. 칼슘의 급원식품은 아님	하루 택 1
우유류	우유, 요구르트(호상), 치즈	하루 택 1 이상

• 상차림 예 영양분석

끼 니	에너지 (kcal)	당질 (g)	단백질 (g)	지질 (g)	콜레스테롤(mg)	식이섬유 (g)	칼슘 (mg)	철분 (mg)	나트륨 (mg)	소금 (g)	비타민 A (μgRE)	비타민 B_2 (mg)	비타민 C (mg)
아침	512	95.0	18.9	7.5	9.7	9.4	356.1	8.2	1,151.9	2.9	1,177.4	0.37	61.9
오전간식	120	9.4	6.4	6.4	22.0	0	210.0	0.2	110.0	0.3	56.0	0.28	2.0
점심	526	86.5	23.0	10.9	9.5	3.2	301.7	6.2	1,051.2	2.6	58.5	0.20	35.1
오후간식	96	24.8	1.4	0.2	0	0.2	188	0.8	4.0	0	18.0	0.01	84
저녁	564	91.1	29.1	10.2	53.1	12.1	289.0	5.3	1,522.7	3.8	390.9	0.28	13.3
총합계	1,818	306.8	78.8	35.1	94.3	24.9	1,344.8	20.7	3,839.9	9.6	1,700.8	1.14	196.4

(3) 칼슘 섭취를 높이는 상차림 예

( )는 칼슘의 양

아침 식사

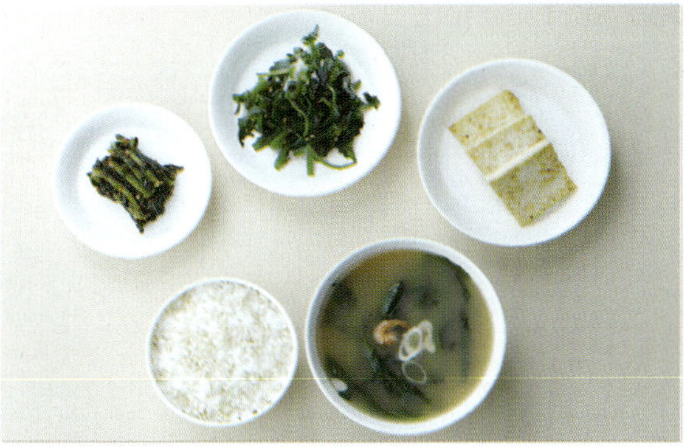

김치(열무김치) (40.6mg)
⋯→ 실물사진 p.309

비름나물 (87.6mg)
⋯→ 실물사진 p.288

두부부침 (56.3mg)
⋯→ 실물사진 p.254

보리밥 (10.7mg)
⋯→ 실물사진 p.184

아욱된장국 (160.9mg)
⋯→ 실물사진 p.224

간 식

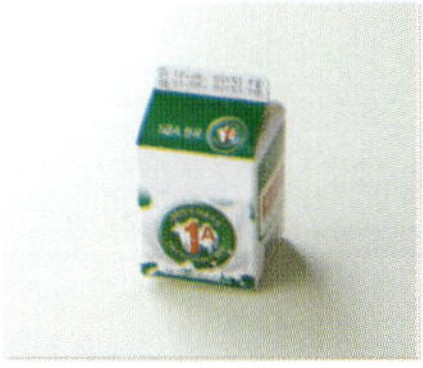

우유 1팩 (210mg)
⋯→ 실물사진 p.164

점심 식사

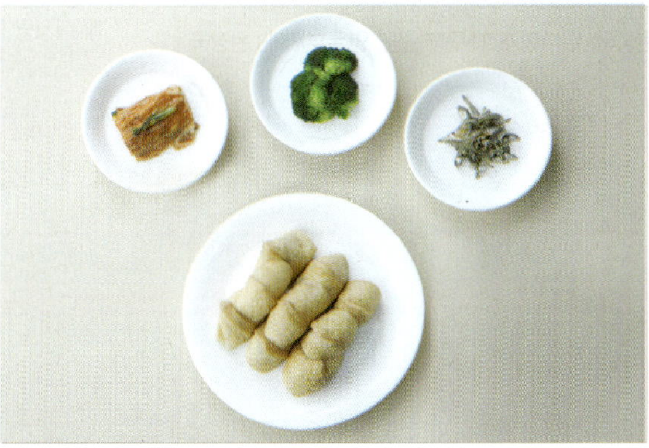

김치(배추김치) (18.8mg)
⋯→ 실물사진 p.306

브로콜리 (19.2mg)
⋯→ 실물사진 p.96

멸치볶음 (167.5mg)
⋯→ 실물사진 p.262

유부초밥 (96.2mg)
⋯→ 실물사진 p.192

간 식

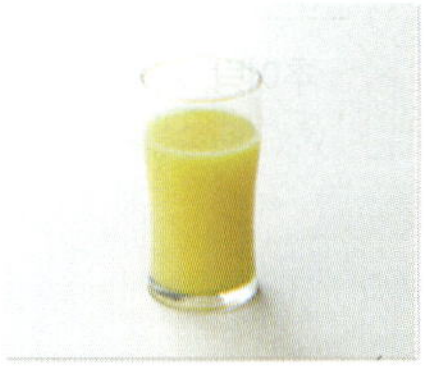

오렌지주스(칼슘강화) (188mg)
⋯→ 실물사진 p.118

저녁 식사

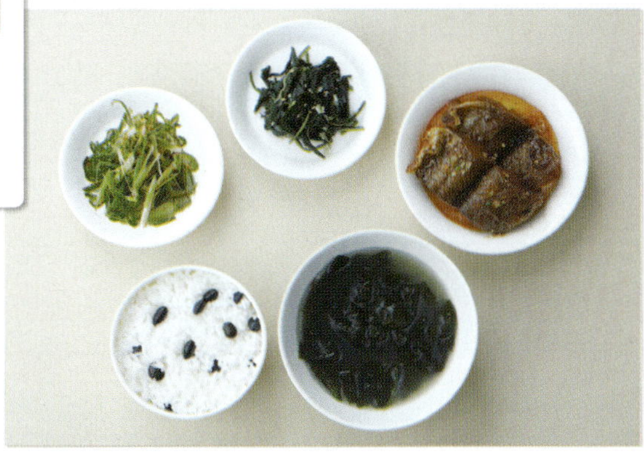

파무침 (64.9mg)
⋯→ 실물사진 p.297

취나물무침 (56.7mg)
⋯→ 실물사진 p.294

동태조림 (59.4mg)
⋯→ 실물사진 p.240

콩밥 (26.1mg)
⋯→ 실물사진 p.194

미역국 (82mg)
⋯→ 실물사진 p.217

실물로 보는 건강한 상차림 길잡이

질환 예방 및 관리를 위한 식품성분표

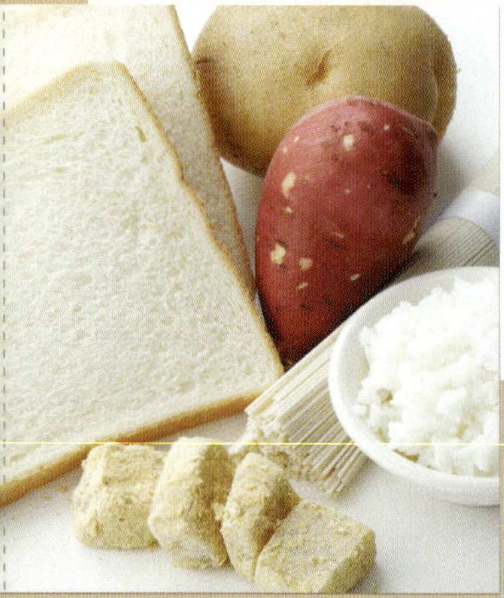

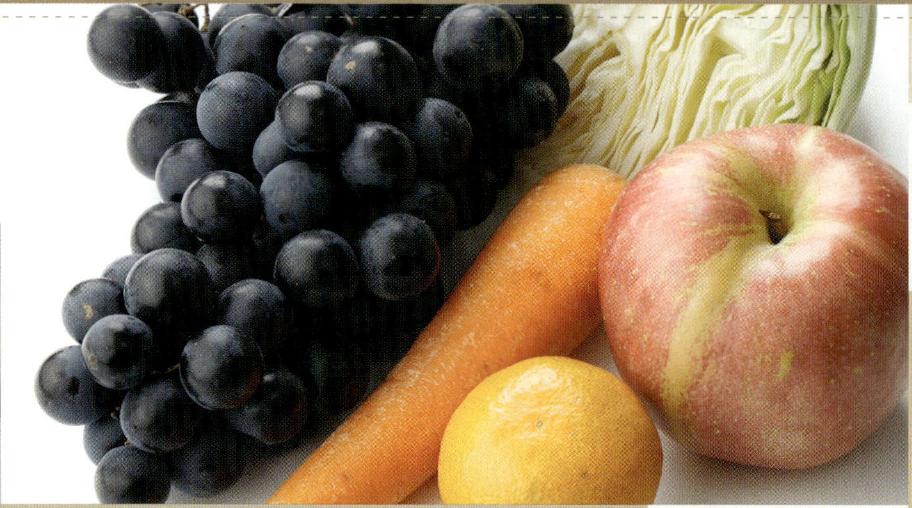

III

실물 사진으로 알아보는 한국성인 1회 섭취분량별 식품영양가

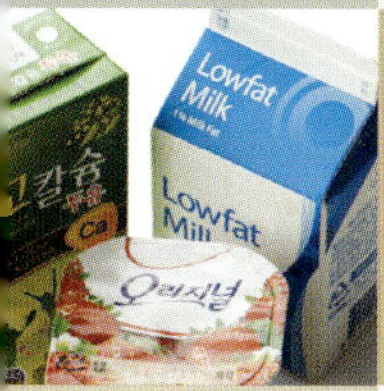

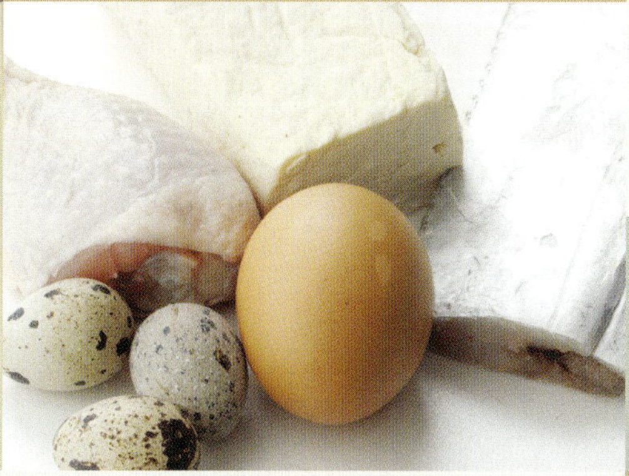

- 한국성인 상용식품 1회 섭취분량에 대한 실물크기 사진과 영양소함량을 수록하였음.
- 각 식품의 영양소함량표에는 한국인의 건강관리를 위해 주의해서 섭취해야 할 영양성분 중 에너지 300kcal 이상, 나트륨 400mg 이상 또는 콜레스테롤 50mg 이상을 함유한 경우 붉은색으로 주의 표시하였으며, 칼슘을 50mg 이상 함유한 경우 칼슘급원식품으로 초록색으로 권장 표시하였음.

곡류

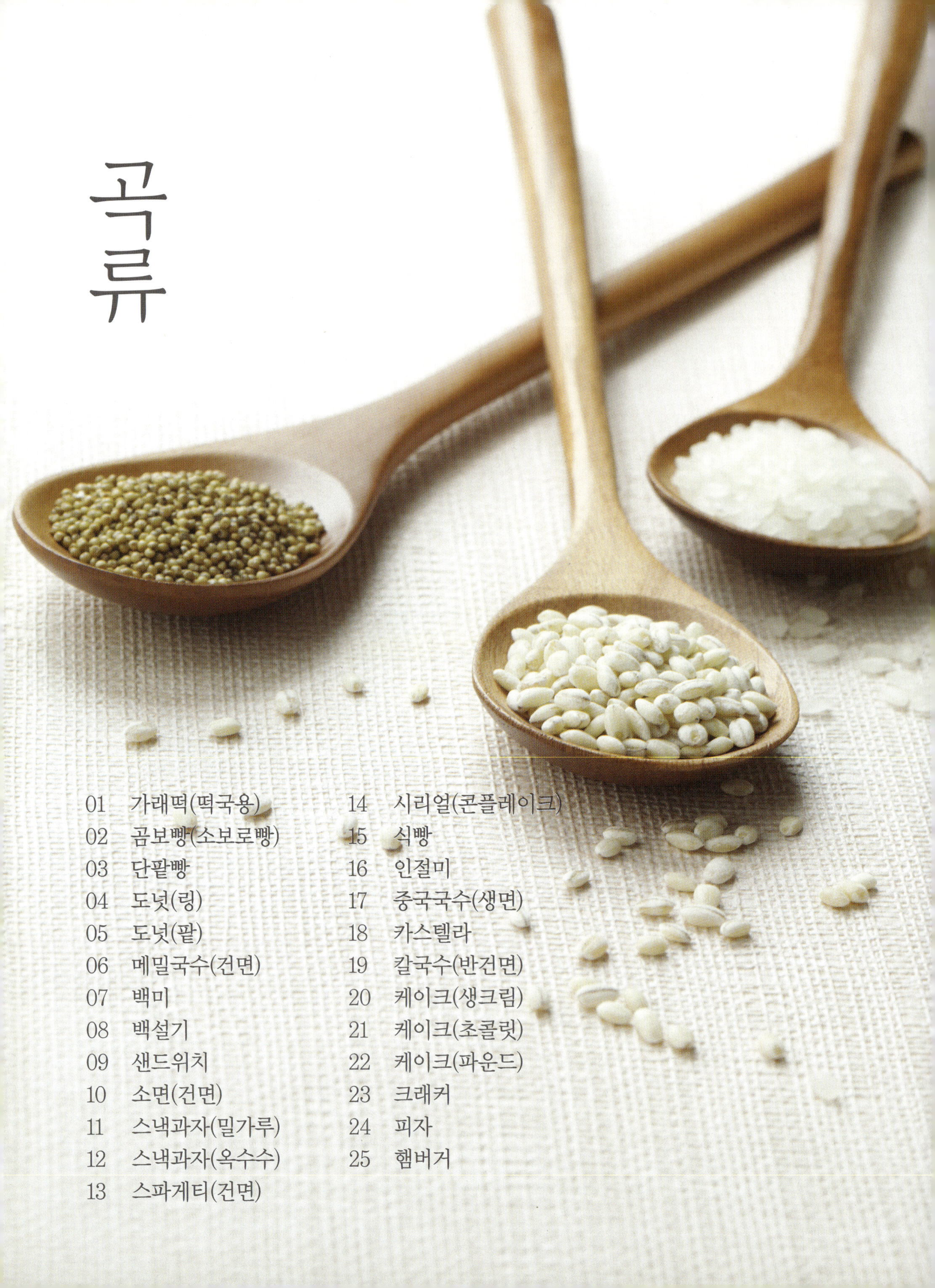

01 가래떡(떡국용)
02 곰보빵(소보로빵)
03 단팥빵
04 도넛(링)
05 도넛(팥)
06 메밀국수(건면)
07 백미
08 백설기
09 샌드위치
10 소면(건면)
11 스낵과자(밀가루)
12 스낵과자(옥수수)
13 스파게티(건면)
14 시리얼(콘플레이크)
15 식빵
16 인절미
17 중국국수(생면)
18 카스텔라
19 칼국수(반건면)
20 케이크(생크림)
21 케이크(초콜릿)
22 케이크(파운드)
23 크래커
24 피자
25 햄버거

가래떡
(떡국용)

평면접시(특대)
용기크기(단위 : ㎝)

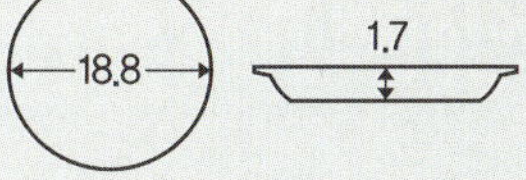

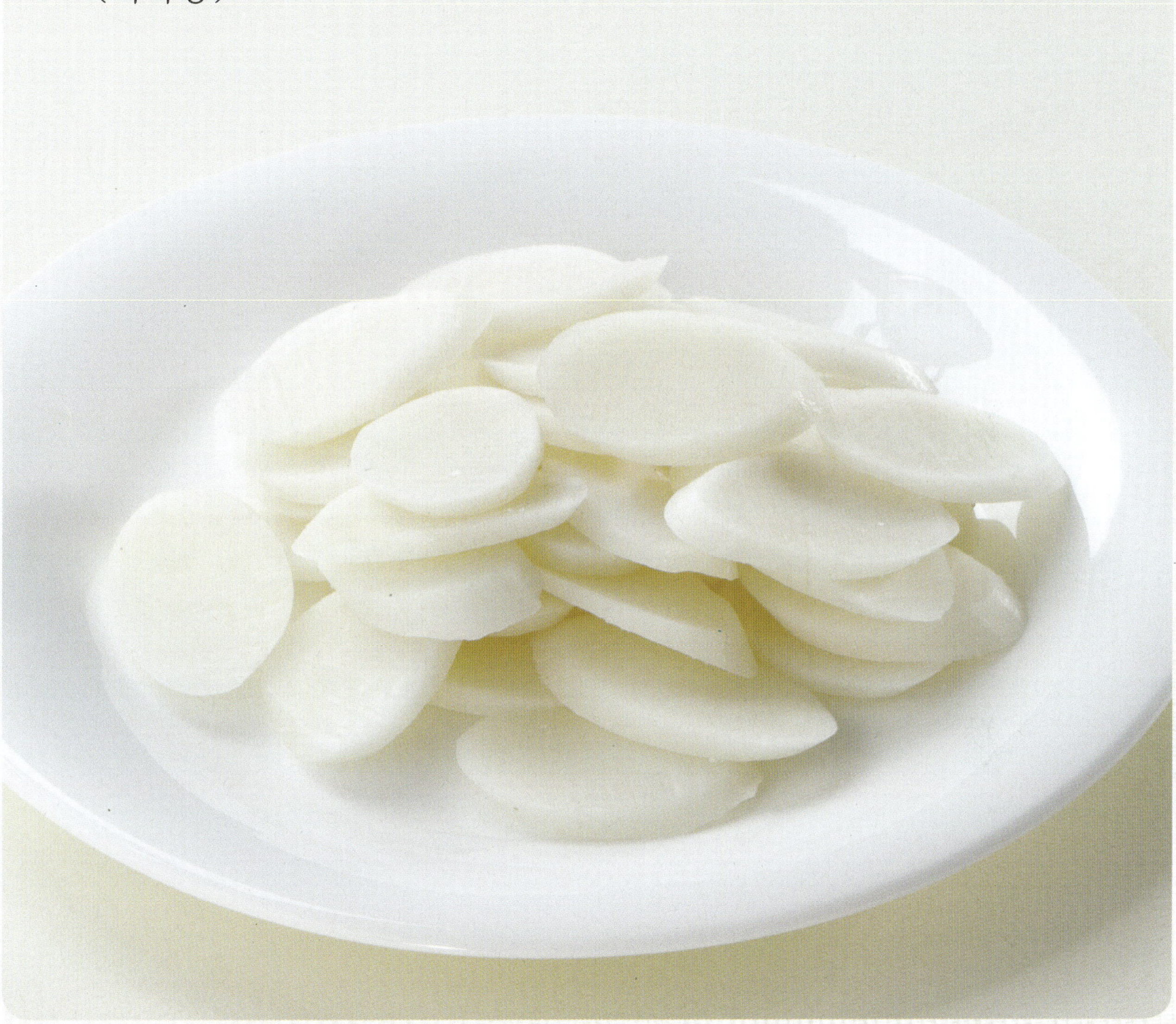

1인 1회 섭취분량	에너지	탄수화물	단백질	지 질	비타민 A	비타민 B_2	비타민 C
130g	310kcal	68.3g	5.3g	10g	0㎍RE	0.01mg	0mg
	나트륨	**식이섬유**	**칼 슘**	**콜레스테롤**	**소 금**	**철**	
	231.4mg	1.4g	5.2mg	0mg	0.6g	0.7mg	

*주의 성분(에너지 300kcal 이상)

곰보빵
(소보로빵)

평면접시(대)
용기크기(단위 : ㎝)

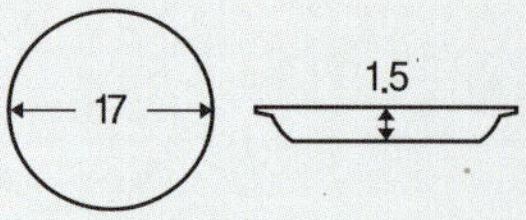

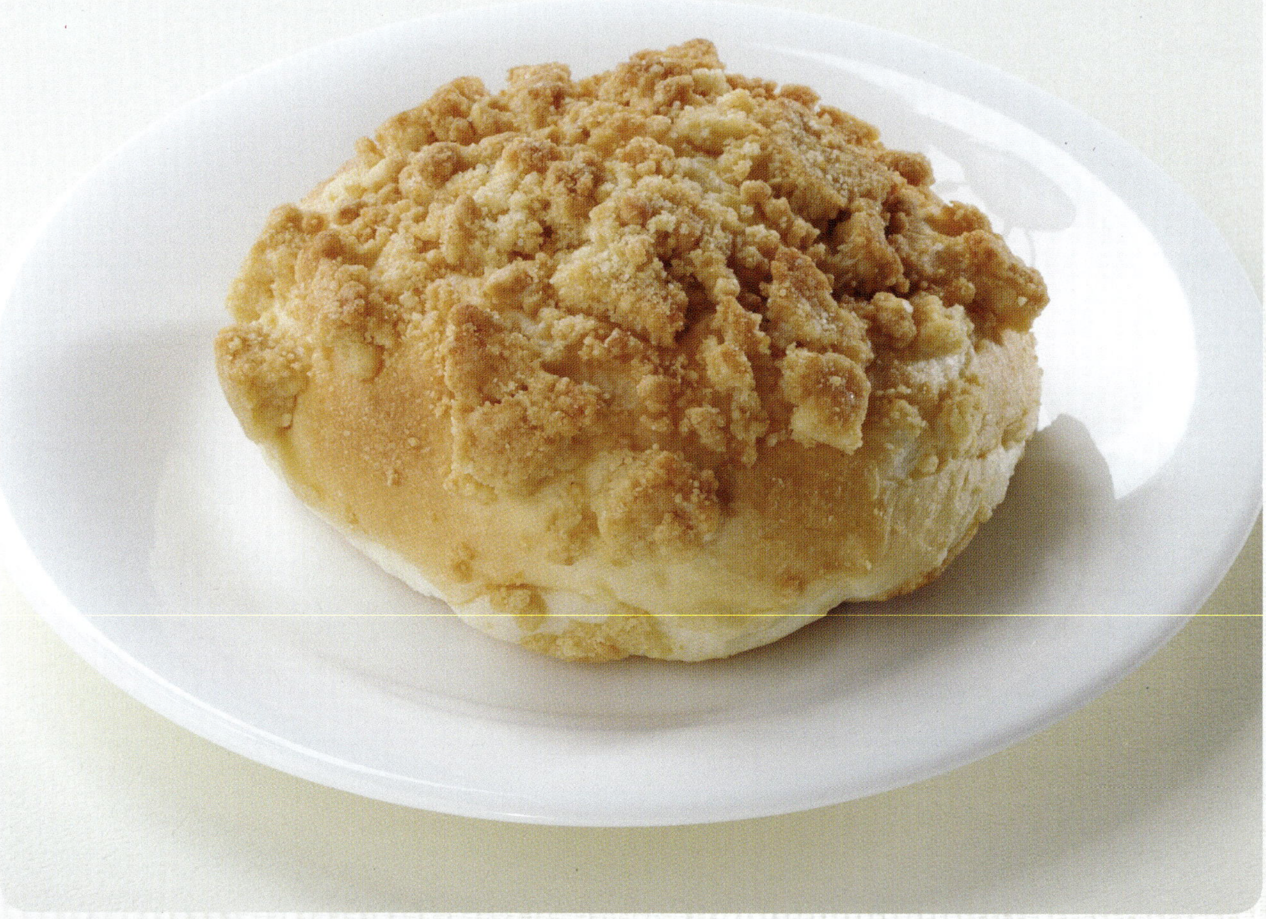

1인 1회 섭취분량	에너지	탄수화물	단백질	지 질	비타민 A	비타민 B_2	비타민 C
70g	263㎉	39.6g	6.2g	9.2g	20.3㎍RE	0.04㎎	0㎎
	나트륨	**식이섬유**	**칼 슘**	**콜레스테롤**	**소 금**	**철**	
	161.7㎎	3.2g	25.2㎎	18.9㎎	0.4g	0.5㎎	

단팥빵

평면접시(대)
용기크기(단위 : ㎝)

17 / 1.5

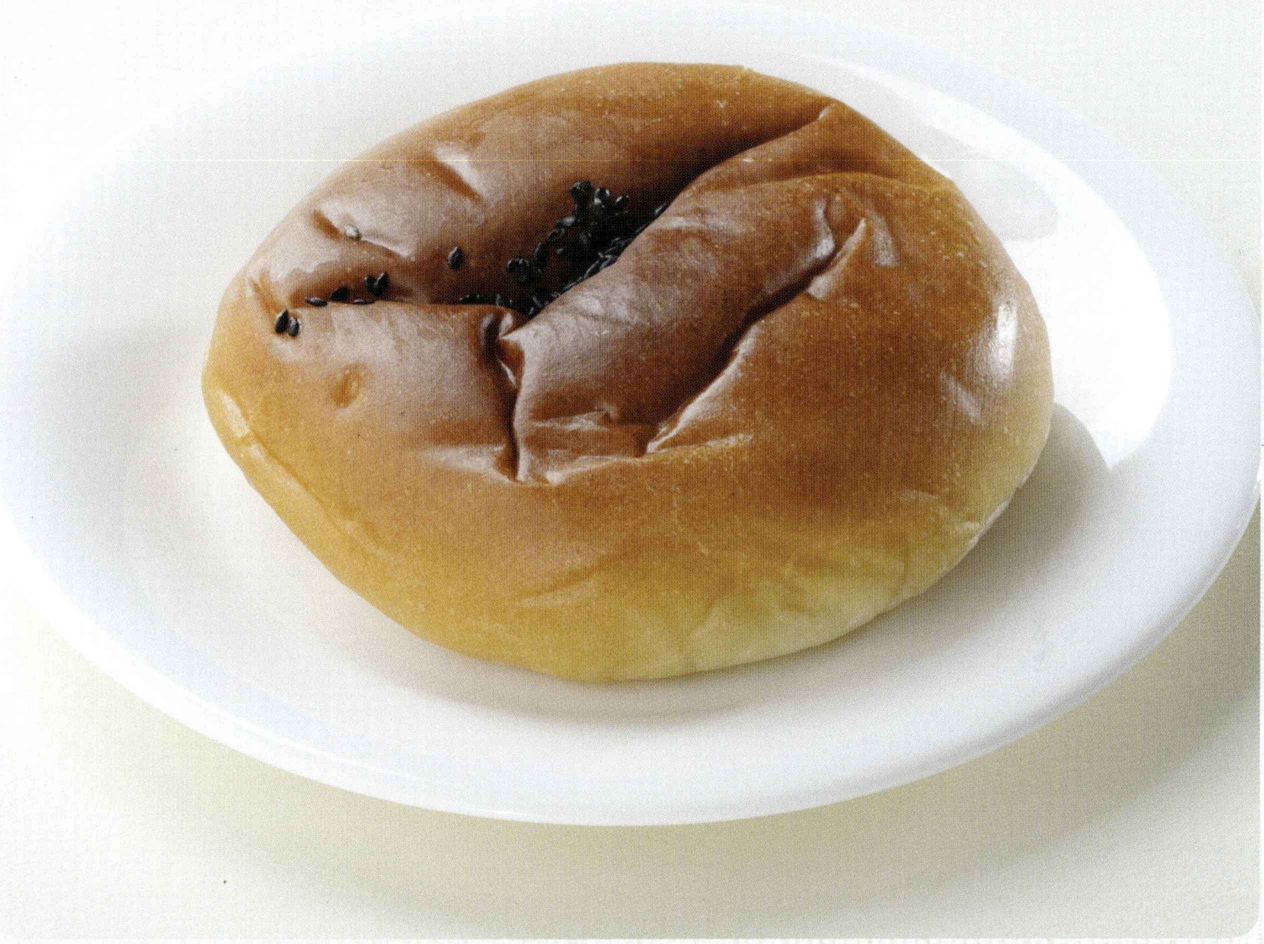

1인 1회 섭취분량 **85g**

에너지	탄수화물	단백질	지 질	비타민 A	비타민 B_2	비타민 C
249㎉	44.6g	6.5g	5.2g	11.1㎍RE	0.05㎎	0㎎

나트륨	식이섬유	칼 슘	콜레스테롤	소 금	철
142.8㎎	4g	26.4㎎	3.4㎎	0.4g	1.1㎎

도넛
(링)

평면접시(대)
용기크기(단위 : ㎝)

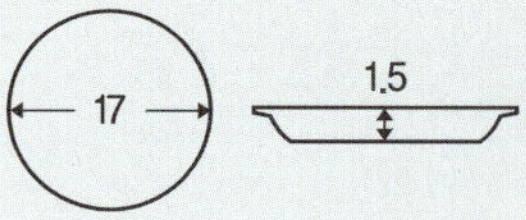

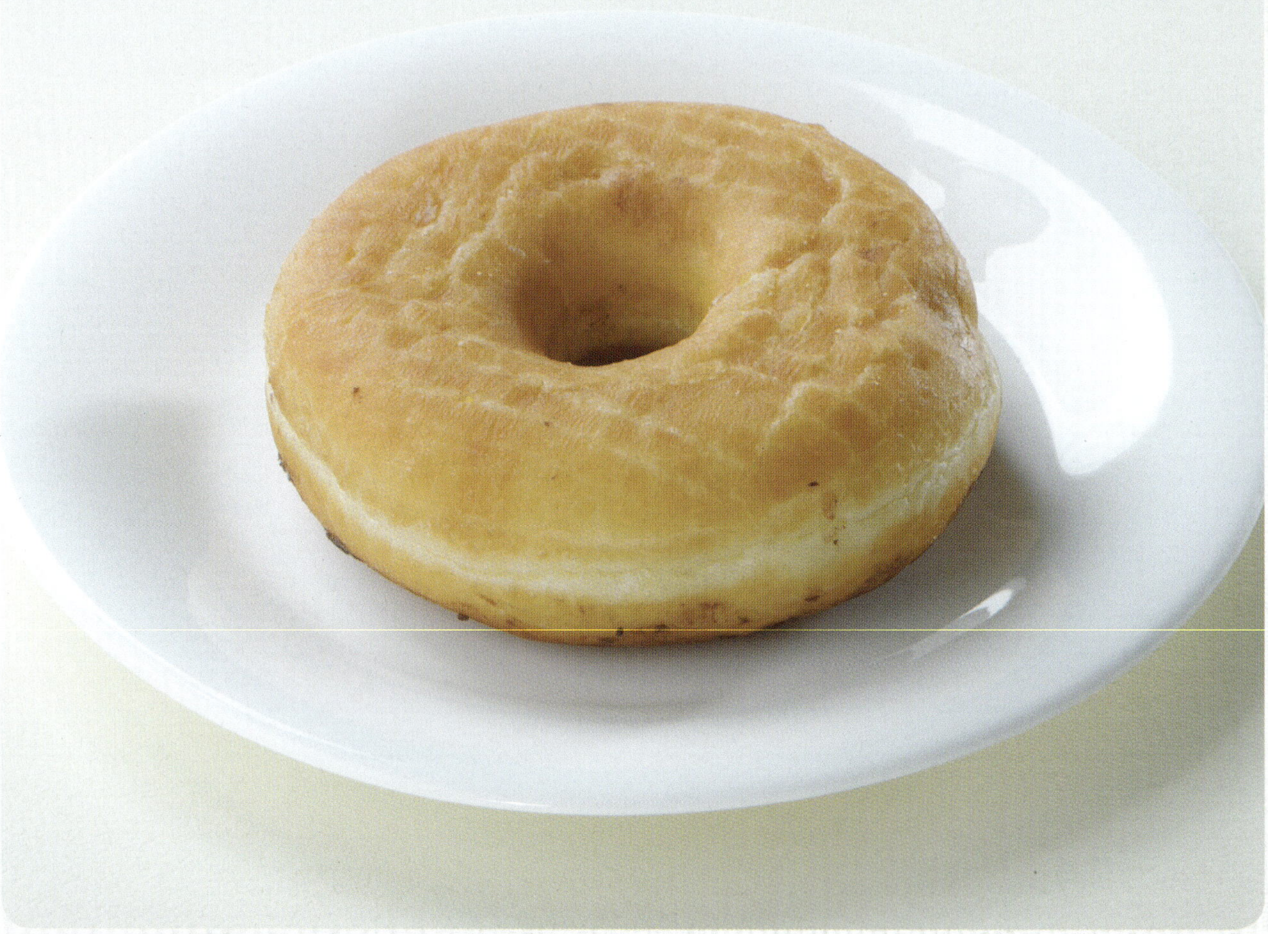

1인 1회 섭취분량	에너지	탄수화물	단백질	지 질	비타민 A	비타민 B_2	비타민 C
75g	309㎉	30.5g	5.5g	19.5g	10.5㎍RE	0.08㎎	0㎎
	나트륨	**식이섬유**	**칼 슘**	**콜레스테롤**	**소 금**	**철**	
	270㎎	1.6g	21㎎	82.5㎎	0.7g	0.8㎎	

＊주의 성분(에너지 300kcal 이상, 콜레스테롤 50mg 이상)

도넛
(팥)

평면접시(대)
용기크기(단위 : ㎝)

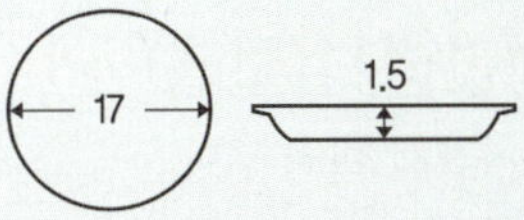

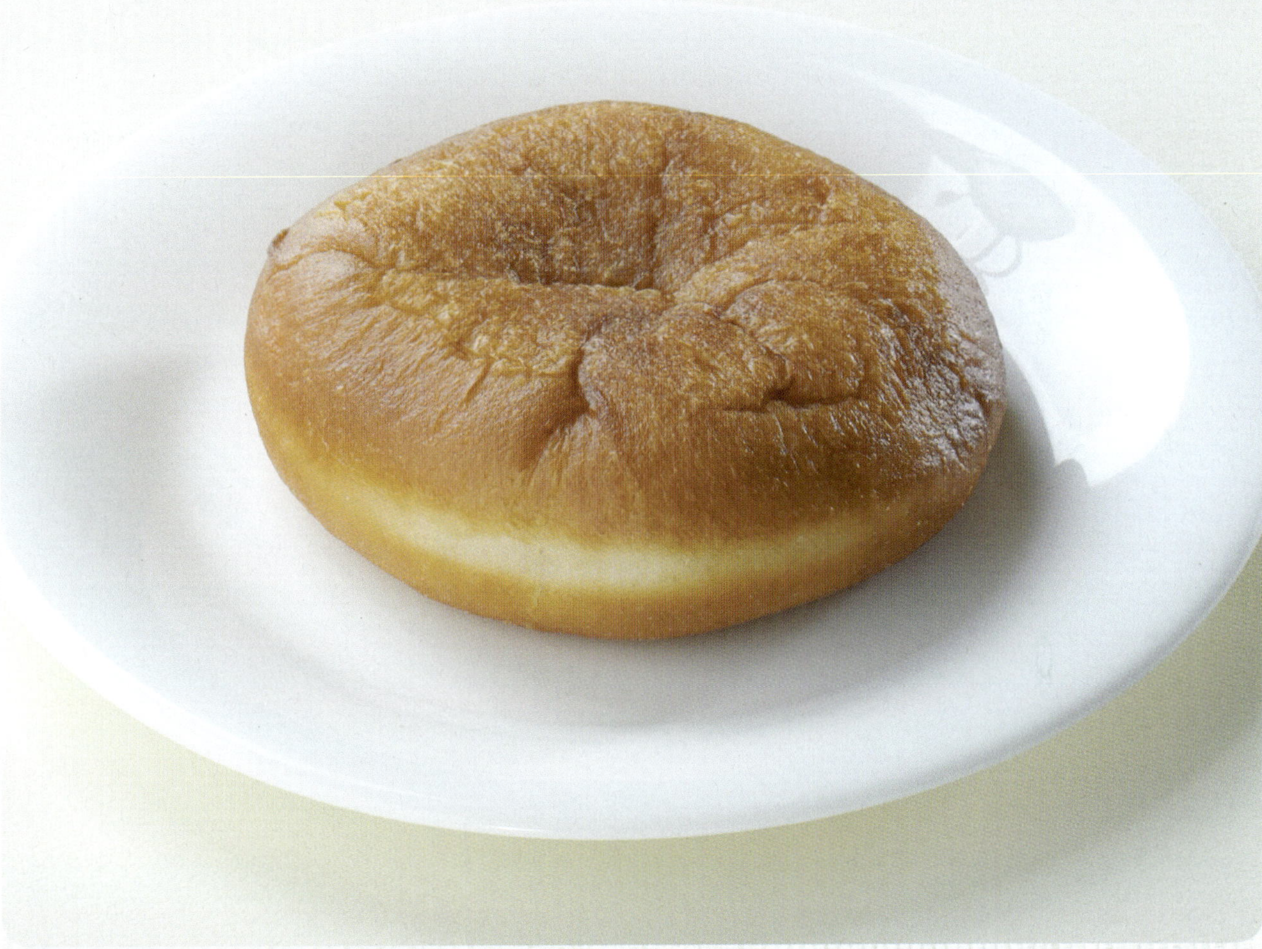

1인 1회 섭취분량	에너지	탄수화물	단백질	지 질	비타민 A	비타민 B_2	비타민 C
110g	439㎉	50.3g	7.3g	16.8g	28.6㎍RE	0.08㎎	0㎎
	나트륨	**식이섬유**	**칼 슘**	**콜레스테롤**	**소 금**	**철**	
	206.8㎎	2.3g	29.7㎎	121㎎	0.5g	1.1㎎	

＊주의 성분(에너지 300kcal 이상, 콜레스테롤 50mg 이상)

메밀국수 (건면)

평면접시(특대)
용기크기(단위 : ㎝)
18.8 / 1.7

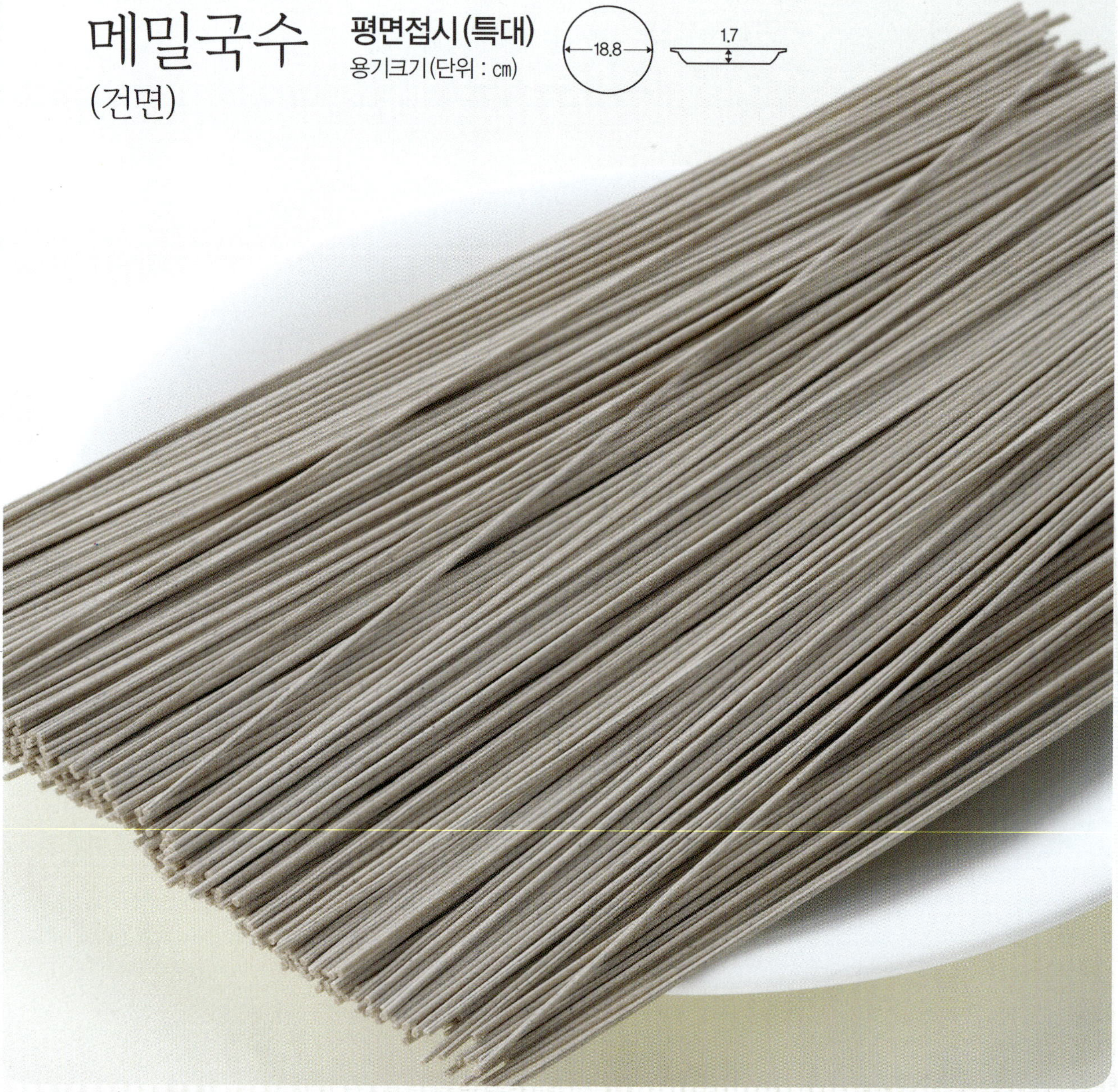

1인 1회 섭취분량 **130g**

에너지	탄수화물	단백질	지 질	비타민 A	비타민 B_2	비타민 C
447㎉	86.7g	18.2g	3g	0㎍RE	0.1㎎	0㎎

나트륨	식이섬유	칼 슘	콜레스테롤	소 금	철
1,105㎎	3.5g	31.2㎎	0㎎	2.7g	3.4㎎

*주의 성분(에너지 300kcal 이상, 나트륨 400mg 이상)

백 미

평면접시(대)
용기크기(단위 : ㎝)

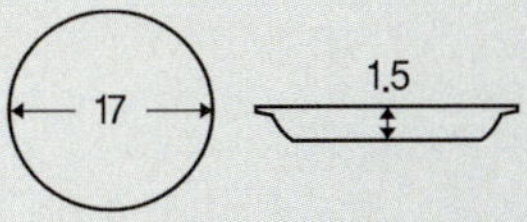

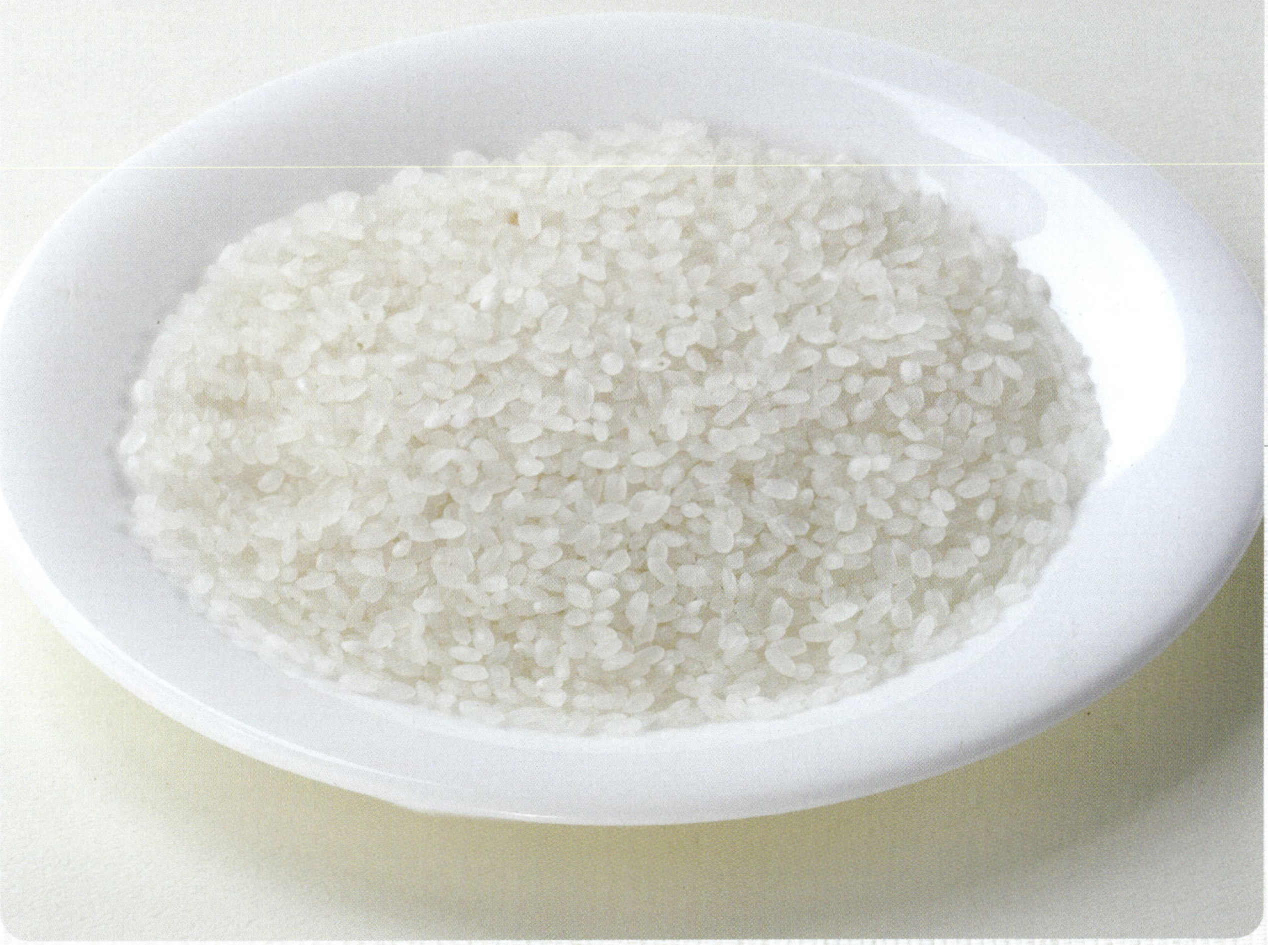

1인 1회 섭취분량
80g

에너지	탄수화물	단백질	지 질	비타민 A	비타민 B2	비타민 C
289㎉	64g	5g	0.3g	0.8㎍RE	0.02㎎	0㎎

나트륨	식이섬유	칼 슘	콜레스테롤	소 금	철
5.6㎎	1g	5.6㎎	0㎎	0g	11㎎

백설기

평면접시(대)
용기크기(단위 : ㎝)

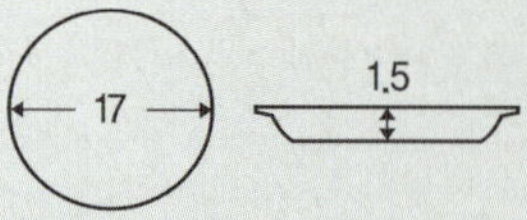

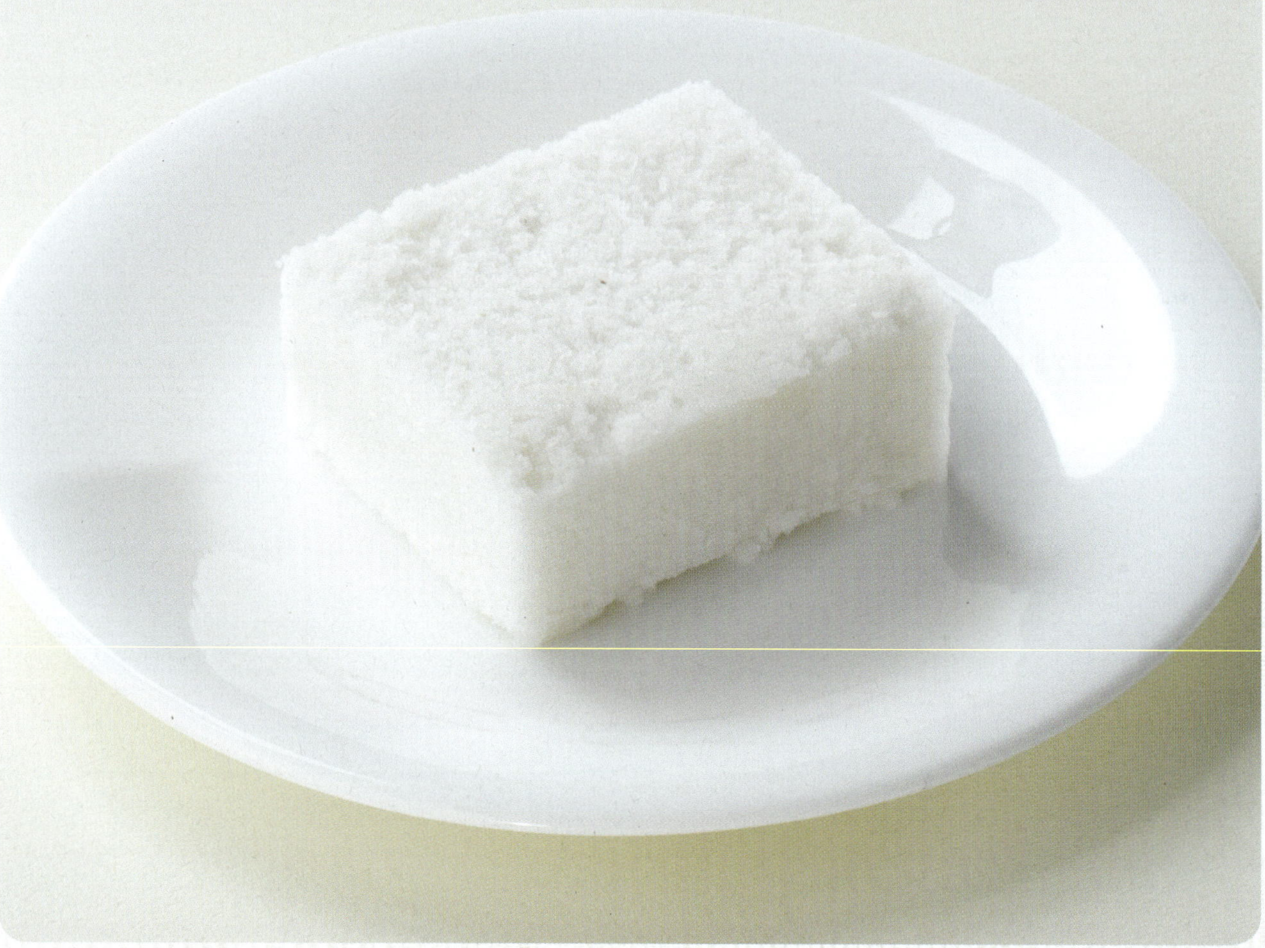

1인 1회 섭취분량
95g

에너지	탄수화물	단백질	지 질	비타민 A	비타민 B_2	비타민 C
222㎉	49.3g	3.3g	0.8g	0㎍RE	0.01㎎	0㎎

나트륨	식이섬유	칼 슘	콜레스테롤	소 금	철
222.3㎎	–	5.7㎎	0㎎	0.6g	0.5㎎

샌드위치

평면접시(특대)
용기크기(단위 : ㎝)

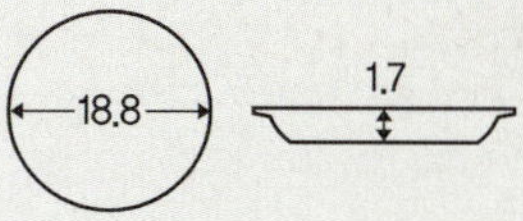

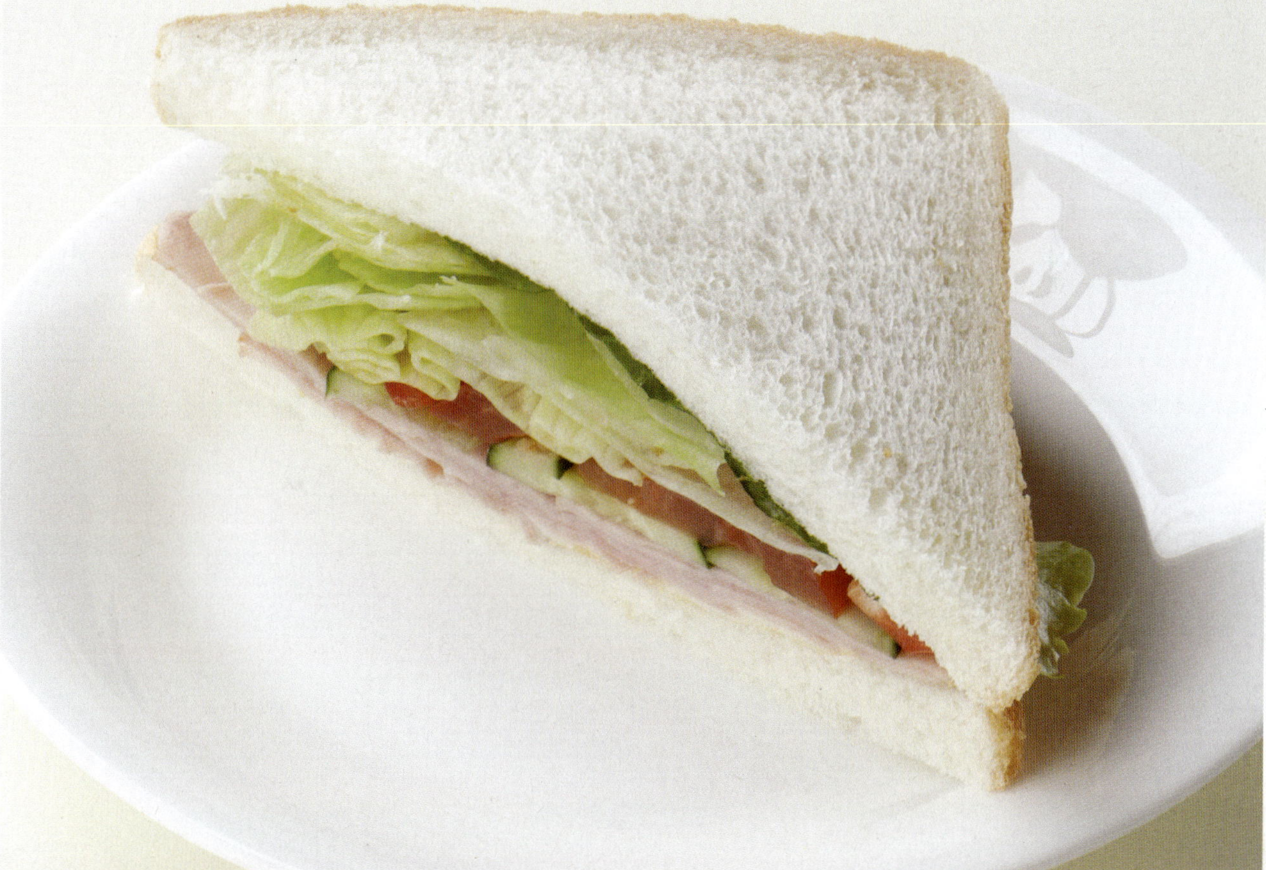

1인 1회 섭취분량	에너지	탄수화물	단백질	지 질	비타민 A	비타민 B_2	비타민 C
150g	358kcal	35g	12.8g	18.4g	108.4㎍RE	0.16mg	5.8mg
	나트륨	식이섬유	칼 슘	콜레스테롤	소 금	철	
	439mg	0.6g	44.3mg	191.2mg	1.1g	1.5mg	

*주의 성분(에너지 300kcal 이상, 나트륨 400mg 이상, 콜레스테롤 50mg 이상)

소면
(건면)

평면접시(특대)
용기크기(단위 : ㎝)
18.8 / 1.7

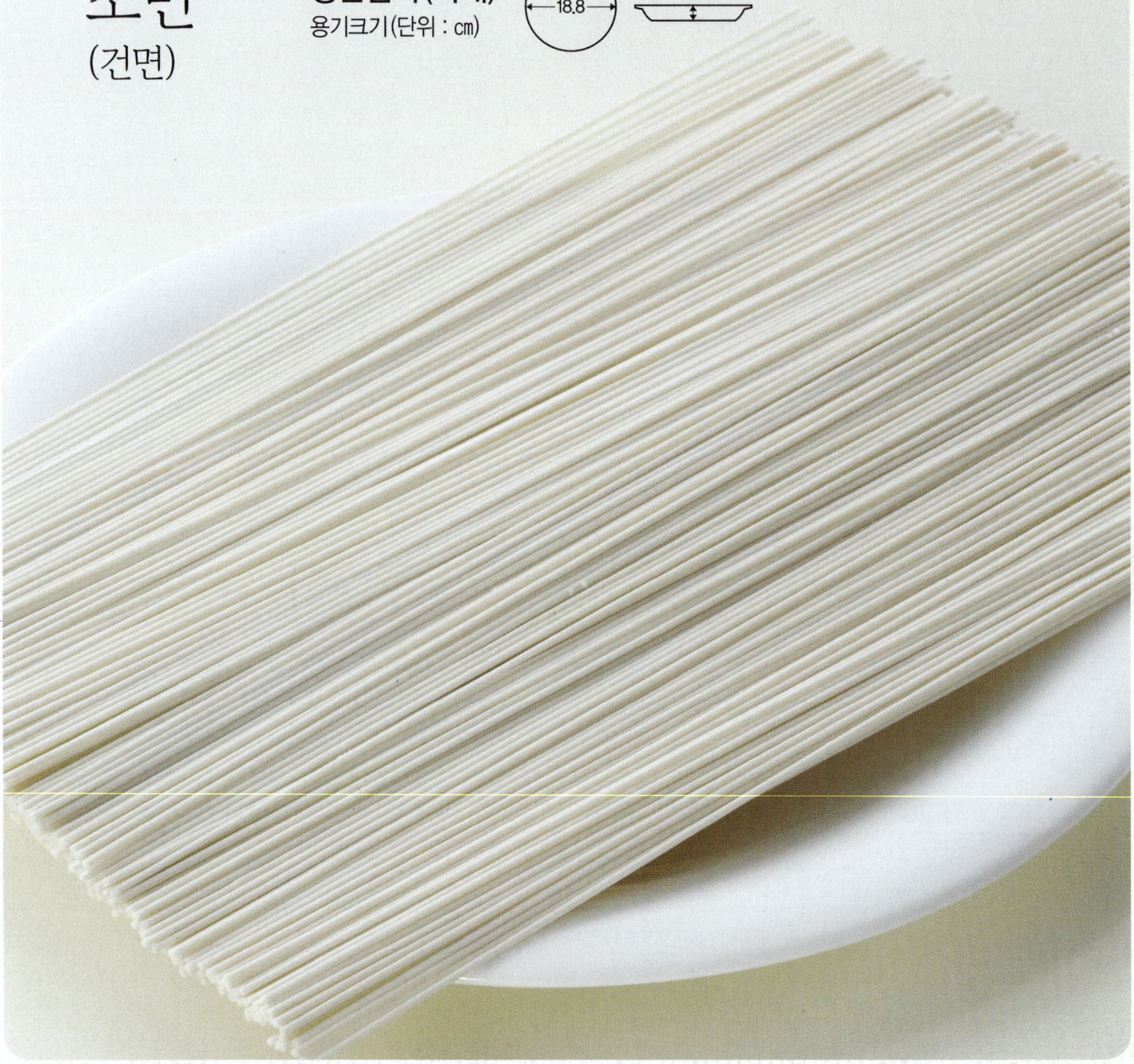

1인 1회 섭취분량	에너지	탄수화물	단백질	지 질	비타민 A	비타민 B_2	비타민 C
135g	490㎉	104.4g	11.7g	0.3g	0㎍RE	0.04㎎	0㎎
	나트륨	**식이섬유**	**칼 슘**	**콜레스테롤**	**소 금**	**철**	
	1,945.4㎎	3.5g	9.5㎎	0㎎	4.9g	1.4㎎	

＊주의 성분(에너지 300kcal 이상, 나트륨 400mg 이상)

스낵과자 (밀가루)

평면접시(특대)
용기크기(단위 : ㎝)

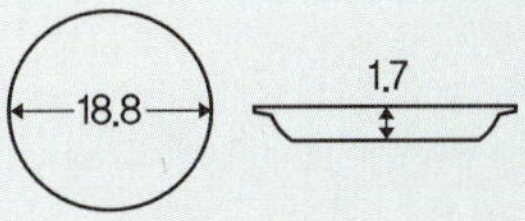

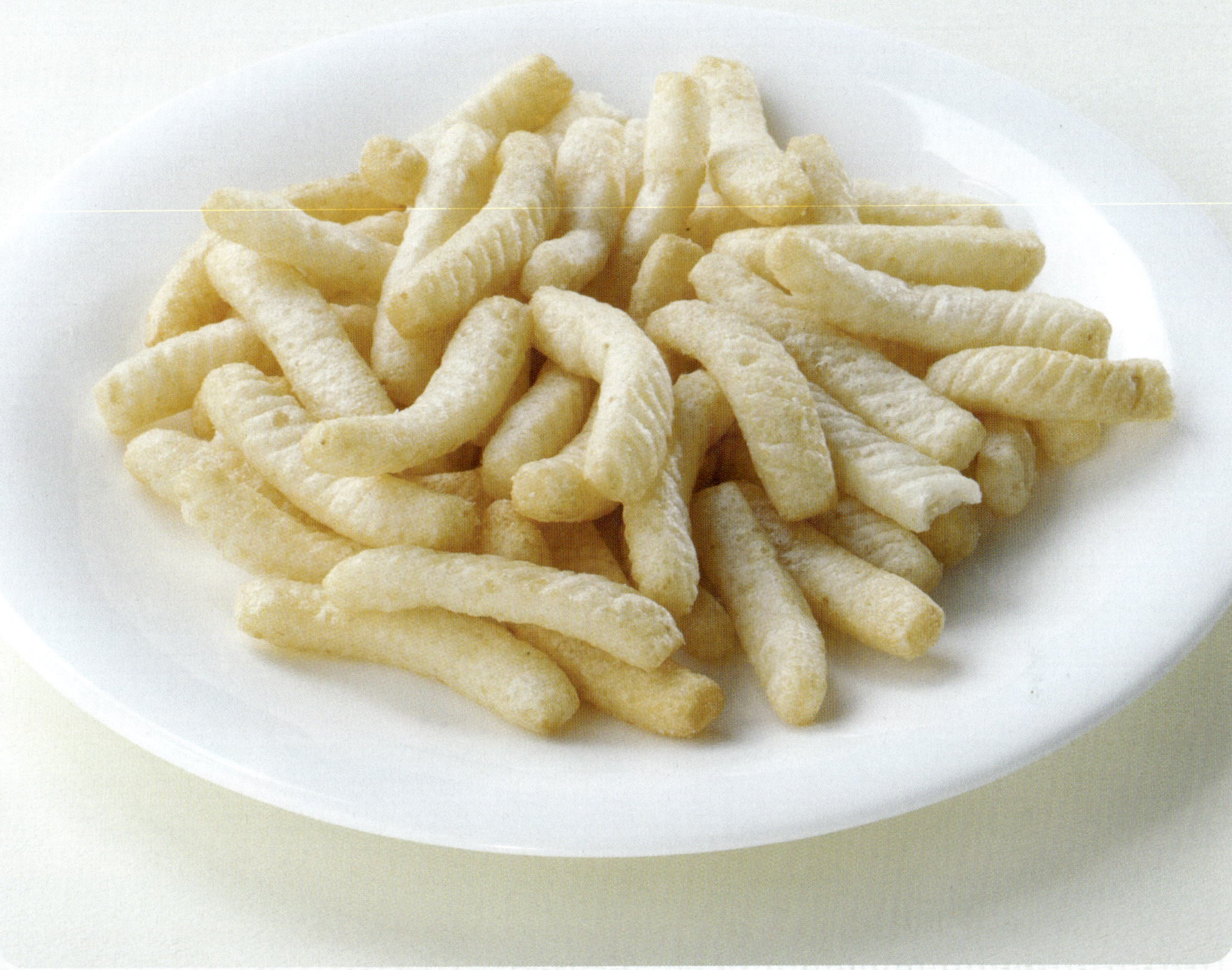

1인 1회 섭취분량	에너지	탄수화물	단백질	지 질	비타민 A	비타민 B_2	비타민 C
30g	145㎉	20.6g	2.2g	5.9g	0㎍RE	0.01㎎	0㎎

나트륨	식이섬유	칼 슘	콜레스테롤	소 금	철
213㎎	0.8g	6.3㎎	0㎎	0.5g	0.2㎎

스낵과자 (옥수수)

종지 5
용기크기(단위 : cm)

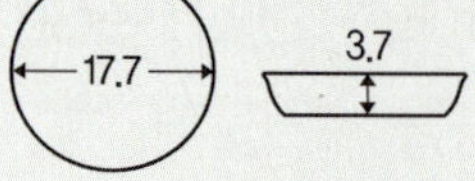

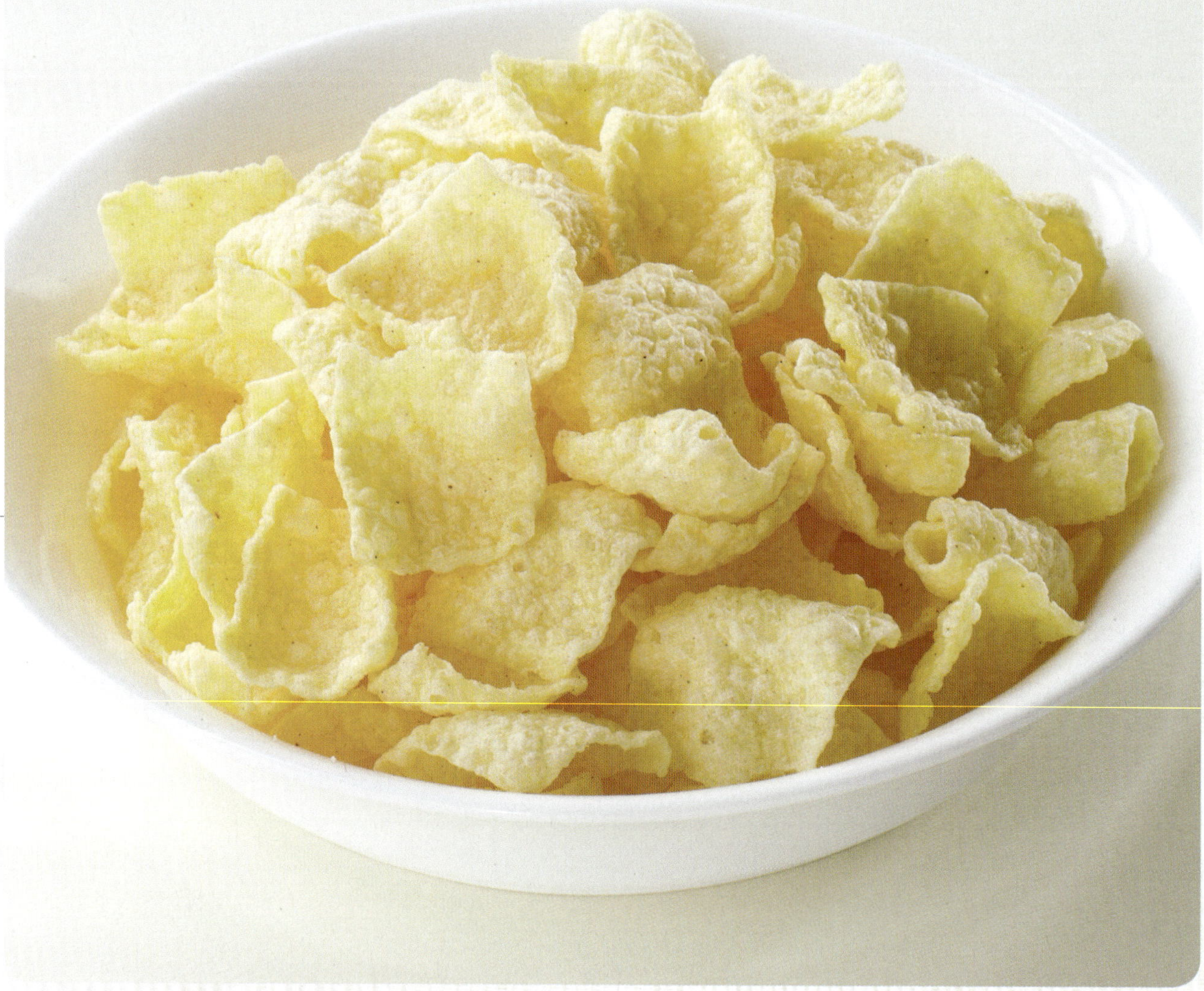

1인 1회 섭취분량 **45g**

에너지	탄수화물	단백질	지 질	비타민 A	비타민 B_2	비타민 C
237kcal	29.4g	2.3g	12.2g	9.9μgRE	0.02mg	0mg

나트륨	식이섬유	칼 슘	콜레스테롤	소 금	철
211.5mg	0.8g	5.9mg	0mg	0.5g	0.2mg

스파게티
(건면)

평면접시(특대)
용기크기(단위 : ㎝)
18.8 / 1.7

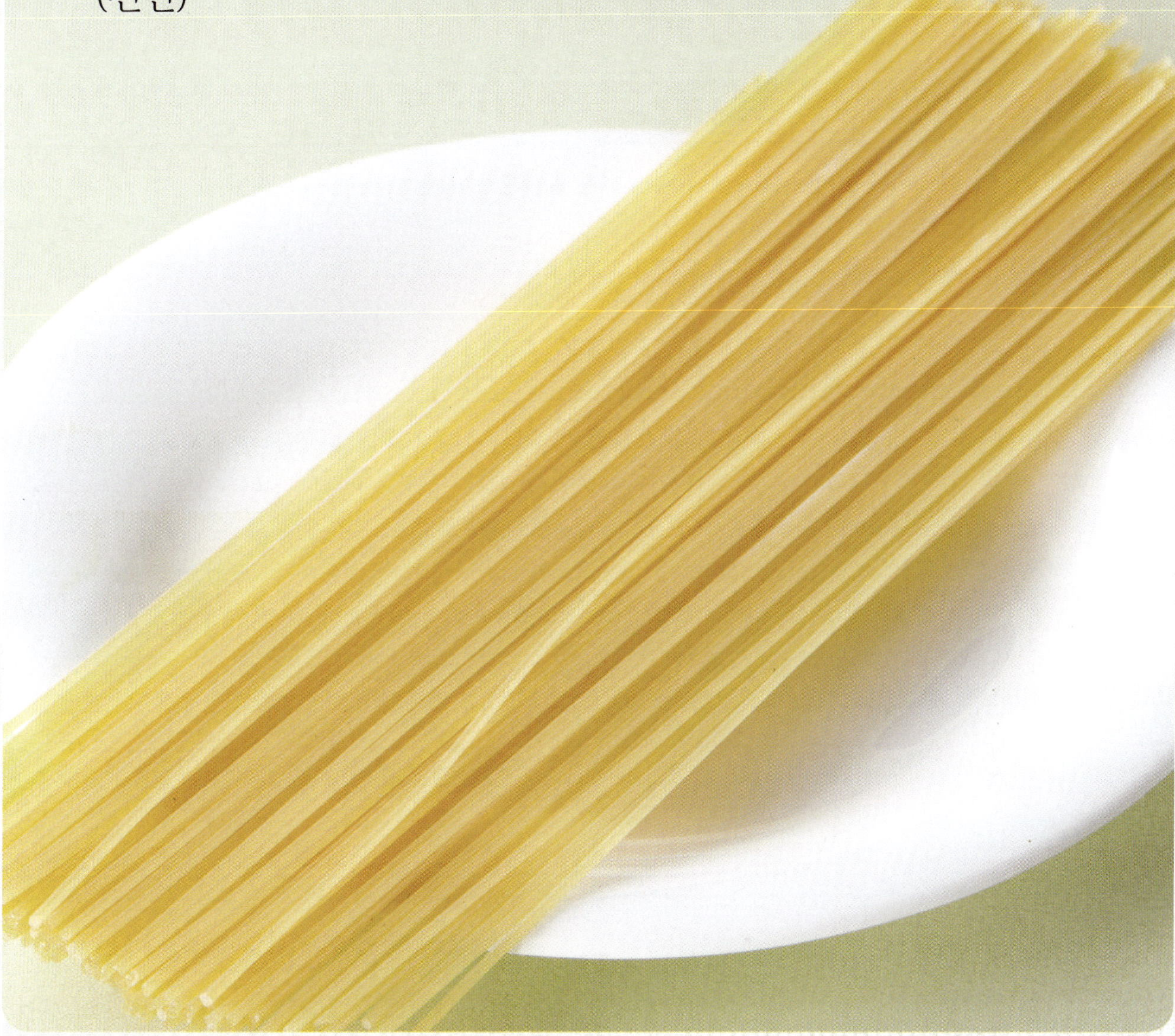

1인 1회 섭취분량	에너지	탄수화물	단백질	지 질	비타민 A	비타민 B_2	비타민 C
85g	309㎉	63.4g	9.5g	0.2g	0㎍RE	0.05㎎	0㎎
	나트륨	**식이섬유**	**칼 슘**	**콜레스테롤**	**소 금**	**철**	
	16.2㎎	2.3g	6㎎	0㎎	0g	1.1㎎	

＊주의 성분(에너지 300kcal 이상)

시리얼
(콘플레이크)

평면접시(대)
용기크기(단위 : ㎝)

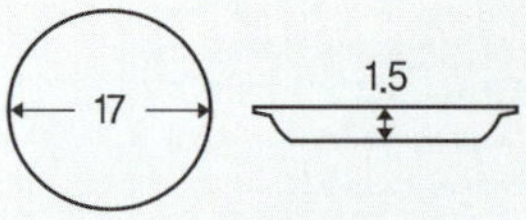

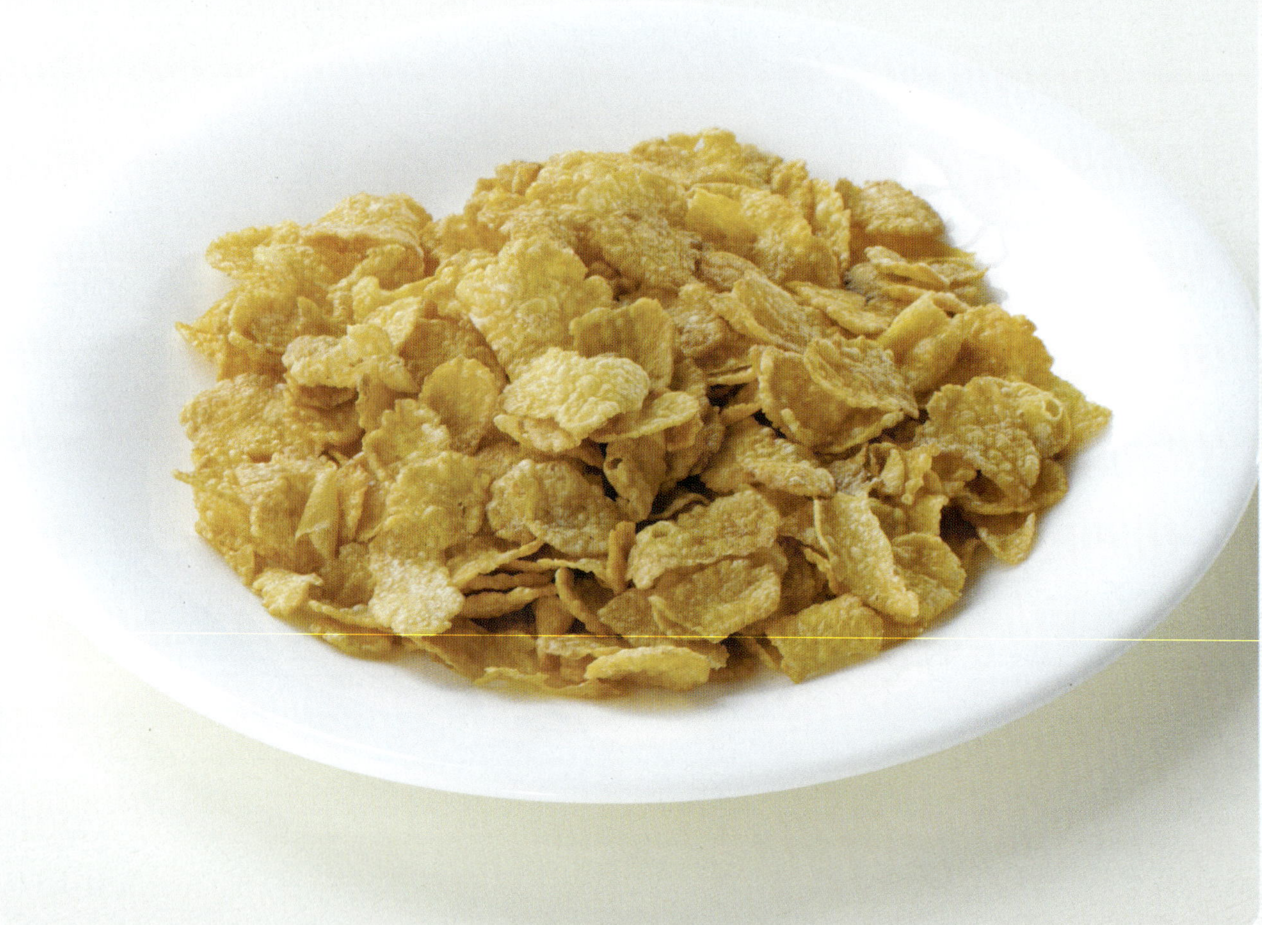

1인 1회 섭취분량	에너지	탄수화물	단백질	지 질	비타민 A	비타민 B_2	비타민 C
25g	93㎉	21.7g	1.7g	0.2g	86.8㎍RE	0.23㎎	8.3㎎
	나트륨	**식이섬유**	**칼 슘**	**콜레스테롤**	**소 금**	**철**	
	248㎎	0.45g	0㎎	0㎎	0.6g	1.3㎎	

식 빵

평면접시(특대)
용기크기(단위 : ㎝)

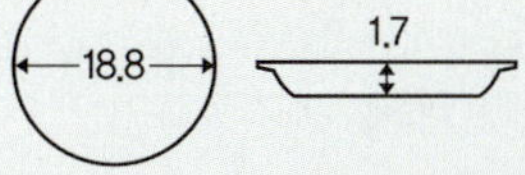

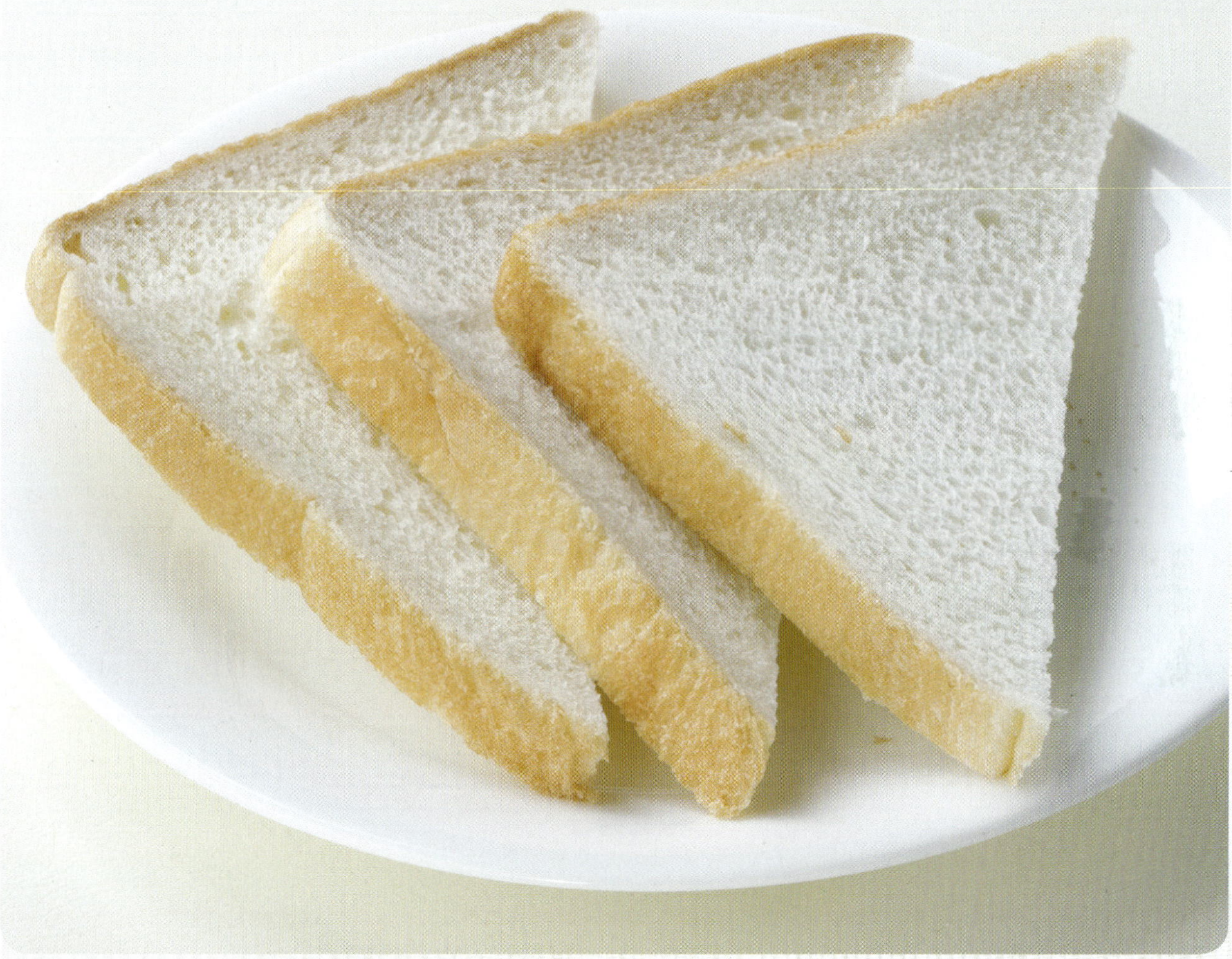

1인 1회 섭취분량	에너지	탄수화물	단백질	지 질	비타민 A	비타민 B_2	비타민 C
55g	156㎉	28.1g	4.6g	2.9g	1.1㎍RE	0.03㎎	0㎎

나트륨	식이섬유	칼 슘	콜레스테롤	소 금	철
36.3㎎	1.9g	12.1㎎	8.3㎎	0.1g	0.4㎎

인절미

평면접시(대)
용기크기(단위 : ㎝)

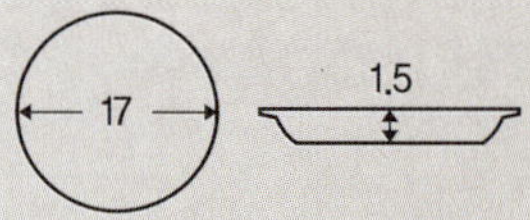

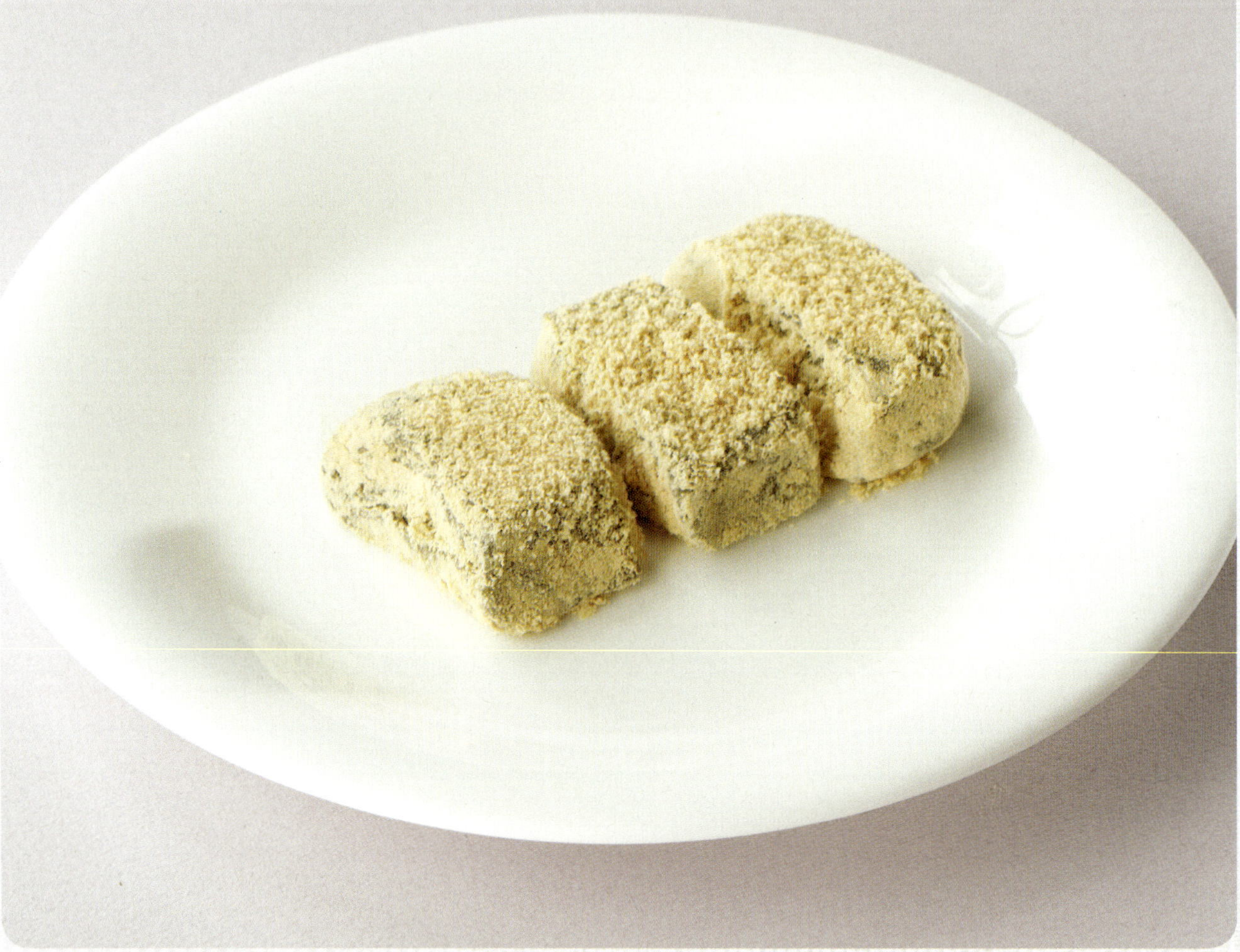

1인 1회 섭취분량	에너지	탄수화물	단백질	지 질	비타민 A	비타민 B_2	비타민 C
50g	109㎉	22.4g	2.5g	0.9g	0㎍RE	0.02㎎	0㎎
	나트륨	**식이섬유**	**칼 슘**	**콜레스테롤**	**소 금**	**철**	
	173.5㎎	0.9g	9.5㎎	0㎎	0.4g	0.7㎎	

중국국수 (생면)

평면접시(특대)
용기크기(단위 : ㎝)

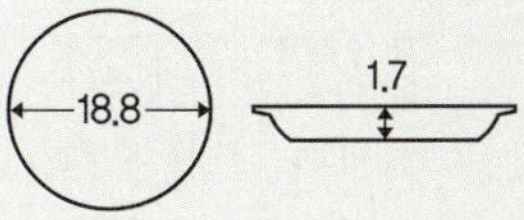

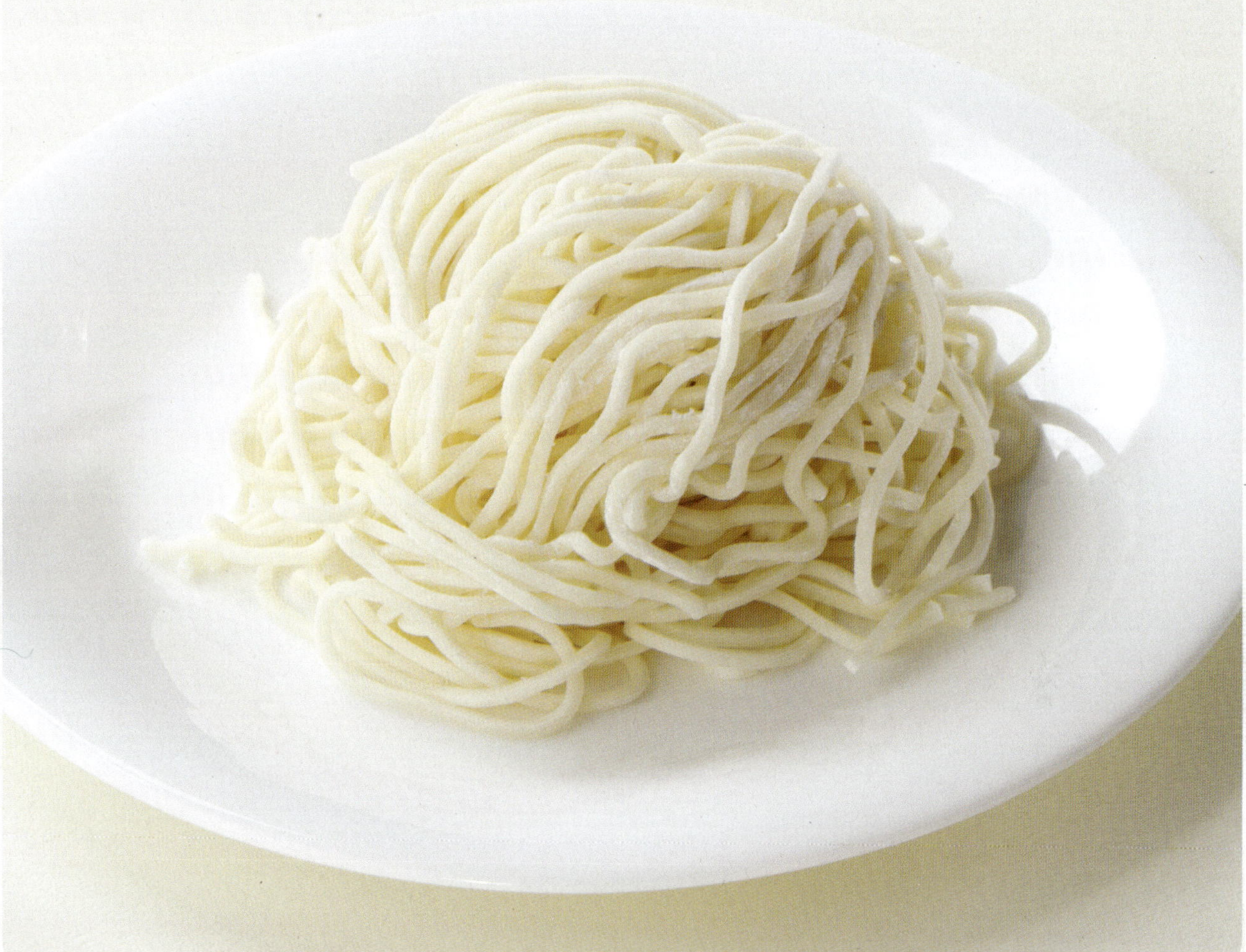

1인 1회 섭취분량 **140g**

에너지	탄수화물	단백질	지 질	비타민 A	비타민 B_2	비타민 C
393kcal	78g	12g	1.7g	0㎍RE	0.03mg	0mg

나트륨	식이섬유	칼 슘	콜레스테롤	소 금	철
574mg	2.9g	29.4mg	0mg	1.4g	0.7mg

*주의 성분(에너지 300kcal 이상, 나트륨 400mg 이상)

카스텔라

평면접시(중)
용기크기(단위 : ㎝)

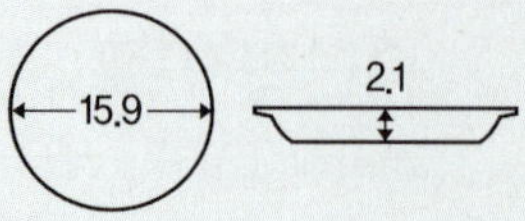

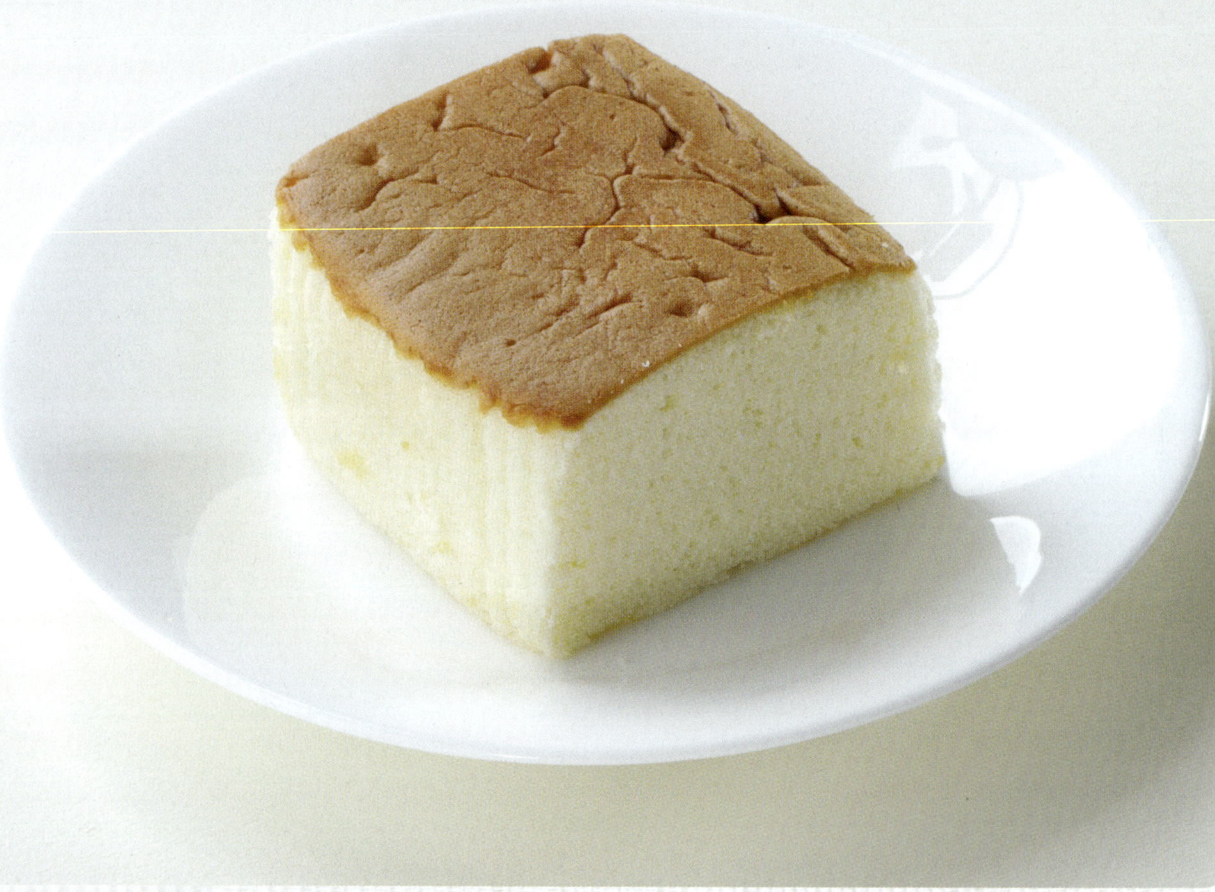

1인 1회 섭취분량	에너지	탄수화물	단백질	지 질	비타민 A	비타민 B_2	비타민 C
50g	162㎉	27.6g	3.4g	4.3g	30㎍RE	0.04㎎	0㎎
	나트륨	**식이섬유**	**칼 슘**	**콜레스테롤**	**소 금**	**철**	
	52.5㎎	0.9g	22㎎	129㎎	0.1g	0.6㎎	

*주의 성분(콜레스테롤 50mg 이상 함유)

칼국수 (반건면)

평면접시(특대)
용기크기(단위 : ㎝)

18.8 / 1.7

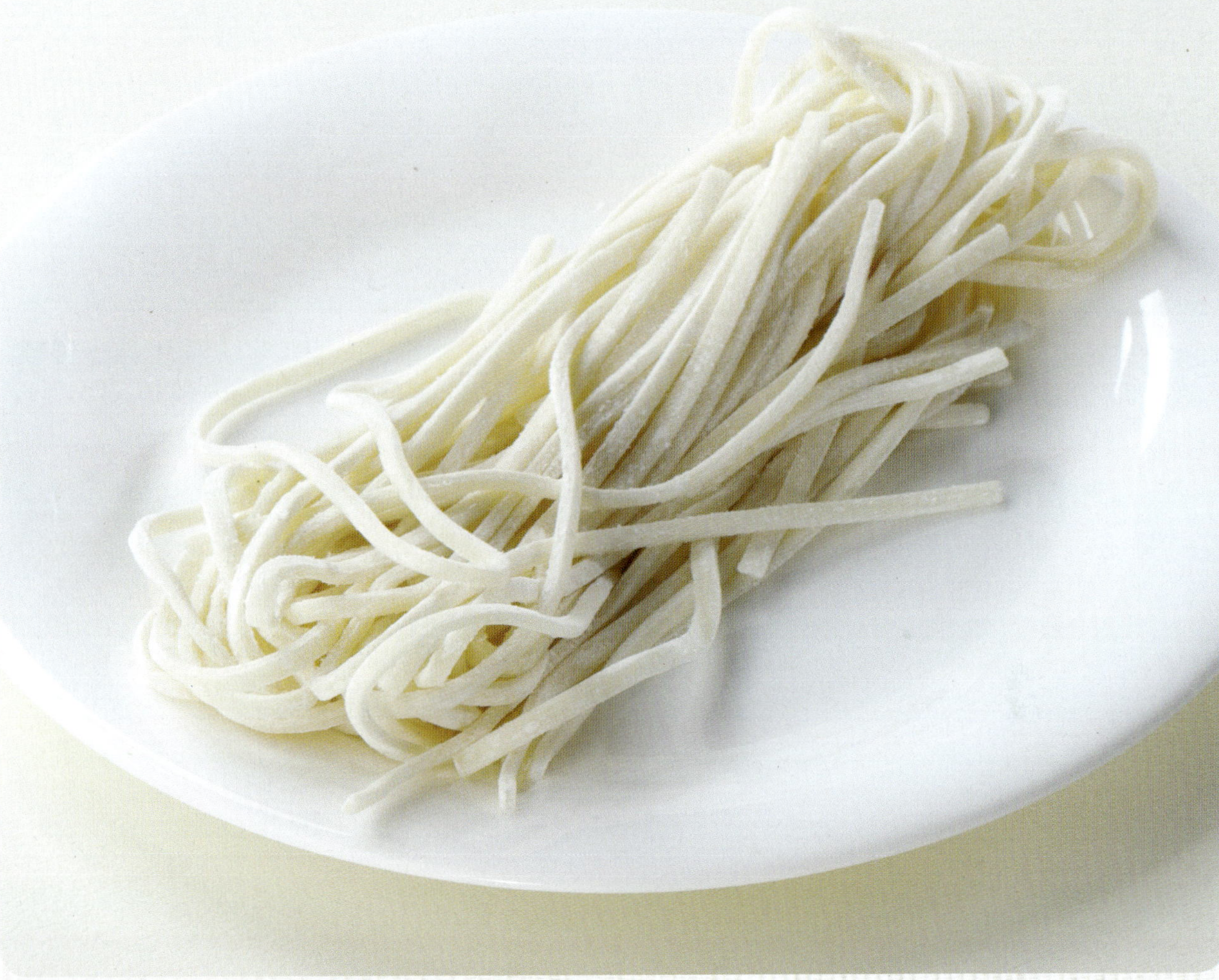

1인 1회 섭취분량	에너지	탄수화물	단백질	지 질	비타민 A	비타민 B_2	비타민 C
90g	226㎉	51.8g	5.8g	1.3g	0㎍RE	0.02㎎	0㎎
	나트륨	식이섬유	칼 슘	콜레스테롤	소 금	철	
	1,591.2㎎	5.9g	13.5㎎	0㎎	4g	1.3㎎	

*주의 성분(나트륨 400mg 이상)

케이크
(생크림)

평면접시(특대)
용기크기(단위 : ㎝)

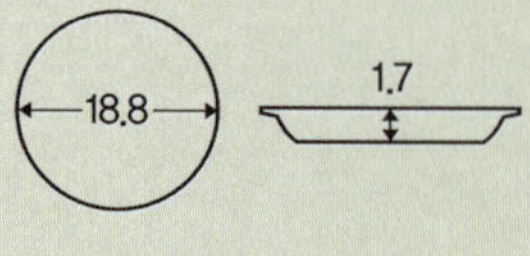

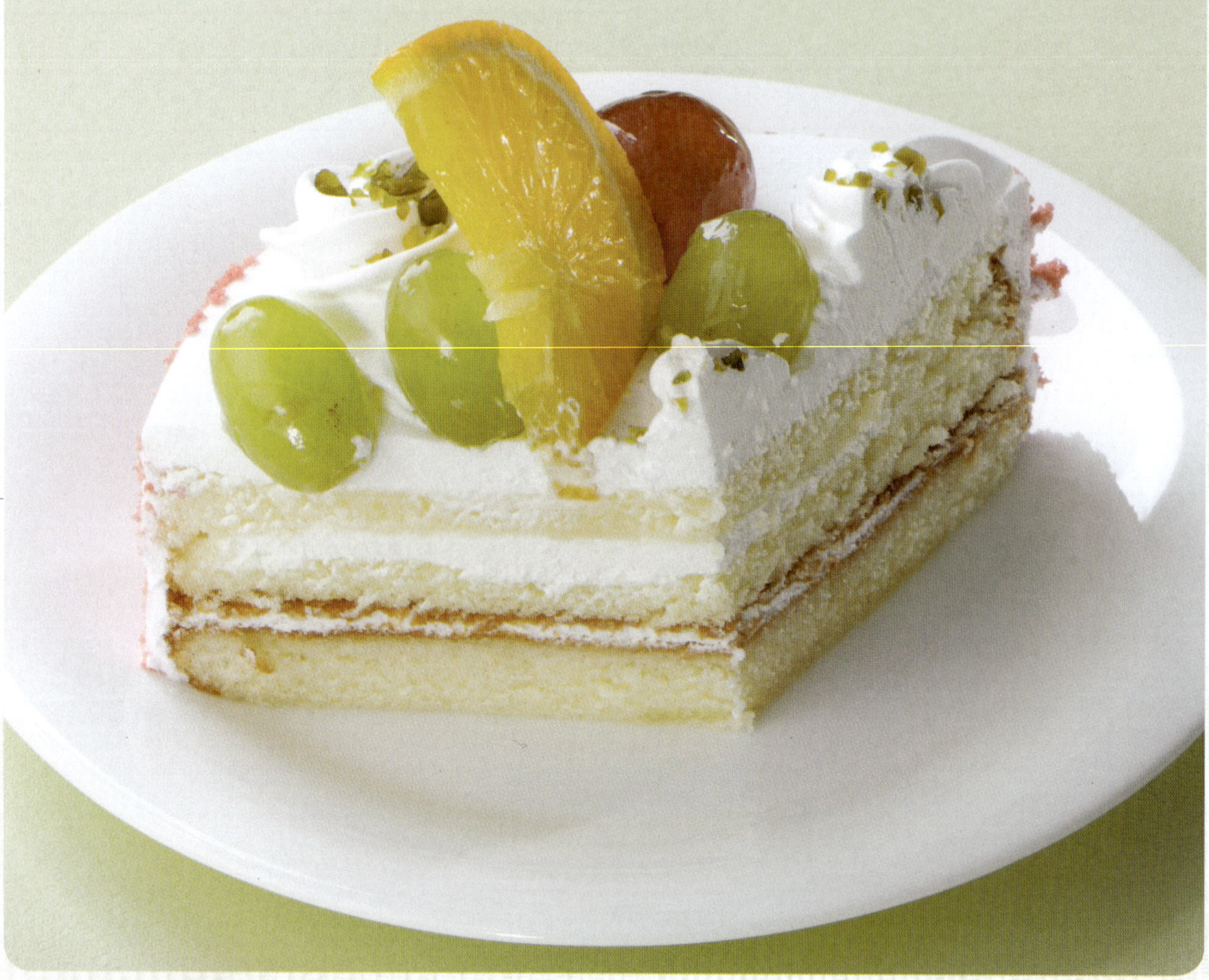

1인 1회 섭취분량	에너지	탄수화물	단백질	지 질	비타민 A	비타민 B_2	비타민 C
130g	317㎉	41.9g	3.8g	15.7g	45.5㎍RE	0.08㎎	0㎎
	나트륨	**식이섬유**	**칼 슘**	**콜레스테롤**	**소 금**	**철**	
	122.2㎎	0.8g	32.5㎎	6.5㎎	0.3g	0.7㎎	

＊**주의 성분**(에너지 300kcal 이상)

케이크
(초콜릿)

평면접시(대)
용기크기(단위 : ㎝)

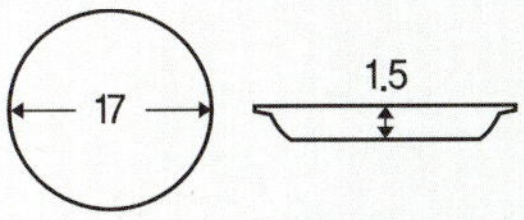

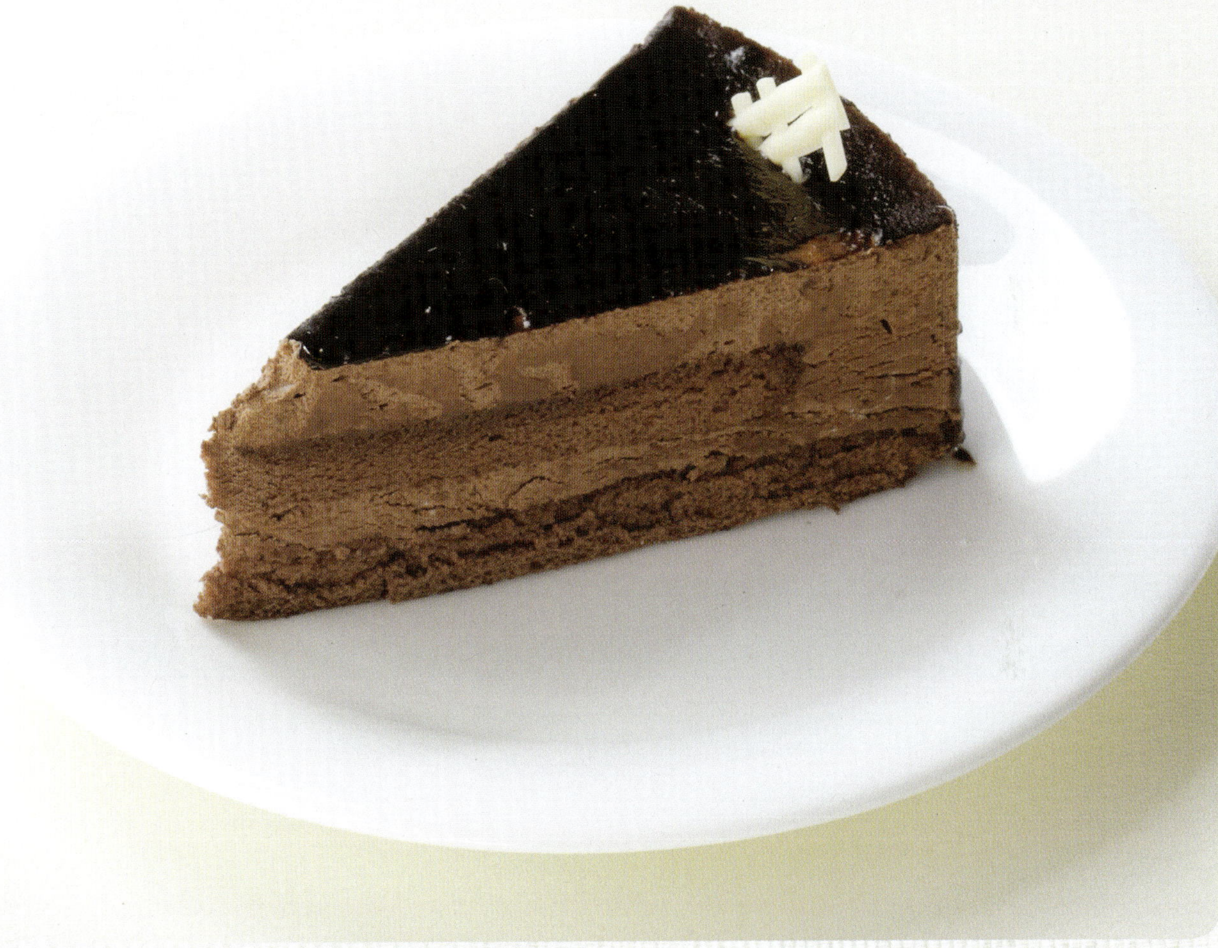

1인 1회 섭취분량
100g

에너지	탄수화물	단백질	지 질	비타민 A	비타민 B_2	비타민 C
437㎉	40.2g	4.7g	30.4g	78㎍RE	0.1㎎	0㎎

나트륨	식이섬유	칼 슘	콜레스테롤	소 금	철
129㎎	2.8g	41㎎	31.6㎎	0.3g	0.7㎎

*주의 성분(에너지 300kcal 이상)

케이크 (파운드)

평면접시(중)
용기크기(단위 : ㎝)

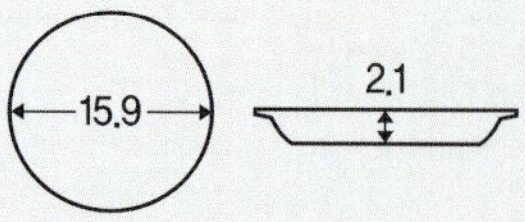

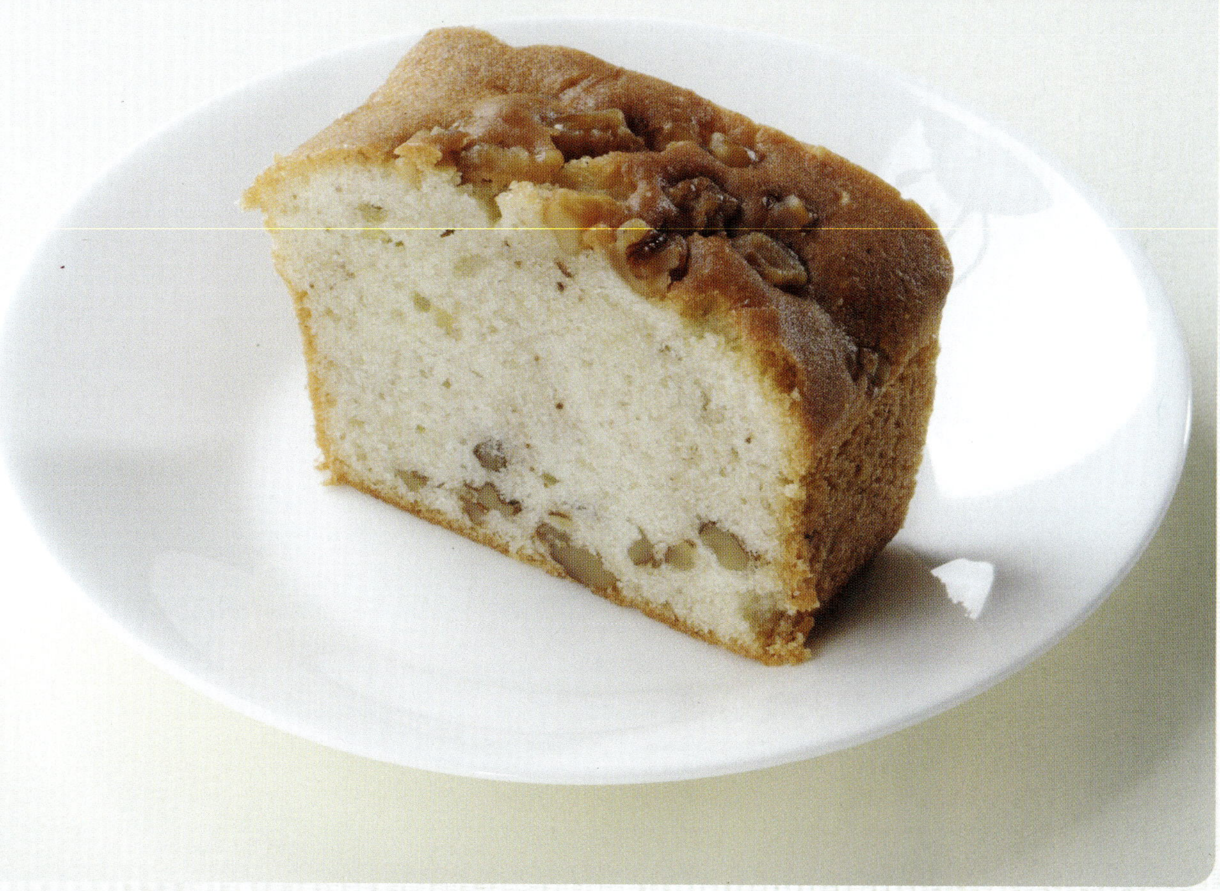

1인 1회 섭취분량 **85g**

에너지	탄수화물	단백질	지 질	비타민 A	비타민 B_2	비타민 C
343kcal	39.7g	4.8g	19.4g	59.5㎍RE	0.15mg	0mg

나트륨	식이섬유	칼 슘	콜레스테롤	소 금	철
134.3mg	0.6g	25.5mg	53.4mg	0.3g	0.5mg

*주의 성분(에너지 300kcal 이상, 콜레스테롤 50mg 이상)

크래커

평면접시(대)
용기크기(단위 : ㎝)

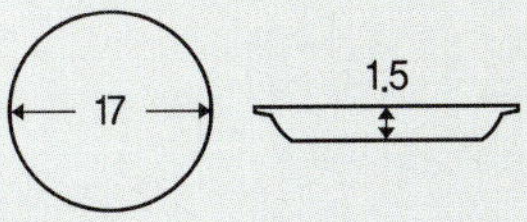

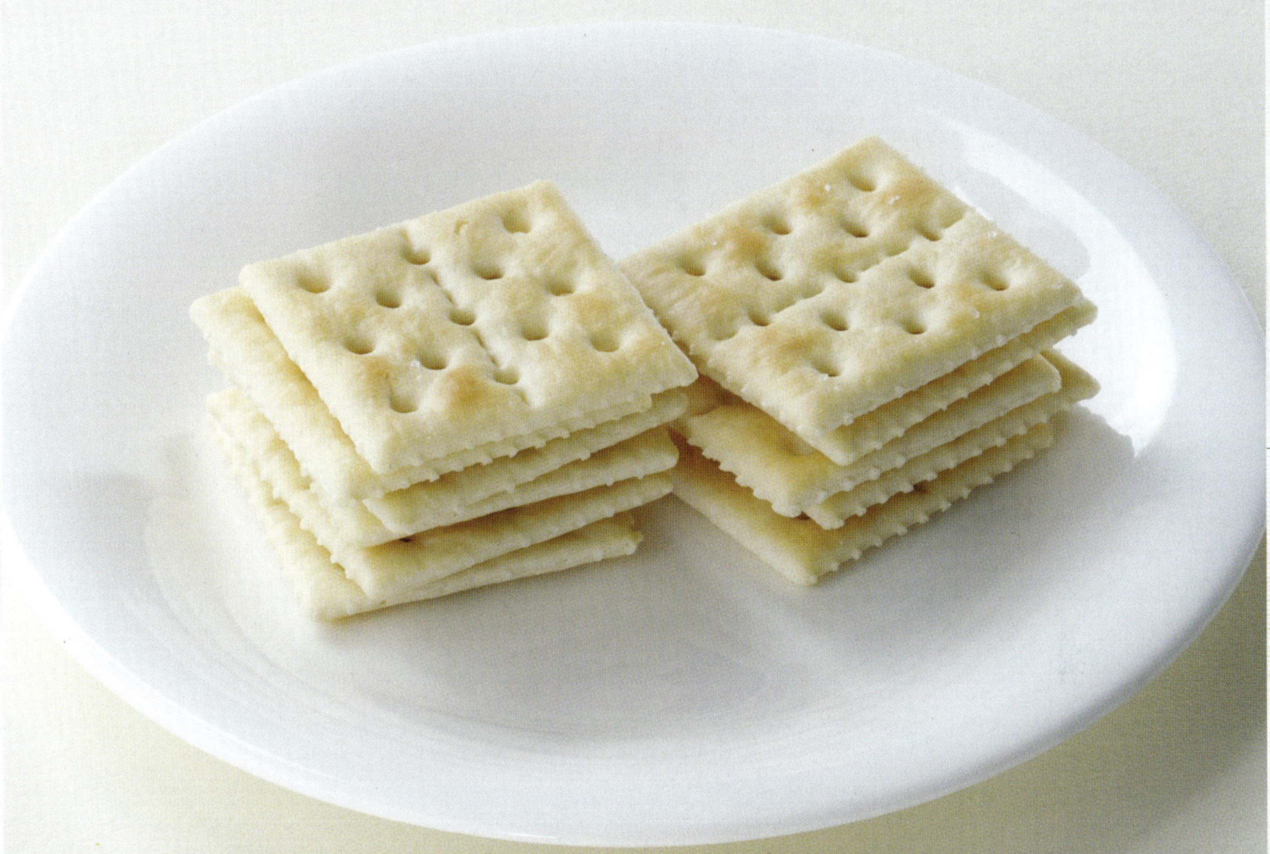

1인 1회 섭취분량
35g

에너지	탄수화물	단백질	지 질	비타민 A	비타민 B_2	비타민 C
175㎉	20.6g	2.5g	9.7g	0㎍RE	0.09㎎	0㎎

나트륨	식이섬유	칼 슘	콜레스테롤	소 금	철
221.9㎎	0.9g	47.6㎎	0㎎	0.6g	0.6㎎

피 자

평면접시(특대)
용기크기(단위 : ㎝)

18.8
1.7

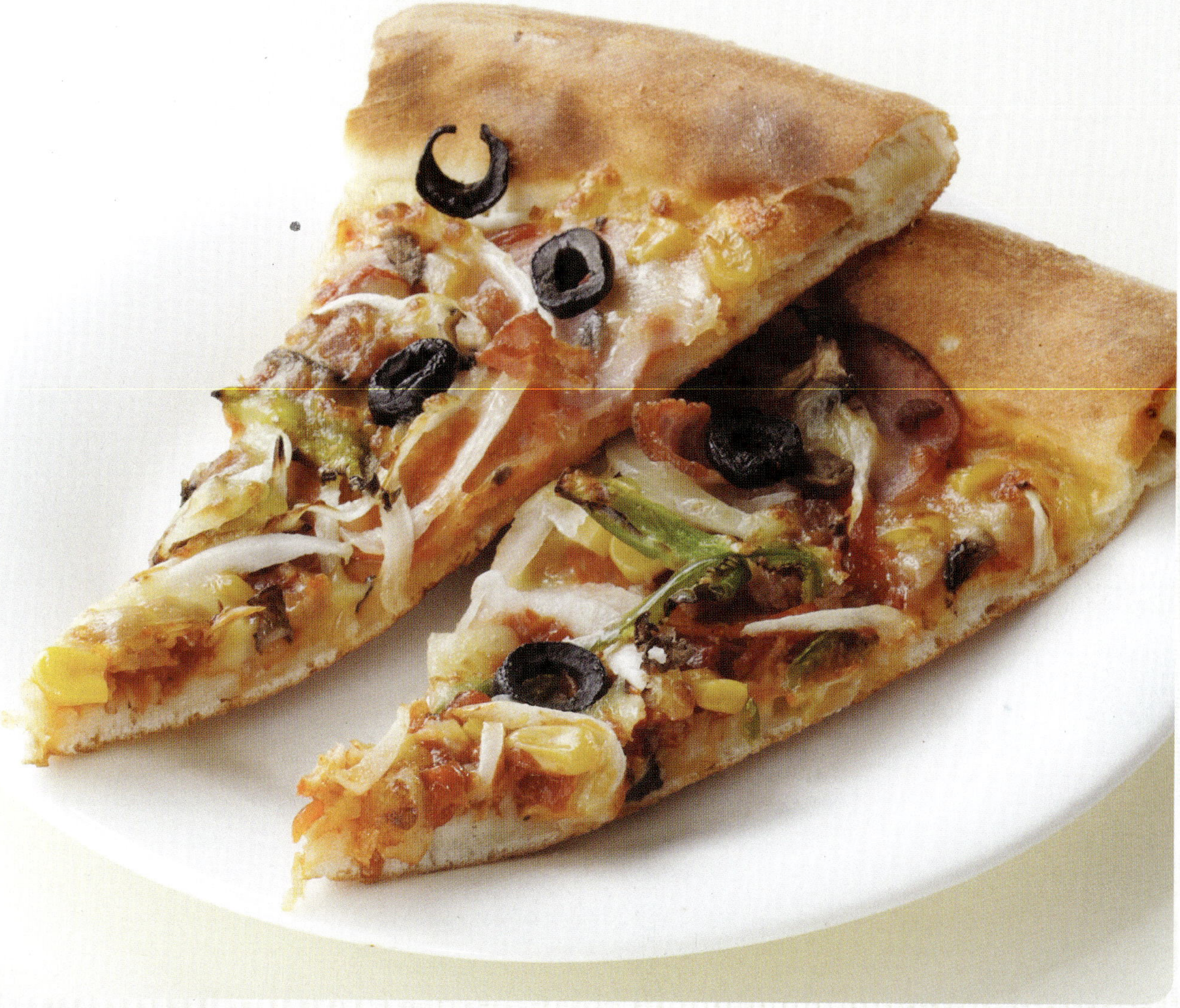

1인 1회 섭취분량
145g

에너지	탄수화물	단백질	지 질	비타민 A	비타민 B_2	비타민 C
390㎉	43.6g	17.5g	17.3g	68.2㎍RE	0.15㎎	2.9㎎

나트륨	식이섬유	칼 슘	콜레스테롤	소 금	철
577.1㎎	3.2g	136.3㎎	31.5㎎	1.4g	1㎎

＊주의 성분(에너지 300kcal 이상, 나트륨 400mg 이상) ＊칼슘급원 식품(칼슘 50mg 이상)

햄버거

평면접시(대)
용기크기(단위 : ㎝)

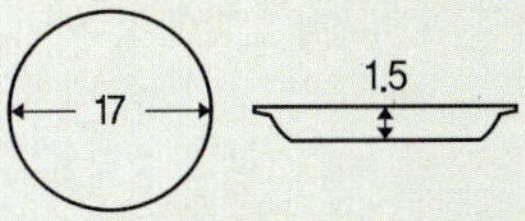

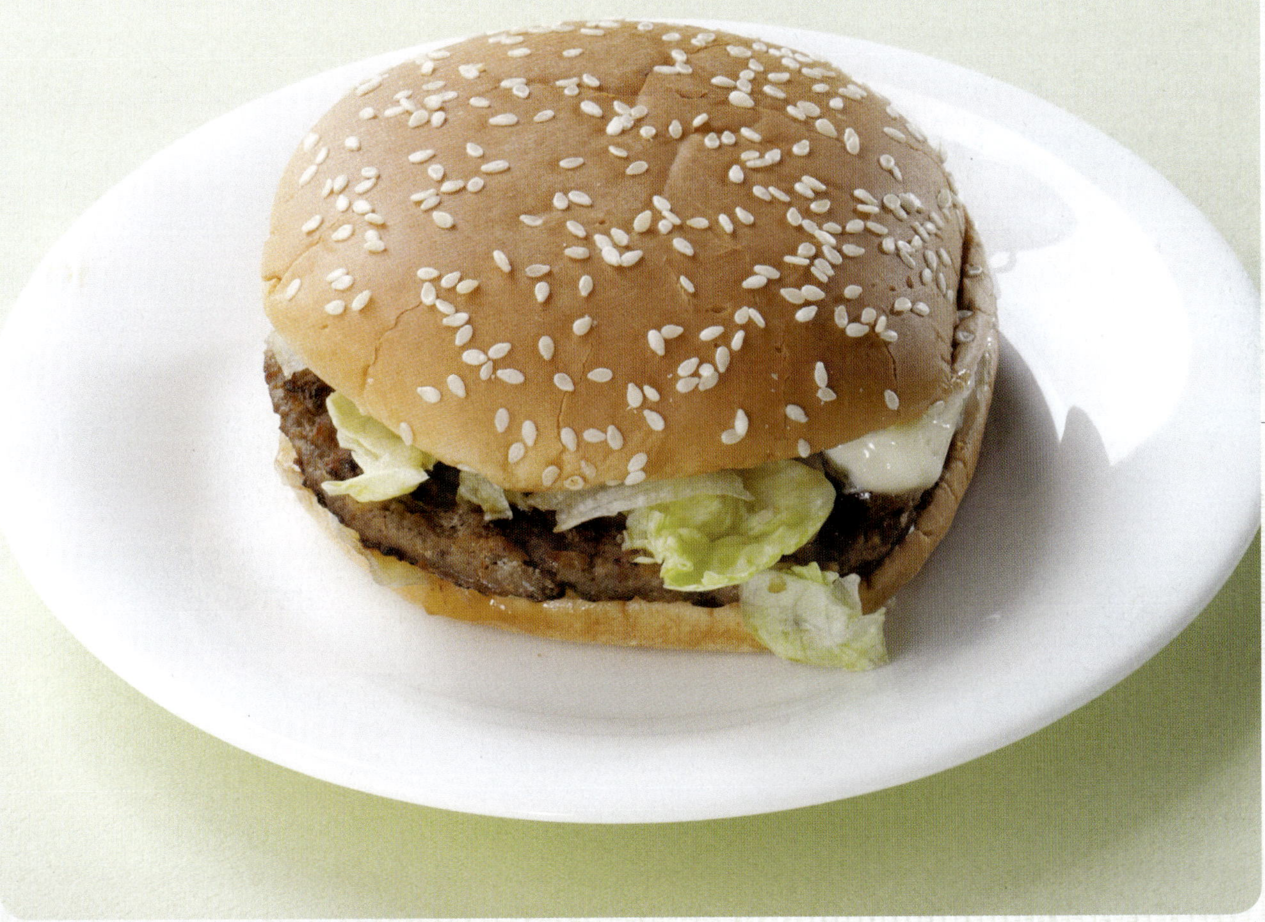

1인 1회 섭취분량	에너지	탄수화물	단백질	지 질	비타민 A	비타민 B_2	비타민 C
150g	344㎉	38.1g	17g	14.7g	31.5㎍RE	0.09㎎	3㎎

나트륨	식이섬유	칼 슘	콜레스테롤	소 금	철
747㎎	2g	25.5㎎	42㎎	1.9g	6.9㎎

*주의 성분(에너지 300kcal 이상, 나트륨 400mg 이상)

감자류

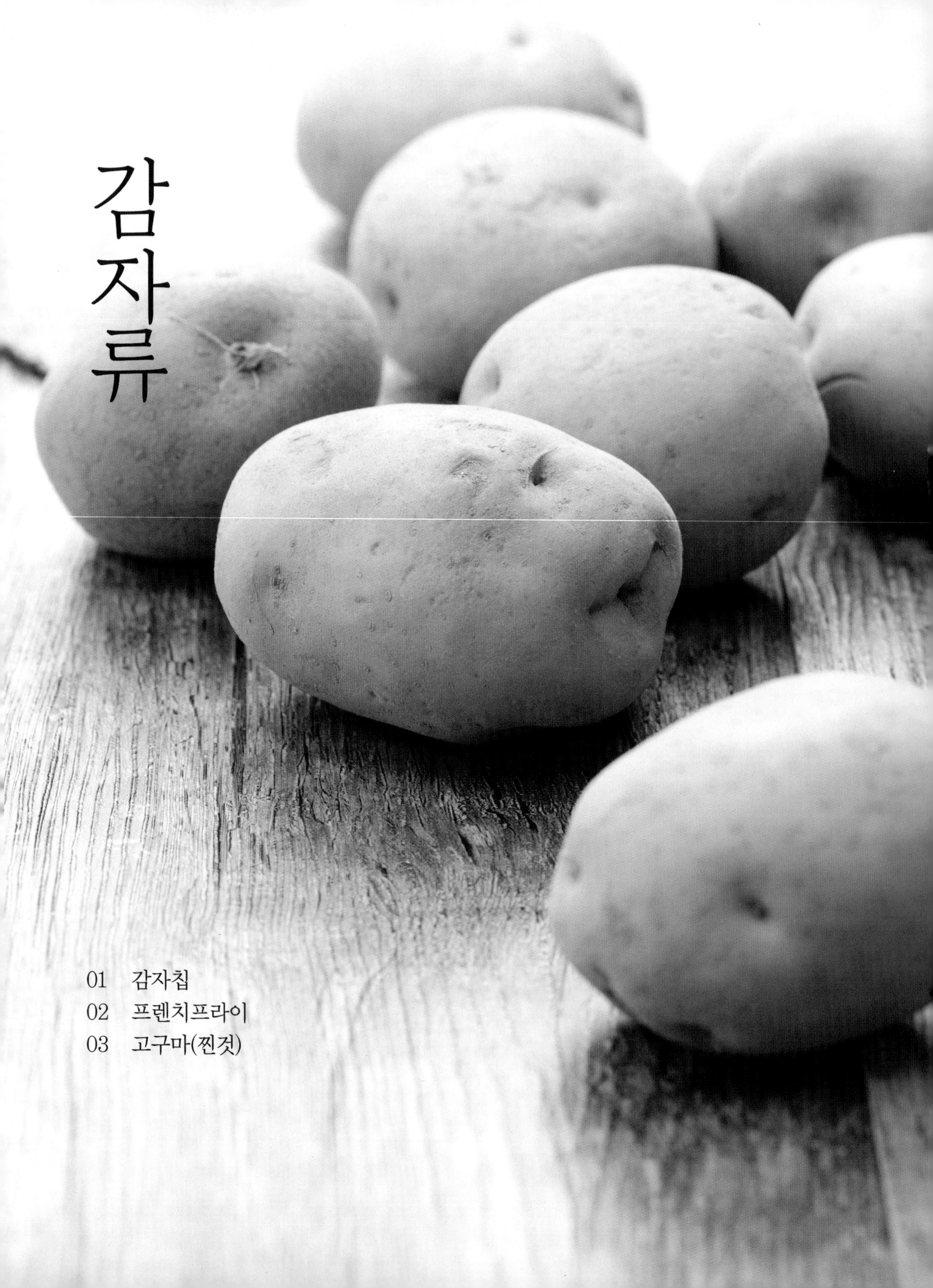

01 감자칩
02 프렌치프라이
03 고구마(찐것)

감자칩

평면접시(특대)
용기크기(단위 : ㎝)

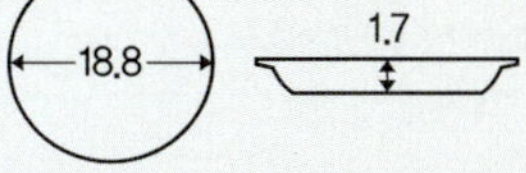

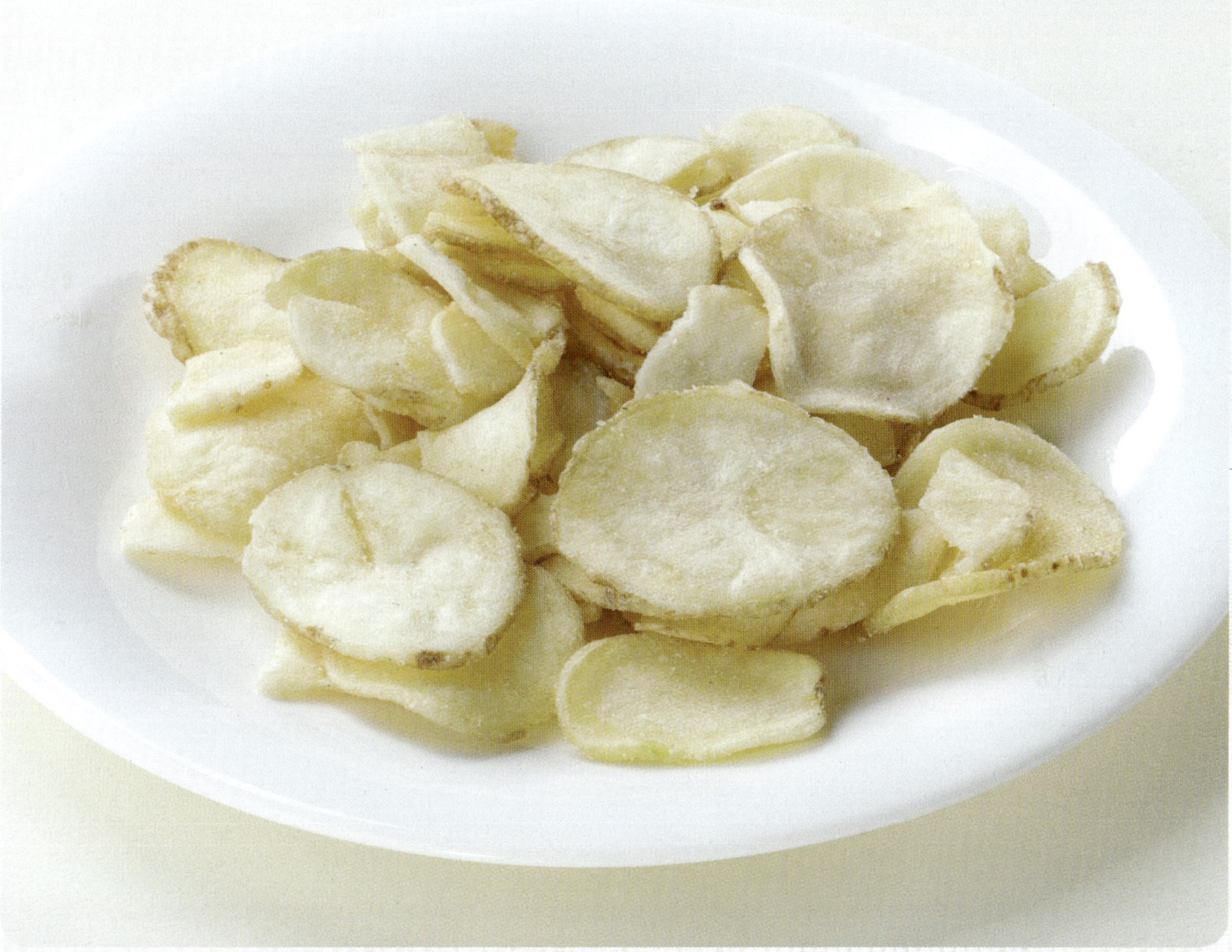

1인 1회 섭취분량 **45g**

에너지	탄수화물	단백질	지 질	비타민 A	비타민 B_2	비타민 C
239㎉	23.6g	2.5g	16.7g	0.9㎍RE	0.01㎎	9.5㎎

나트륨	식이섬유	칼 슘	콜레스테롤	소 금	철
116.6㎎	1.9g	7.7㎎	0㎎	0.3g	0.8㎎

*주의 성분(나트륨 400mg 이상)

감자류

프렌치 프라이

평면접시(특대)
용기크기(단위 : ㎝)

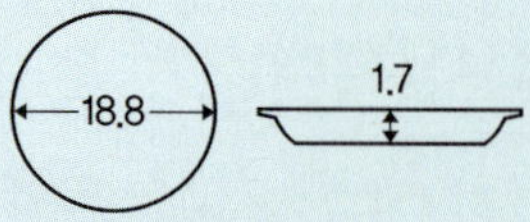

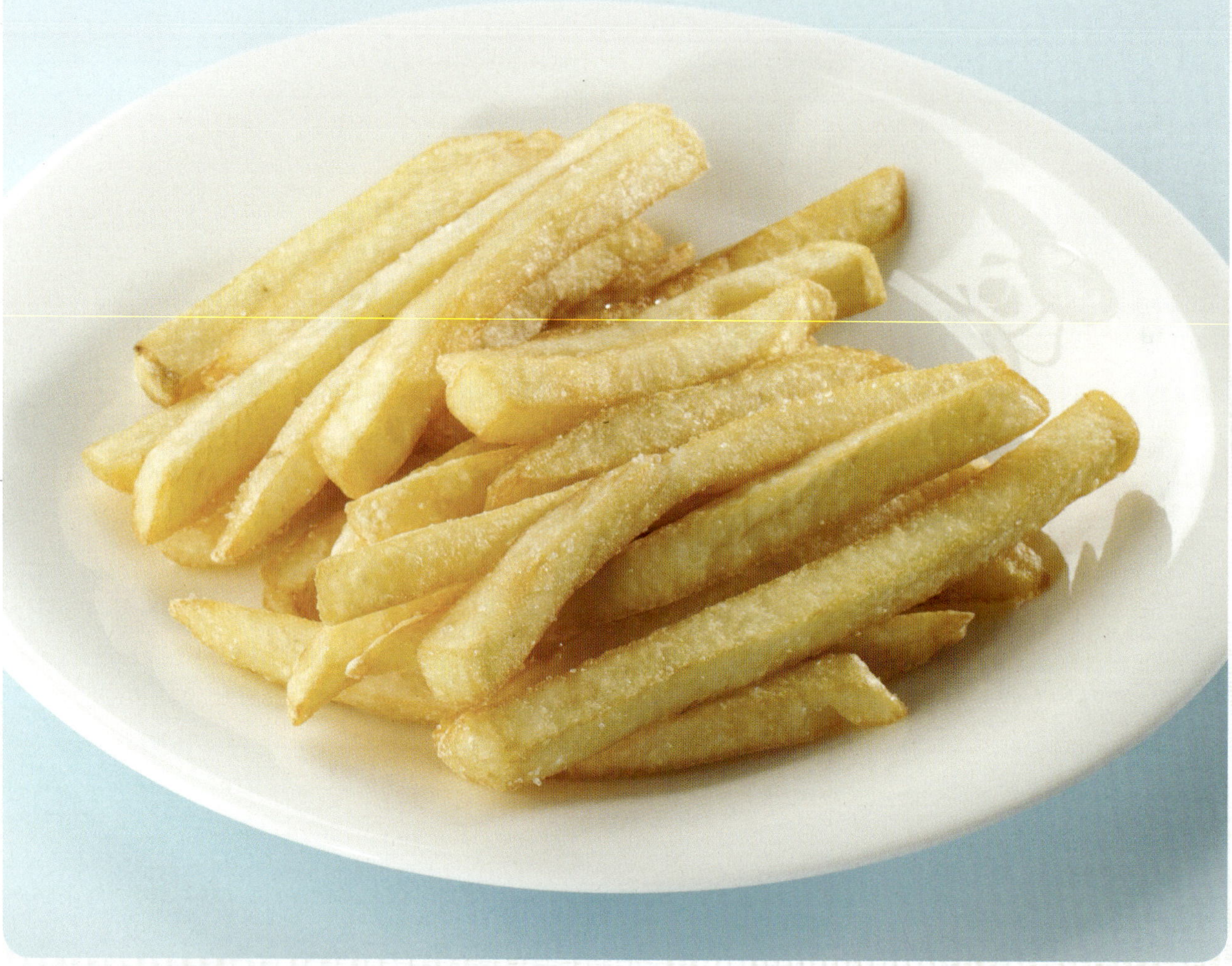

1인 1회 섭취분량	에너지	탄수화물	단백질	지 질	비타민 A	비타민 B_2	비타민 C
115g	367㎉	47.2g	4.4g	19.7g	0㎍RE	0.08㎎	3.5㎎
	나트륨	**식이섬유**	**칼 슘**	**콜레스테롤**	**소 금**	**철**	
	223.1㎎	3.6g	15㎎	0㎎	0.6g	1.6㎎	

＊주의 성분(에너지 300kcal 이상)

고구마
(찐것)

평면접시(대)
용기크기(단위 : ㎝)

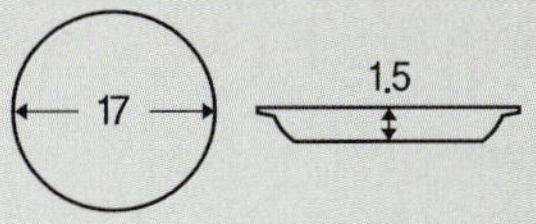

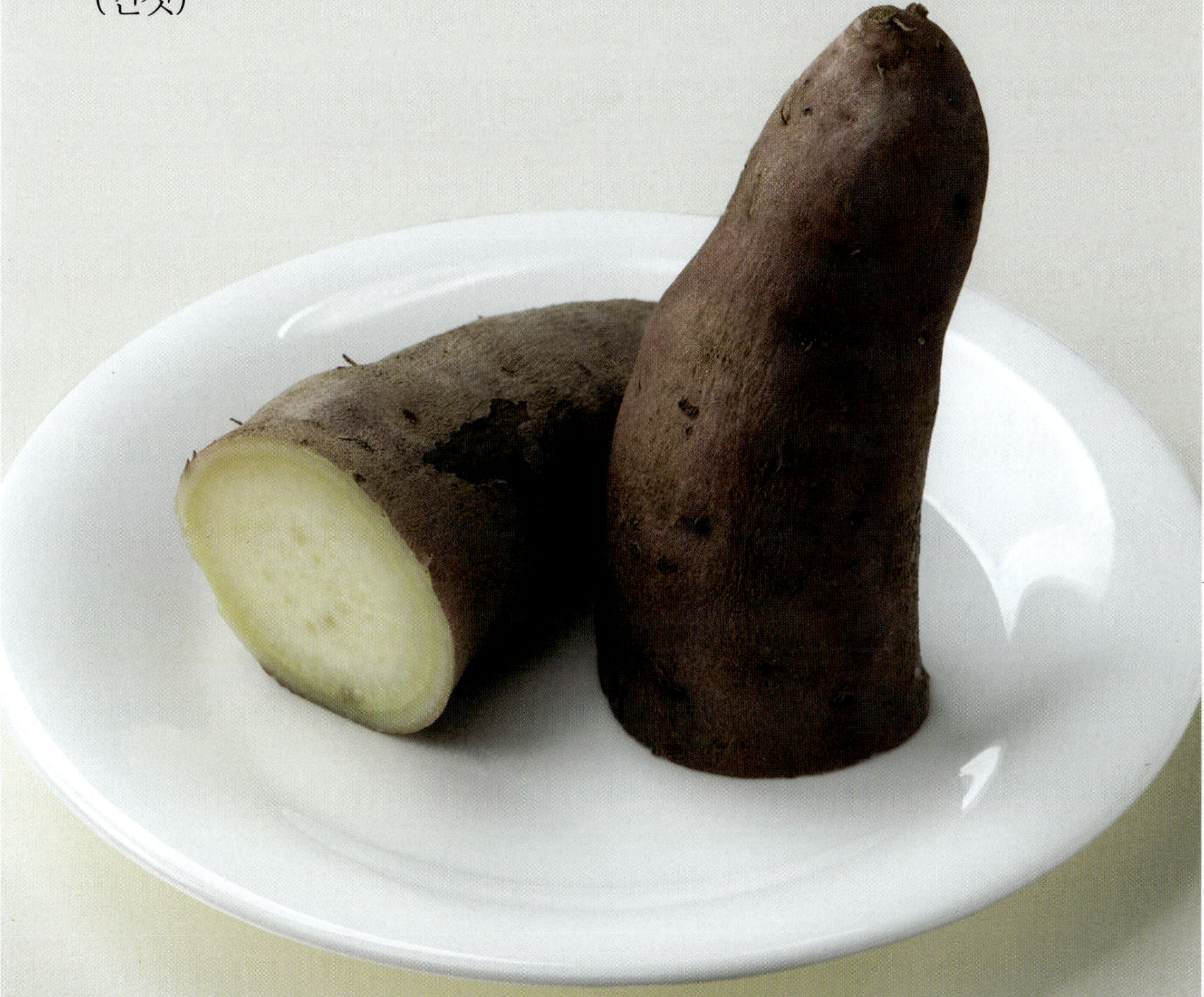

1인 1회 섭취분량	에너지	탄수화물	단백질	지 질	비타민 A	비타민 B_2	비타민 C
117g	150㎉	36.5g	1.6g	0.2g	22.3㎍RE	0.1mg	29.3mg

나트륨	식이섬유	칼 슘	콜레스테롤	소 금	철
17.6mg	3g	28.1mg	0mg	0g	0.6mg

두류

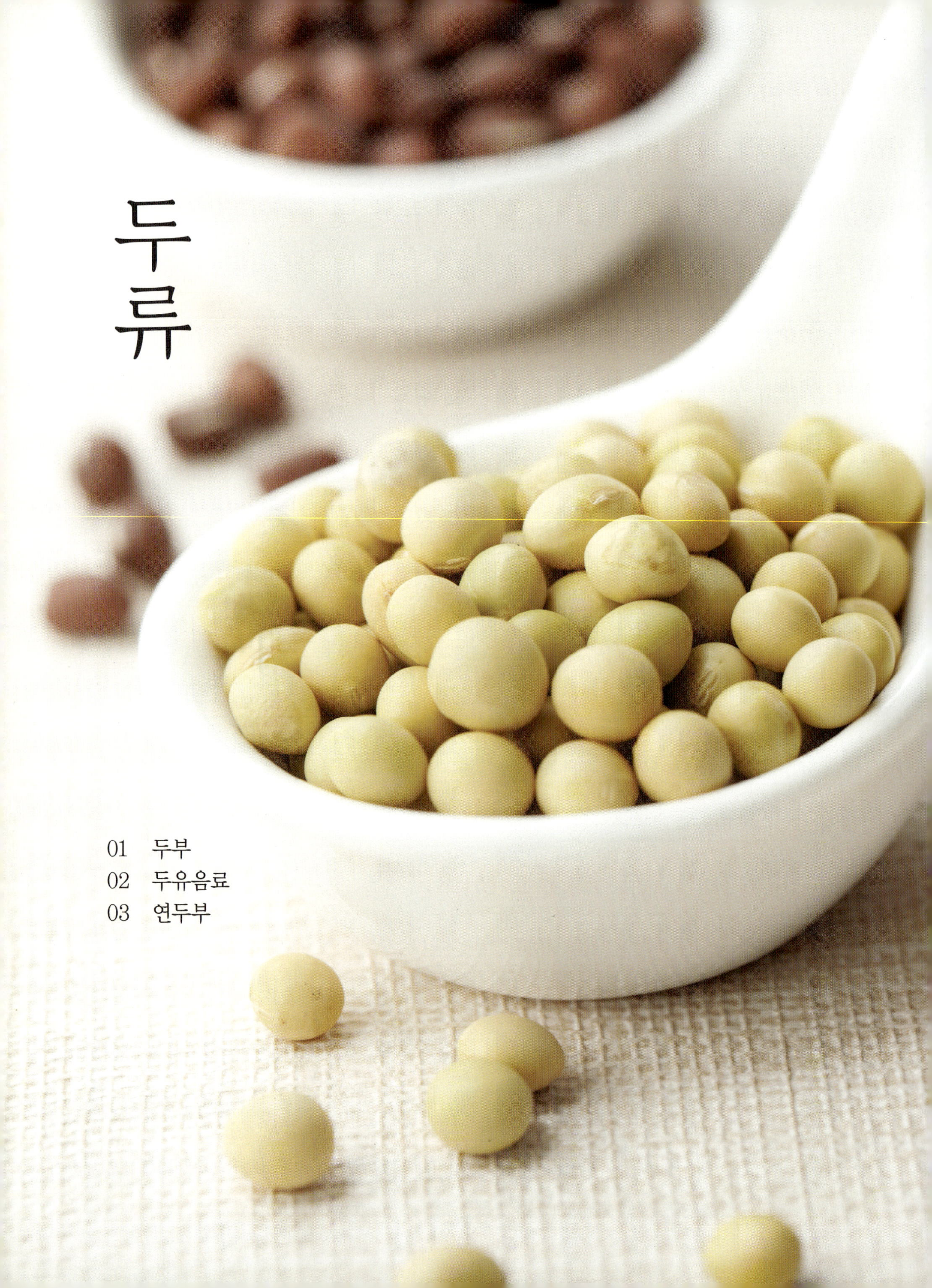

01 두부
02 두유음료
03 연두부

두 부

평면접시(중)
용기크기(단위 : ㎝)

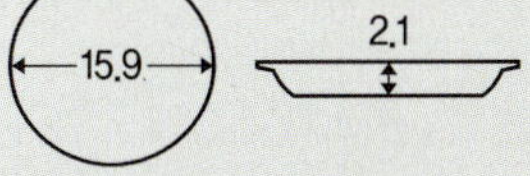

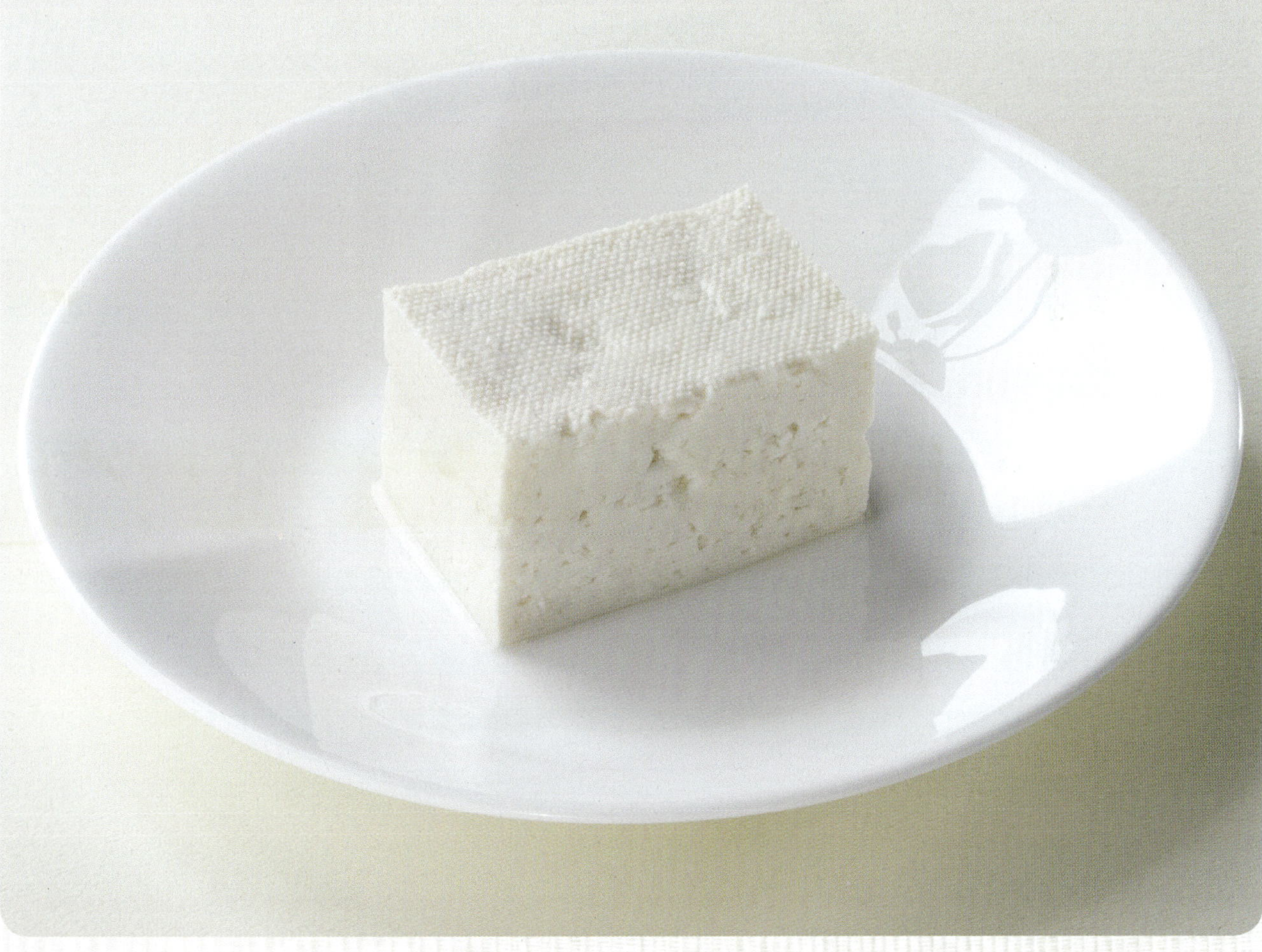

1인 1회 섭취분량 **60g**

에너지	탄수화물	단백질	지 질	비타민 A	비타민 B_2	비타민 C
50㎉	0.8g	5.6g	3.4g	0㎍RE	0.01㎎	0㎎

나트륨	식이섬유	칼 슘	콜레스테롤	소 금	철
3㎎	1.5g	75.6㎎	0㎎	0g	0.9㎎

＊칼슘급원 식품(칼슘 50mg 이상)

두유음료

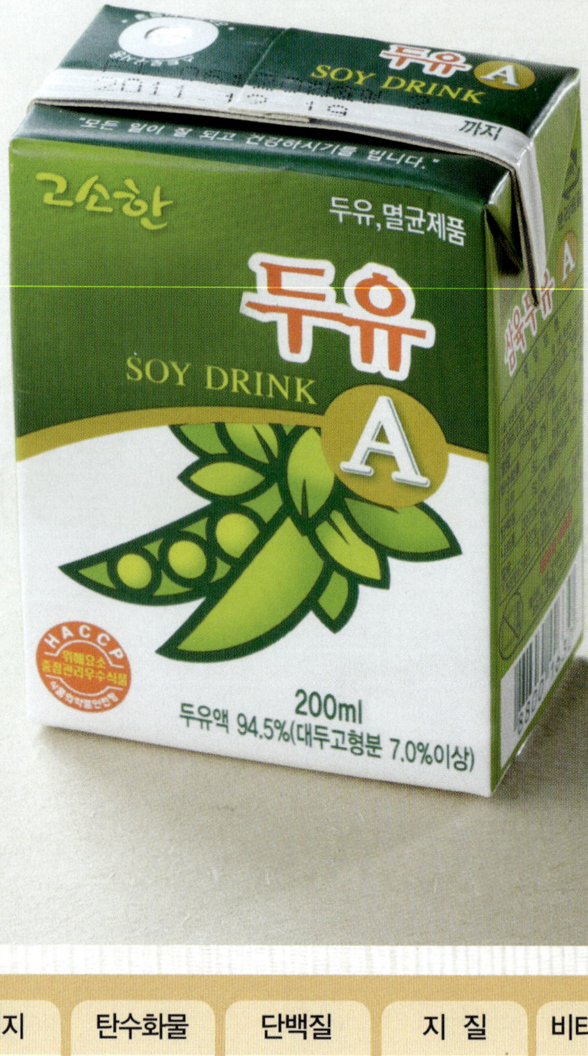

1인 1회 섭취분량	에너지	탄수화물	단백질	지 질	비타민 A	비타민 B_2	비타민 C
200ml	140㎉	9.4g	8.8g	7.2g	0㎍RE	0.08㎎	0㎎
	나트륨	**식이섬유**	**칼 슘**	**콜레스테롤**	**소 금**	**철**	
	270㎎	3g	34㎎	0㎎	0.7g	1.4㎎	

연두부

평면접시(대)
용기크기(단위 : ㎝)

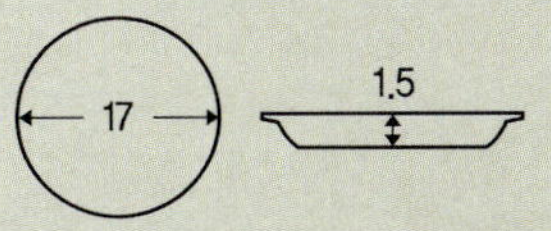

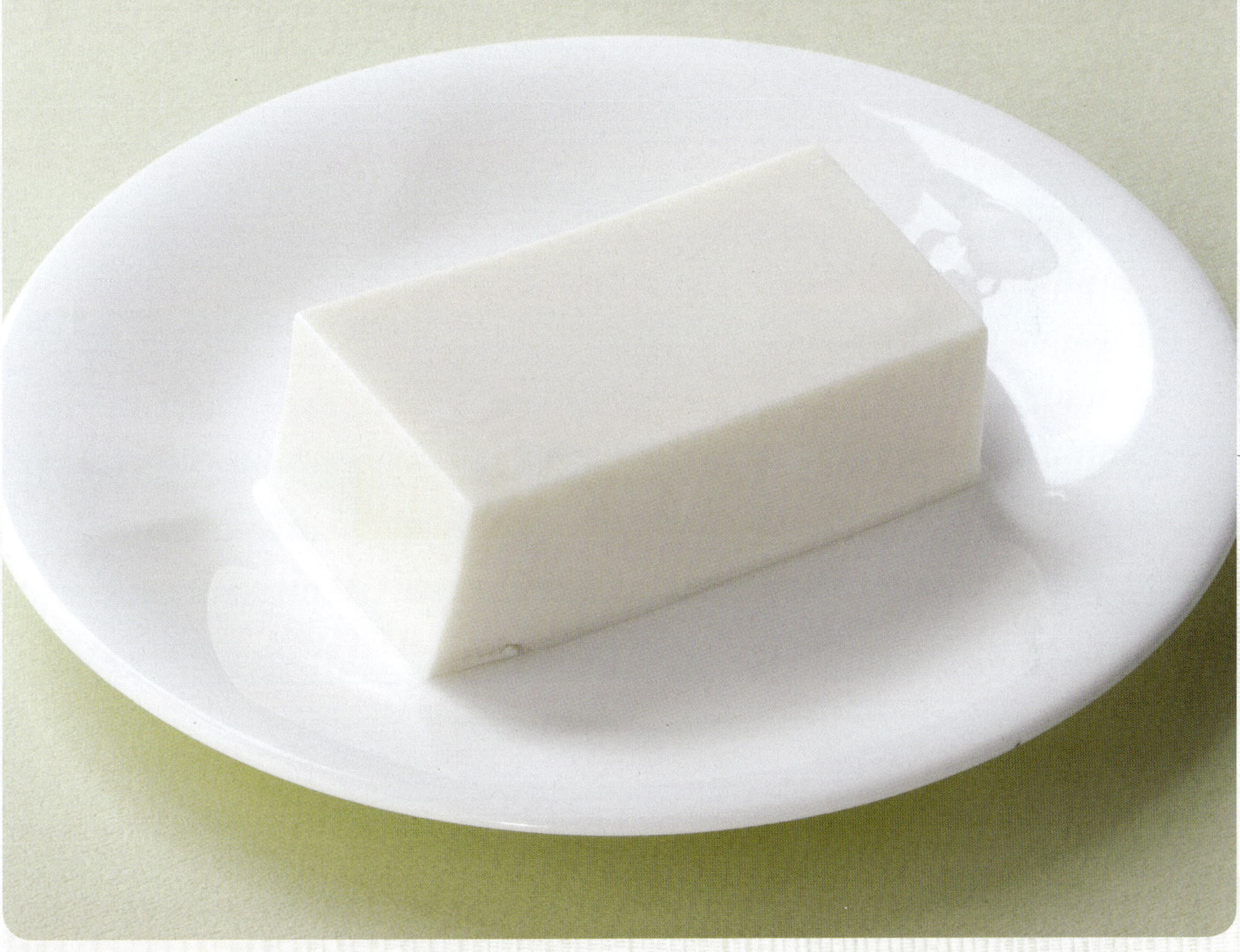

1인 1회 섭취분량	에너지	탄수화물	단백질	지 질	비타민 A	비타민 B_2	비타민 C
110g	45㎉	0.9g	5.7g	2.6g	0㎍RE	0.03㎎	0㎎
	나트륨	**식이섬유**	**칼 슘**	**콜레스테롤**	**소 금**	**철**	
	5.5㎎	0.4g	68.2㎎	0㎎	0g	1.5㎎	

＊칼슘급원 식품(칼슘 50mg 이상)

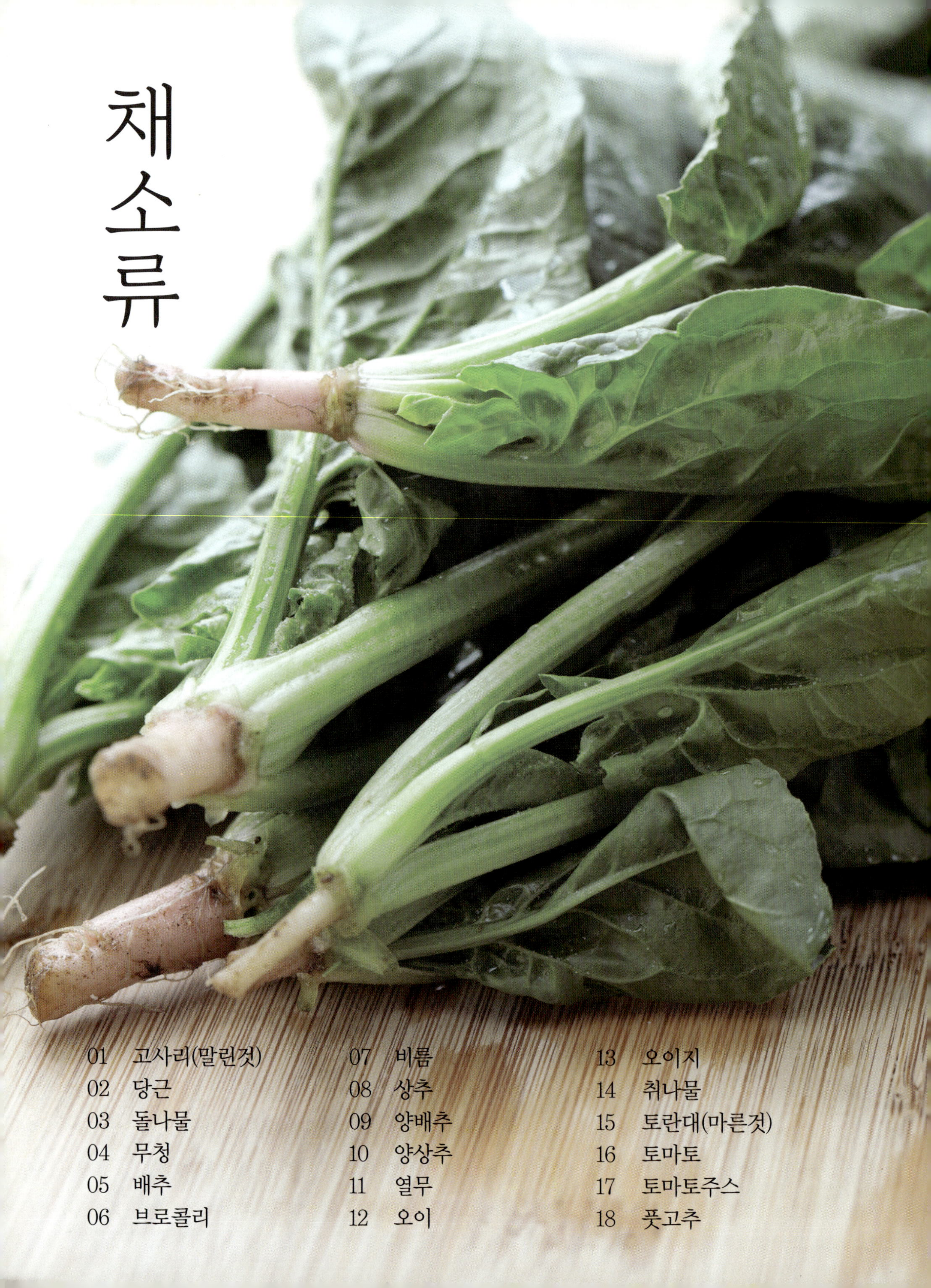

채소류

01 고사리(말린것)
02 당근
03 돌나물
04 무청
05 배추
06 브로콜리
07 비름
08 상추
09 양배추
10 양상추
11 열무
12 오이
13 오이지
14 취나물
15 토란대(마른것)
16 토마토
17 토마토주스
18 풋고추

고사리
(말린것)

평면접시(특대)
용기크기(단위 : ㎝)

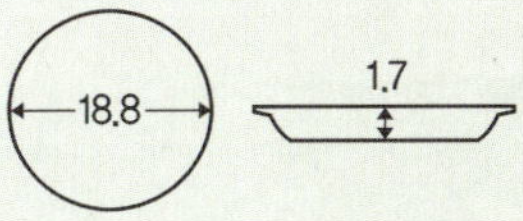

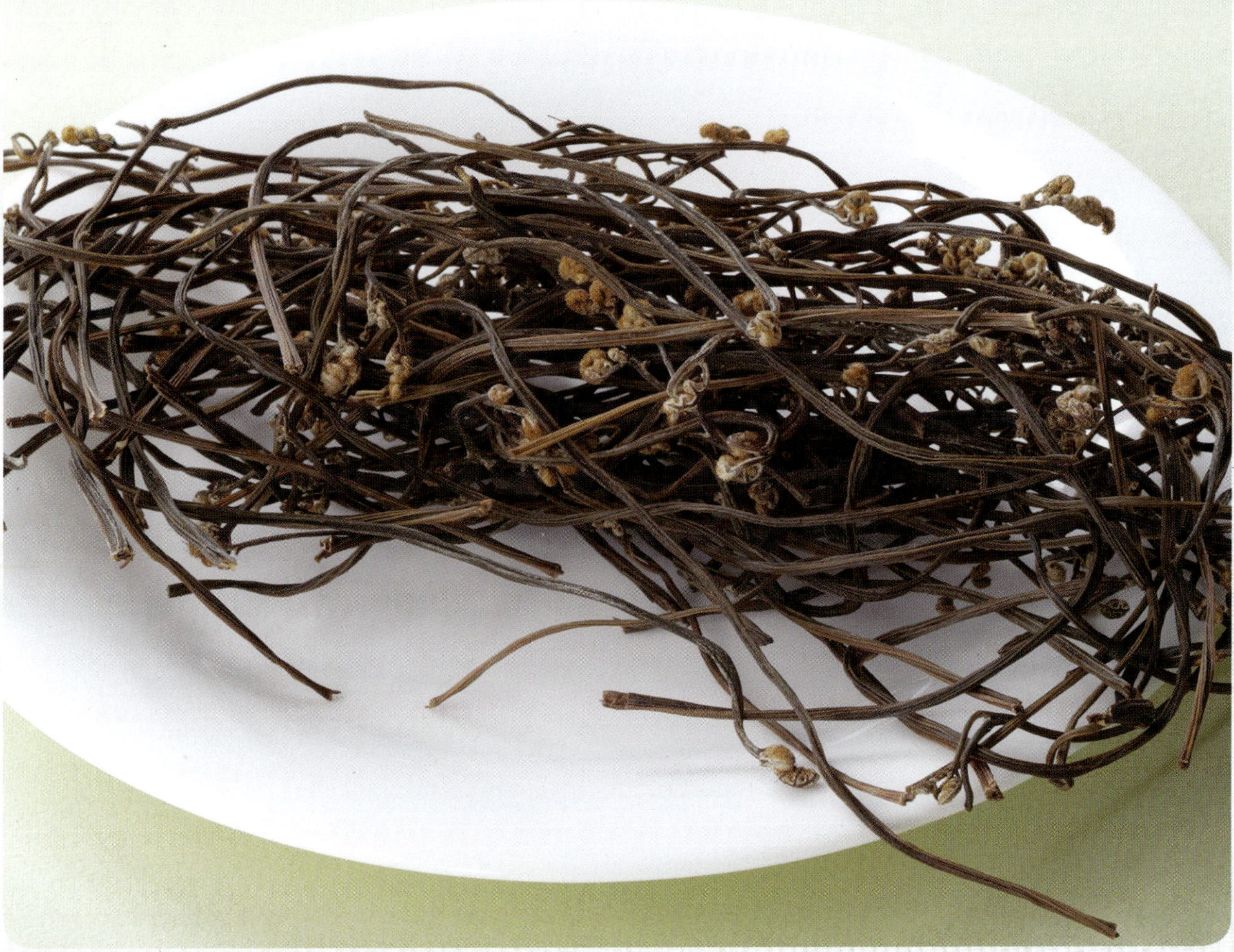

1인 1회 섭취분량	에너지	탄수화물	단백질	지 질	비타민 A	비타민 B_2	비타민 C
30g	68㎉	16.3g	7.7g	0.2g	9.6㎍RE	0.15㎎	0㎎

나트륨	식이섬유	칼 슘	콜레스테롤	소 금	철
4.5㎎	1.5g	56.4㎎	0㎎	0g	1.9㎎

*칼슘급원 식품(칼슘 50mg 이상)

당근

평면접시(소)
용기크기(단위 : ㎝)

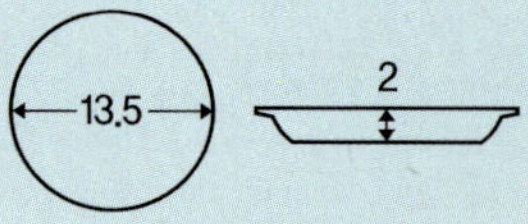

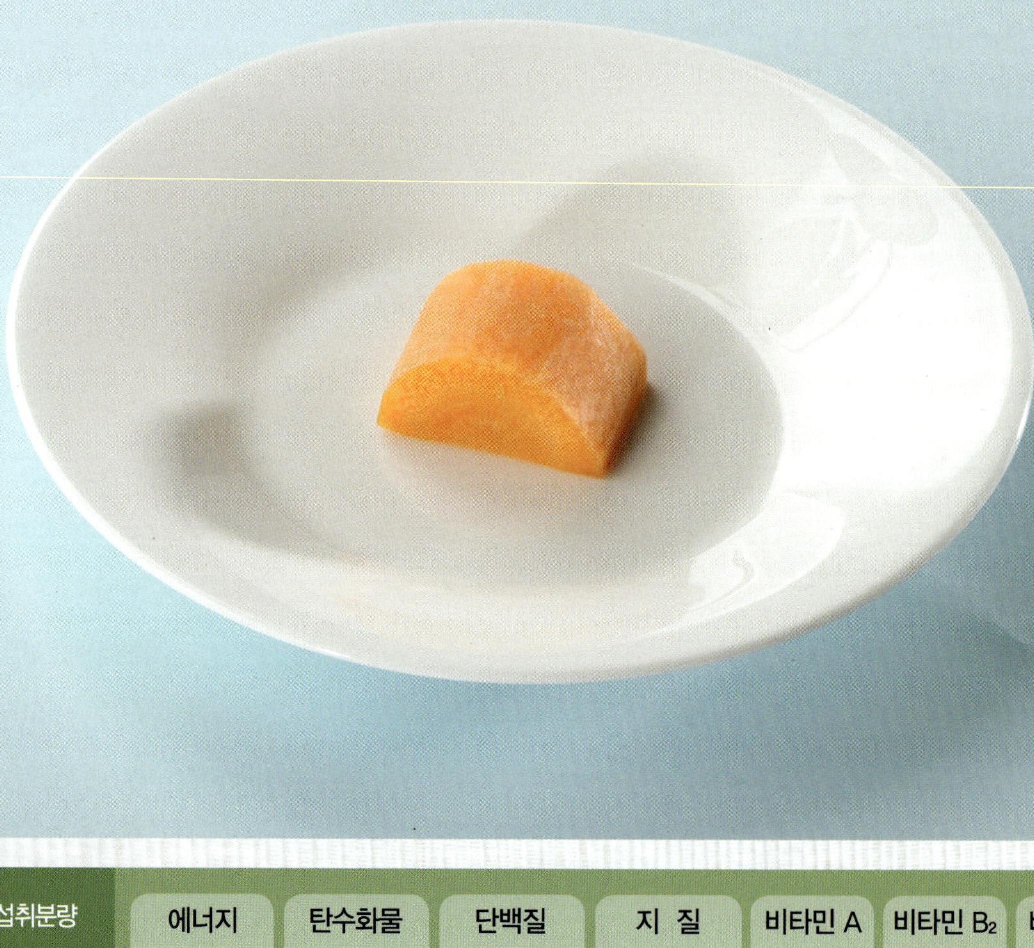

1인 1회 섭취분량
8g

에너지	탄수화물	단백질	지 질	비타민 A	비타민 B_2	비타민 C
3㎉	0.7g	0.1g	0g	101.6㎍RE	0㎎	0.6㎎

나트륨	식이섬유	칼 슘	콜레스테롤	소 금	철
2.4㎎	0.2g	3.2㎎	0㎎	0g	0.1㎎

돌나물

평면접시(대)
용기크기(단위 : ㎝)

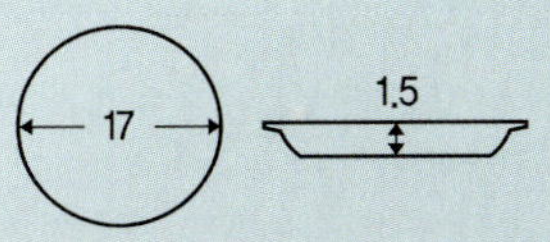

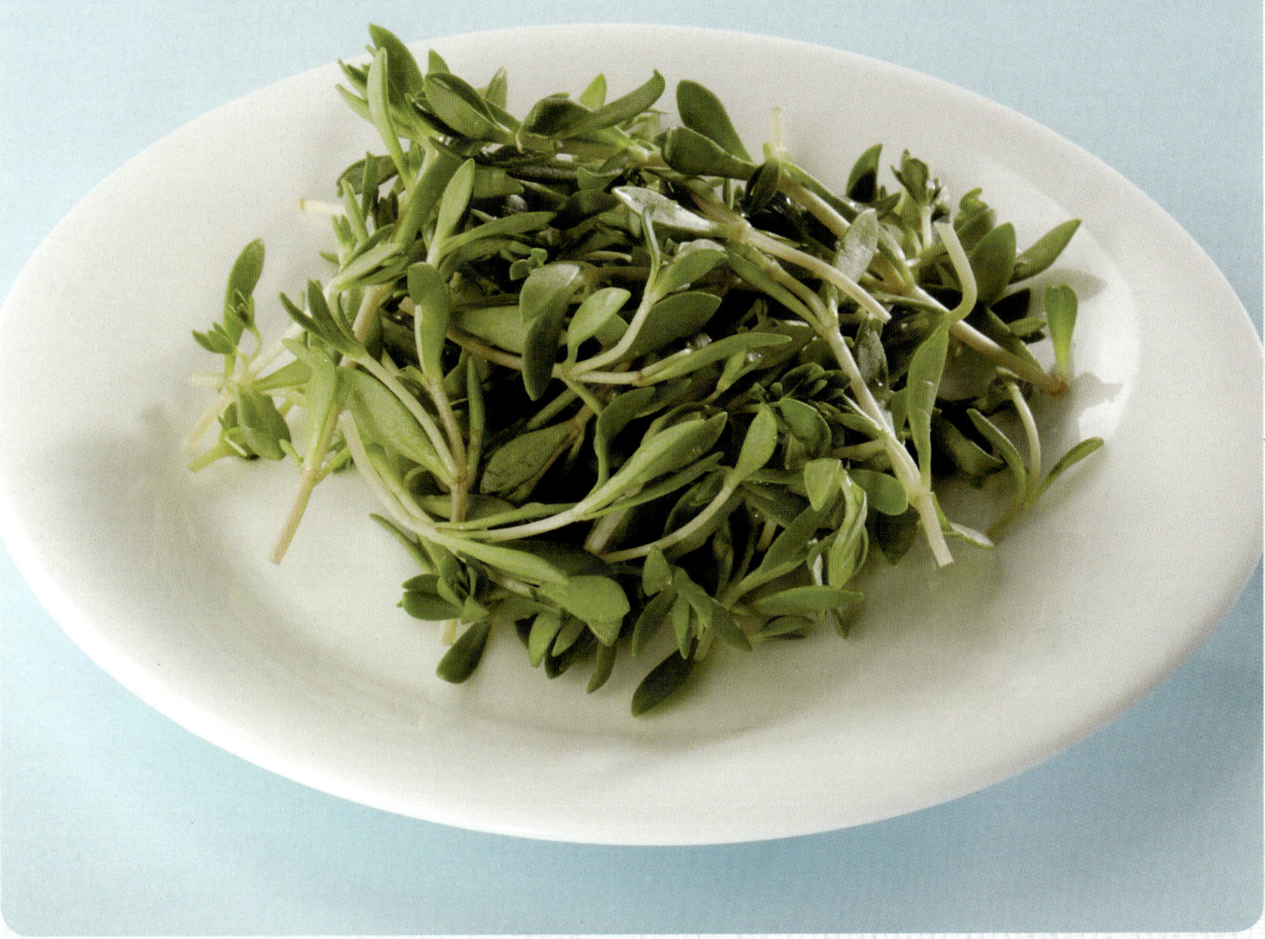

1인 1회 섭취분량	에너지	탄수화물	단백질	지 질	비타민 A	비타민 B_2	비타민 C
35g	4㎉	0.8g	0.5g	0.1g	42.0㎍RE	0.02mg	9.1mg

나트륨	식이섬유	칼 슘	콜레스테롤	소 금	철
4.9mg	0.2g	74.2mg	0mg	0g	0.8mg

*칼슘급원 식품(칼슘 50mg 이상)

무 청

평면접시(특대)
용기크기(단위 : ㎝)

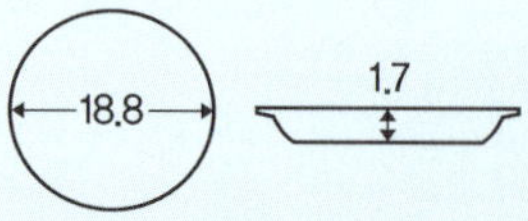

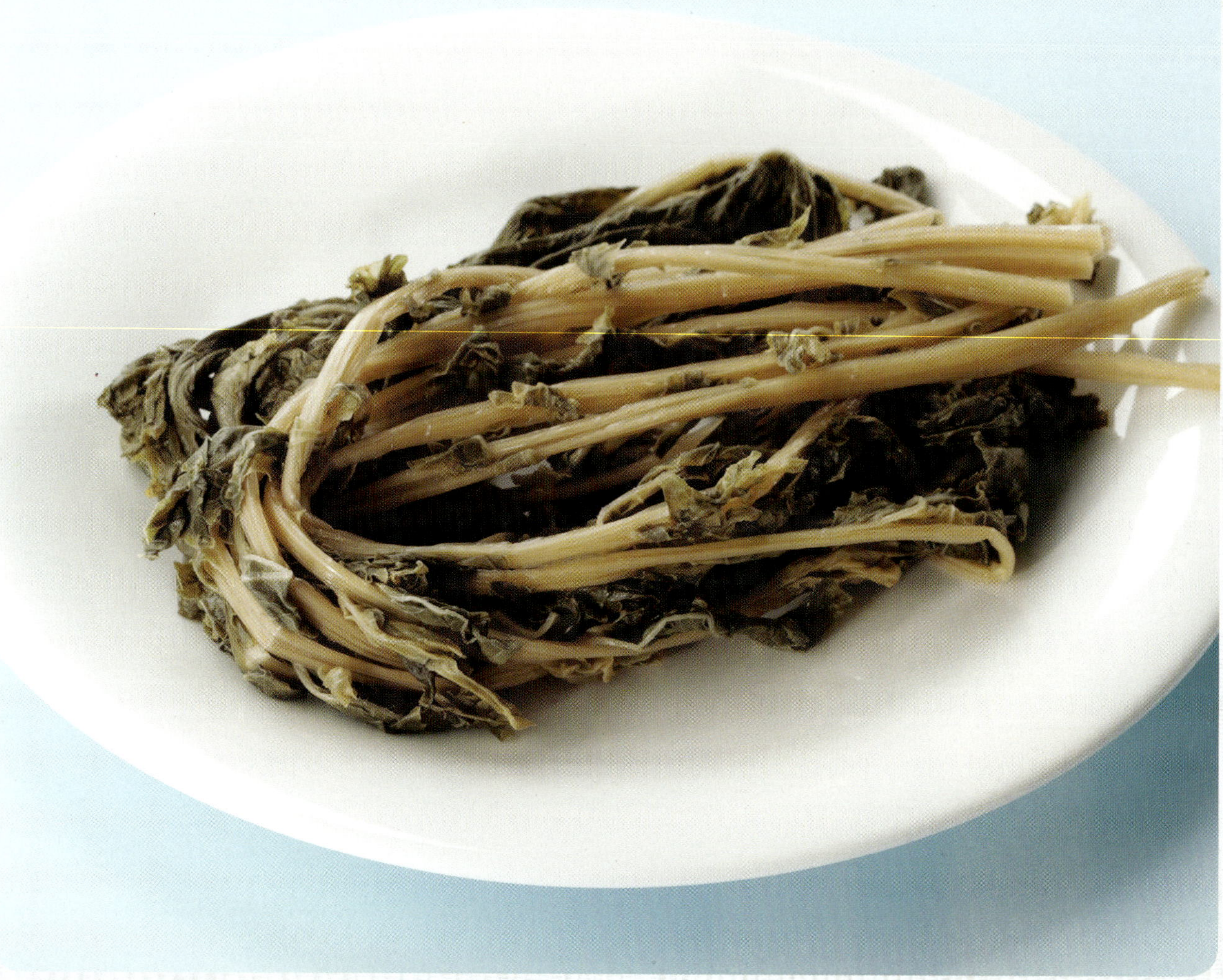

1인 1회 섭취분량	에너지	탄수화물	단백질	지 질	비타민 A	비타민 B_2	비타민 C
60g	11㎉	2.7g	1.2g	0.1g	220.8㎍RE	0.06㎎	45㎎
	나트륨	식이섬유	칼 슘	콜레스테롤	소 금	철	
	21.6㎎	1.4g	149.4㎎	0㎎	0.1g	1.8㎎	

＊칼슘급원 식품(칼슘 50mg 이상)

배 추

종지 5
용기크기(단위 : ㎝)

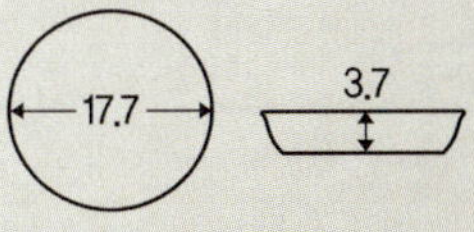

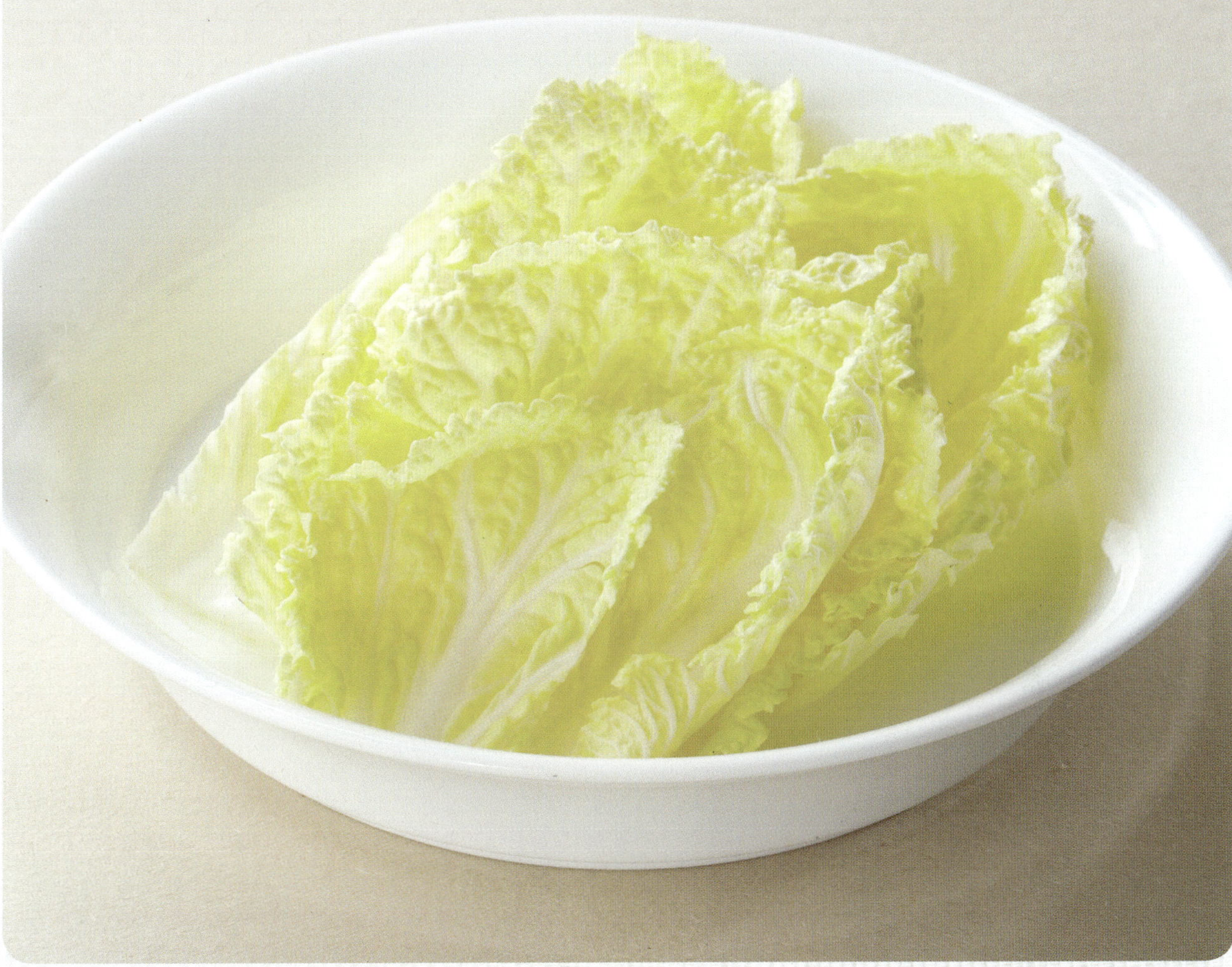

1인 1회 섭취분량 **55g**

에너지	탄수화물	단백질	지 질	비타민 A	비타민 B_2	비타민 C
6㎉	1.7g	0.5g	0g	0㎍RE	0.02㎎	9.4㎎

나트륨	식이섬유	칼 슘	콜레스테롤	소 금	철
17.6㎎	0.8g	20.4㎎	0㎎	0g	0.3㎎

채소류

브로콜리

종지 2
용기크기(단위 : ㎝)

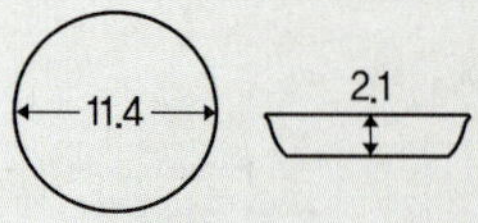

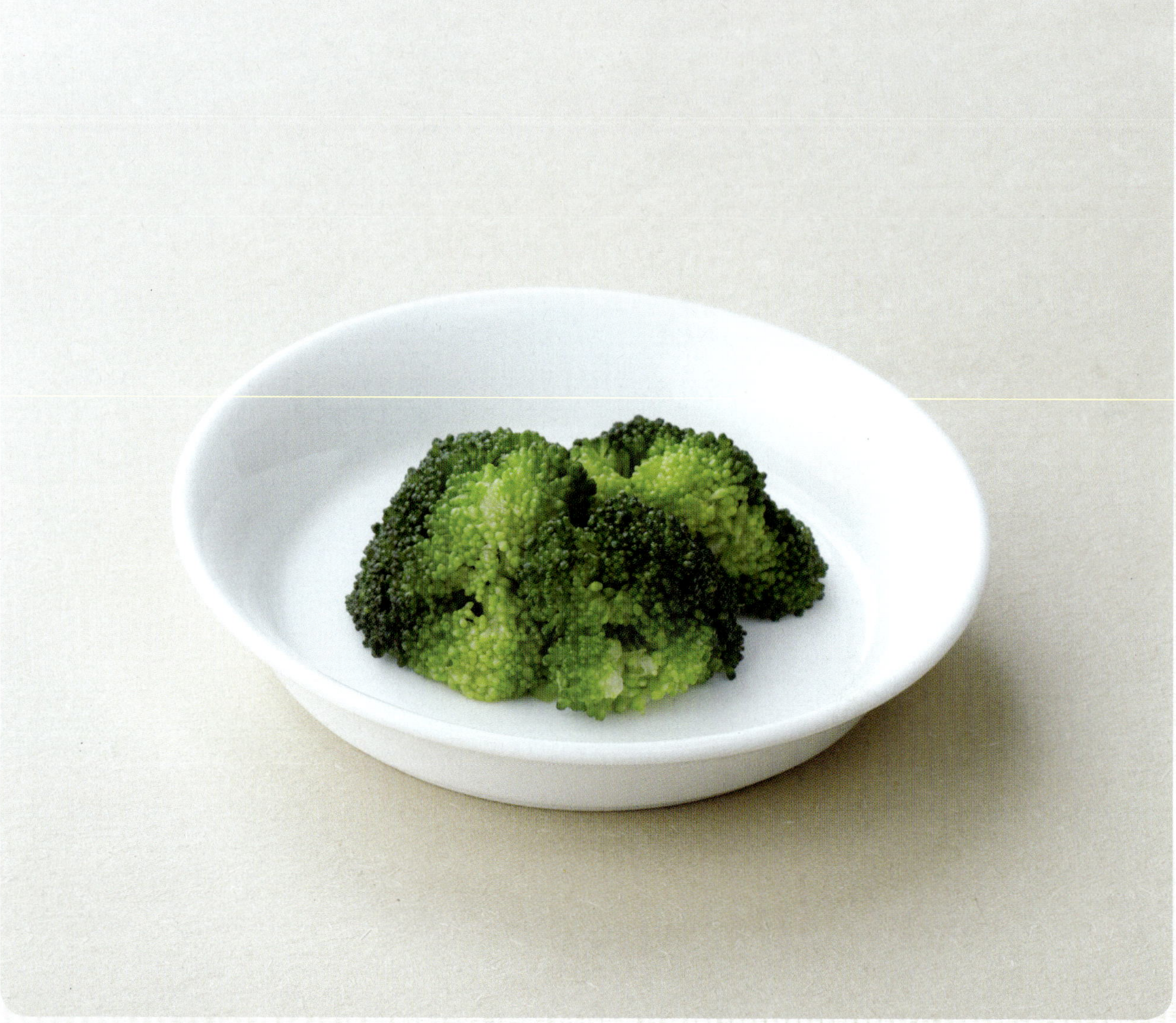

1인 1회 섭취분량	에너지	탄수화물	단백질	지 질	비타민 A	비타민 B_2	비타민 C
30g	8㎉	1.5g	1.5g	0.1g	38.4㎍RE	0.08㎎	29.4㎎

나트륨	식이섬유	칼 슘	콜레스테롤	소 금	철
3㎎	0.5g	19.2㎎	0㎎	0g	0.5㎎

비 름

평면접시(특대)
용기크기(단위 : ㎝)

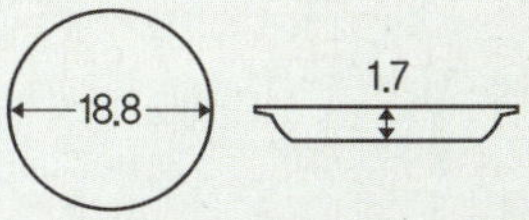

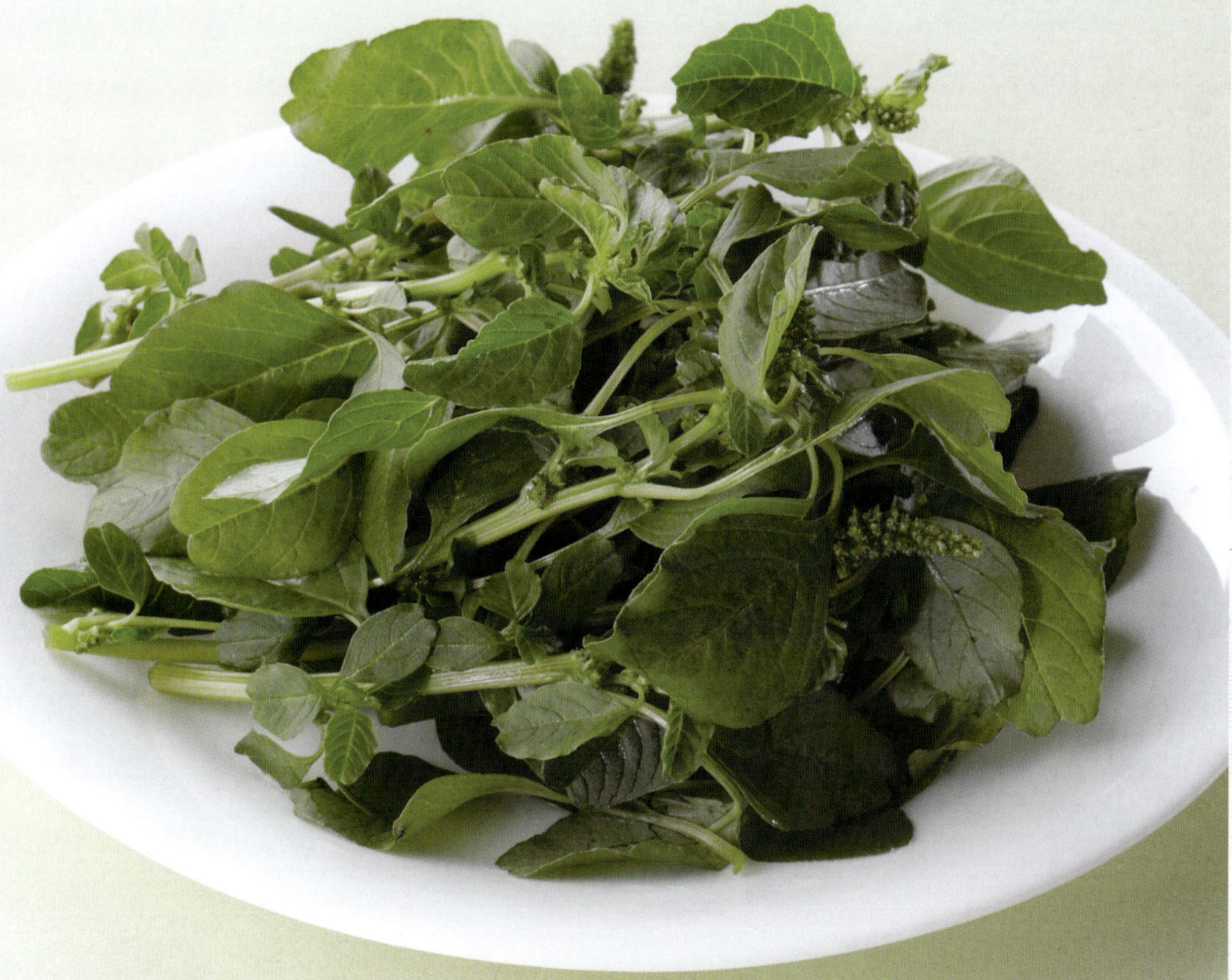

1인 1회 섭취분량	에너지	탄수화물	단백질	지 질	비타민 A	비타민 B_2	비타민 C
40g	12㎉	2g	1.3g	0.3g	171.6㎍RE	0.04mg	14.4mg
	나트륨	**식이섬유**	**칼 슘**	**콜레스테롤**	**소 금**	**철**	
	2.4mg	0.9g	67.6mg	0mg	0g	2.3mg	

＊칼슘급원 식품(칼슘 50mg 이상)

상 추

평면접시(특대)
용기크기(단위 : ㎝)

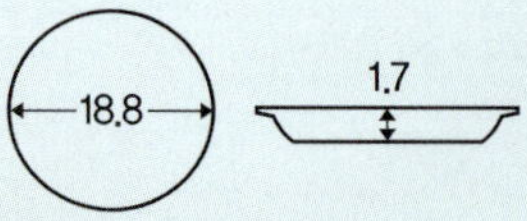

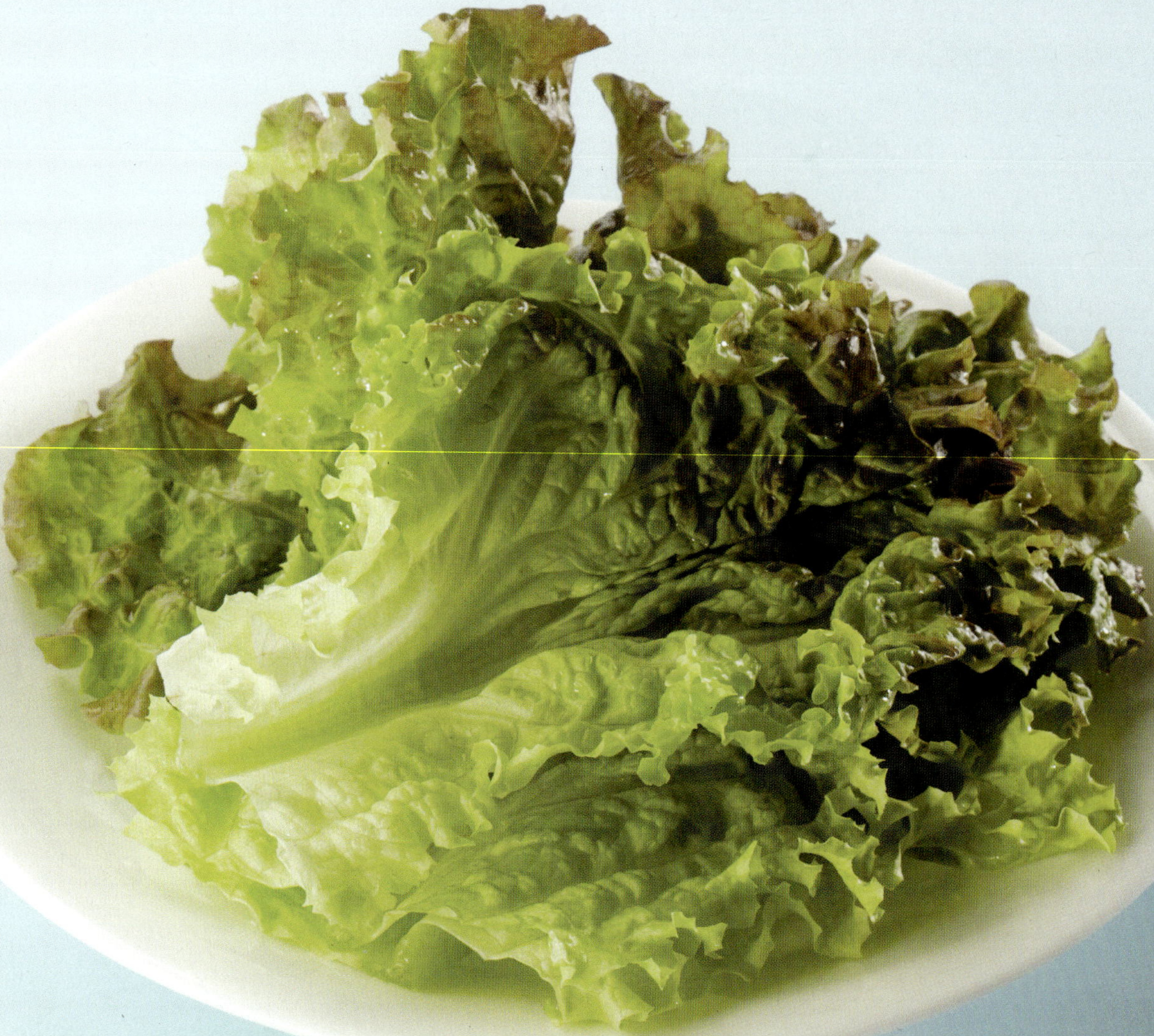

1인 1회 섭취분량 **30g**

에너지	탄수화물	단백질	지 질	비타민 A	비타민 B_2	비타민 C
2㎉	0.4g	0.3g	0.1g	11.7㎍RE	0.02㎎	3.9㎎

나트륨	식이섬유	칼 슘	콜레스테롤	소 금	철
1.8㎎	0.6g	11.4㎎	0㎎	0g	0.3㎎

양배추

평면접시(대)
용기크기(단위 : ㎝)

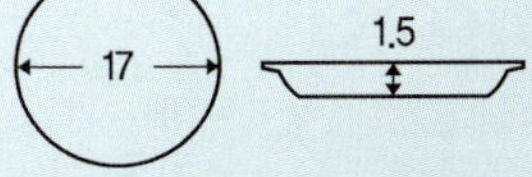

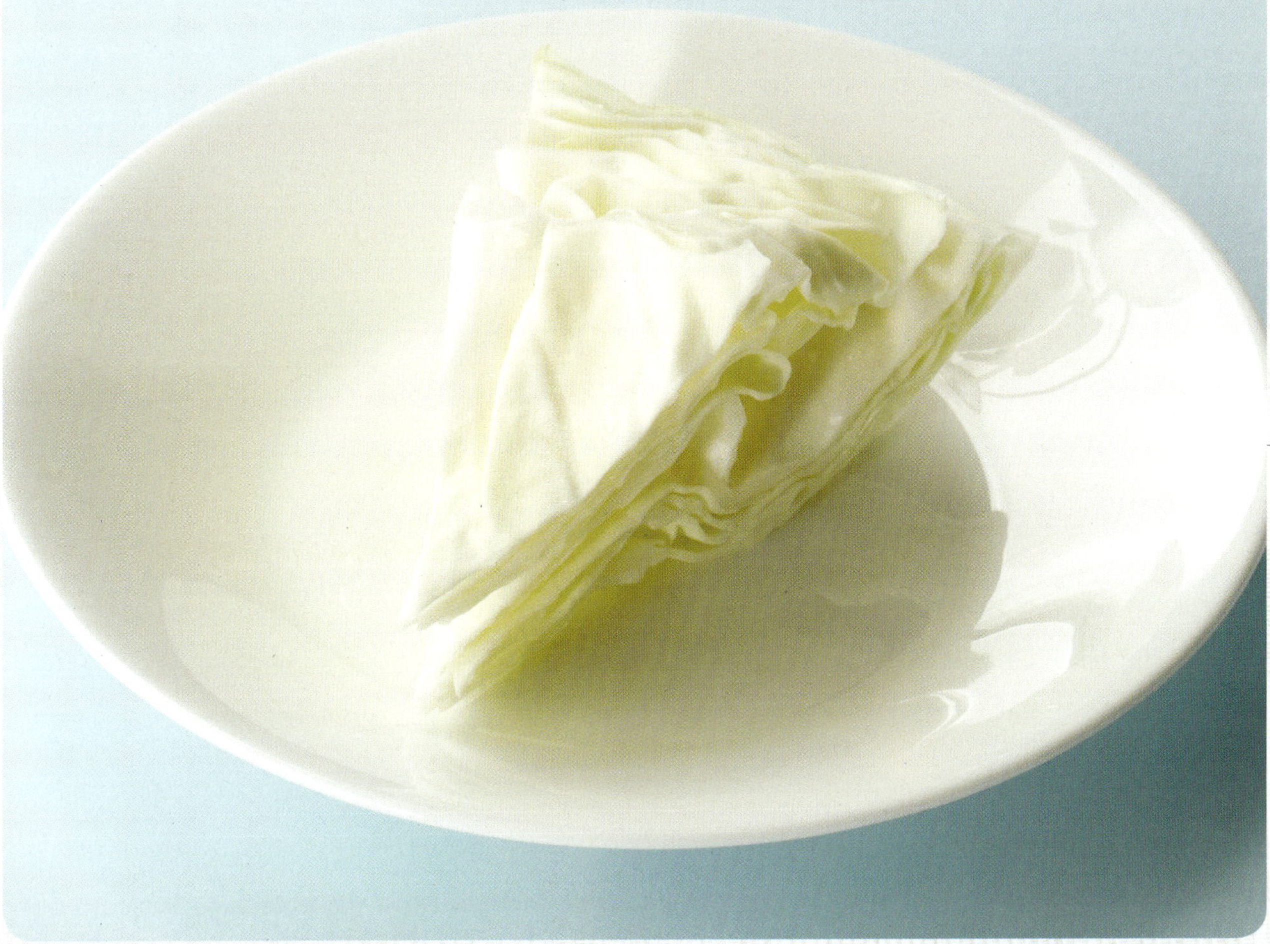

1인 1회 섭취분량 **30g**

에너지	탄수화물	단백질	지 질	비타민 A	비타민 B_2	비타민 C
6㎉	1.6g	0.2g	0g	0.3㎍RE	0.01㎎	10.8㎎

나트륨	식이섬유	칼 슘	콜레스테롤	소 금	철
1.5㎎	2.4g	8.7㎎	0㎎	0g	0.2㎎

양상추

평면접시(중)
용기크기(단위 : ㎝)

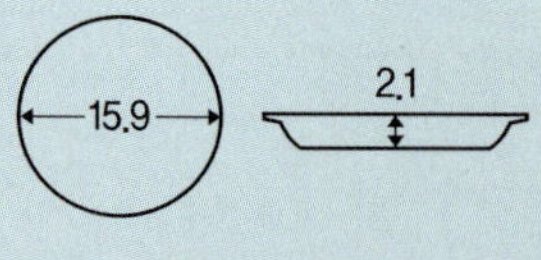

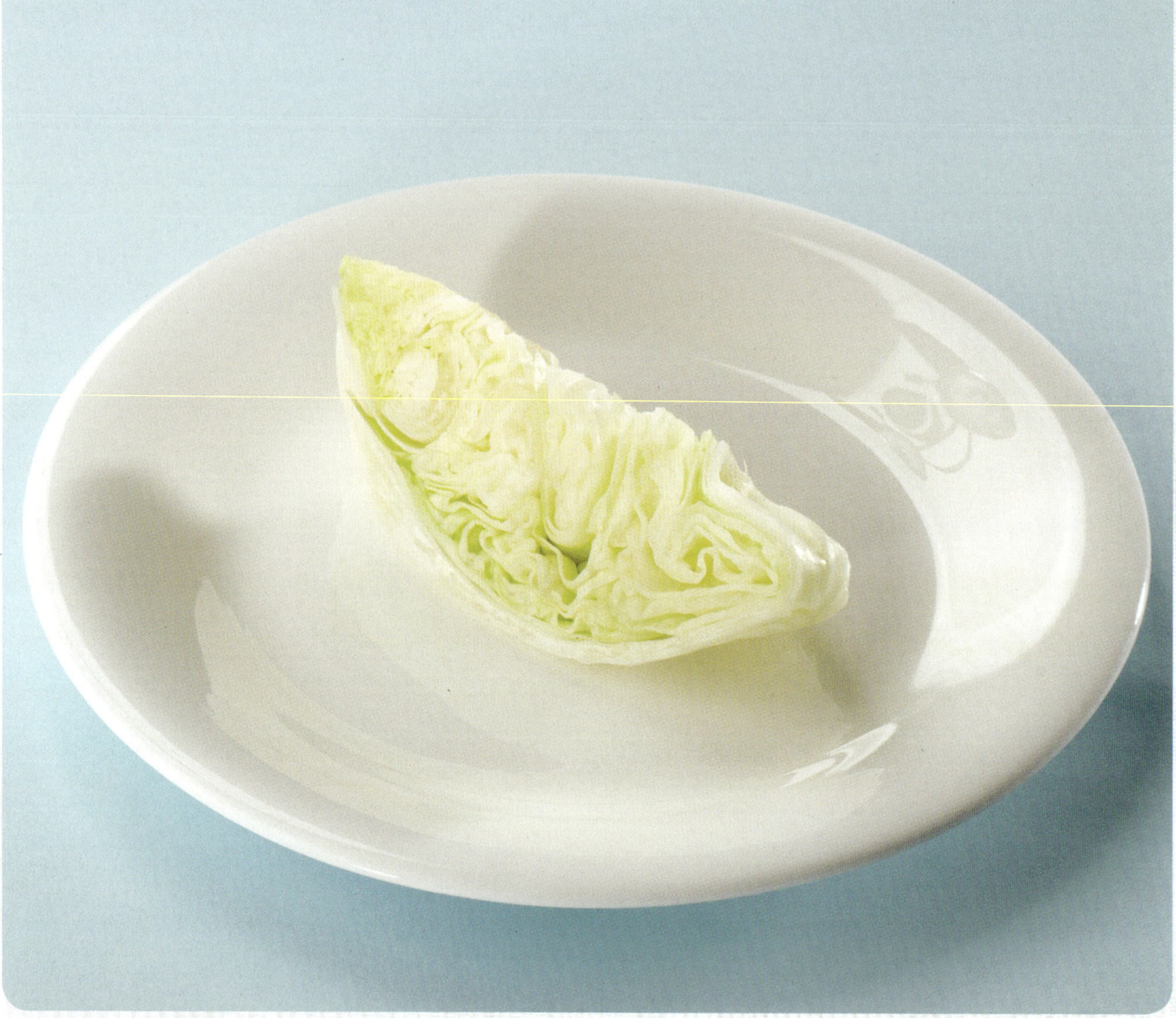

1인 1회 섭취분량
30g

에너지	탄수화물	단백질	지 질	비타민 A	비타민 B_2	비타민 C
3㎉	0.8g	0.3g	0g	4.8㎍RE	0.02㎎	2.1㎎

나트륨	식이섬유	칼 슘	콜레스테롤	소 금	철
1.5㎎	0.2g	9.6㎎	0㎎	0g	0.2㎎

열 무

평면접시(특대)
용기크기(단위 : ㎝)

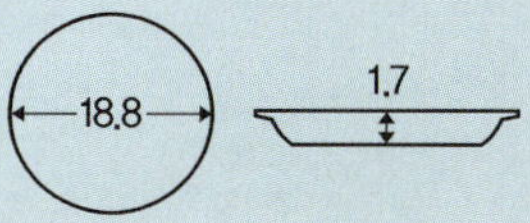

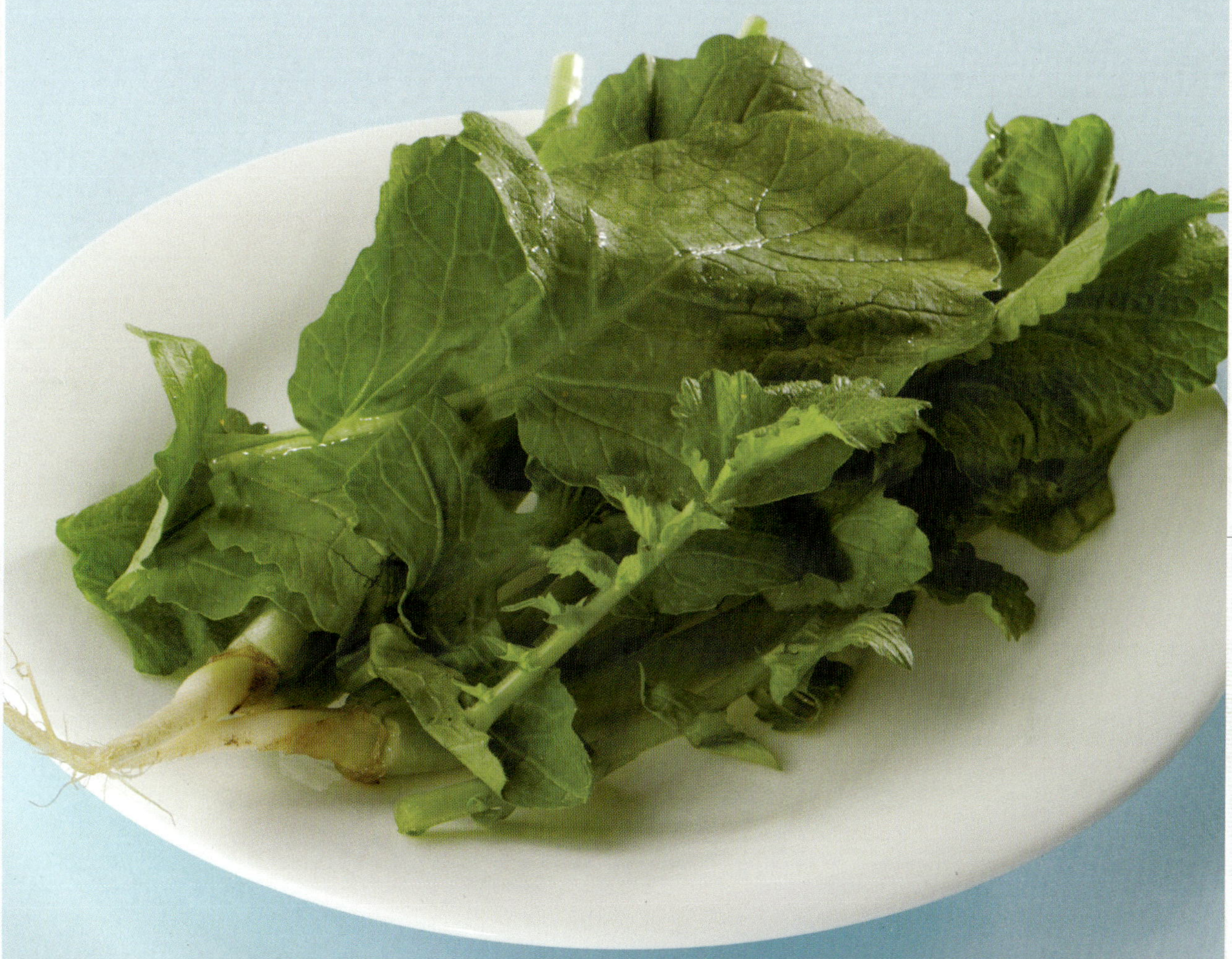

1인 1회 섭취분량 **45g**

에너지	탄수화물	단백질	지 질	비타민 A	비타민 B_2	비타민 C
6㎉	1.3g	1.1g	0g	47.3㎍RE	0.05㎎	10.4㎎

나트륨	식이섬유	칼 슘	콜레스테롤	소 금	철
16.2㎎	1.1g	54㎎	0㎎	0g	1.2㎎

*칼슘급원 식품(칼슘 50mg 이상)

오 이

평면접시(소)
용기크기(단위 : ㎝)

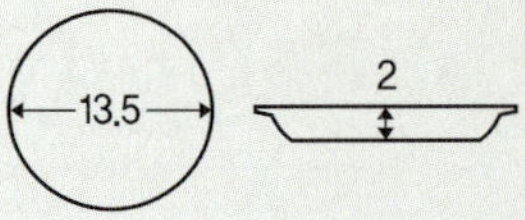

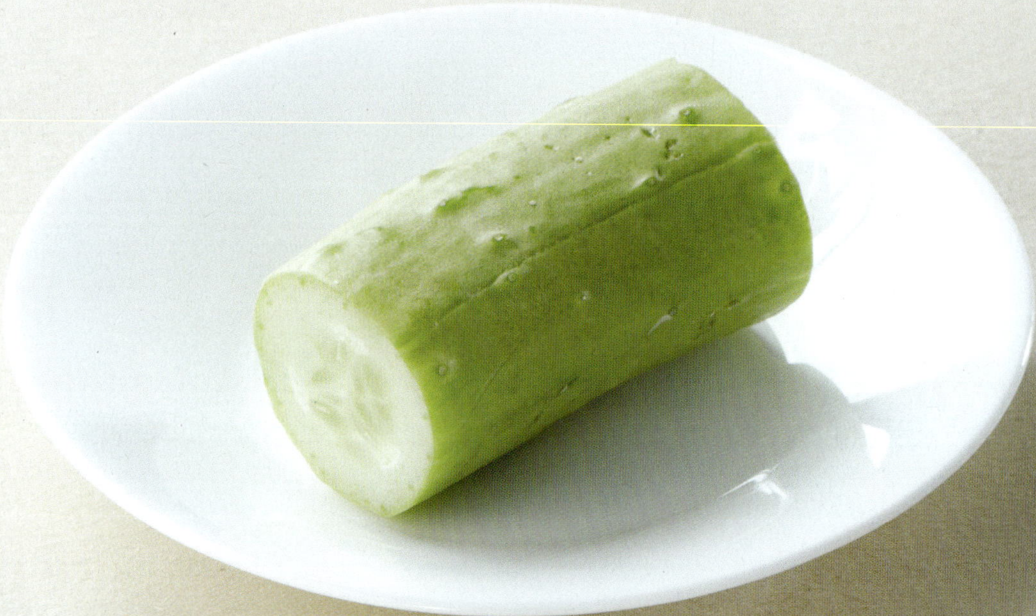

1인 1회 섭취분량 **40g**

에너지	탄수화물	단백질	지 질	비타민 A	비타민 B_2	비타민 C
4㎉	0.9g	0.3g	0g	12.0㎍RE	0.01㎎	4㎎

나트륨	식이섬유	칼 슘	콜레스테롤	소 금	철
2㎎	0.3g	10.4㎎	0㎎	0g	0.1㎎

오이지

평면접시(소)
용기크기(단위 : ㎝)

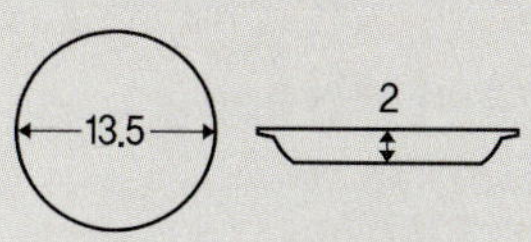

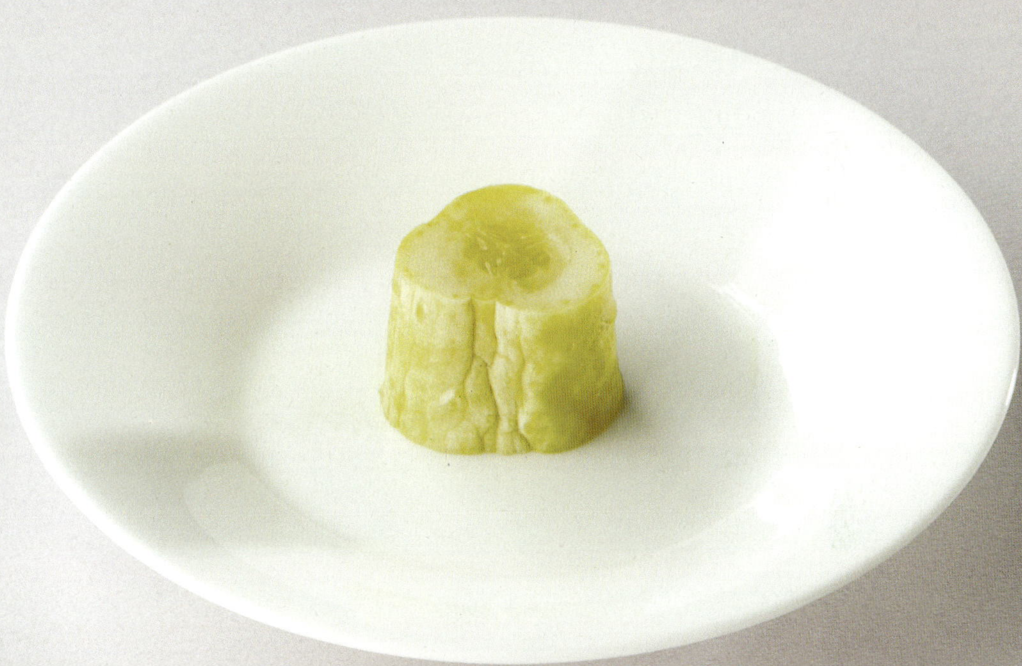

1인 1회 섭취분량	에너지	탄수화물	단백질	지 질	비타민 A	비타민 B_2	비타민 C
15g	1㎉	0.3g	0.1g	0g	2.6㎍RE	0㎎	0㎎

나트륨	식이섬유	칼 슘	콜레스테롤	소 금	철
216.6㎎	0.2g	5㎎	0㎎	0.5g	0.1㎎

취나물

평면접시(특대)
용기크기(단위 : ㎝)

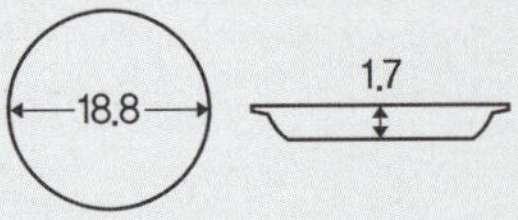

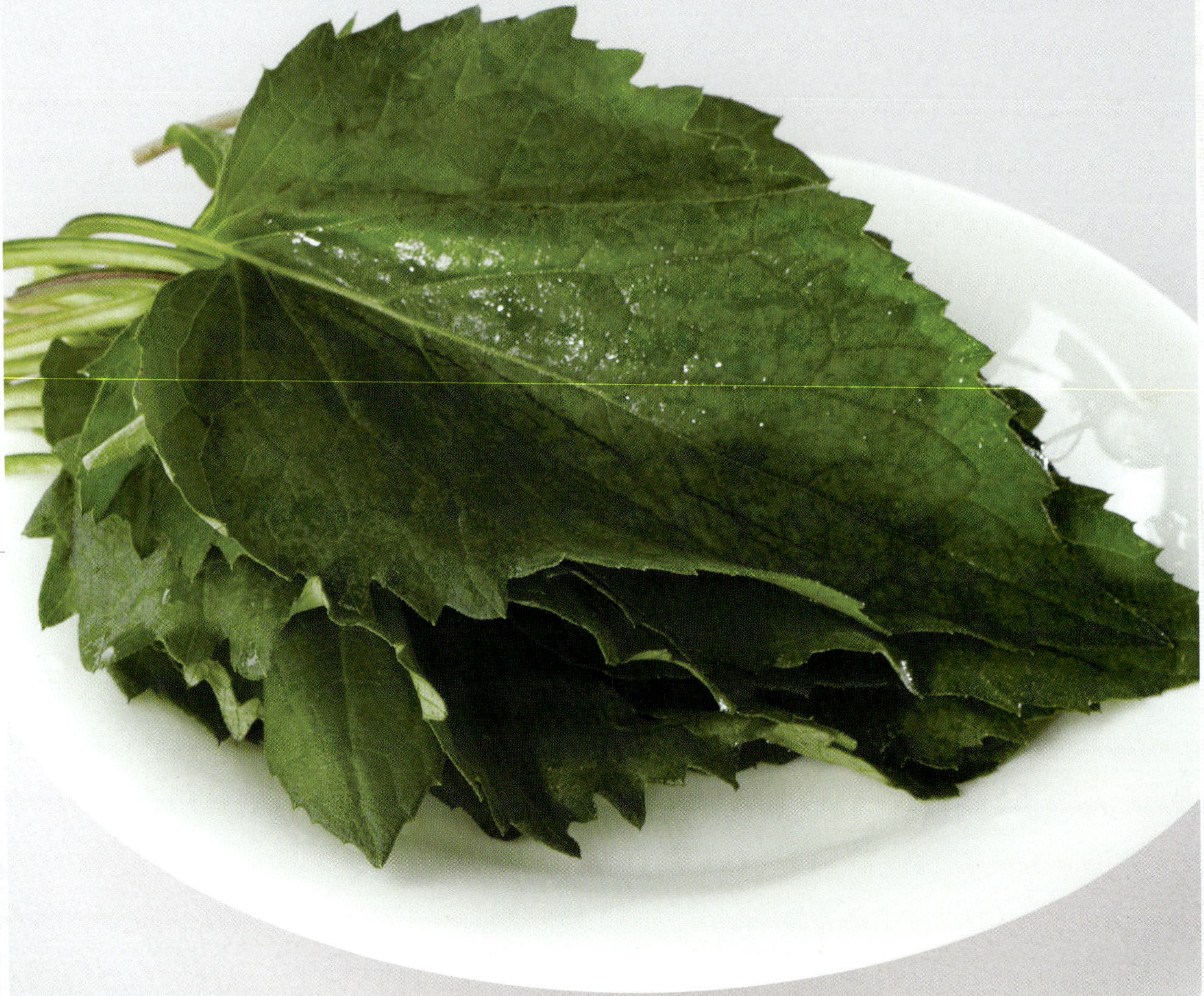

1인 1회 섭취분량	에너지	탄수화물	단백질	지 질	비타민 A	비타민 B_2	비타민 C
45g	14㎉	3.2g	1.5g	0.2g	267.3㎍RE	0.05㎎	6.3㎎
	나트륨	**식이섬유**	**칼 슘**	**콜레스테롤**	**소 금**	**철**	
	7.2㎎	1.3g	55.8㎎	0㎎	0g	1㎎	

＊칼슘급원 식품(칼슘 50㎎ 이상)

토란대
(마른것)

평면접시(대)
용기크기(단위 : ㎝)

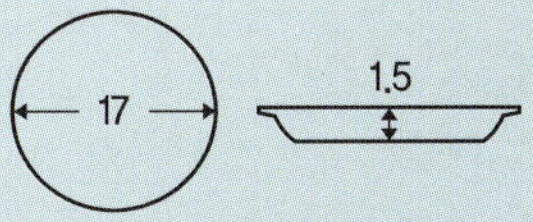

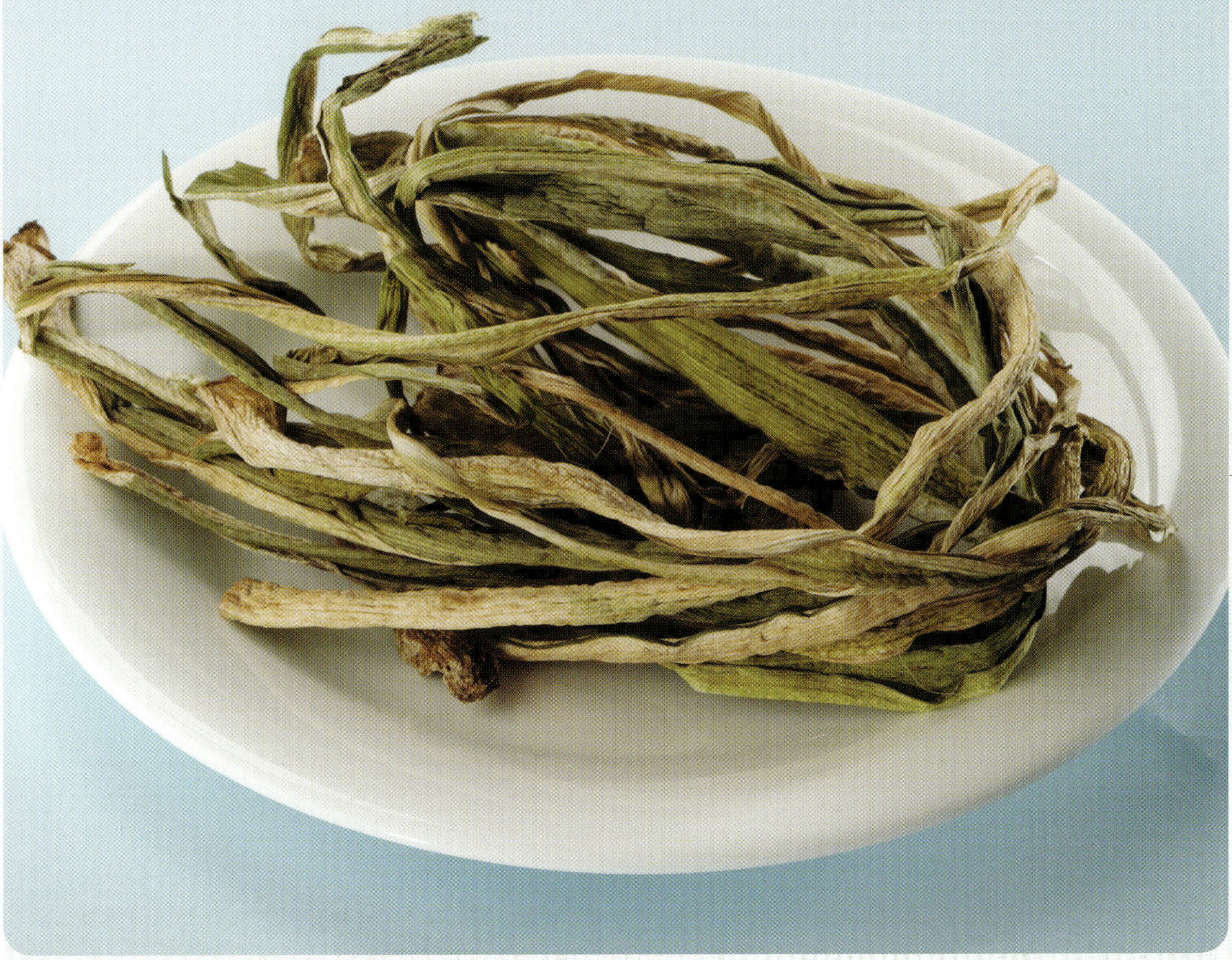

1인 1회 섭취분량	에너지	탄수화물	단백질	지 질	비타민 A	비타민 B_2	비타민 C
20g	44.8㎉	13.1g	1.5g	0.2g	1.0㎍RE	0mg	0mg

나트륨	식이섬유	칼 슘	콜레스테롤	소 금	철
2.2mg	5.2g	210mg	0mg	0g	1.6mg

*칼슘급원 식품(칼슘 50mg 이상)

토마토

평면접시(대)
용기크기(단위 : ㎝)

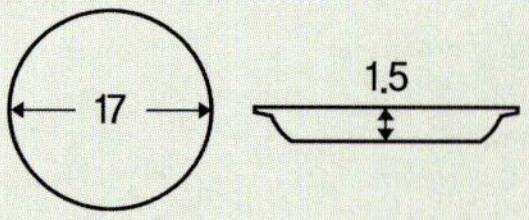

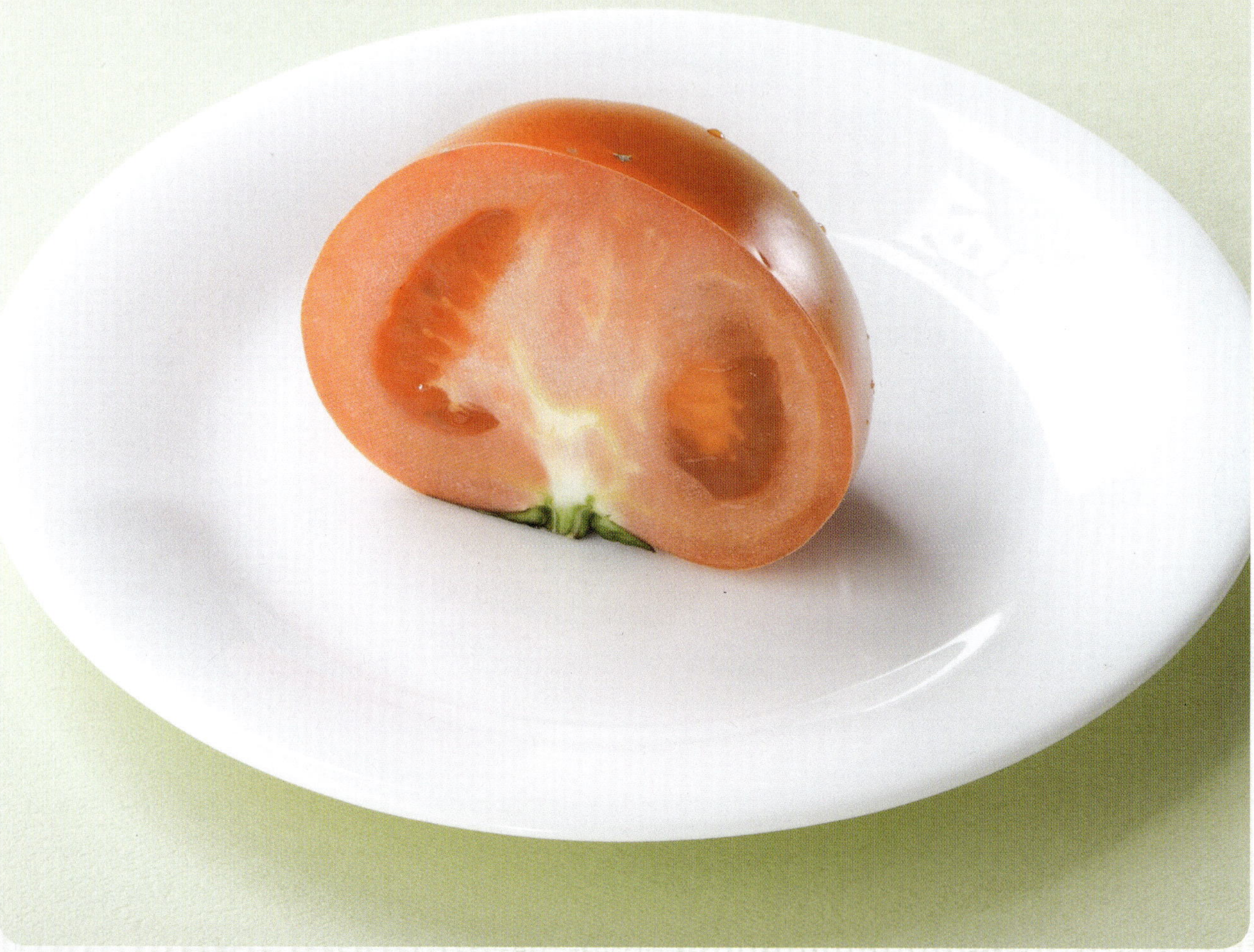

1인 1회 섭취분량	에너지	탄수화물	단백질	지 질	비타민 A	비타민 B_2	비타민 C
100g	14㎉	3.3g	0.9g	0.1g	90㎍RE	0.01㎎	11㎎

나트륨	식이섬유	칼 슘	콜레스테롤	소 금	철
5㎎	1.3g	9㎎	0㎎	0g	0.3㎎

토마토 주스

유리컵
용기크기(단위 : ㎝) 6 12

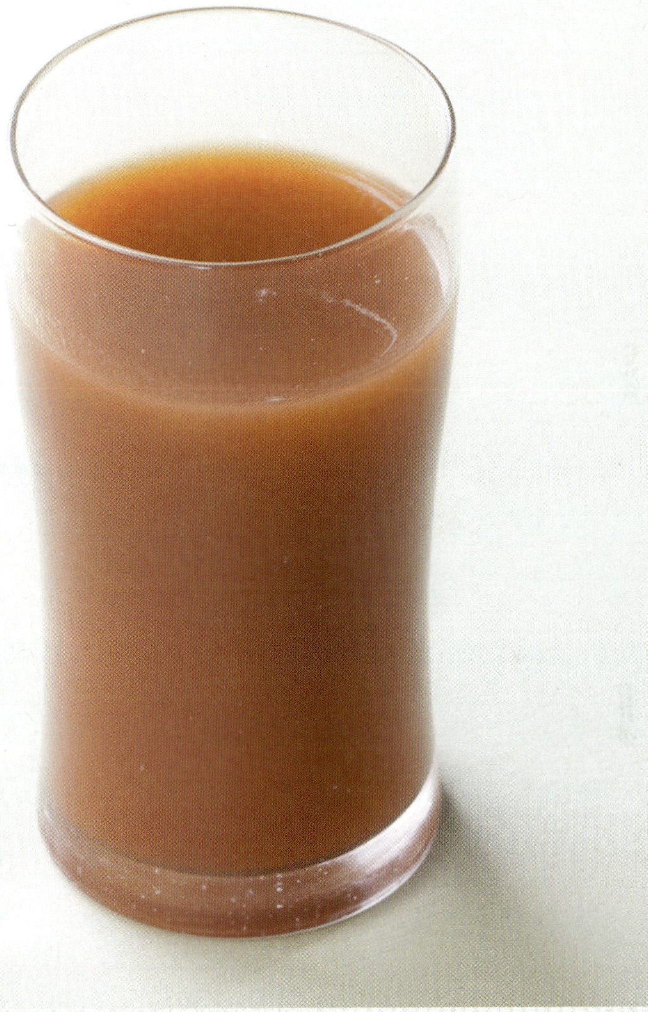

1인 1회 섭취분량	에너지	탄수화물	단백질	지 질	비타민 A	비타민 B_2	비타민 C
210ml	27㎉	6.5g	1.7g	0.2g	84.0㎍RE	0.04㎎	10.5㎎

나트륨	식이섬유	칼 슘	콜레스테롤	소 금	철
132.3㎎	1.5g	21㎎	0㎎	0.3g	1.7㎎

풋고추

종지 1
용기크기(단위 : ㎝)

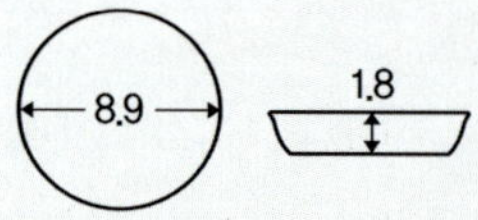

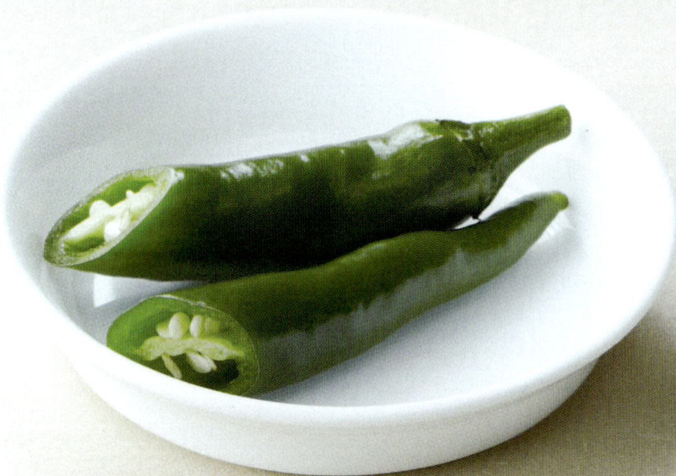

1인 1회 섭취분량	에너지	탄수화물	단백질	지 질	비타민 A	비타민 B_2	비타민 C
10g	2㎉	0.5g	0.1g	0.1g	0㎍RE	0㎎	7.2㎎
	나트륨	**식이섬유**	**칼 슘**	**콜레스테롤**	**소 금**	**철**	
	0.9㎎	0.5g	1.4㎎	0㎎	0g	0.1㎎	

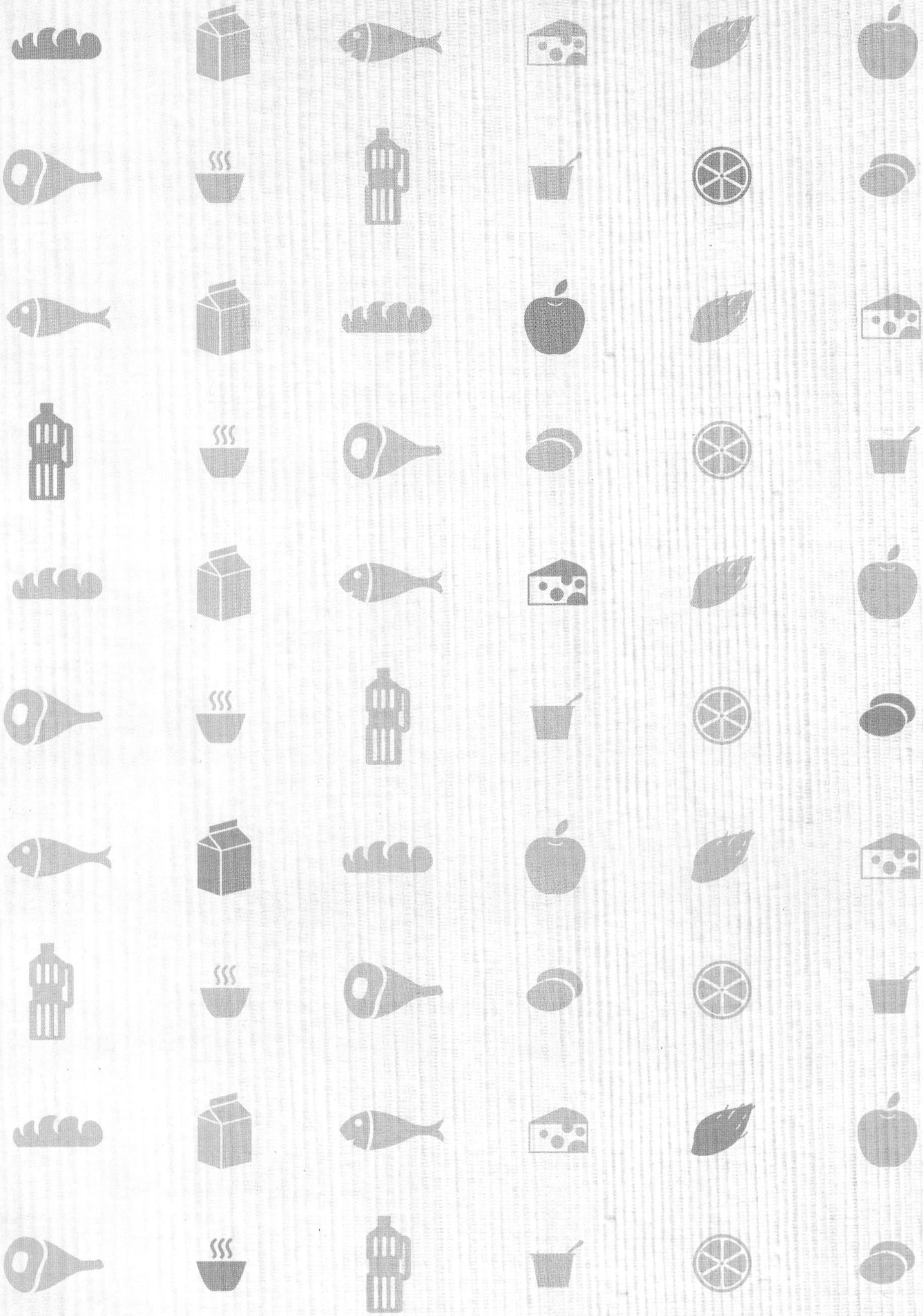

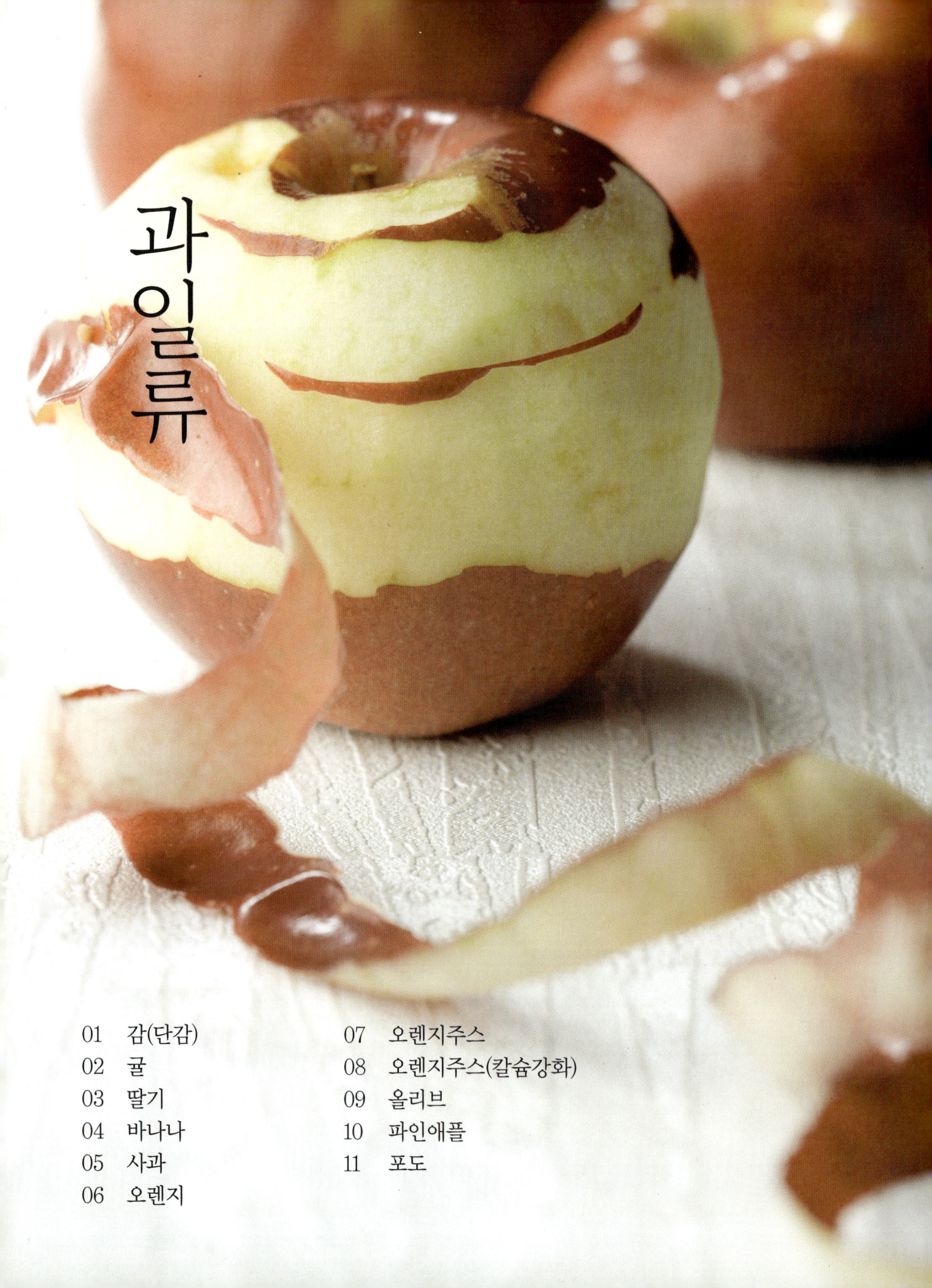

과일류

01 감(단감)
02 귤
03 딸기
04 바나나
05 사과
06 오렌지
07 오렌지주스
08 오렌지주스(칼슘강화)
09 올리브
10 파인애플
11 포도

감
(단감)

평면접시(소)
용기크기(단위 : ㎝)

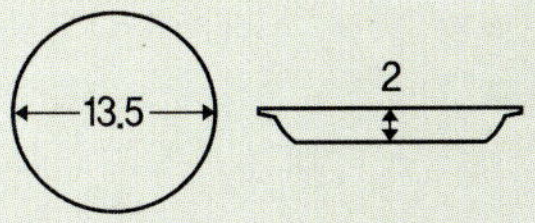

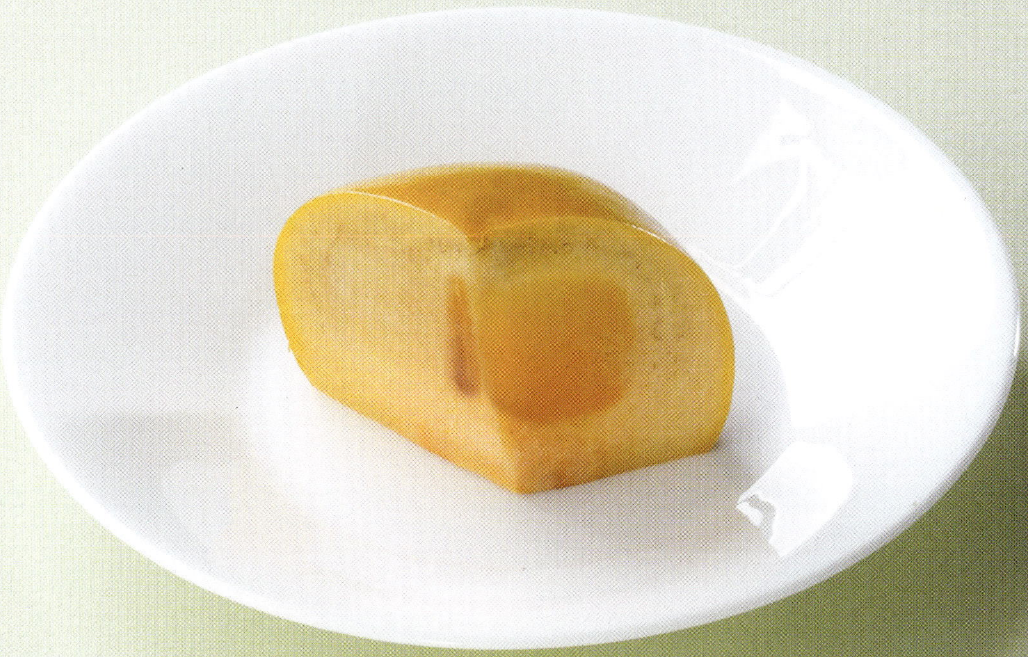

1인 1회 섭취분량	에너지	탄수화물	단백질	지 질	비타민 A	비타민 B_2	비타민 C
45g	37㎉	10.4g	0.4g	0g	213.3㎍RE	0.06mg	5.9mg

나트륨	식이섬유	칼 슘	콜레스테롤	소 금	철
5.9mg	0.9g	2.7mg	0mg	0g	1.8mg

귤

평면접시(소)
용기크기(단위 : ㎝)

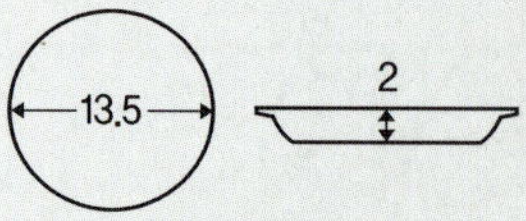

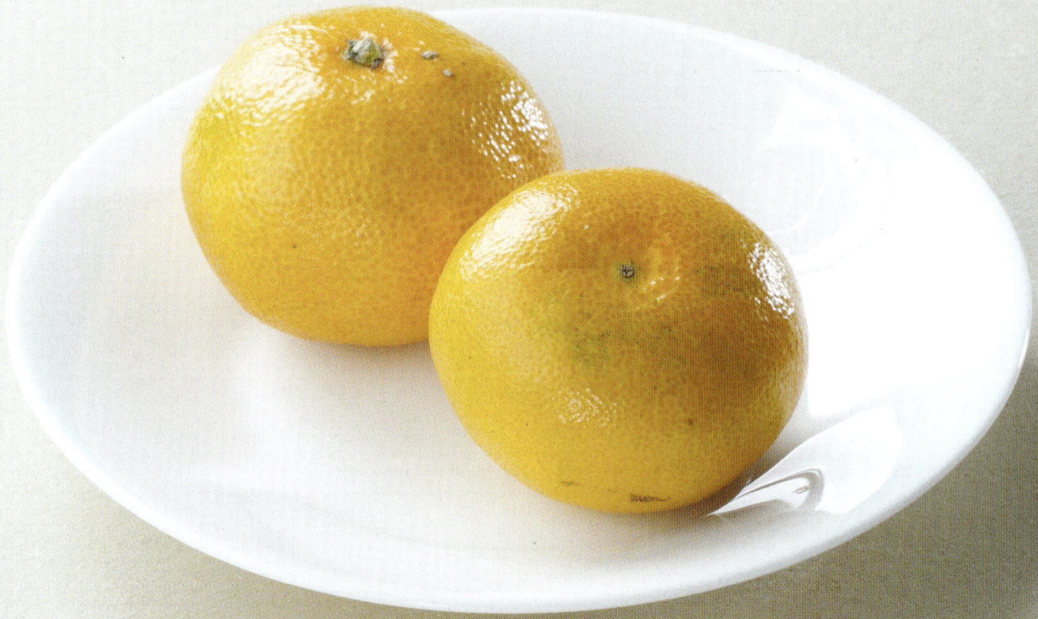

1인 1회 섭취분량 100g	에너지	탄수화물	단백질	지 질	비타민 A	비타민 B_2	비타민 C
	38㎉	9.9g	0.7g	0.1g	1㎍RE	0.04㎎	44㎎

나트륨	식이섬유	칼 슘	콜레스테롤	소 금	철
11㎎	1.1g	13㎎	0㎎	0g	0㎎

딸 기

평면접시(대)
용기크기(단위 : ㎝)

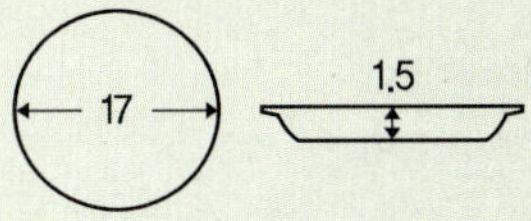

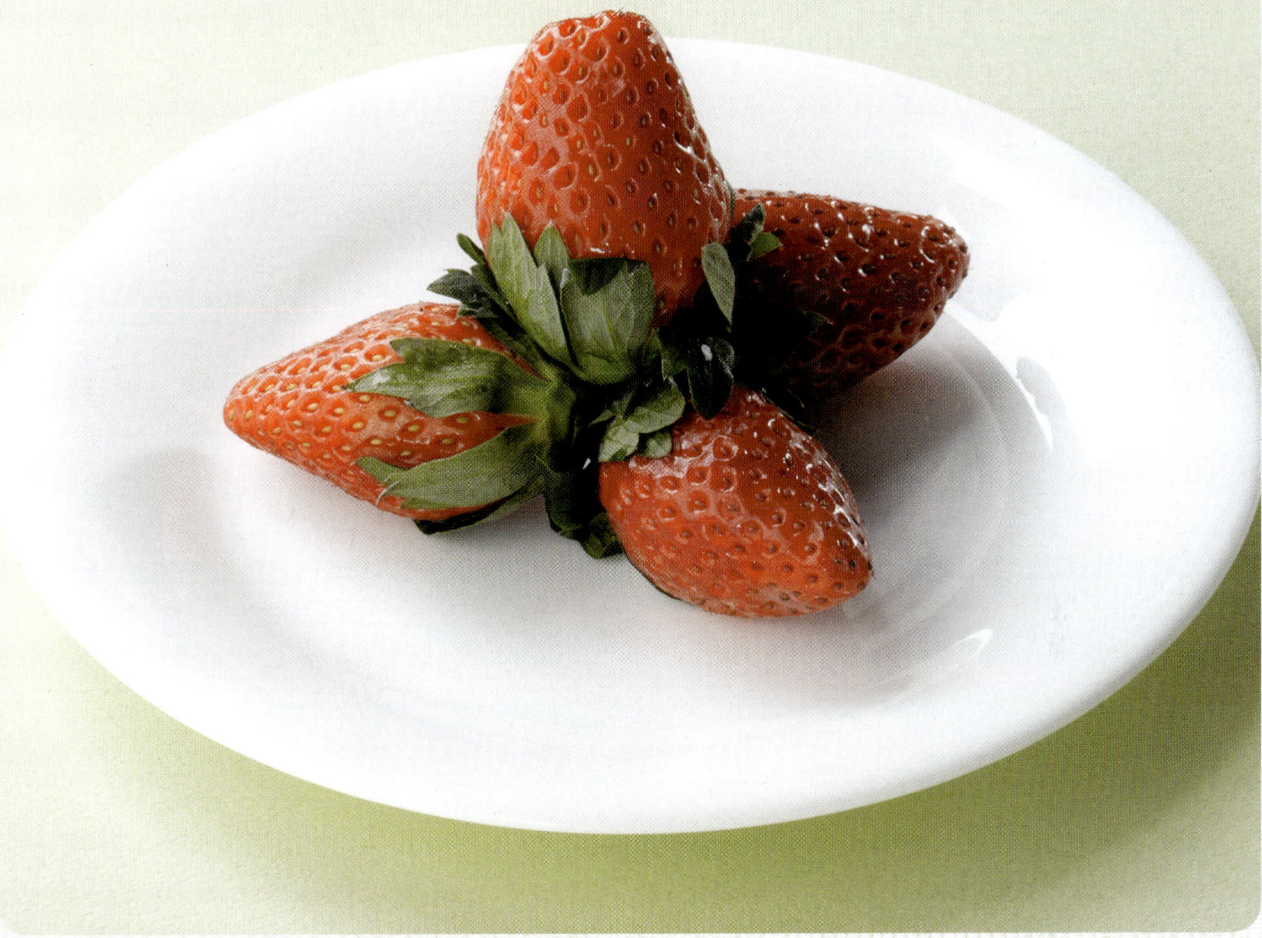

1인 1회 섭취분량	에너지	탄수화물	단백질	지 질	비타민 A	비타민 B_2	비타민 C
75g	26㎉	6.7g	0.6g	0.2g	0㎍RE	0.13㎎	53.3㎎
	나트륨	**식이섬유**	**칼 슘**	**콜레스테롤**	**소 금**	**철**	
	9.8㎎	0.9g	5.3㎎	0㎎	0g	0.3㎎	

바나나

타원형접시
용기크기(단위 : ㎝)

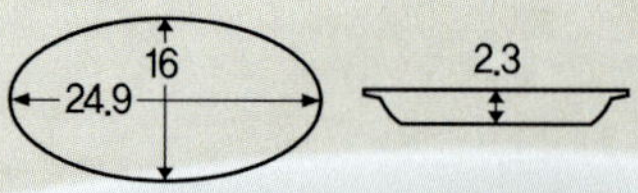

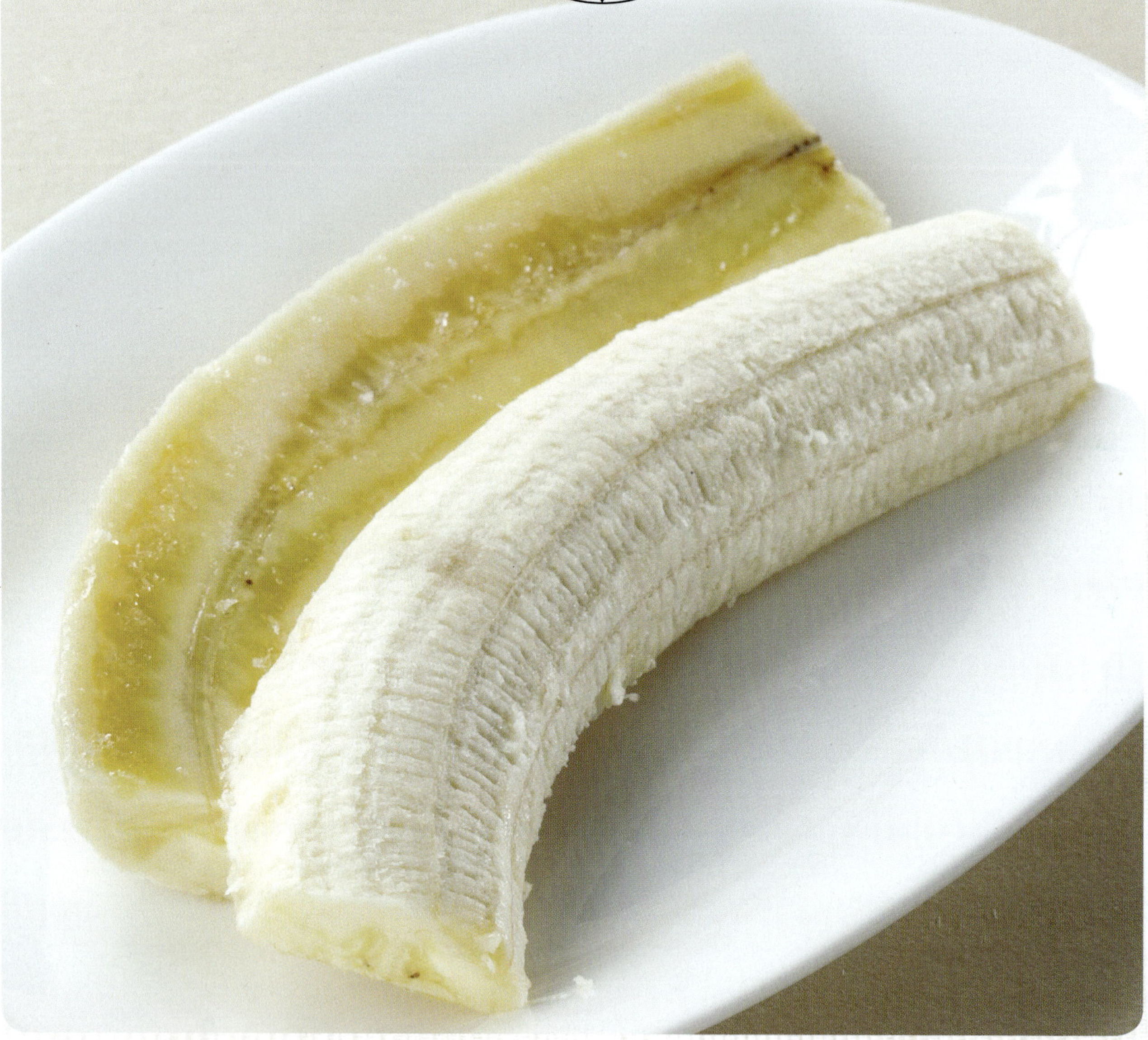

1인 1회 섭취분량 **135g**

에너지	탄수화물	단백질	지 질	비타민 A	비타민 B_2	비타민 C
108㎉	28.5g	1.6g	0.3g	2.7㎍RE	0.08㎎	13.5㎎

나트륨	식이섬유	칼 슘	콜레스테롤	소 금	철
2.7㎎	2.4g	5.4㎎	0㎎	0g	0.9㎎

사 과

평면접시(소)
용기크기(단위 : ㎝)

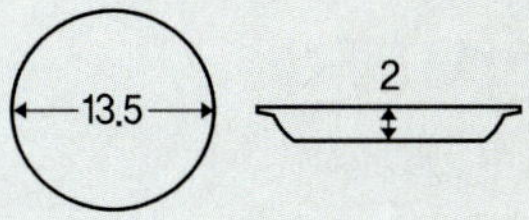

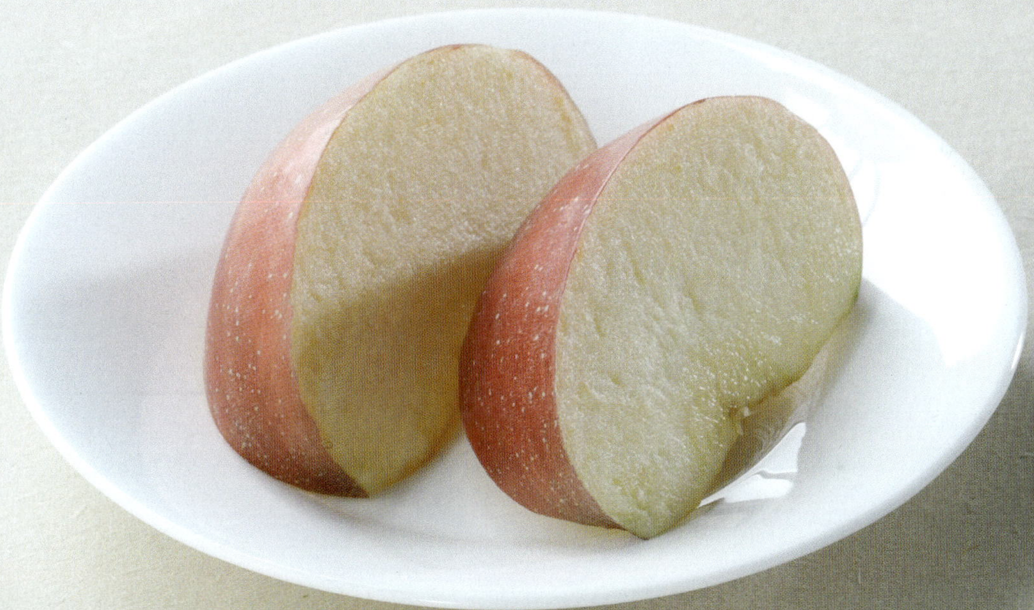

1인 1회 섭취분량	에너지	탄수화물	단백질	지 질	비타민 A	비타민 B_2	비타민 C
150g	69㎉	18.2g	0.3g	0.6g	0㎍RE	0.02㎎	7.5㎎

나트륨	식이섬유	칼 슘	콜레스테롤	소 금	철
10.5㎎	2.1g	6㎎	0㎎	0g	0.6㎎

오렌지

평면접시(특대)
용기크기(단위 : ㎝)

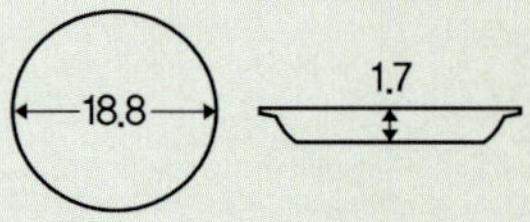

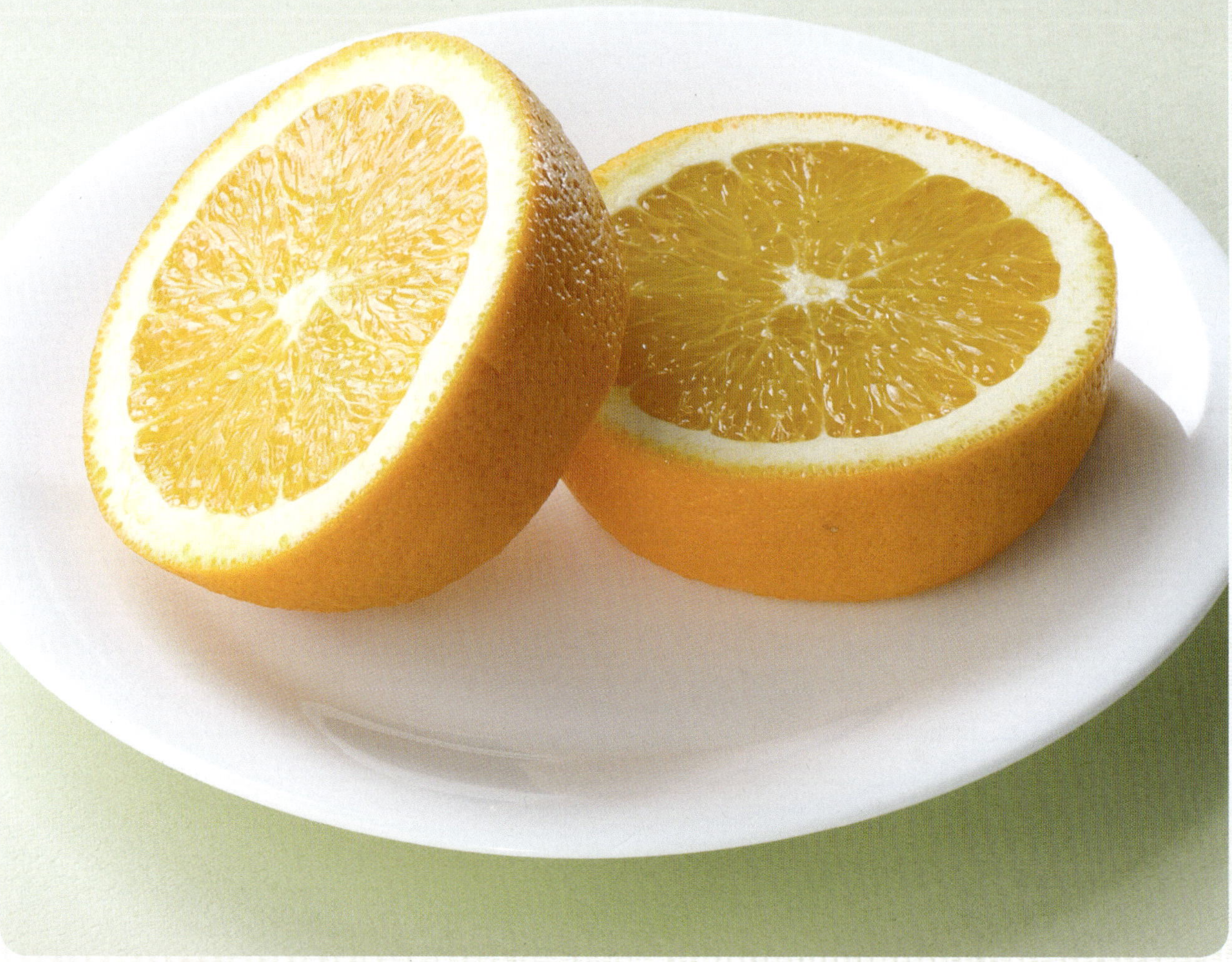

1인 1회 섭취분량	에너지	탄수화물	단백질	지 질	비타민 A	비타민 B_2	비타민 C
200g	86㎉	22.4g	1.8g	0.2g	30㎍RE	0.04㎎	86㎎
	나트륨	식이섬유	칼 슘	콜레스테롤	소 금	철	
	2㎎	4g	66㎎	0㎎	0g	0.4㎎	

＊칼슘급원 식품(칼슘 50mg 이상)

오렌지 주스

유리컵
용기크기(단위 : ㎝)

6 12

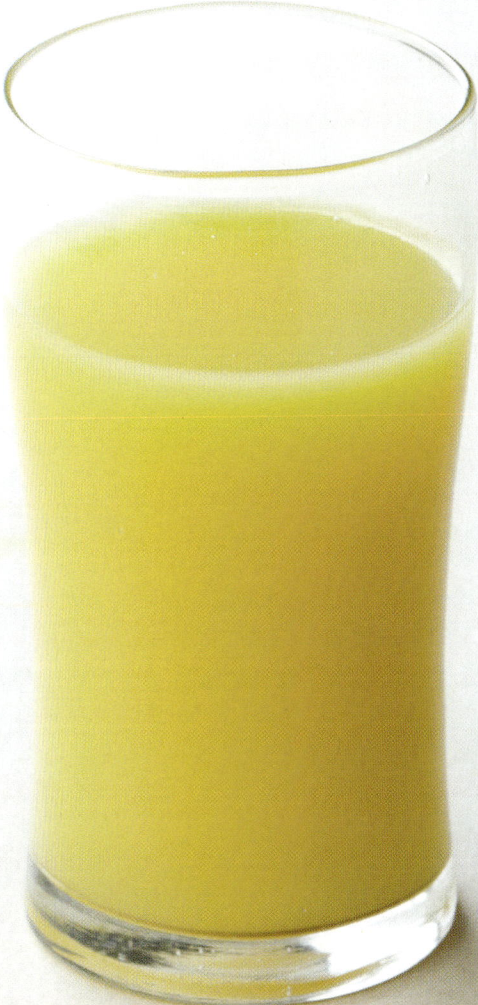

1인 1회 섭취분량	에너지	탄수화물	단백질	지 질	비타민 A	비타민 B_2	비타민 C
200ml	84㎉	21g	1.4g	0.4g	24㎍RE	0.06㎎	80㎎

나트륨	식이섬유	칼 슘	콜레스테롤	소 금	철
4㎎	0.2g	22㎎	0㎎	0g	0.4㎎

오렌지 주스 (칼슘강화)

유리컵
용기크기(단위 : ㎝) 6 / 12

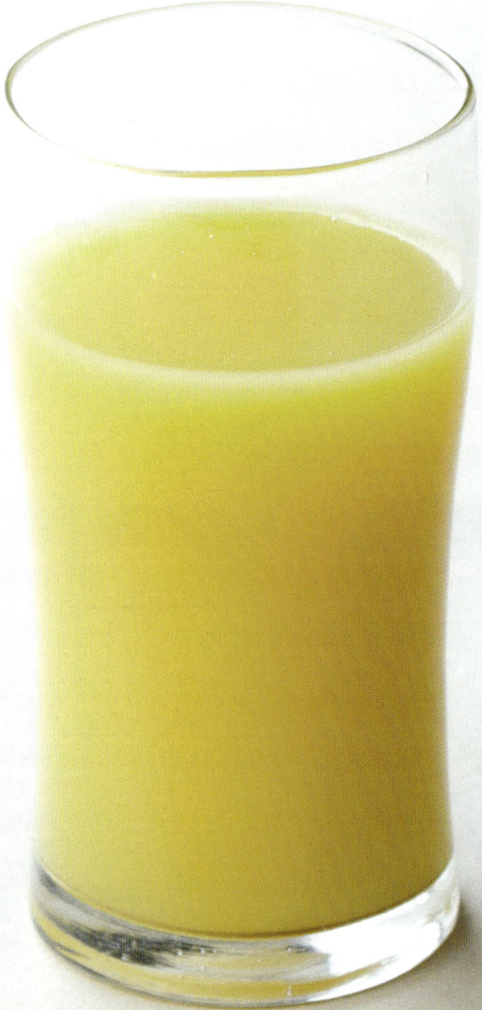

1인 1회 섭취분량	에너지	탄수화물	단백질	지 질	비타민 A	비타민 B_2	비타민 C
200ml	96㎉	24.8g	1.4g	0.2g	18㎍RE	0.01㎎	84㎎
	나트륨	**식이섬유**	**칼 슘**	**콜레스테롤**	**소 금**	**철**	
	4㎎	0.2g	188㎎	0㎎	0g	0.8㎎	

* 칼슘급원 식품(칼슘 50mg 이상)

올리브

평면접시(소)
용기크기(단위 : ㎝)

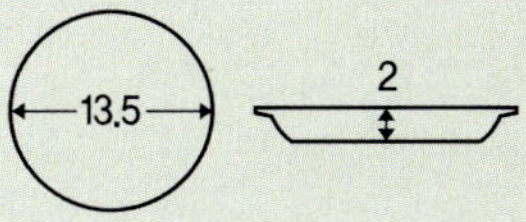

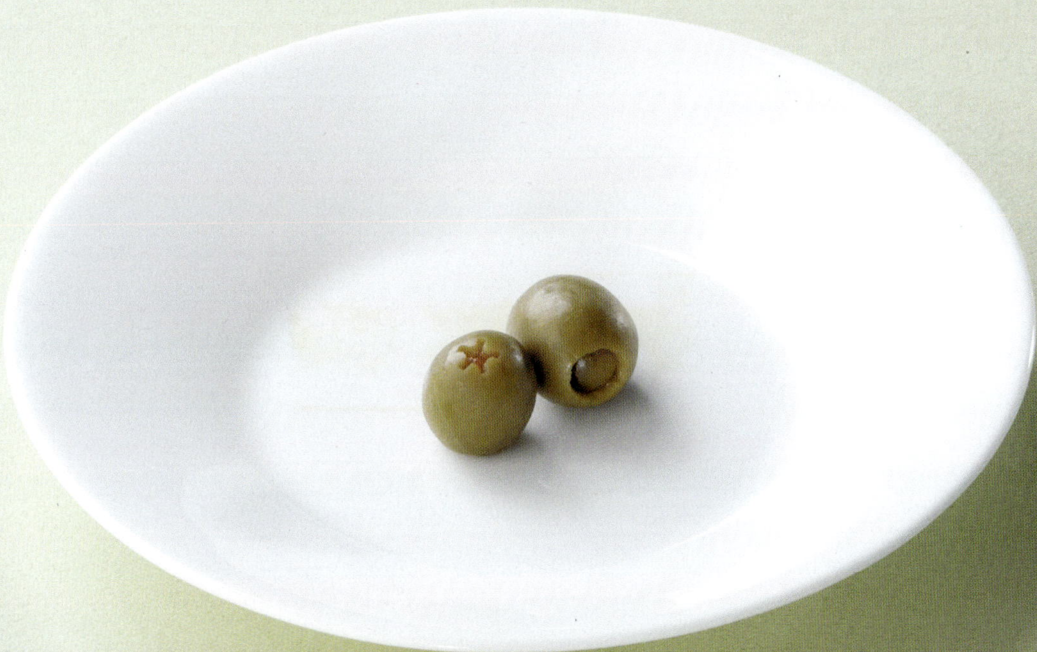

1인 1회 섭취분량	에너지	탄수화물	단백질	지 질	비타민 A	비타민 B_2	비타민 C
5g	4㎉	1g	0.1g	0.1g	2.8㎍RE	0.01㎎	1㎎
	나트륨	식이섬유	칼 슘	콜레스테롤	소 금	철	
	2.4㎎	0.1g	0.9㎎	0㎎	0g	0.1㎎	

파인애플

평면접시(대)
용기크기(단위 : ㎝)

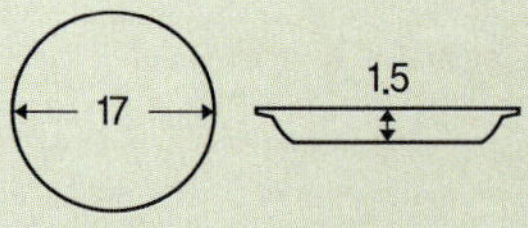

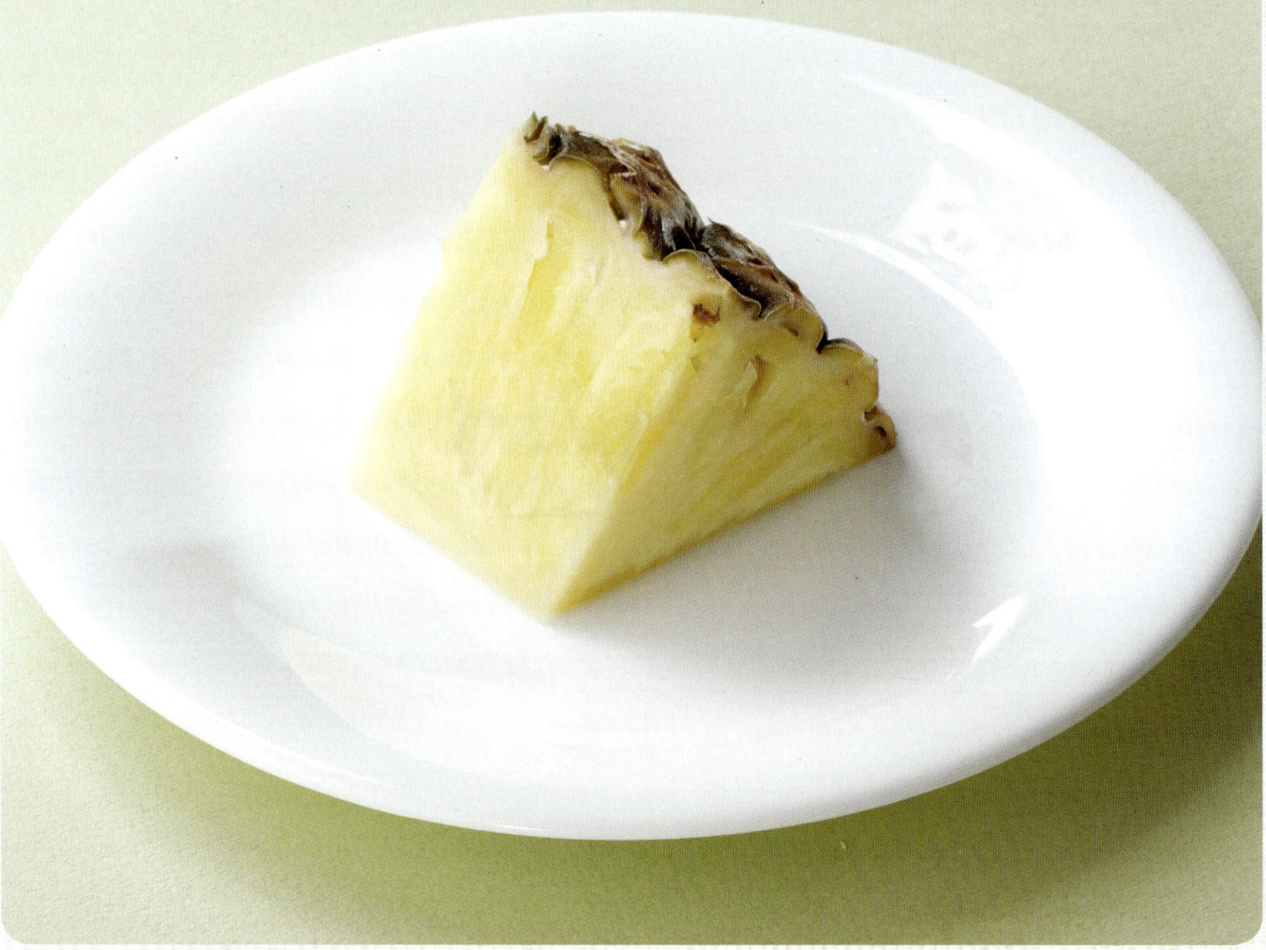

1인 1회 섭취분량	에너지	탄수화물	단백질	지 질	비타민 A	비타민 B_2	비타민 C
45g	10㎉	2.8g	0.2g	0g	0㎍RE	0㎎	6.8㎎

나트륨	식이섬유	칼 슘	콜레스테롤	소 금	철
2.3㎎	0.7g	4.5㎎	0㎎	0g	0.2㎎

포 도

평면접시(대)
용기크기(단위 : ㎝)

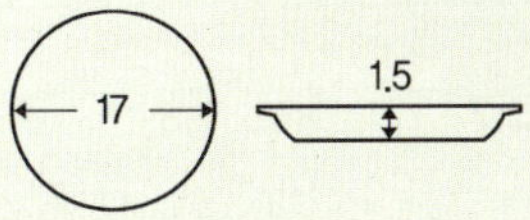

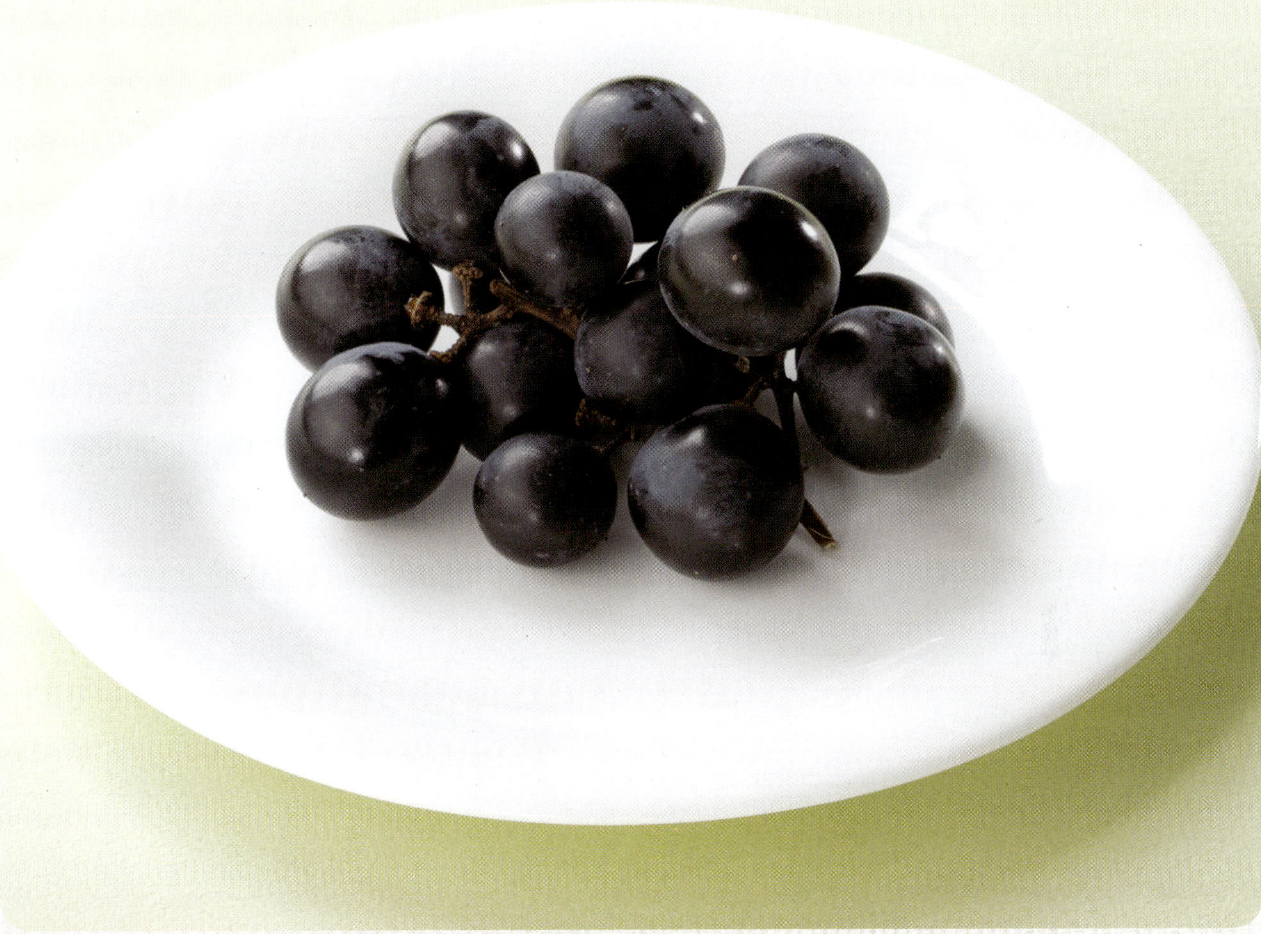

1인 1회 섭취분량	에너지	탄수화물	단백질	지 질	비타민 A	비타민 B_2	비타민 C
70g	39㎉	10.6g	0.4g	0.1g	2.1㎍RE	0.01㎎	1.4㎎
	나트륨	**식이섬유**	**칼 슘**	**콜레스테롤**	**소 금**	**철**	
	3.5㎎	1.7g	4.2㎎	0㎎	0g	0.3㎎	

육류

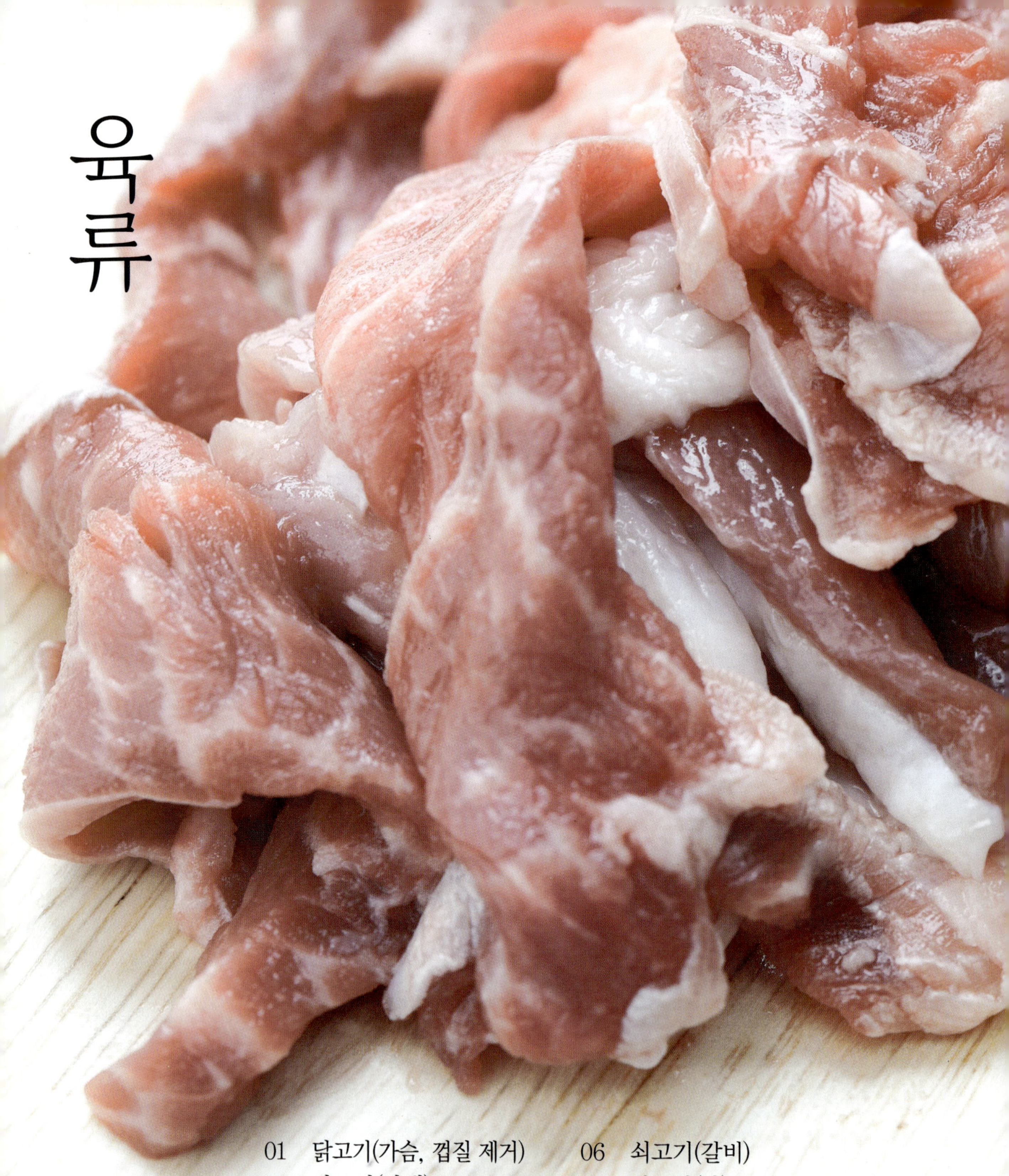

01 닭고기(가슴, 껍질 제거)
02 닭고기(날개)
03 닭고기(다리)
04 돼지고기(갈비)
05 돼지고기(삼겹살)
06 쇠고기(갈비)
07 쇠고기(간)
08 쇠고기(곱창)
09 오리고기

닭고기
(가슴, 껍질 제거)

평면접시(대)
용기크기(단위 : ㎝)

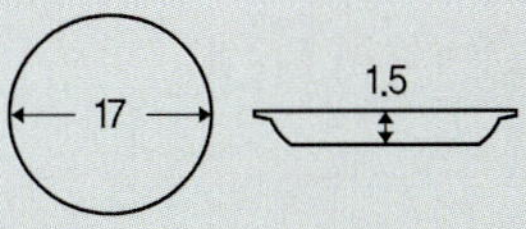

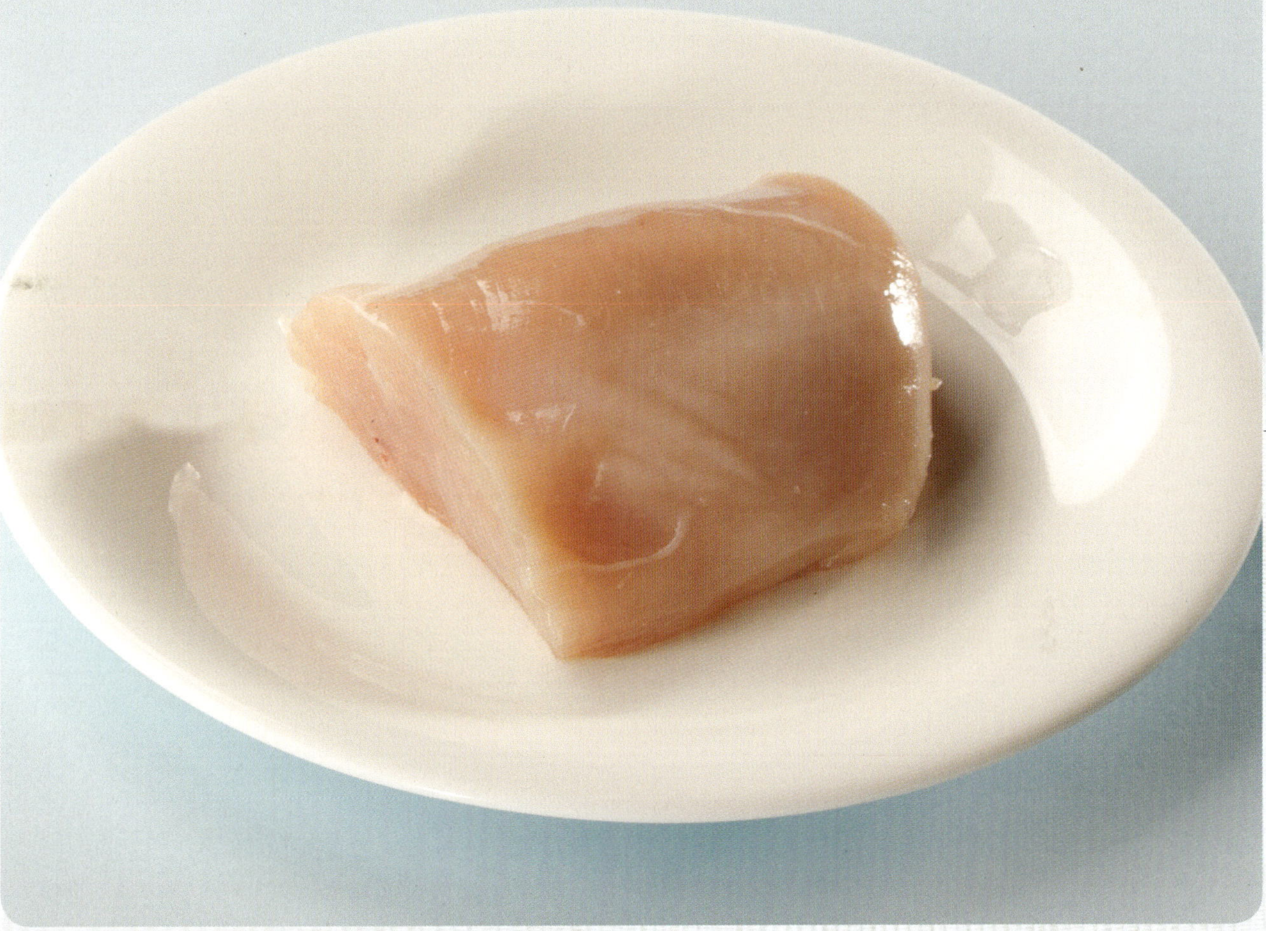

1인 1회 섭취분량
95g

에너지	탄수화물	단백질	지 질	비타민 A	비타민 B_2	비타민 C
97㎉	1.1g	22.1g	0.4g	38㎍RE	0.08㎎	0㎎

나트륨	식이섬유	칼 슘	콜레스테롤	소 금	철
39㎎	0g	2.9㎎	71.3㎎	0.1g	1.7㎎

＊주의 성분(콜레스테롤 50mg 이상)

닭고기 (날개)

평면접시(대)
용기크기(단위 : ㎝)

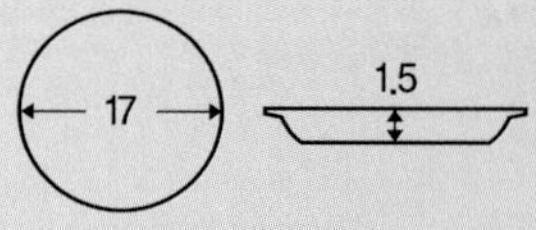

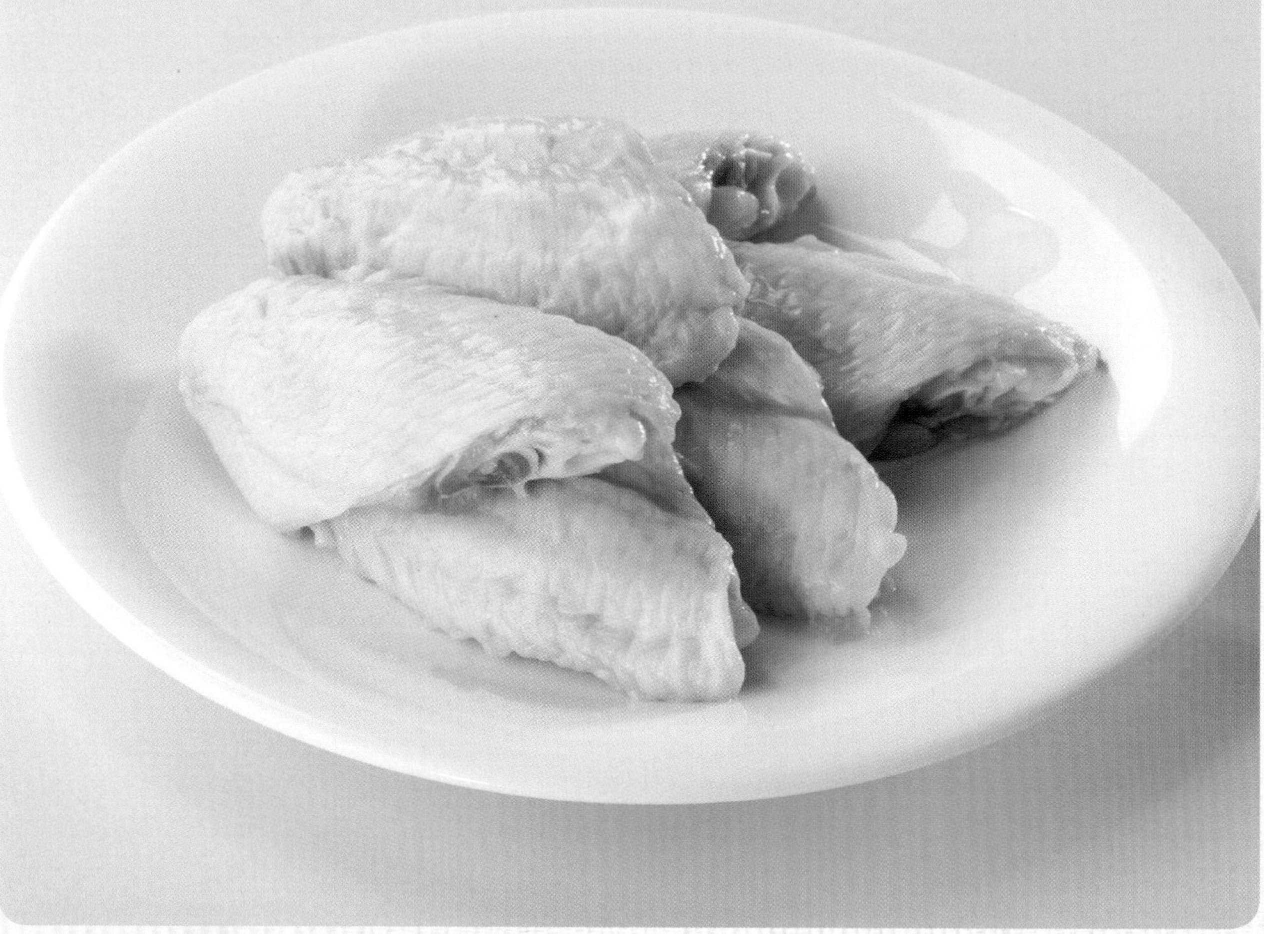

1인 1회 섭취분량	에너지	탄수화물	단백질	지 질	비타민 A	비타민 B_2	비타민 C
95g	210㎉	0.8g	16.6g	14.4g	34.2㎍RE	0.31mg	0mg
	나트륨	식이섬유	칼 슘	콜레스테롤	소 금	철	
	64.6mg	0g	8.6mg	110.2mg	0.2g	1mg	

*주의 성분(콜레스테롤 50mg 이상)

닭고기
(다리)

평면접시(대)
용기크기(단위 : ㎝)

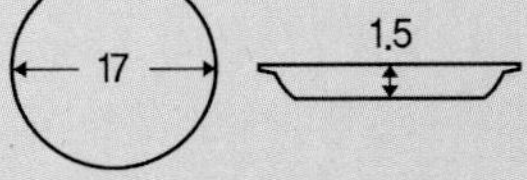

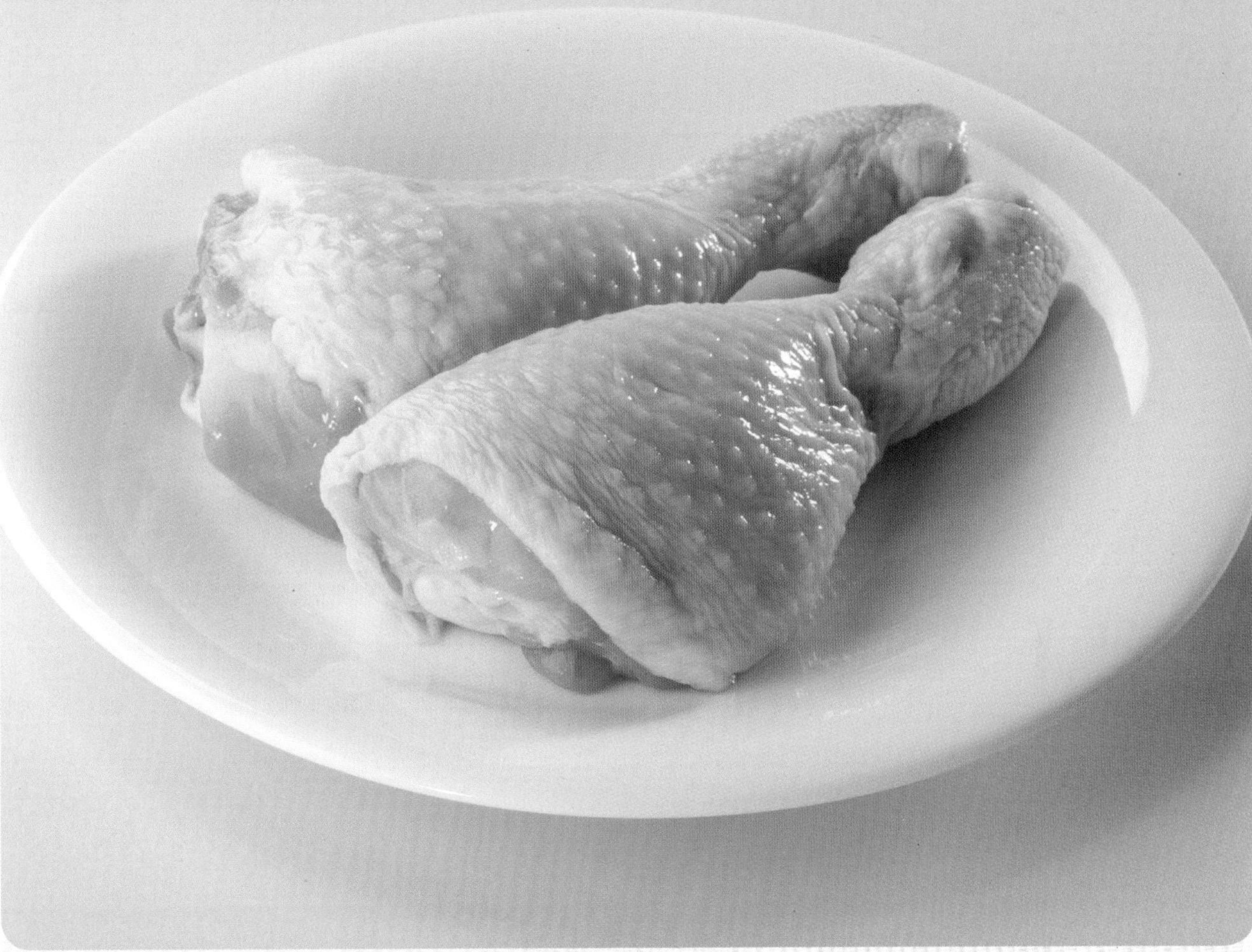

1인 1회 섭취분량	에너지	탄수화물	단백질	지 질	비타민 A	비타민 B_2	비타민 C
95g	120㎉	0.8g	17.3g	4.1g	42.8㎍RE	0.15㎎	0㎎

나트륨	식이섬유	칼 슘	콜레스테롤	소 금	철
109.3㎎	0g	6.7㎎	78.9㎎	0.3g	0.8㎎

*주의 성분(콜레스테롤 50mg 이상)

돼지고기 (갈비)

평면접시(대)
용기크기(단위 : ㎝)

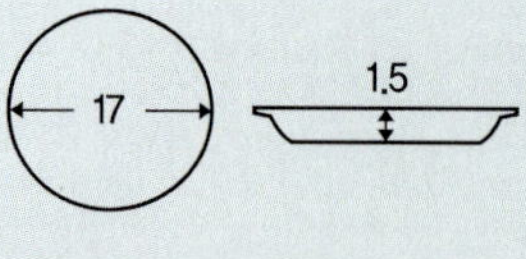

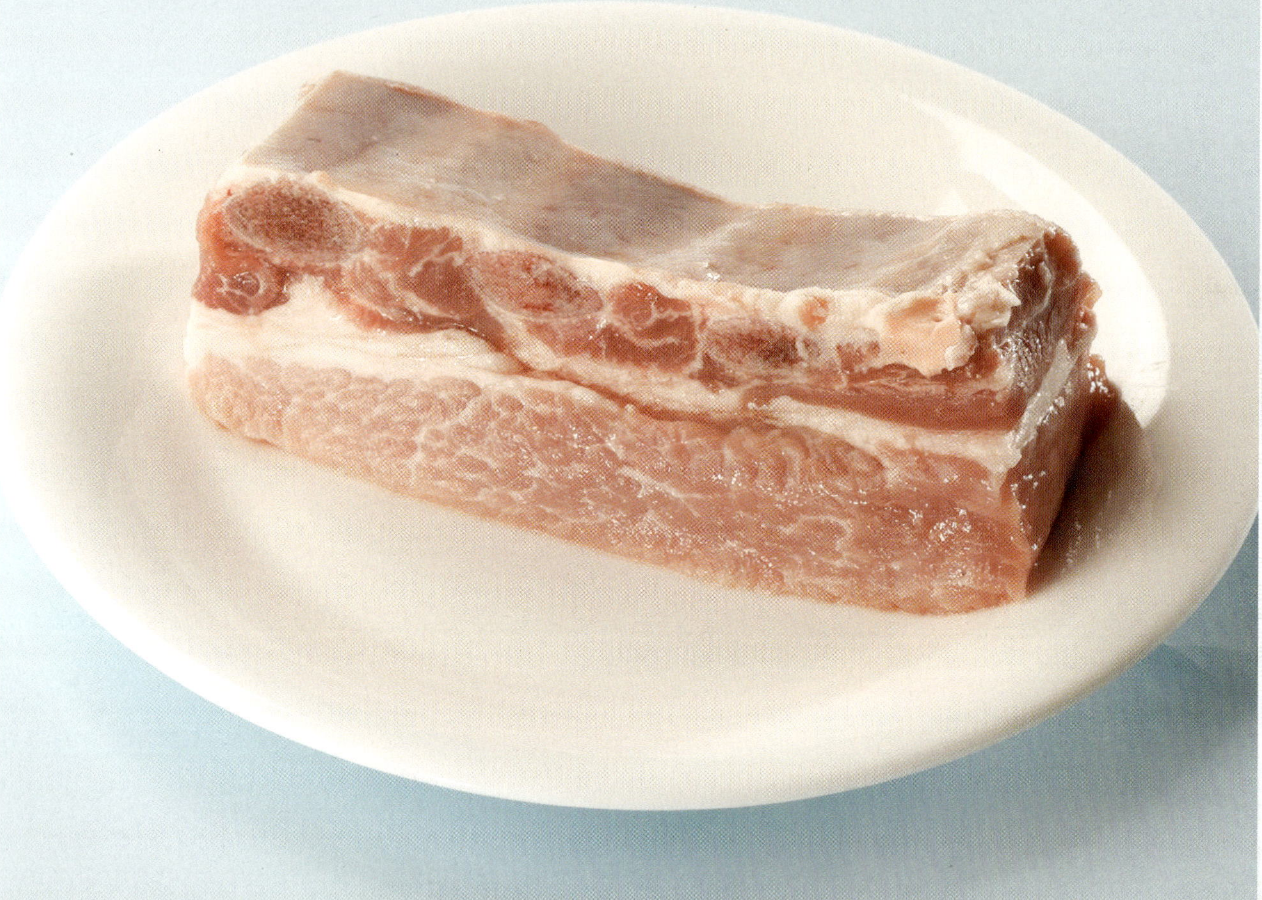

1인 1회 섭취분량 **130g**

에너지	탄수화물	단백질	지 질	비타민 A	비타민 B_2	비타민 C
270㎉	1.3g	24.1g	18.1g	7.8㎍RE	0.21㎎	2.6㎎

나트륨	식이섬유	칼 슘	콜레스테롤	소 금	철
79.3㎎	0g	15.6㎎	89.7㎎	0.2g	0.5㎎

*주의 성분(콜레스테롤 50mg 이상)

돼지고기
(삼겹살)

평면접시(특대)
용기크기(단위 : ㎝)

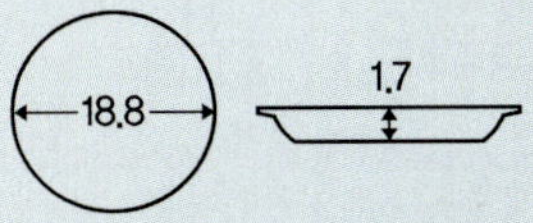

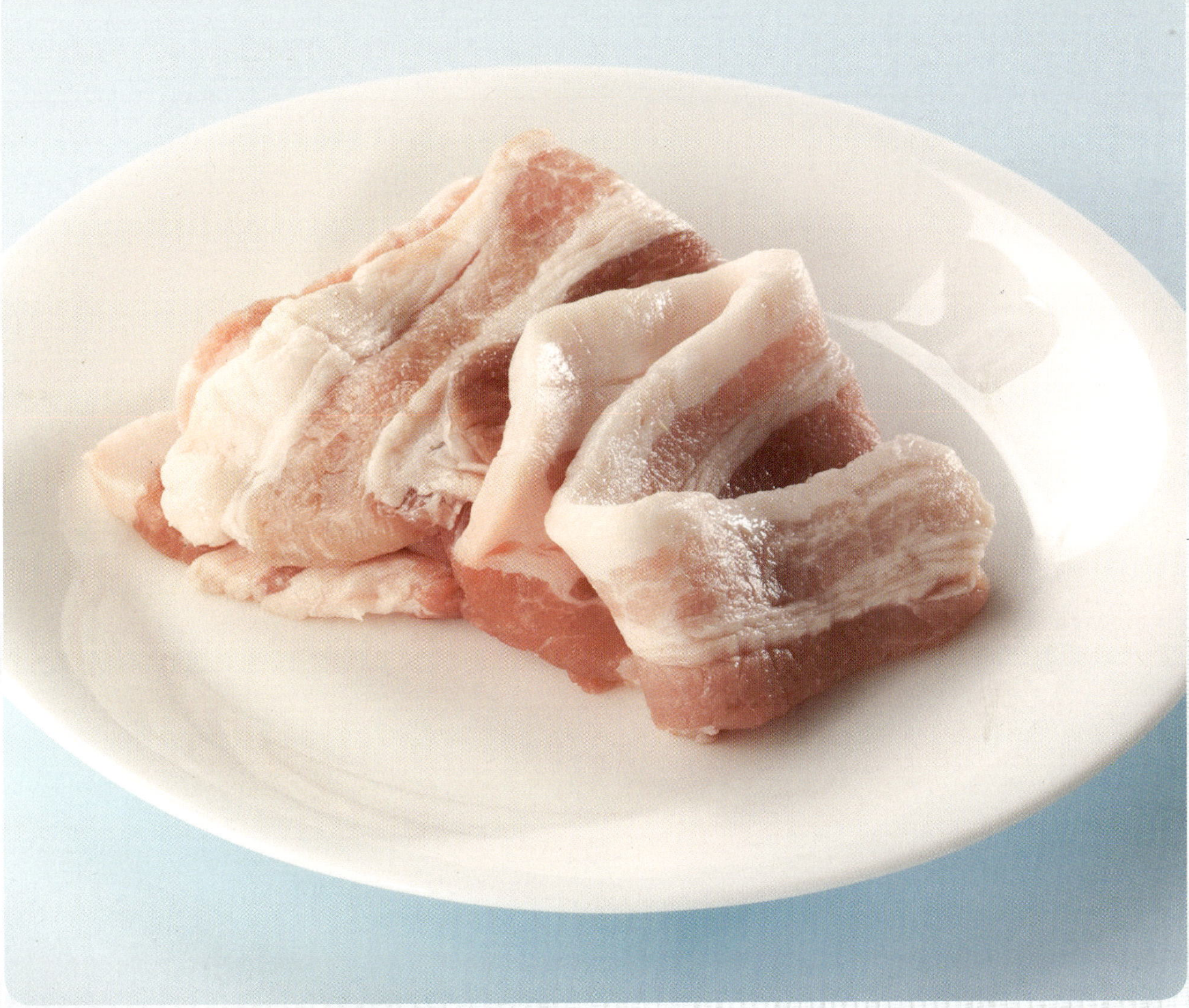

1인 1회 섭취분량	에너지	탄수화물	단백질	지 질	비타민 A	비타민 B_2	비타민 C
155g	513㎉	1.2g	26.7g	44g	9.3㎍RE	0.47㎎	1.6㎎
	나트륨	**식이섬유**	**칼 슘**	**콜레스테롤**	**소 금**	**철**	
	68.2㎎	0g	12.4㎎	99.2㎎	0.2g	1.1㎎	

*주의 성분(에너지 300kcal 이상, 콜레스테롤 50mg 이상)

쇠고기
(갈비)

평면접시(특대)
용기크기(단위 : ㎝)

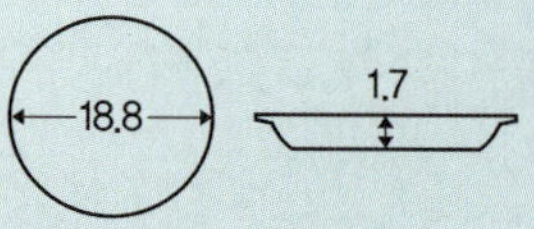

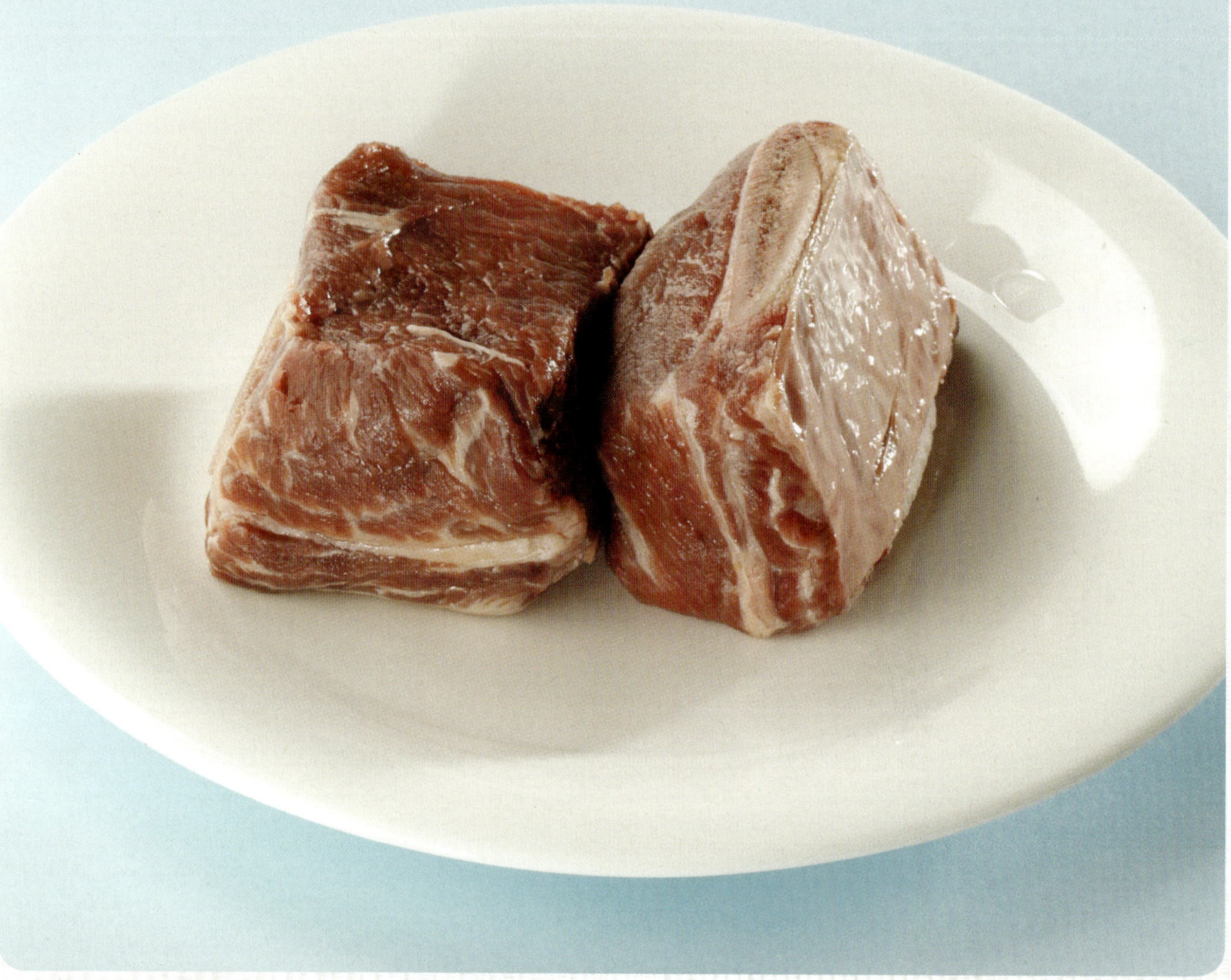

1인 1회 섭취분량
100g

에너지	탄수화물	단백질	지 질	비타민 A	비타민 B_2	비타민 C
263㎉	0.9g	18.5g	19.5g	10㎍RE	0.15㎎	1㎎

나트륨	식이섬유	칼 슘	콜레스테롤	소 금	철
41㎎	0g	3㎎	55㎎	0.1g	1.2㎎

＊주의 성분(콜레스테롤 50mg 이상)

쇠고기
(간)

평면접시(중)
용기크기(단위 : ㎝)

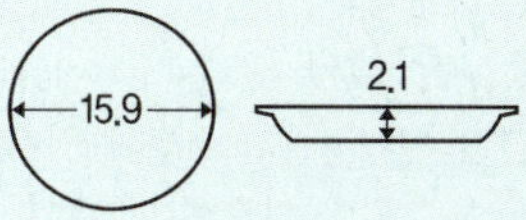

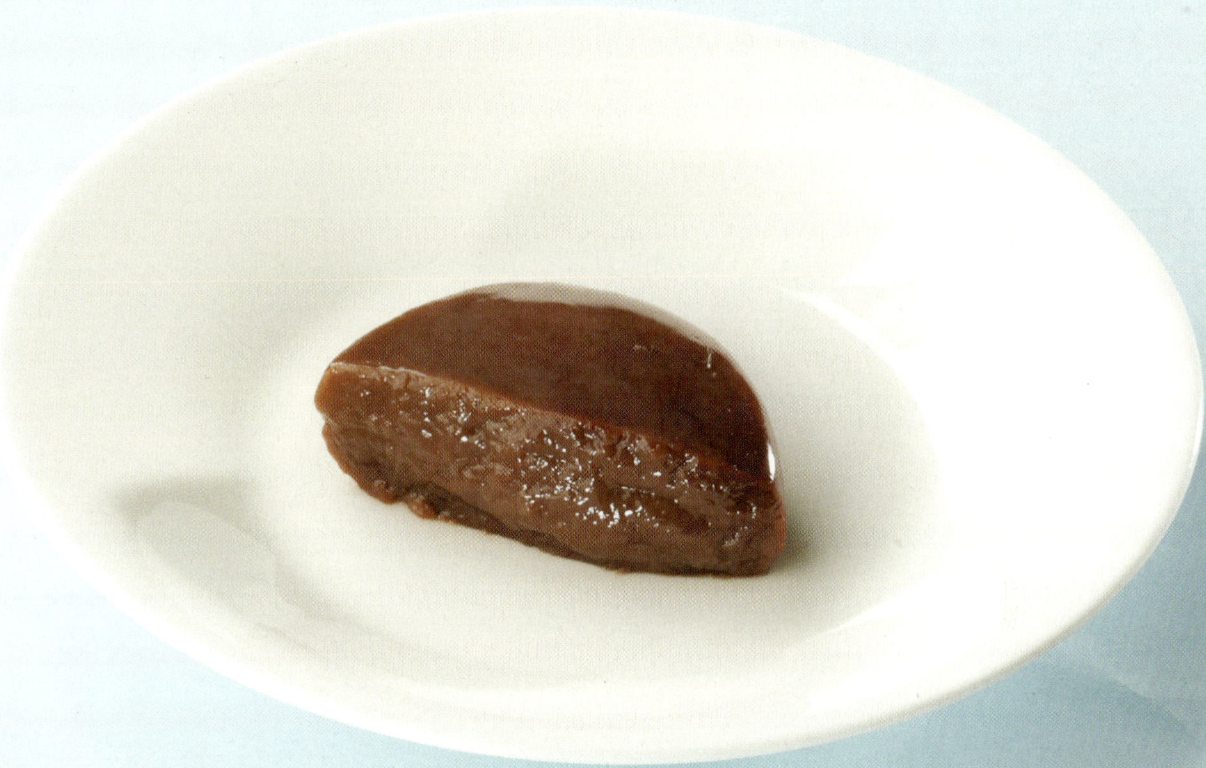

1인 1회 섭취분량	에너지	탄수화물	단백질	지 질	비타민 A	비타민 B_2	비타민 C
30g	39㎉	0.4g	5.7g	1.4g	2841.6㎍RE	0.67㎎	6㎎
	나트륨	**식이섬유**	**칼 슘**	**콜레스테롤**	**소 금**	**철**	
	19.5㎎	0g	1.8㎎	73.8㎎	0g	2.4㎎	

＊주의 성분(콜레스테롤 50mg 이상)

쇠고기 (곱창)

평면접시(대)
용기크기(단위 : ㎝)

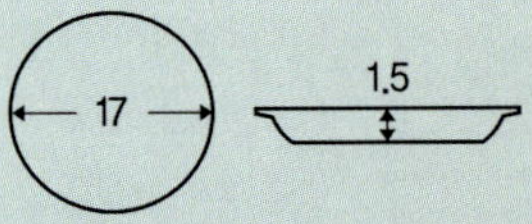

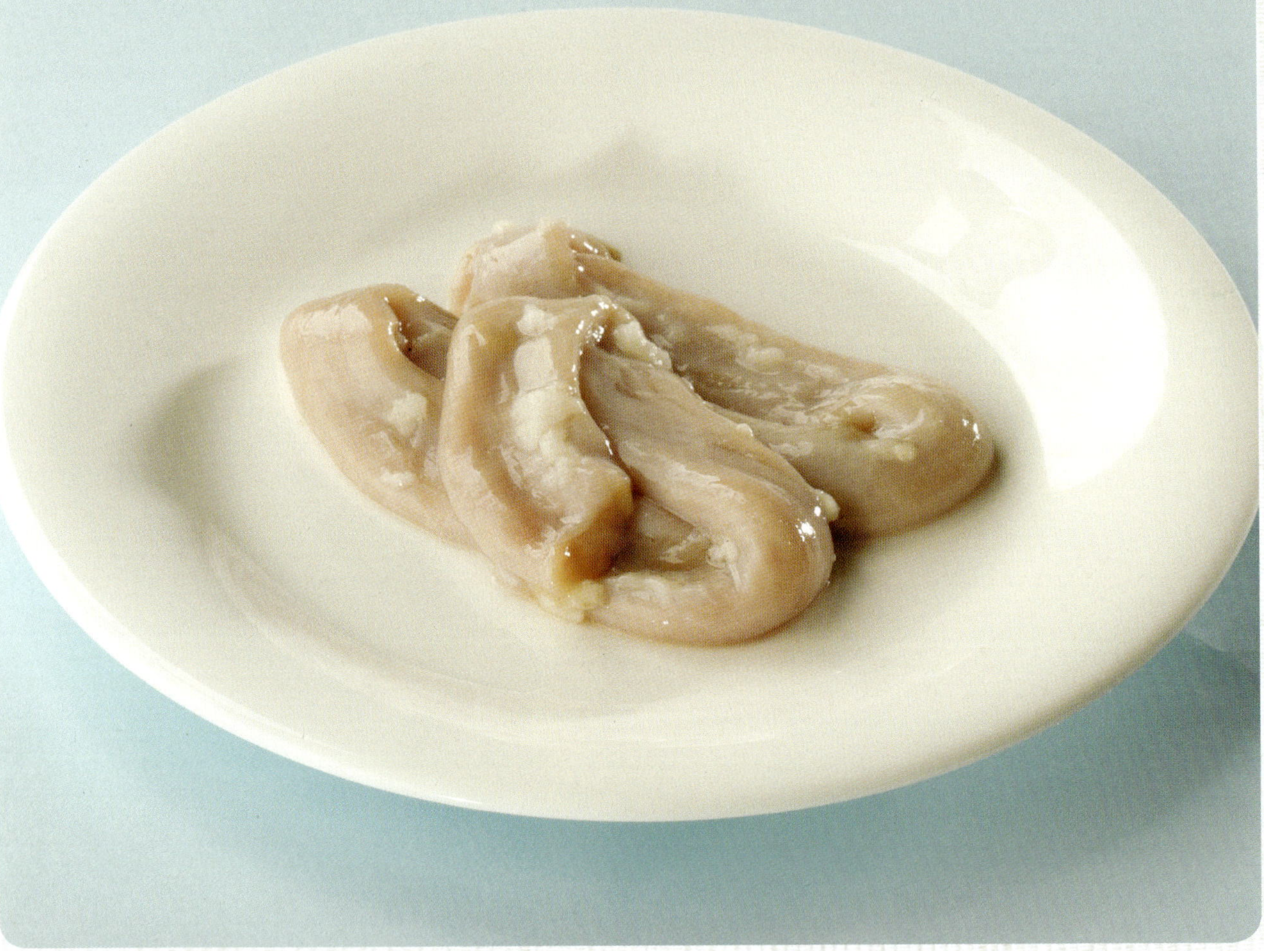

1인 1회 섭취분량	에너지	탄수화물	단백질	지 질	비타민 A	비타민 B_2	비타민 C
40g	56㎉	0.2g	3.6g	4.5g	6㎍RE	0.04㎎	0㎎
	나트륨	**식이섬유**	**칼 슘**	**콜레스테롤**	**소 금**	**철**	
	18㎎	0g	4.8㎎	69.6㎎	0g	0.8㎎	

* 주의 성분(콜레스테롤 50mg 이상)

오리고기

평면접시(특대)
용기크기(단위 : ㎝)

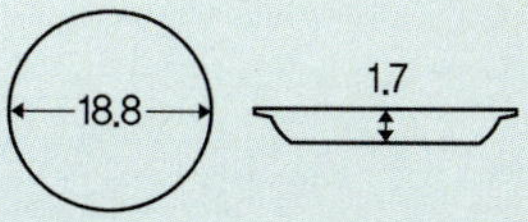

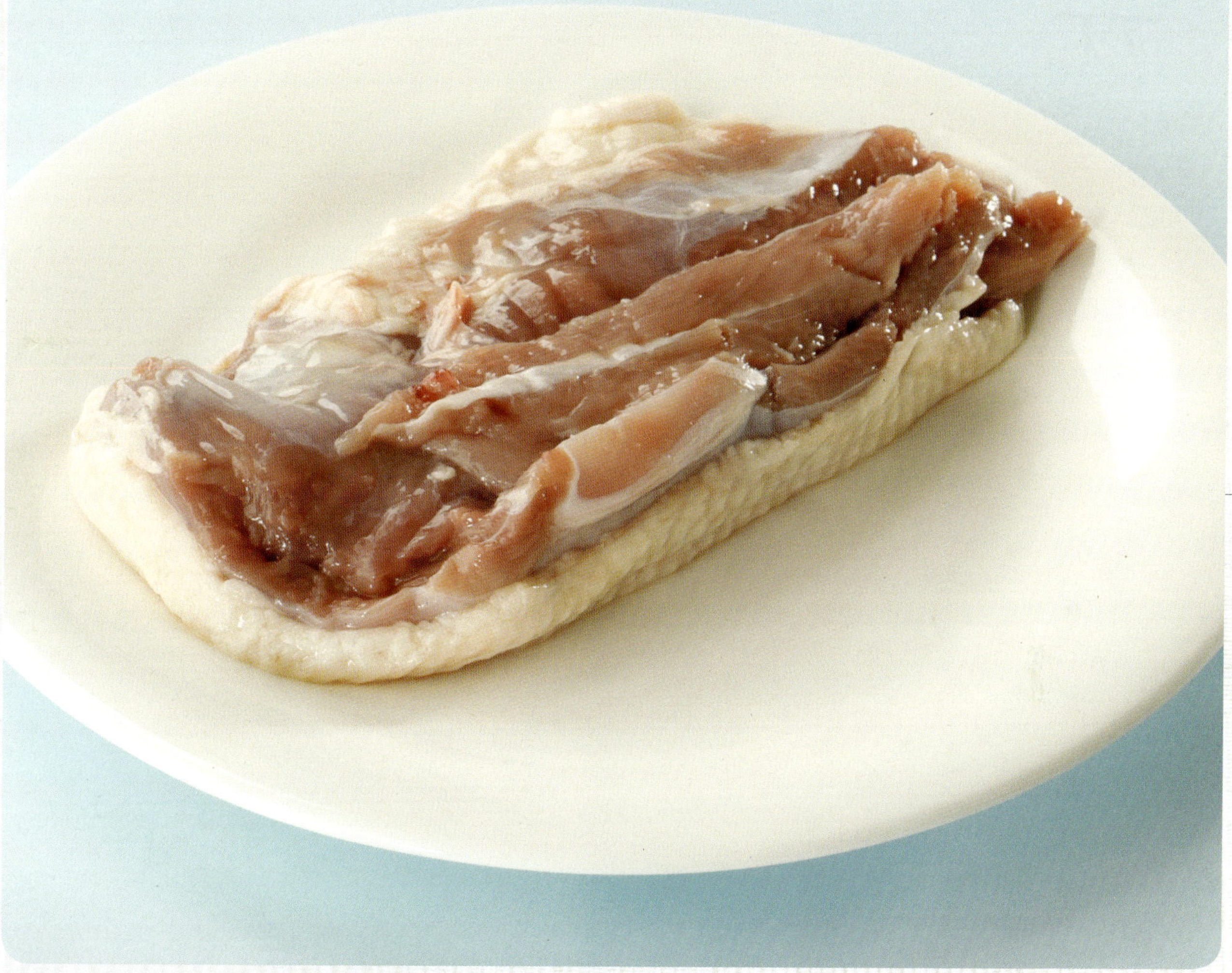

1인 1회 섭취분량	에너지	탄수화물	단백질	지 질	비타민 A	비타민 B_2	비타민 C
165g	525㎉	1.7g	26.4g	45.5g	9.9㎍RE	0.51㎎	3.3㎎
	나트륨	**식이섬유**	**칼 슘**	**콜레스테롤**	**소 금**	**철**	
	140.3㎎	0g	24.8㎎	132㎎	0.4g	2.8㎎	

＊주의 성분(에너지 300kcal 이상, 콜레스테롤 50mg 이상)

난류

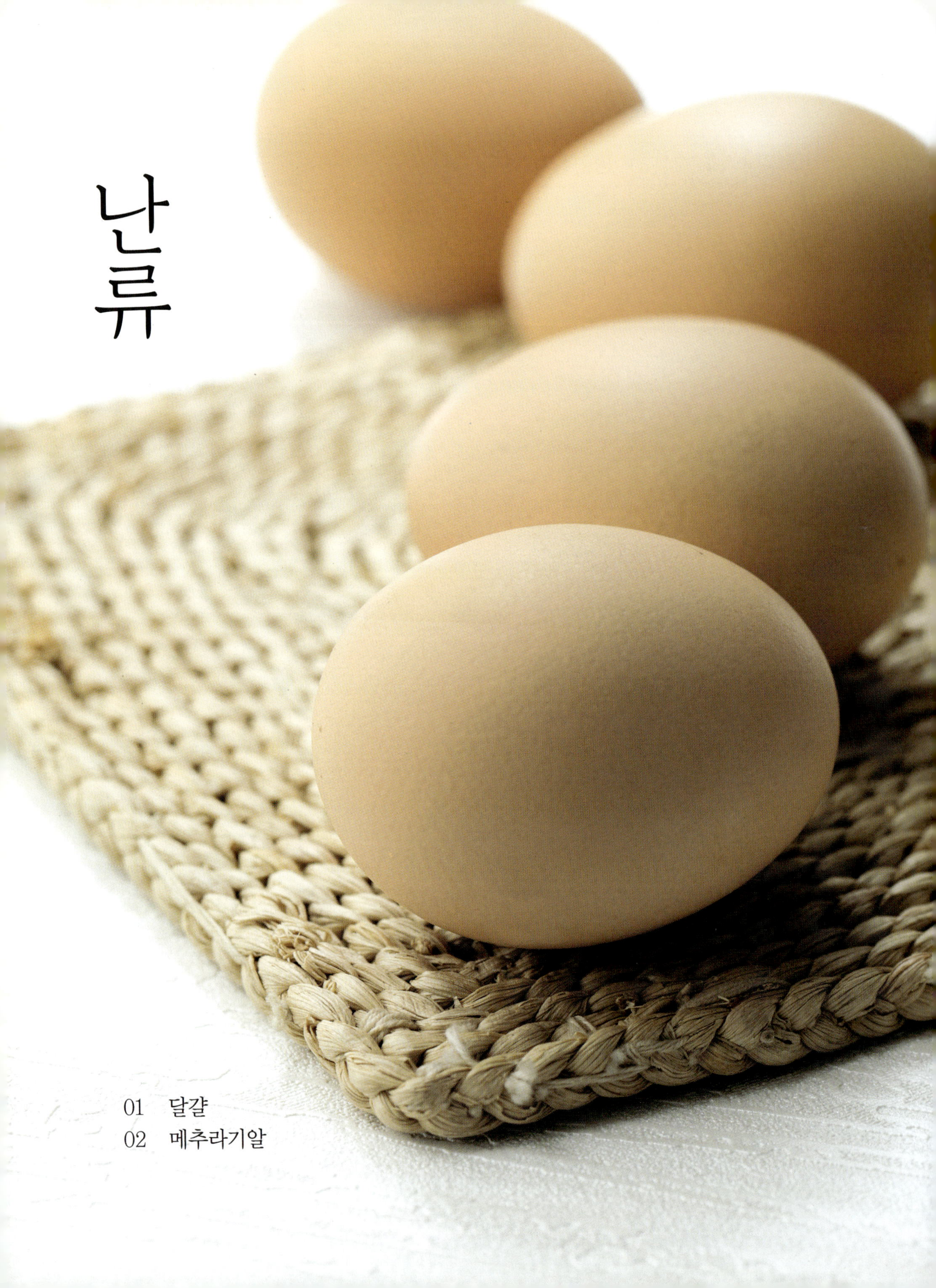

01 달걀
02 메추라기알

달 걀

평면접시(소)
용기크기(단위 : ㎝)

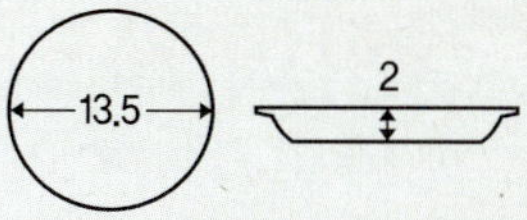

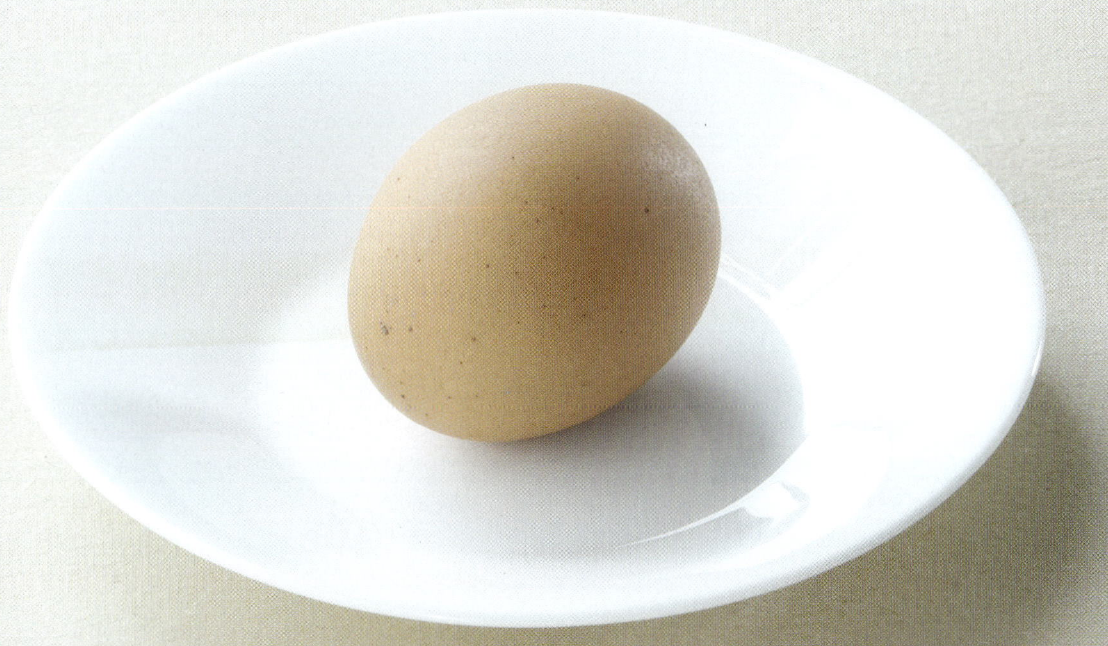

1인 1회 섭취분량	에너지	탄수화물	단백질	지 질	비타민 A	비타민 B2	비타민 C
40g	55㎉	1.1g	4.7g	3.3g	63.6㎍RE	0.11㎎	0㎎
	나트륨	**식이섬유**	**칼 슘**	**콜레스테롤**	**소 금**	**철**	
	60.8㎎	0g	17.2㎎	188㎎	0.2g	0.6㎎	

＊주의 성분(콜레스테롤 50mg 이상)

메추라기알

평면접시(소)
용기크기(단위 : ㎝)

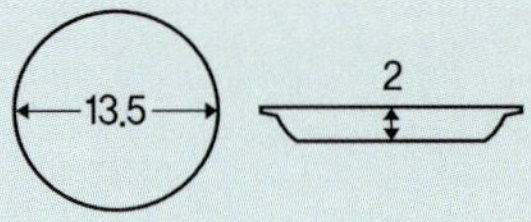

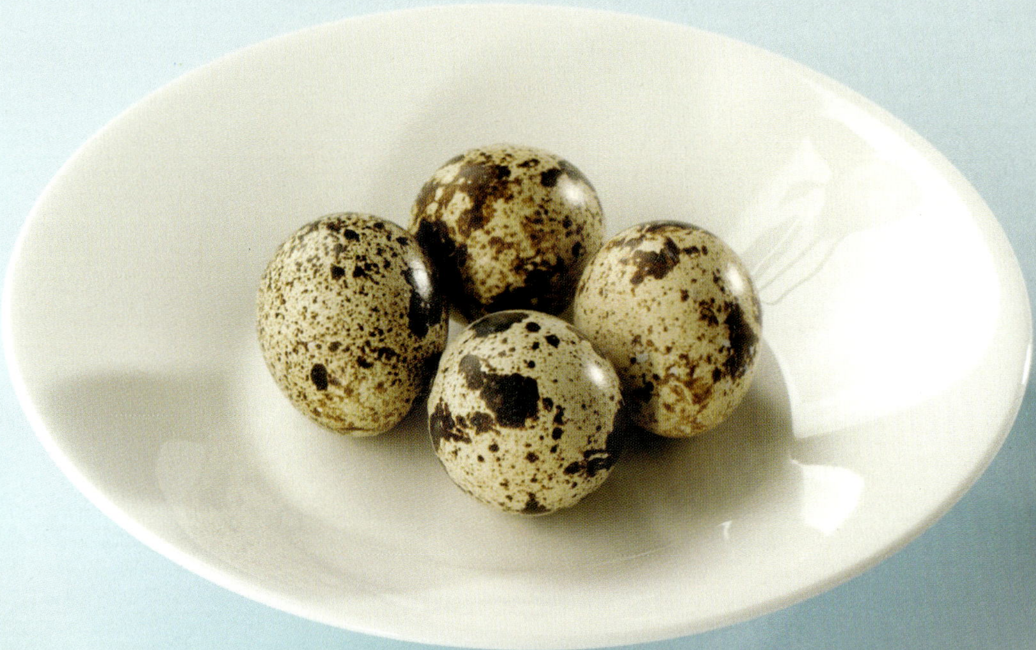

1인 1회 섭취분량 **40g**

에너지	탄수화물	단백질	지 질	비타민 A	비타민 B_2	비타민 C
70㎉	0.9g	5g	4.8g	228.4㎍RE	0.46㎎	0㎎

나트륨	식이섬유	칼 슘	콜레스테롤	소 금	철
62.4㎎	0g	24㎎	188㎎	0.2g	0.7㎎

*주의 성분(콜레스테롤 50mg 이상)

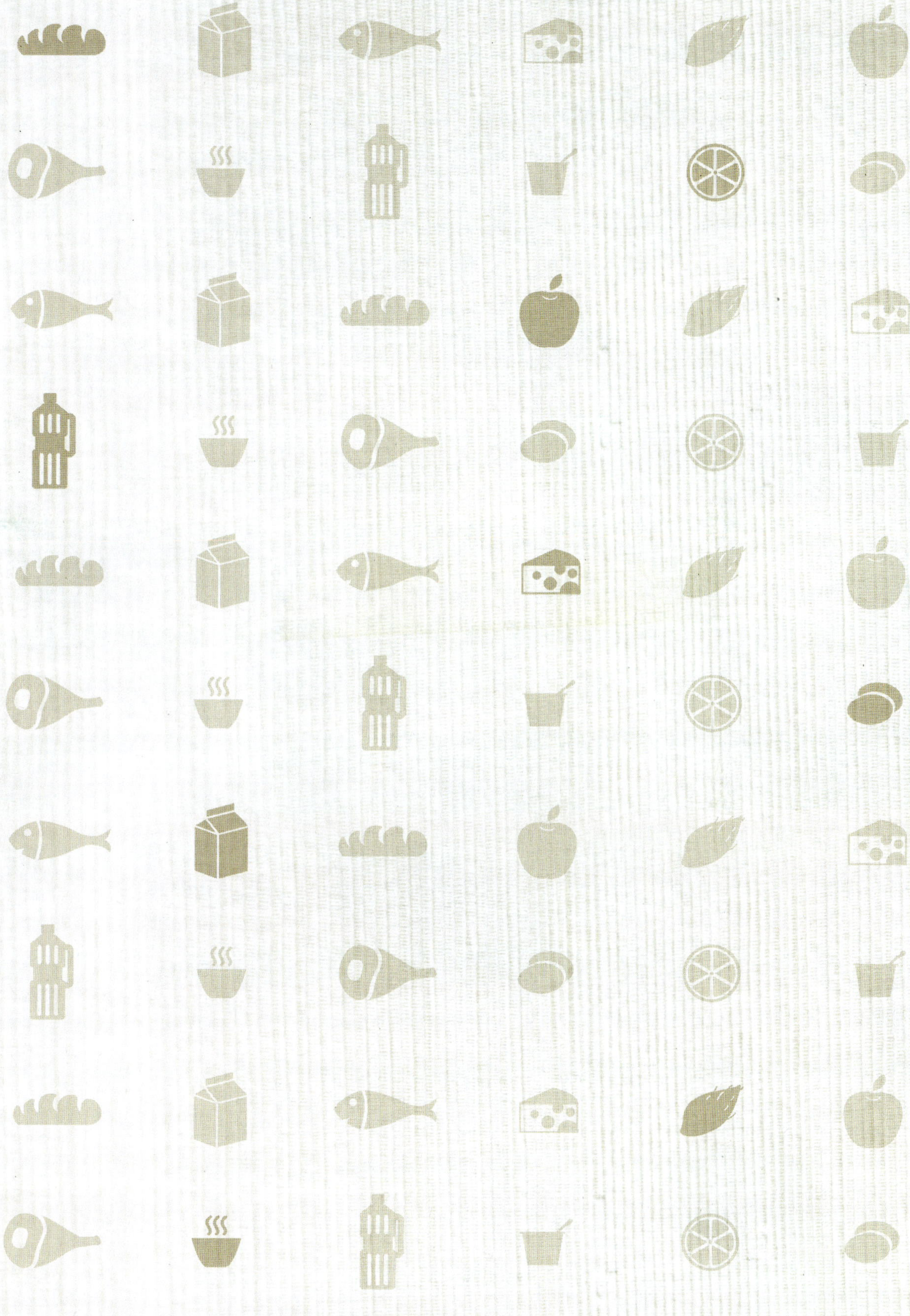

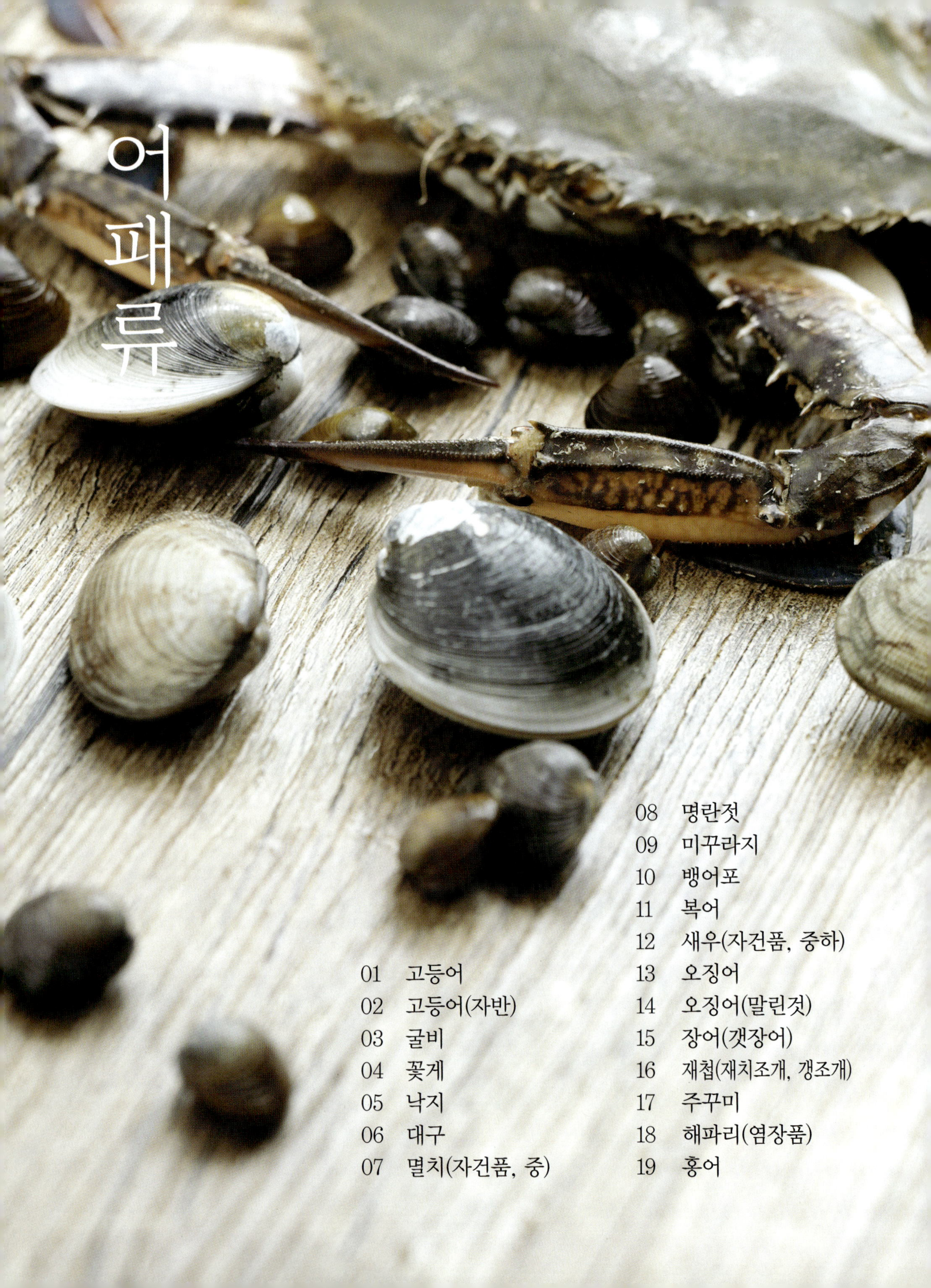

어패류

01 고등어
02 고등어(자반)
03 굴비
04 꽃게
05 낙지
06 대구
07 멸치(자건품, 중)
08 명란젓
09 미꾸라지
10 뱅어포
11 복어
12 새우(자건품, 중하)
13 오징어
14 오징어(말린것)
15 장어(갯장어)
16 재첩(재치조개, 갱조개)
17 주꾸미
18 해파리(염장품)
19 홍어

고등어

평면접시(대)
용기크기(단위 : ㎝)

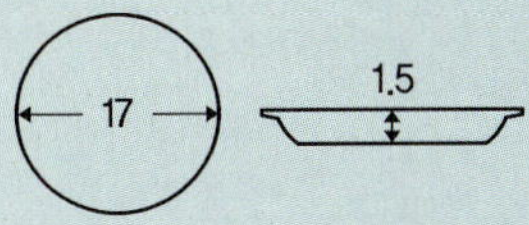

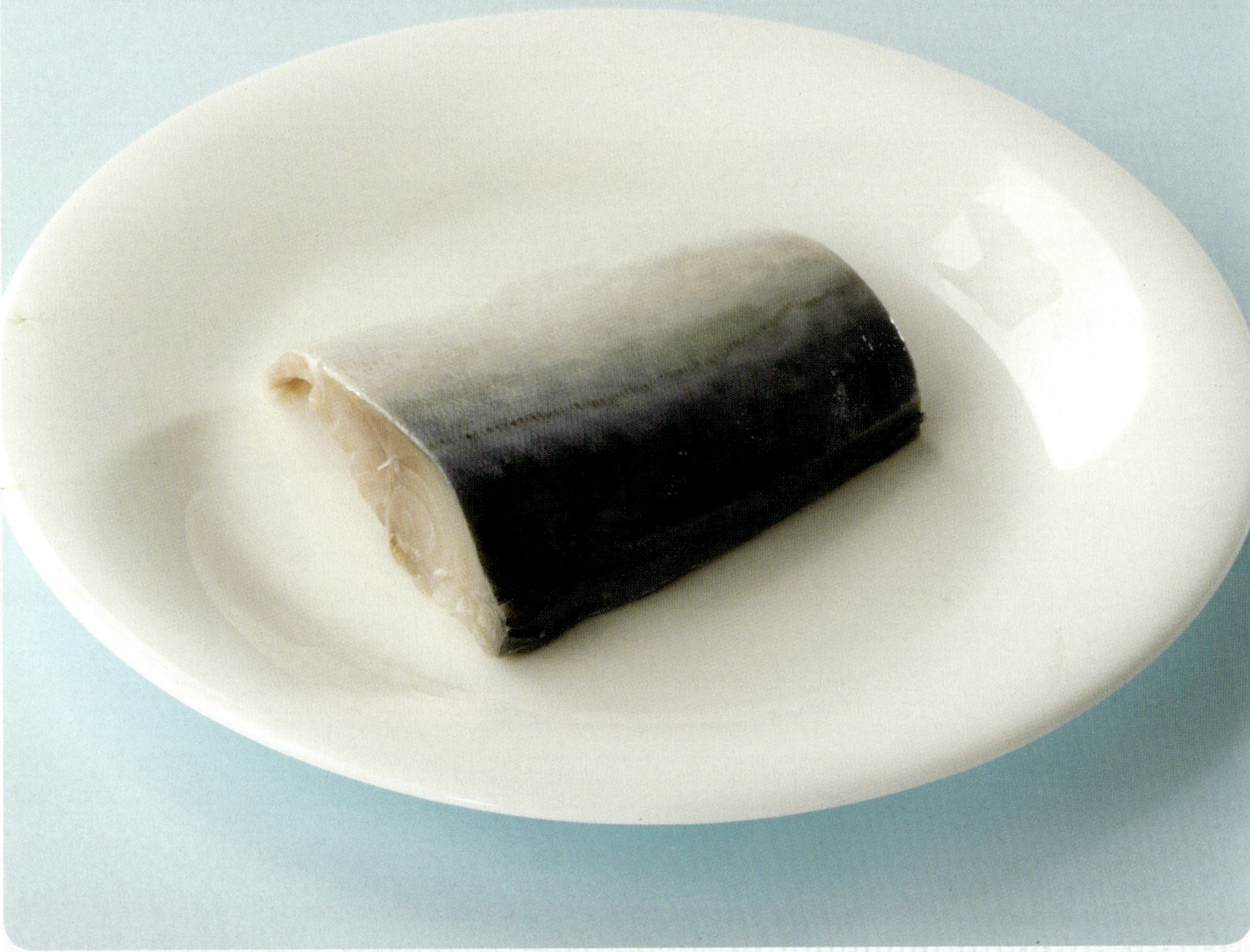

1인 1회 섭취분량	에너지	탄수화물	단백질	지 질	비타민 A	비타민 B_2	비타민 C
50g	92㎉	0g	10.1g	5.2g	11.5㎍RE	0.23㎎	0.5㎎
	나트륨	식이섬유	칼 슘	콜레스테롤	소 금	철	
	37.5㎎	0g	13㎎	24㎎	0.1g	0.8㎎	

고등어
(자반)

평면접시(대)
용기크기(단위 : ㎝)

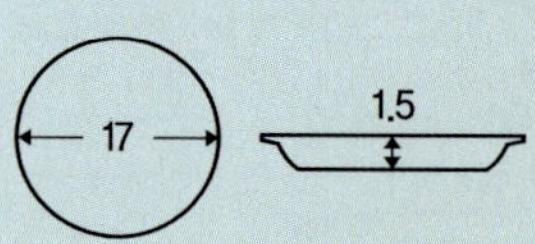

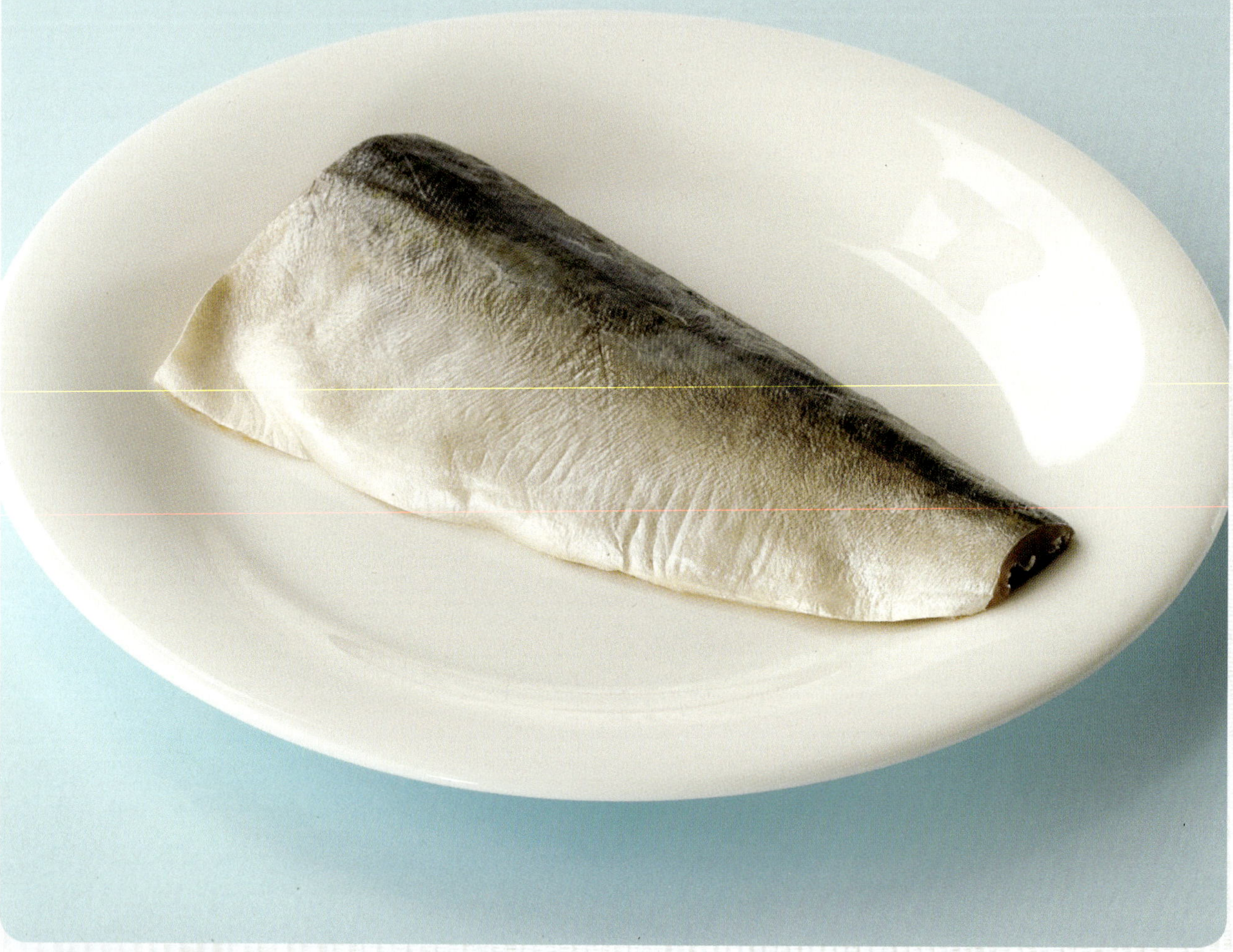

1인 1회 섭취분량
55g

에너지	탄수화물	단백질	지 질	비타민 A	비타민 B_2	비타민 C
95㎉	0.1g	14.8g	3.4g	5㎍RE	0.18㎎	0㎎

나트륨	식이섬유	칼 슘	콜레스테롤	소 금	철
990㎎	0g	21.5㎎	25.9㎎	2.5g	1.6㎎

*주의 성분(나트륨 400mg 이상)

굴비

평면접시(특대)
용기크기(단위 : ㎝)

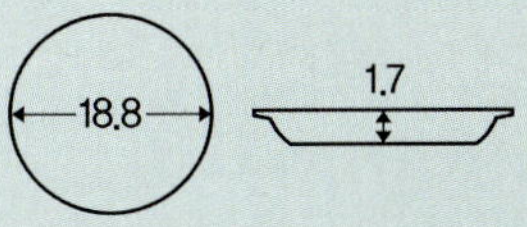

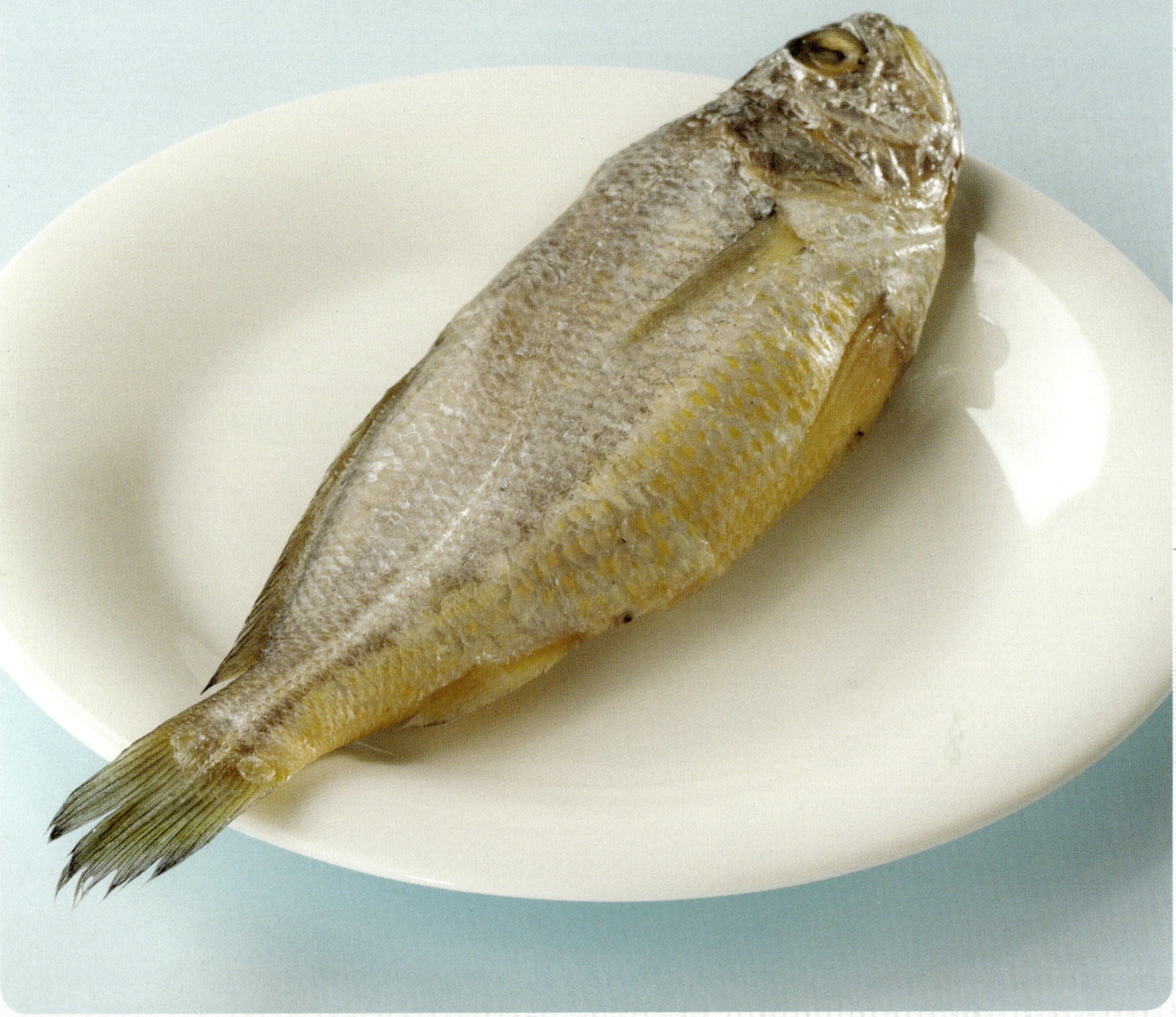

1인 1회 섭취분량
80g

에너지	탄수화물	단백질	지 질	비타민 A	비타민 B_2	비타민 C
266㎉	0.3g	35.5g	12.2g	0㎍RE	0.14mg	0mg

나트륨	식이섬유	칼 슘	콜레스테롤	소 금	철
329.6mg	0g	54.4mg	0mg	0.8g	11.5mg

*칼슘급원 식품(칼슘 50mg 이상)

꽃게

평면접시(특대)
용기크기(단위 : ㎝)

18.8 / 1.7

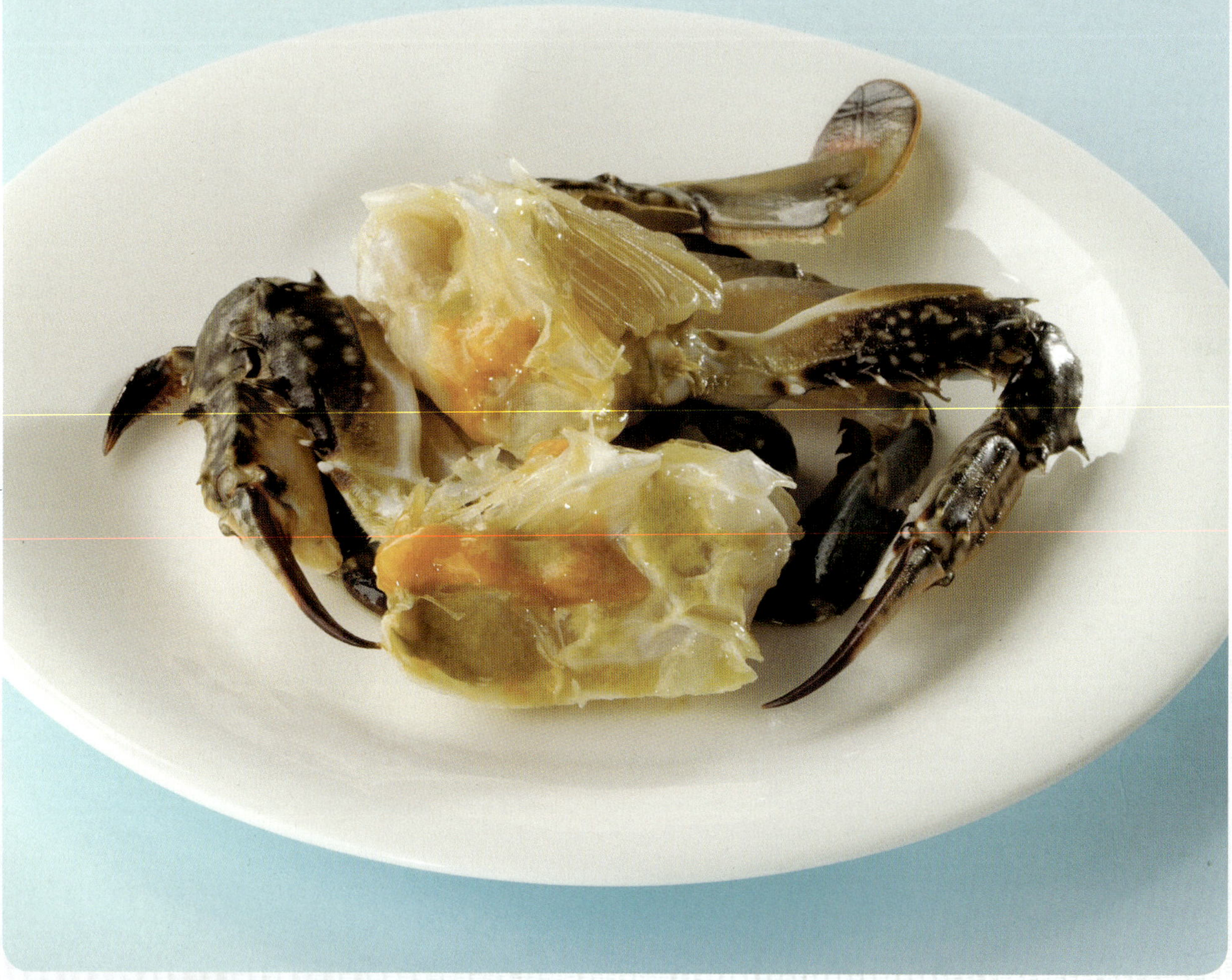

1인 1회 섭취분량	에너지	탄수화물	단백질	지 질	비타민 A	비타민 B_2	비타민 C
45g	33㎉	0.9g	6.2g	0.4g	0μgRE	0.03mg	0mg
	나트륨	**식이섬유**	**칼 슘**	**콜레스테롤**	**소 금**	**철**	
	136.8mg	0g	53.1mg	36mg	0.3g	1.4mg	

＊칼슘급원 식품(칼슘 50mg 이상)

낙 지

평면접시(특대)
용기크기(단위 : ㎝)

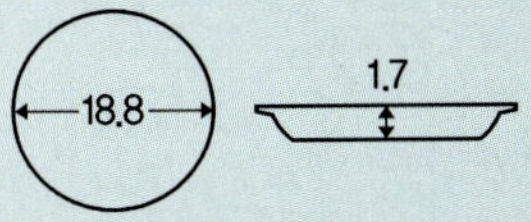

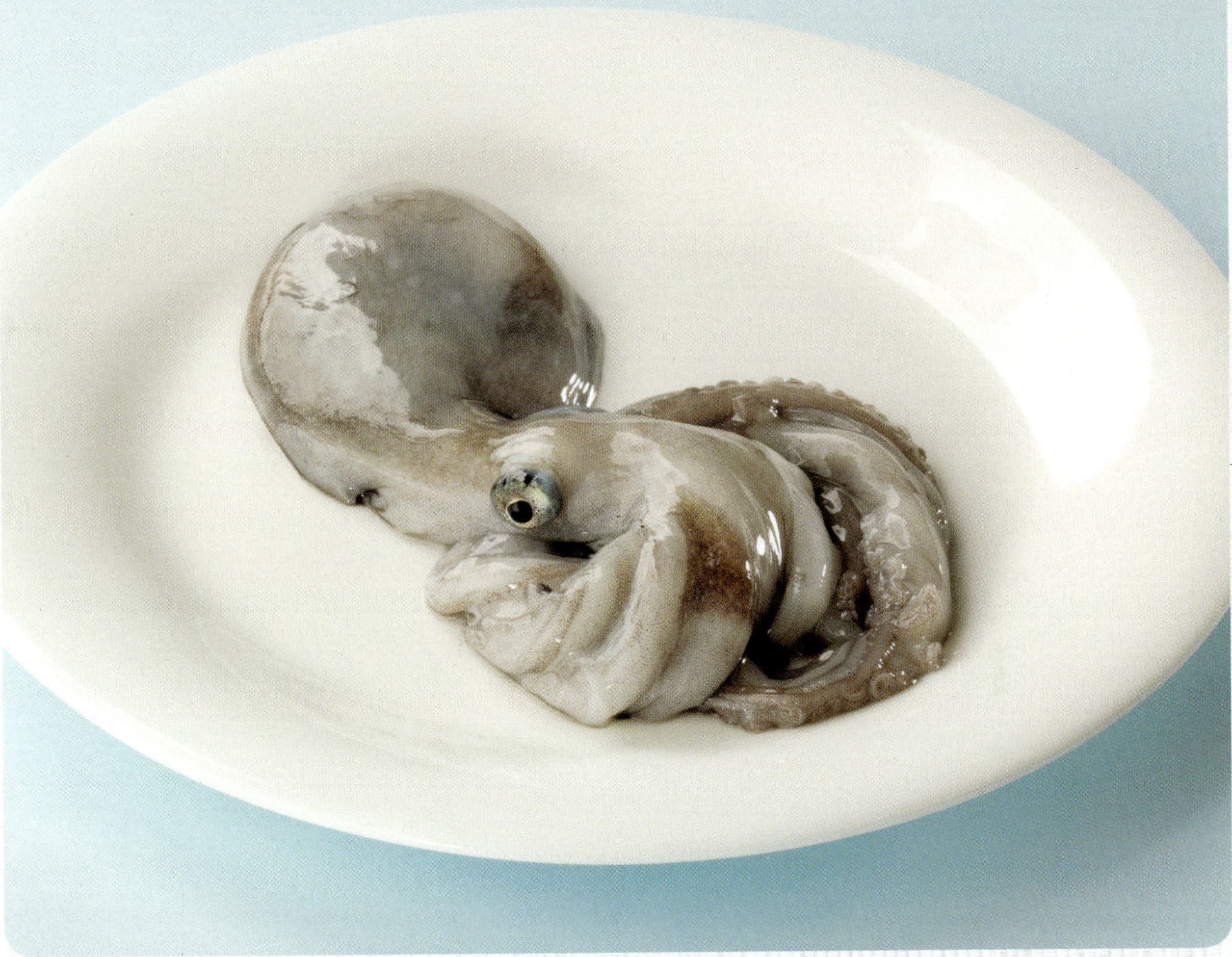

1인 1회 섭취분량	에너지	탄수화물	단백질	지 질	비타민 A	비타민 B_2	비타민 C
60g	33㎉	0.1g	6.9g	0.4g	0㎍RE	0.03㎎	0㎎
	나트륨	**식이섬유**	**칼 슘**	**콜레스테롤**	**소 금**	**철**	
	136.2㎎	0g	9㎎	52.8㎎	0.3g	0.3㎎	

*주의 성분(콜레스테롤 50mg 이상)

대 구

평면접시(대)
용기크기(단위 : ㎝)

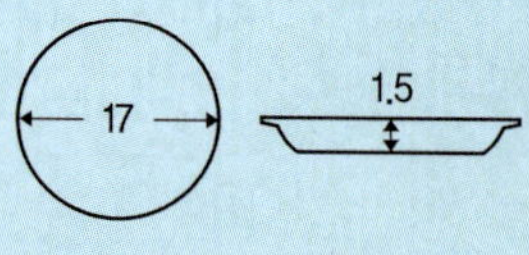

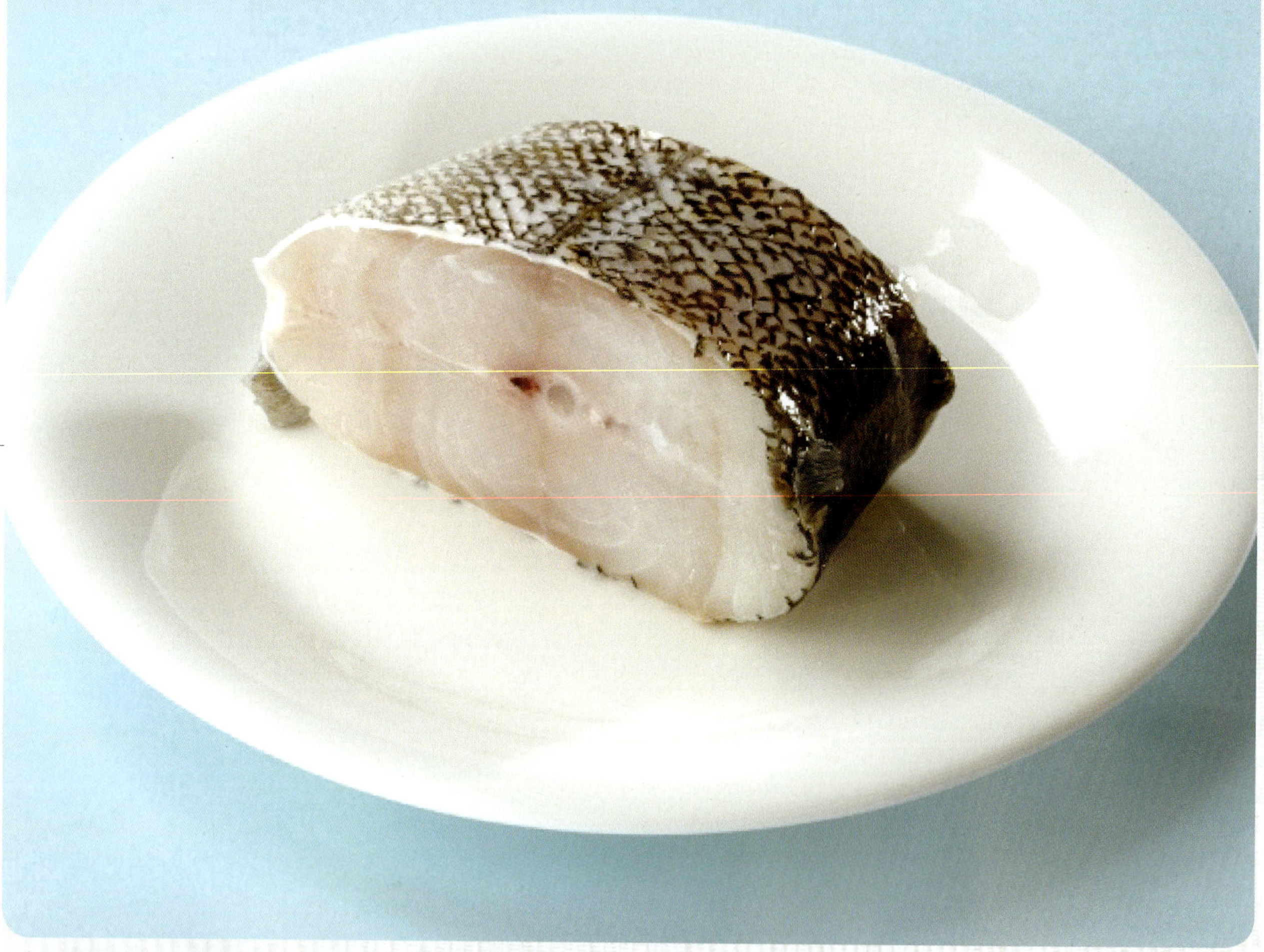

1인 1회 섭취분량	에너지	탄수화물	단백질	지 질	비타민 A	비타민 B_2	비타민 C
90g	72㎉	0.2g	15.8g	0.5g	20.7㎍RE	0.14㎎	0.9㎎
	나트륨	**식이섬유**	**칼 슘**	**콜레스테롤**	**소 금**	**철**	
	107.1㎎	0g	57.6㎎	60.3㎎	0.3g	0.5㎎	

＊주의 성분(콜레스테롤 50mg 이상) ＊칼슘급원 식품(칼슘 50mg 이상)

멸치
(자건품, 중)

평면접시(소)
용기크기(단위 : ㎝)

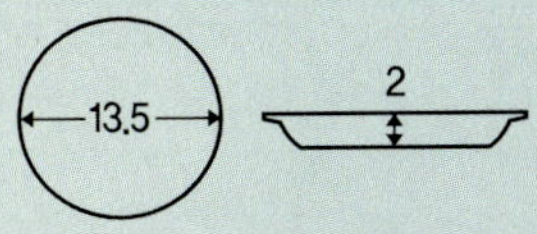

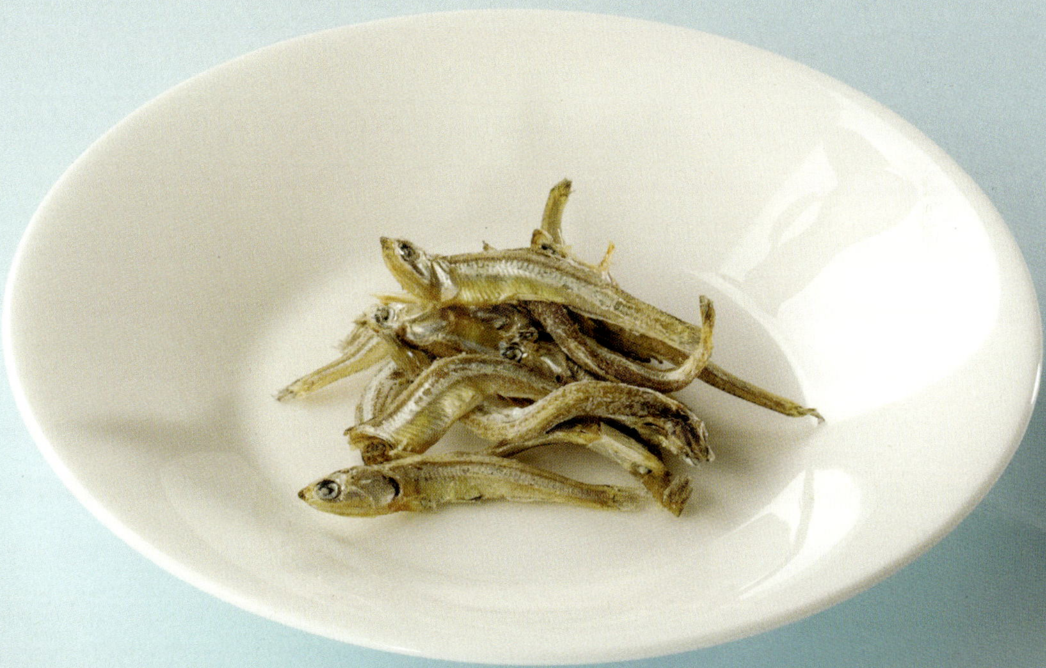

1인 1회 섭취분량	에너지	탄수화물	단백질	지 질	비타민 A	비타민 B_2	비타민 C
5g	12㎉	0.2g	1.9g	0.3g	0㎍RE	0.01㎎	0㎎

나트륨	식이섬유	칼 슘	콜레스테롤	소 금	철
43.5㎎	0g	64.5㎎	5.7㎎	0.1g	0.8㎎

＊칼슘급원 식품(칼슘 50mg 이상)

명란젓

평면접시(소)
용기크기(단위 : ㎝)

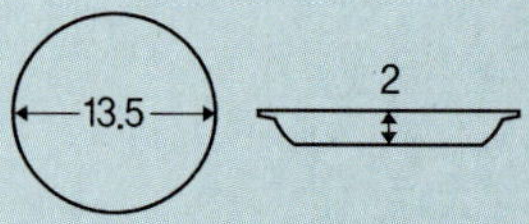

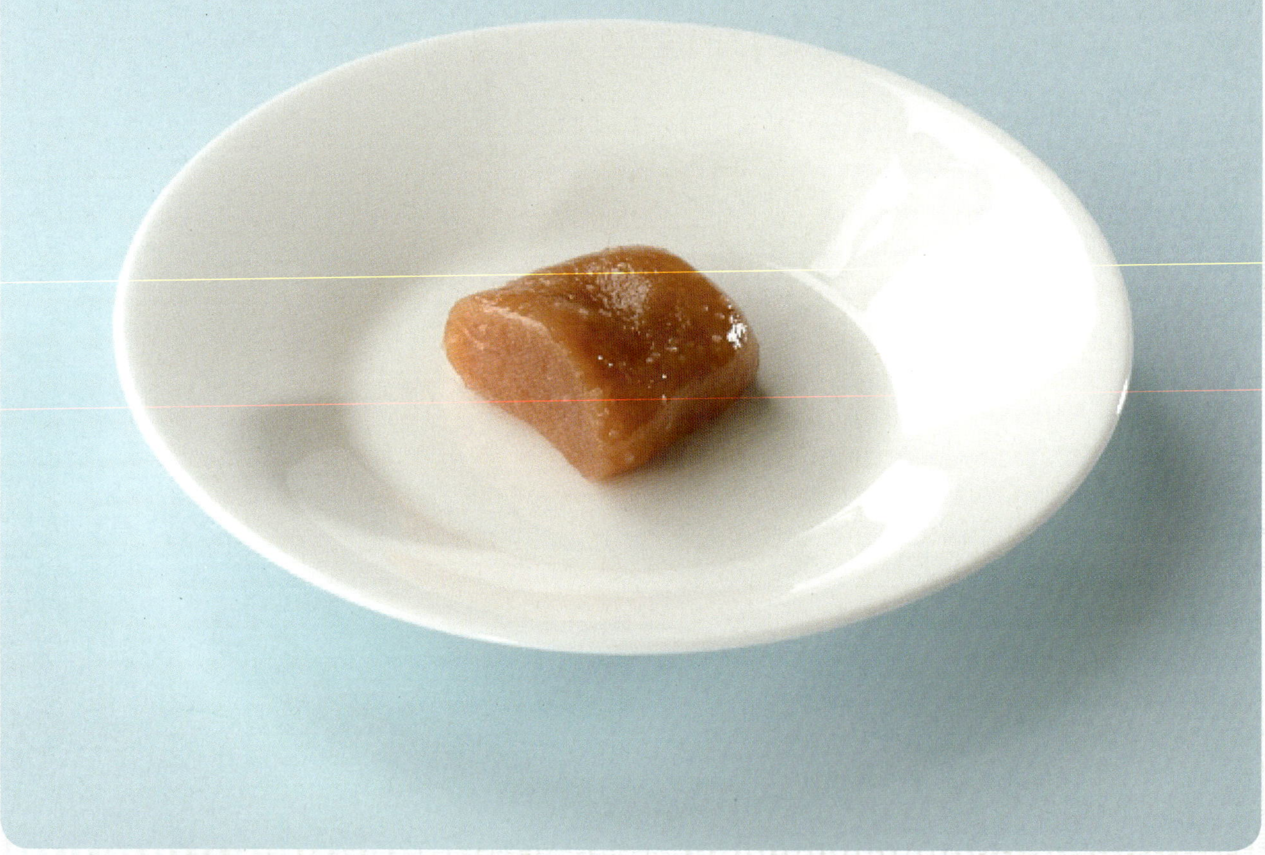

1인 1회 섭취분량 **15g**

에너지	탄수화물	단백질	지 질	비타민 A	비타민 B_2	비타민 C
18㎉	0.4g	3.1g	0.5g	9.9㎍RE	0.08㎎	0㎎

나트륨	식이섬유	칼 슘	콜레스테롤	소 금	철
529.7㎎	0g	4.2㎎	52.5㎎	1.3g	0.2㎎

*주의 성분(나트륨 400mg 이상, 콜레스테롤 50mg 이상)

미꾸라지

평면접시(특대)
용기크기(단위 : ㎝)

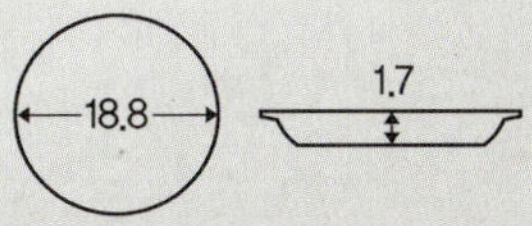

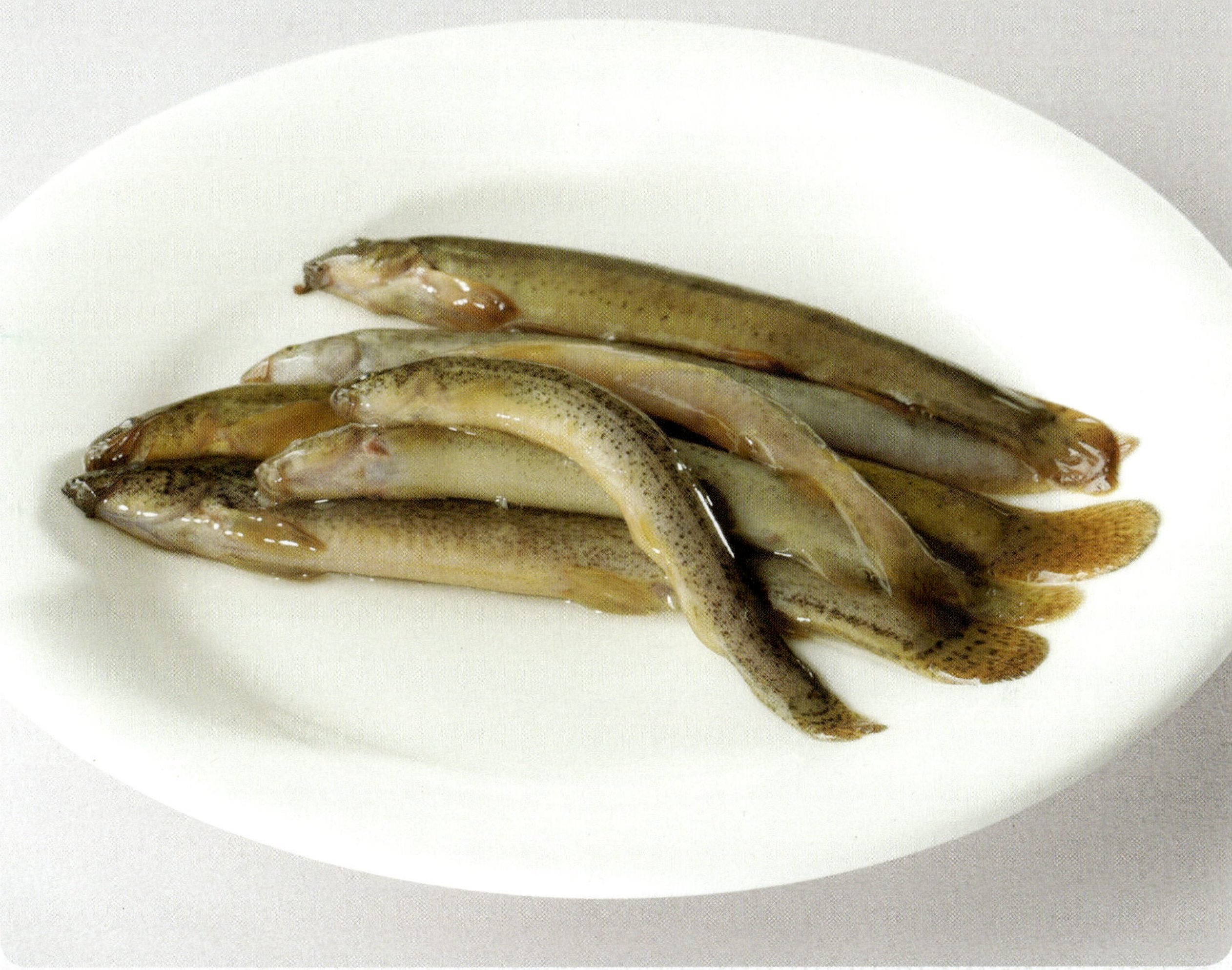

1인 1회 섭취분량
60g

에너지	탄수화물	단백질	지 질	비타민 A	비타민 B_2	비타민 C
58㎉	0.1g	9.7g	1.7g	113.4㎍RE	0.39㎎	1.2㎎

나트륨	식이섬유	칼 슘	콜레스테롤	소 금	철
51㎎	0g	441.6㎎	106.2㎎	0.1g	4.8㎎

*주의 성분(콜레스테롤 50mg 이상) *칼슘급원 식품(칼슘 50mg 이상)

뱅어포

평면접시(특대)
용기크기(단위 : ㎝)

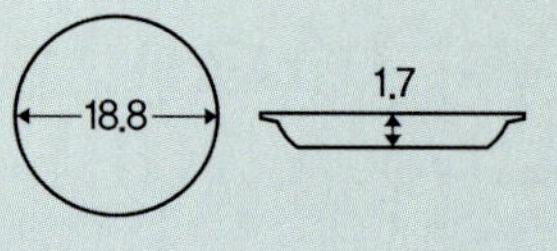

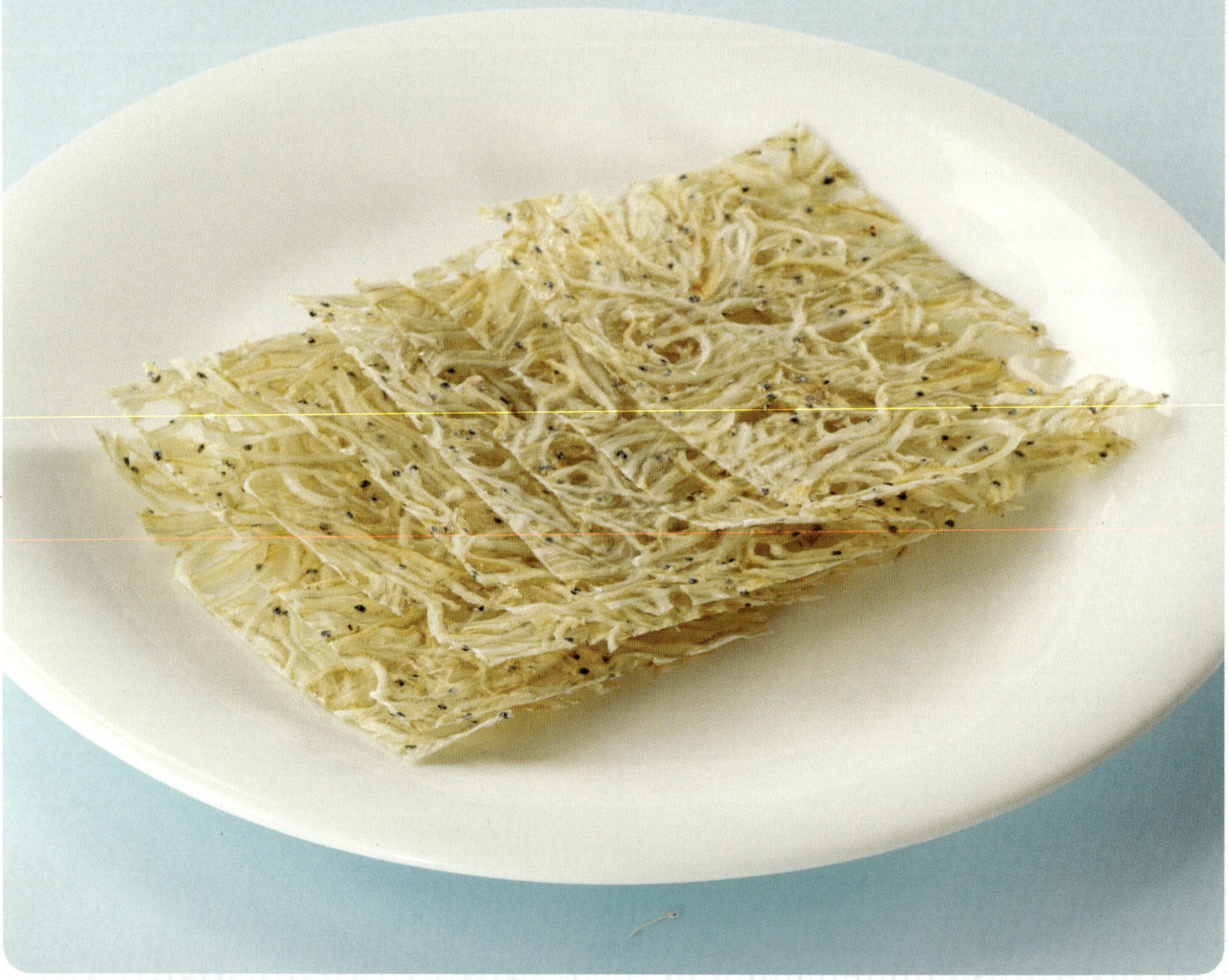

1인 1회 섭취분량 10g	에너지	탄수화물	단백질	지 질	비타민 A	비타민 B_2	비타민 C
	36㎉	0.1g	6g	1.1g	0㎍RE	0.01㎎	0㎎
	나트륨	**식이섬유**	**칼 슘**	**콜레스테롤**	**소 금**	**철**	
	68㎎	0g	98.2㎎	83.4㎎	0.2g	0.3㎎	

＊주의 성분(콜레스테롤 50mg 이상) ＊칼슘급원 식품(칼슘 50mg 이상)

복어

평면접시(특대)
용기크기(단위 : ㎝) 18.8 / 1.7

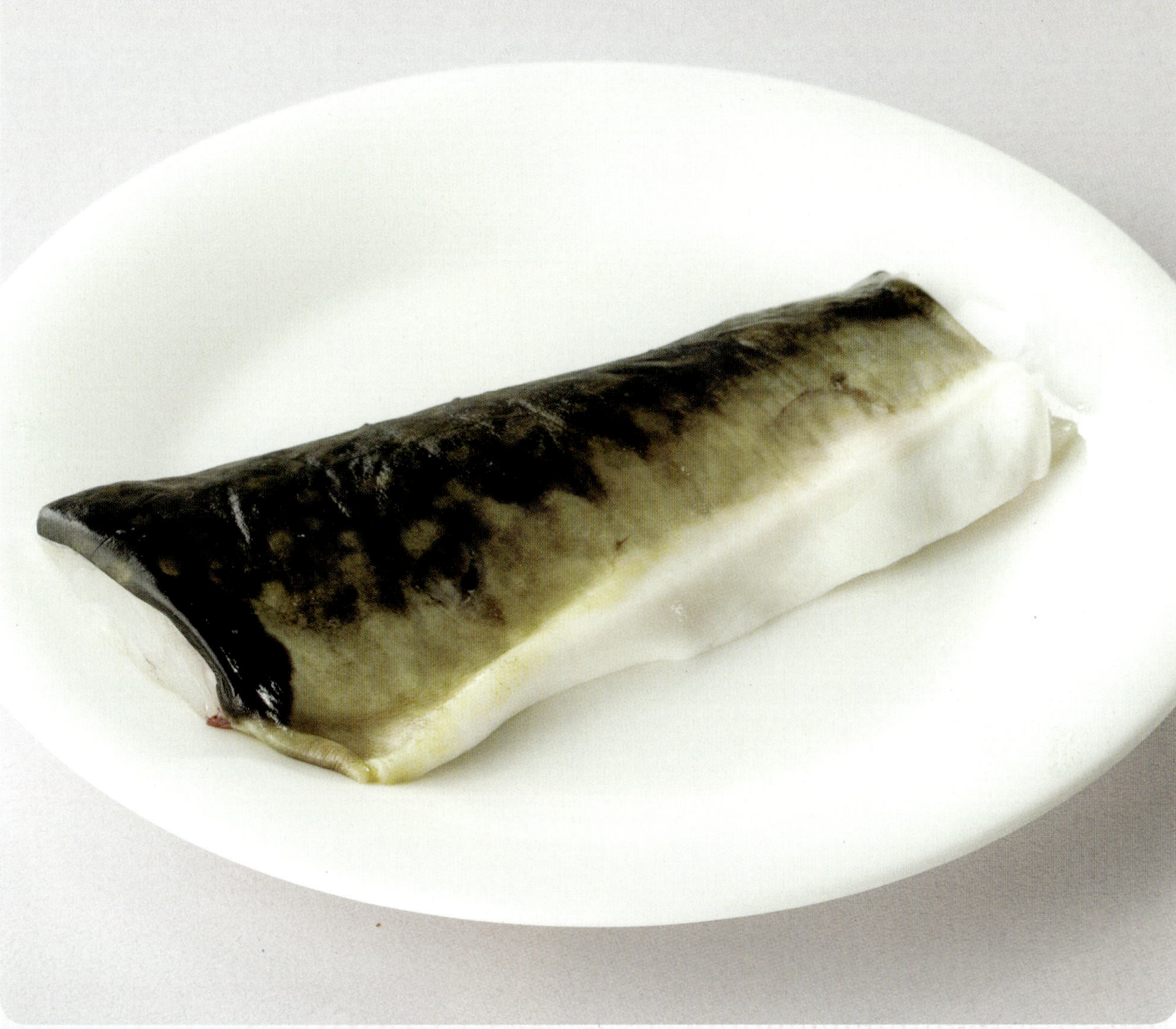

1인 1회 섭취분량
90g

에너지	탄수화물	단백질	지 질	비타민 A	비타민 B_2	비타민 C
80㎉	0.1g	16.9g	0.9g	0㎍RE	0.12㎎	0㎎

나트륨	식이섬유	칼 슘	콜레스테롤	소 금	철
136.8㎎	0g	51.3㎎	56.7㎎	0.3g	0.9㎎

＊주의 성분(콜레스테롤 50mg 이상) ＊칼슘급원 식품(칼슘 50mg 이상)

새우
(자건품, 중하)

평면접시(소)
용기크기(단위 : ㎝)

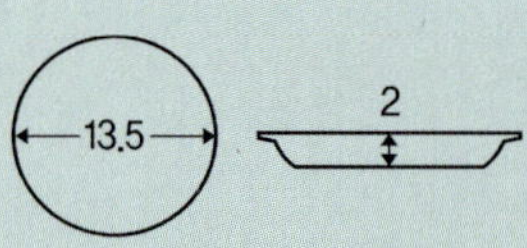

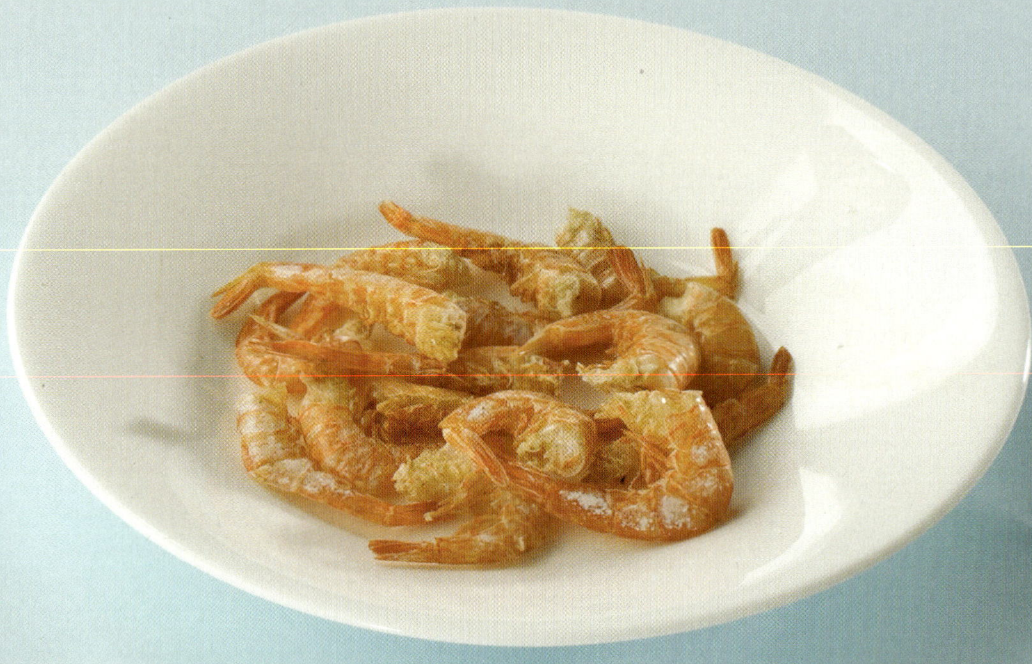

1인 1회 섭취분량
5g

에너지	탄수화물	단백질	지 질	비타민 A	비타민 B_2	비타민 C
15㎉	0.1g	2.7g	0.3g	0㎍RE	0.01㎎	0㎎

나트륨	식이섬유	칼 슘	콜레스테롤	소 금	철
175㎎	0g	138.4㎎	19.1㎎	0g	0.6㎎

＊칼슘급원 식품(칼슘 50mg 이상)

오징어

평면접시(특대)
용기크기(단위 : ㎝)

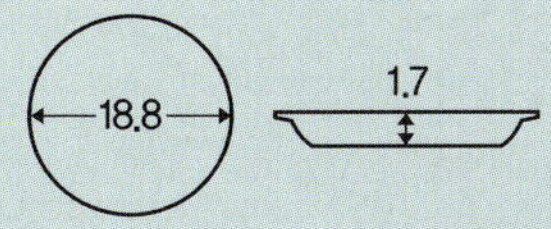

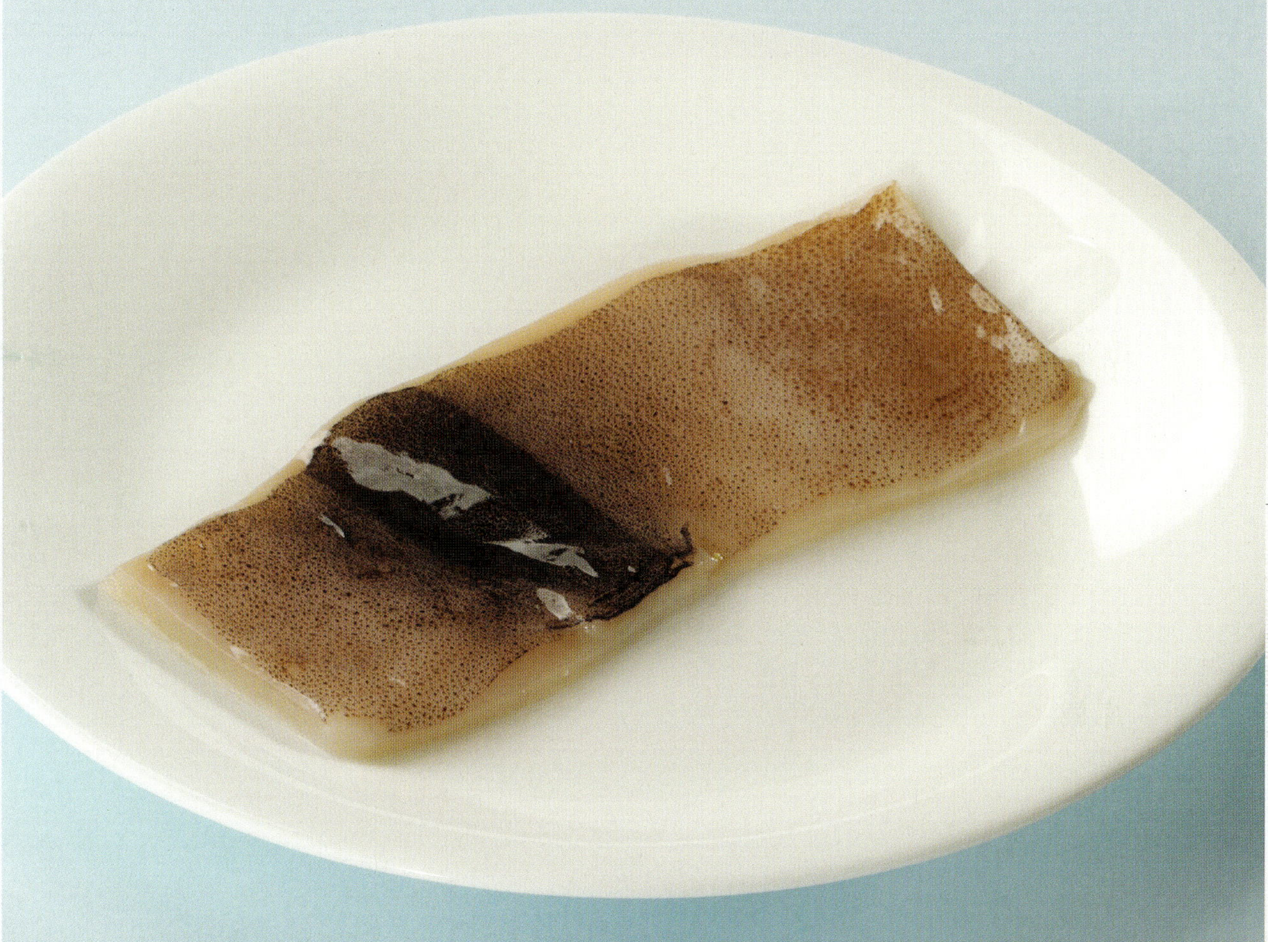

1인 1회 섭취분량	에너지	탄수화물	단백질	지 질	비타민 A	비타민 B_2	비타민 C
35g	33㎉	0g	6.8g	0.5g	0.7㎍RE	0.03㎎	0㎎
	나트륨	**식이섬유**	**칼 슘**	**콜레스테롤**	**소 금**	**철**	
	63.4㎎	0g	8.8㎎	102.9㎎	0.2g	0.2㎎	

*주의 성분(콜레스테롤 50mg 이상)

오징어 (말린것)

평면접시(특대)
용기크기(단위 : ㎝)

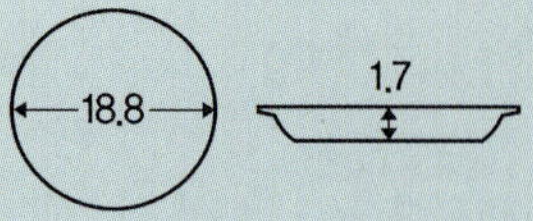

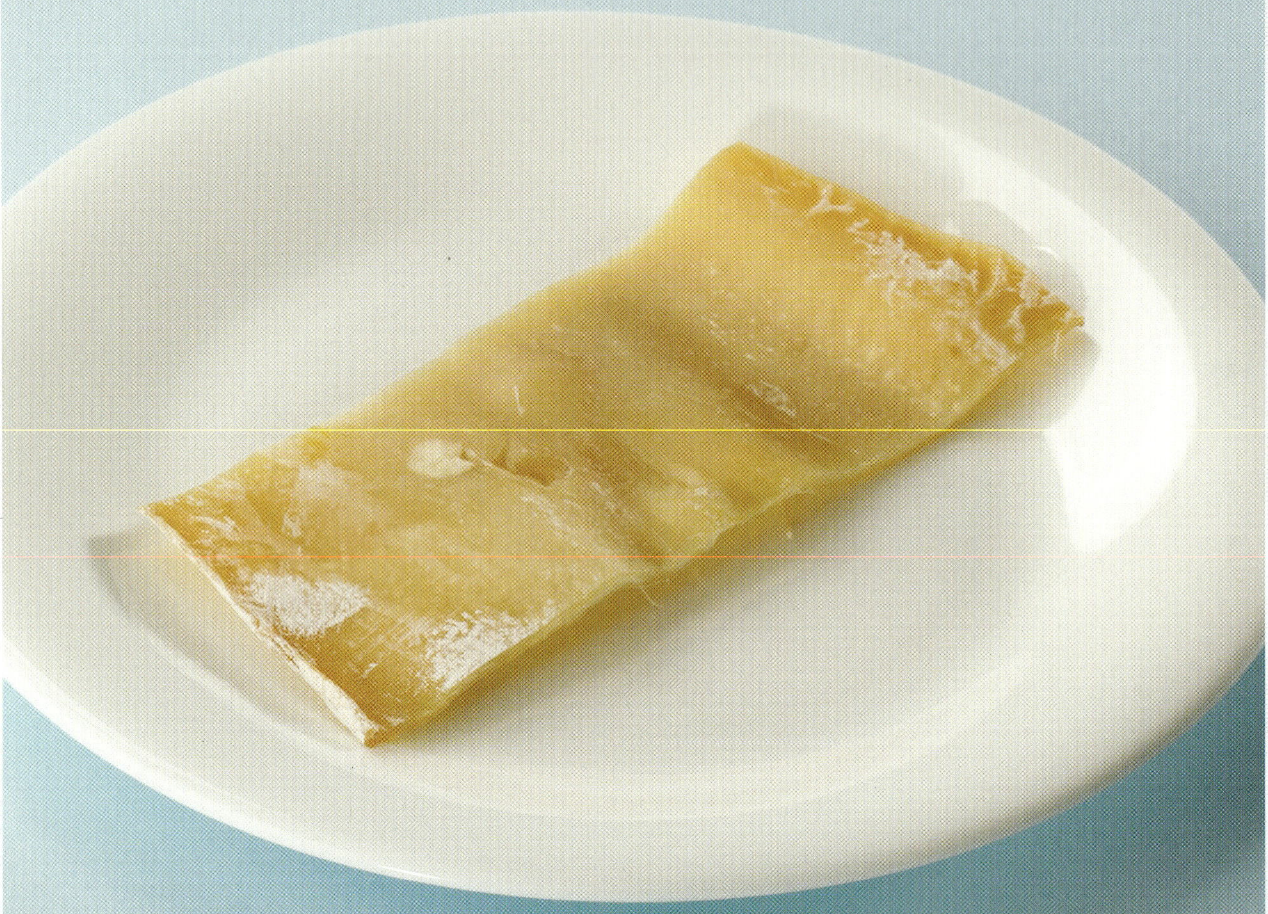

1인 1회 섭취분량 **15g**

에너지	탄수화물	단백질	지 질	비타민 A	비타민 B_2	비타민 C
53㎉	0g	10.2g	1.0g	0㎍RE	0.03㎎	0㎎

나트륨	식이섬유	칼 슘	콜레스테롤	소 금	철
147㎎	0g	37.8㎎	127㎎	0.4g	0.4㎎

*주의 성분(콜레스테롤 50mg 이상)

장어
(갯장어)

평면접시(특대)
용기크기(단위 : ㎝)

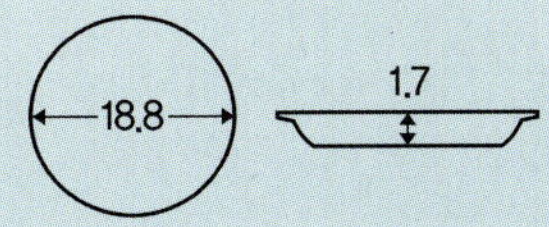

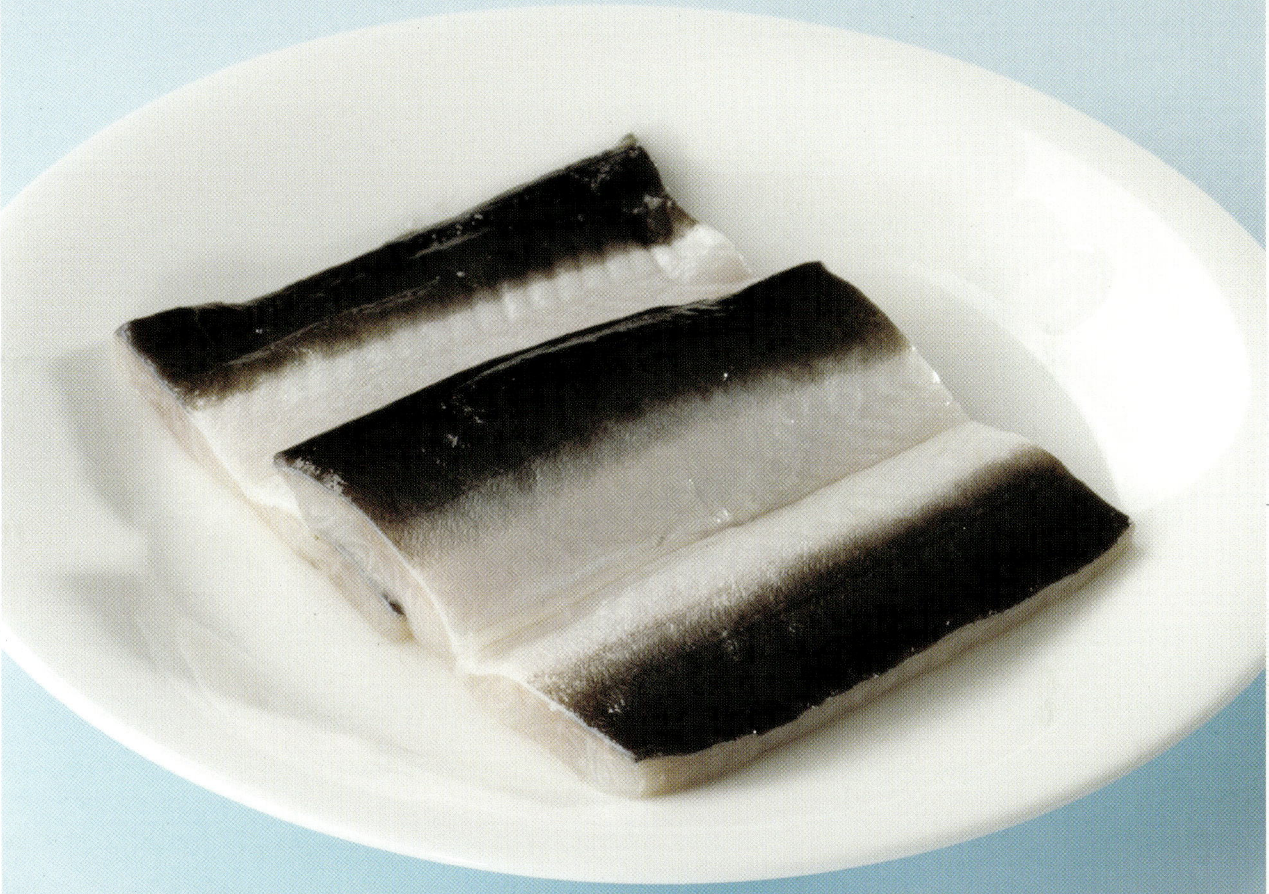

1인 1회 섭취분량
80g

에너지	탄수화물	단백질	지 질	비타민 A	비타민 B_2	비타민 C
156㎉	0.1g	15.7g	9.5g	432㎍RE	0.09㎎	0㎎

나트륨	식이섬유	칼 슘	콜레스테롤	소 금	철
52㎎	0g	67.2㎎	60㎎	0.1g	1.5㎎

*주의 성분(콜레스테롤 50mg 이상) *칼슘급원 식품(칼슘 50mg 이상)

재첩
(재치조개, 갱조개)

평면접시(특대)
용기크기(단위 : ㎝)

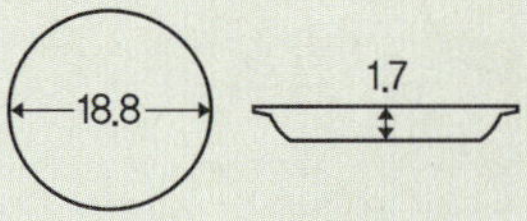

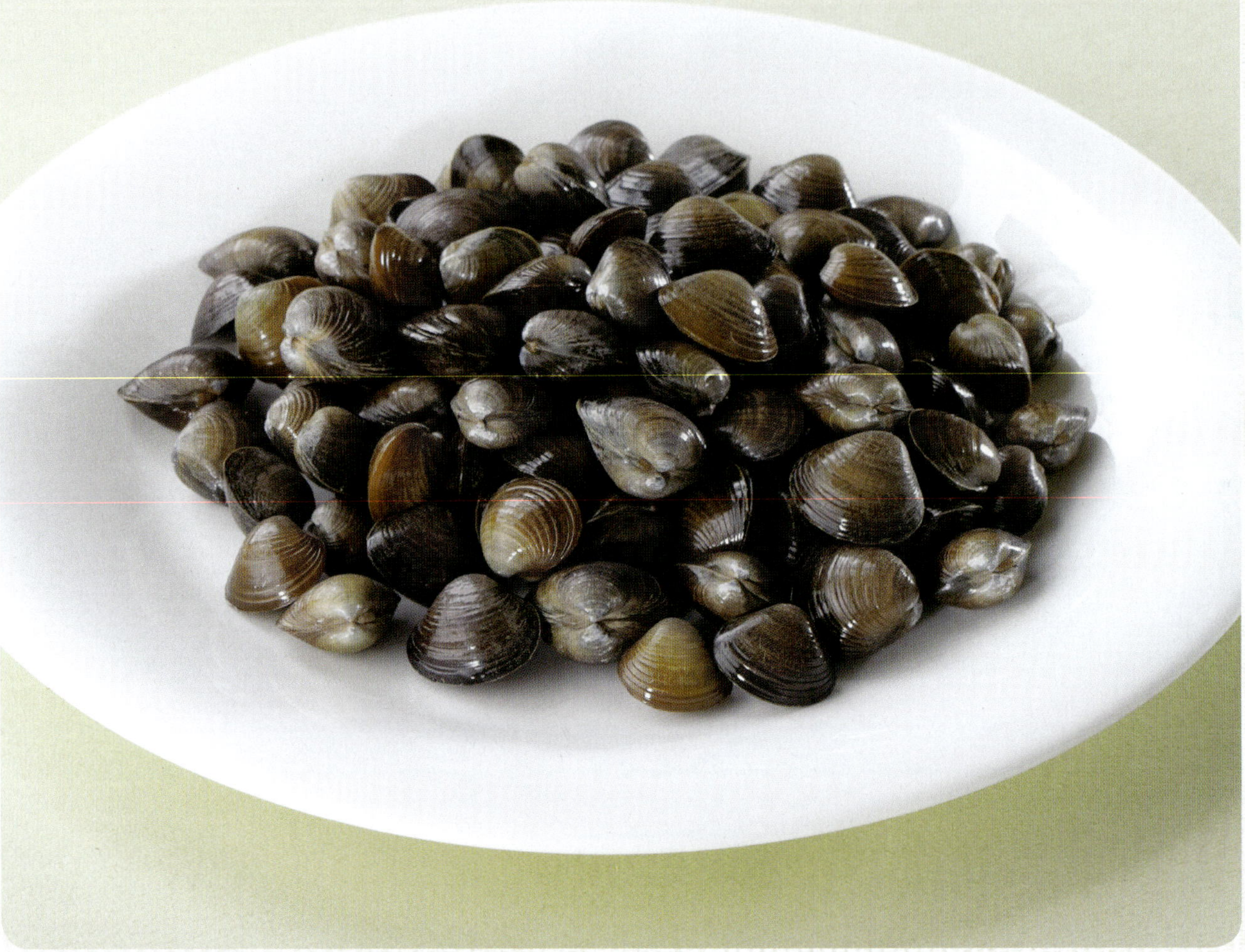

1인 1회 섭취분량	에너지	탄수화물	단백질	지 질	비타민 A	비타민 B_2	비타민 C
35g	33㎉	2g	4.4g	0.7g	2.8㎍RE	0.07㎎	0.7㎎

나트륨	식이섬유	칼 슘	콜레스테롤	소 금	철
136.5㎎	0g	63.4㎎	26.6㎎	0.3g	7.4㎎

＊칼슘급원 식품(칼슘 50mg 이상)

주꾸미

평면접시(대)
용기크기(단위 : ㎝)

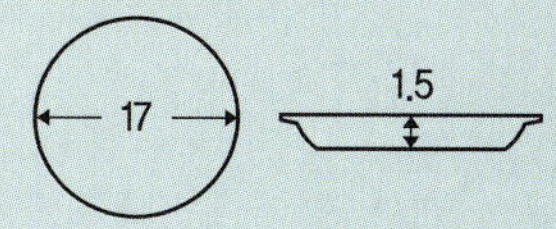

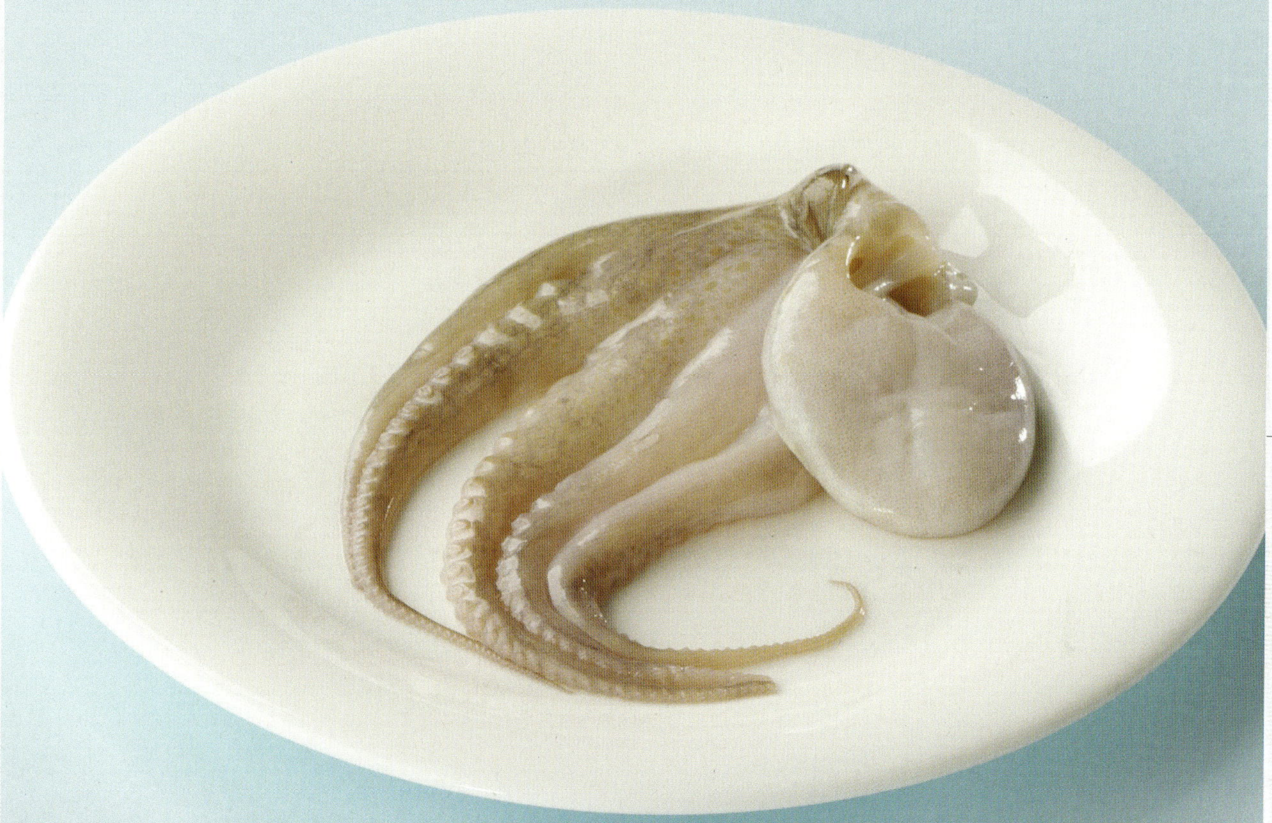

1인 1회 섭취분량 **45g**

에너지	탄수화물	단백질	지 질	비타민 A	비타민 B_2	비타민 C
23㎉	0.2g	4.9g	0.2g	0㎍RE	0.08㎎	0㎎

나트륨	식이섬유	칼 슘	콜레스테롤	소 금	철
102.2㎎	0g	8.6㎎	135.5㎎	0.3g	0.6㎎

＊주의 성분(콜레스테롤 50mg 이상)

해파리
(염장품)

평면접시(중)
용기크기(단위 : cm)

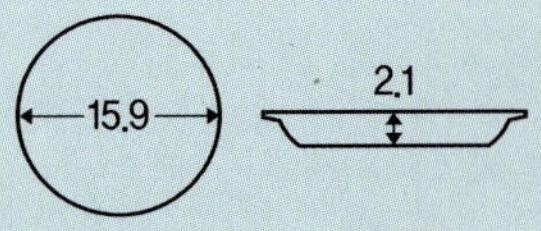

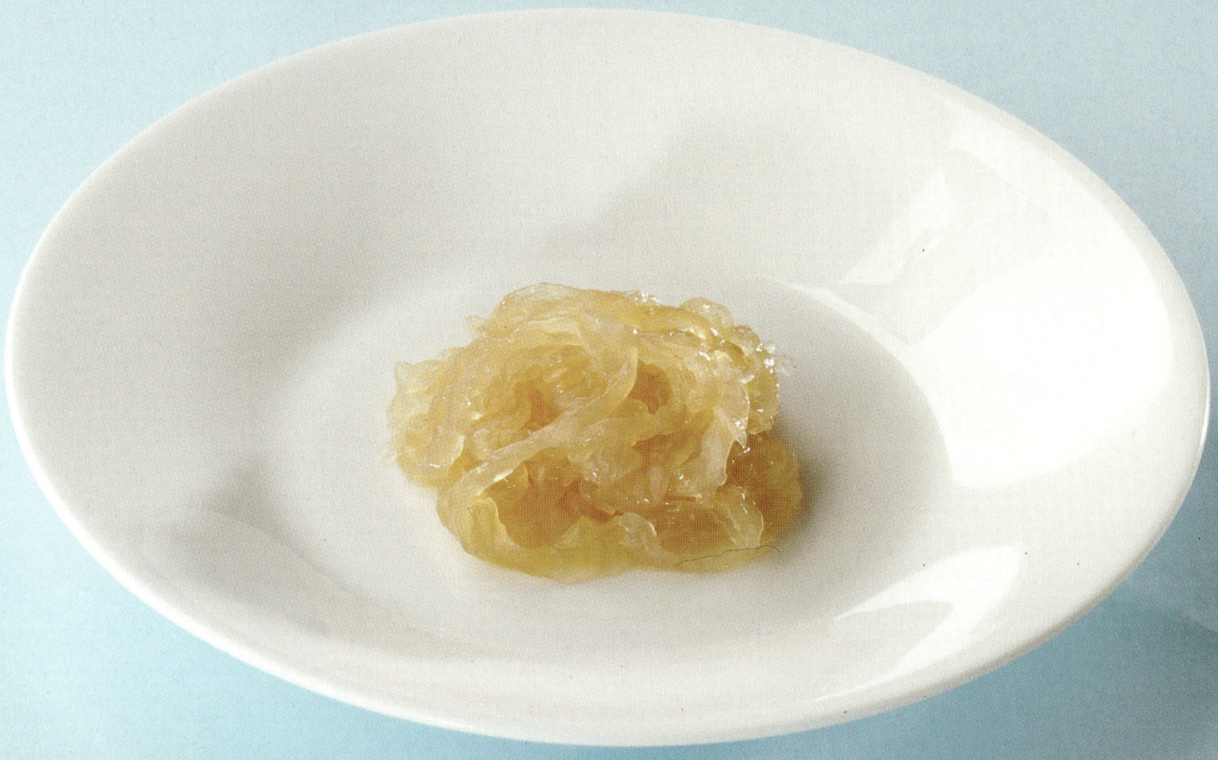

1인 1회 섭취분량	에너지	탄수화물	단백질	지 질	비타민 A	비타민 B_2	비타민 C
20g	7kcal	0.5g	1.0g	0.1g	0μgRE	0mg	0mg
	나트륨	**식이섬유**	**칼 슘**	**콜레스테롤**	**소 금**	**철**	
	1,200mg	0g	15mg	47.8mg	3g	1.1mg	

*주의 성분(나트륨 400mg 이상)

홍 어

평면접시(대)
용기크기(단위 : cm)

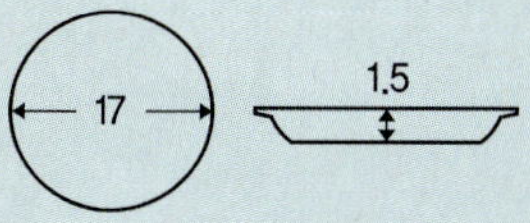

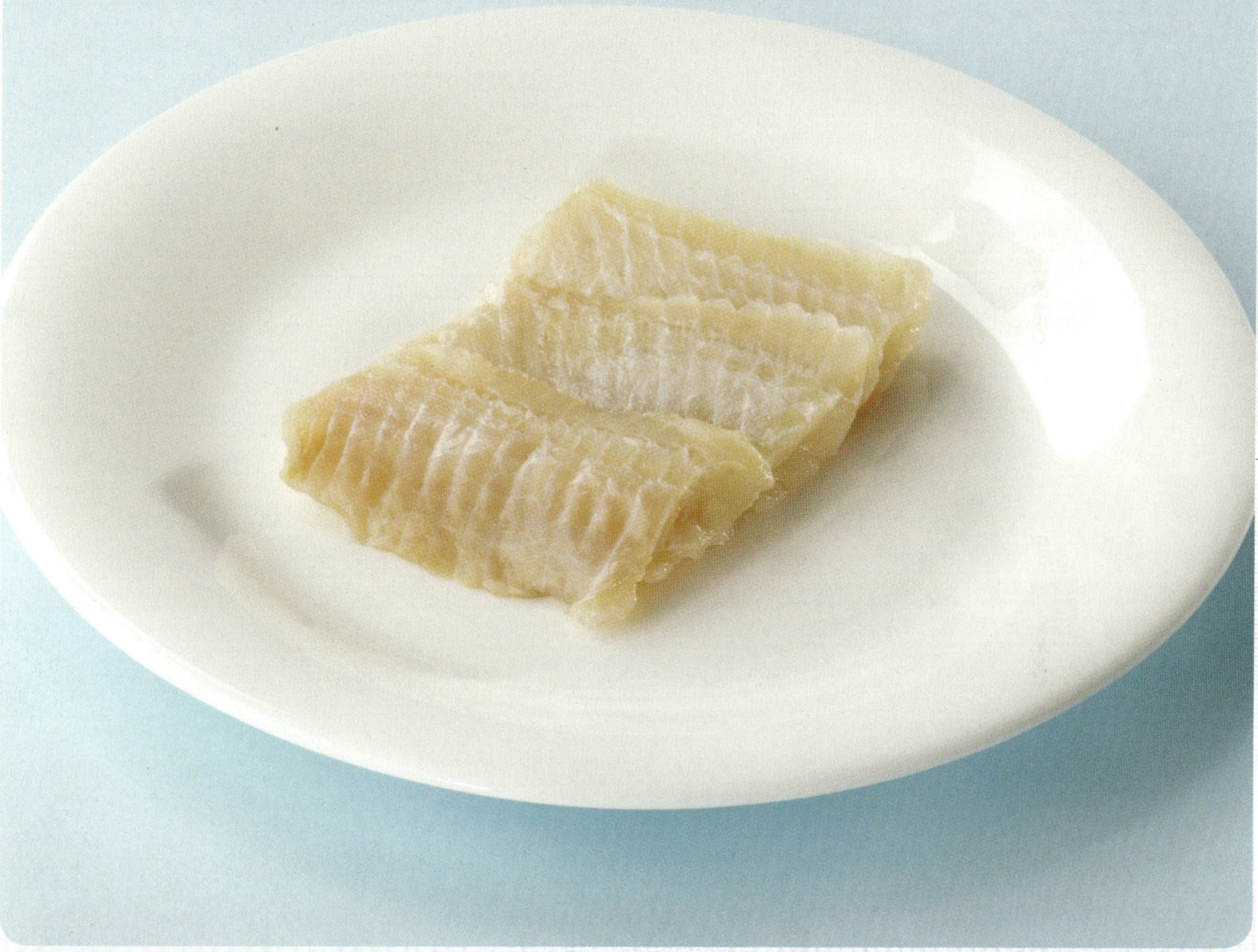

1인 1회 섭취분량
30g

에너지	탄수화물	단백질	지 질	비타민 A	비타민 B_2	비타민 C
26kcal	0g	5.9g	0.2g	0μgRE	0.04mg	0mg

나트륨	식이섬유	칼 슘	콜레스테롤	소 금	철
66.6mg	0g	91.5mg	26.4mg	0.2g	0.4mg

＊칼슘급원 식품(칼슘 50mg 이상)

해조류

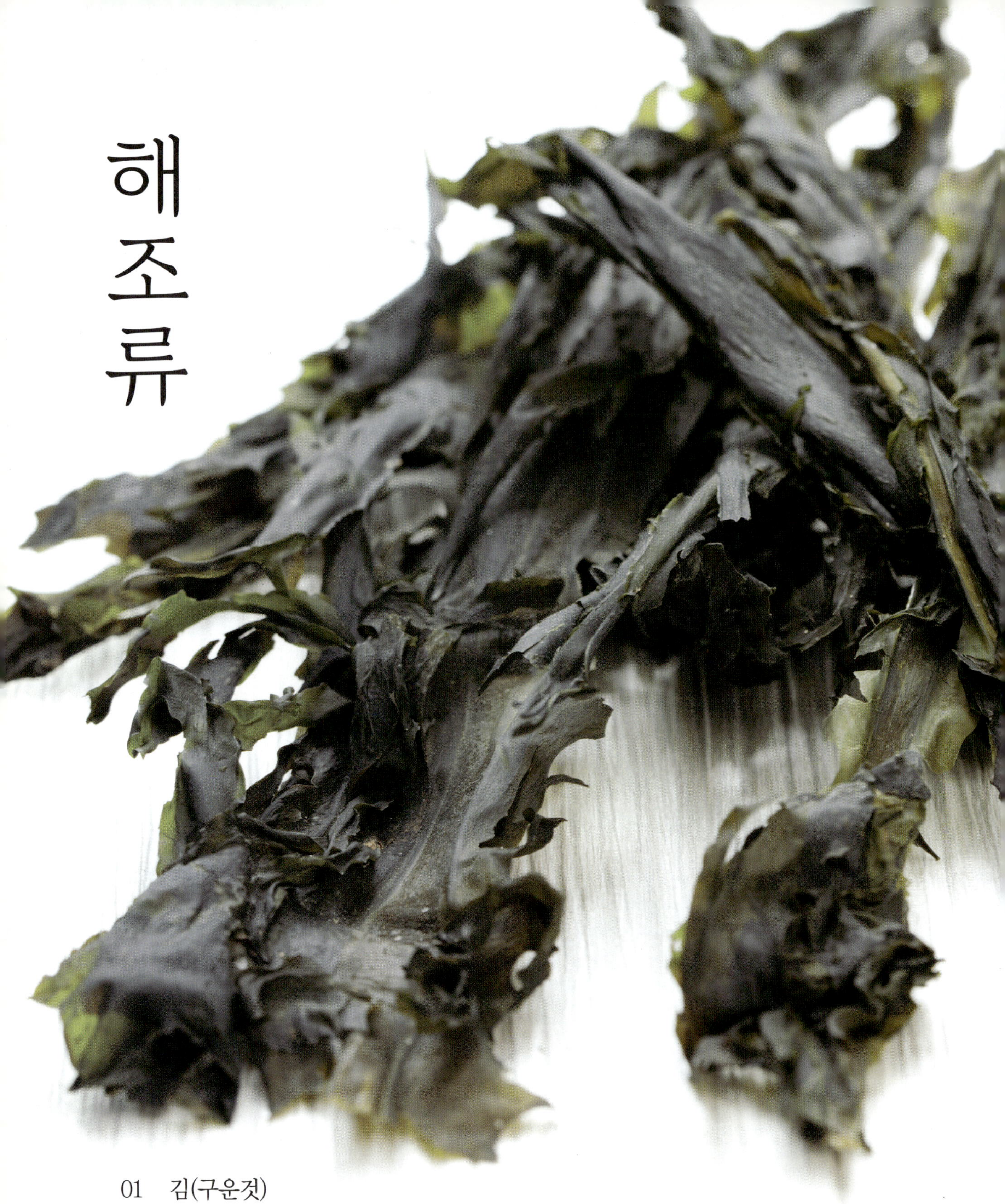

01 김(구운것)
02 미역(말린것)
03 톳

김
(구운것)

종지 3
용기크기(단위 : ㎝)

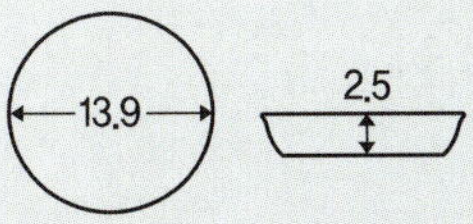

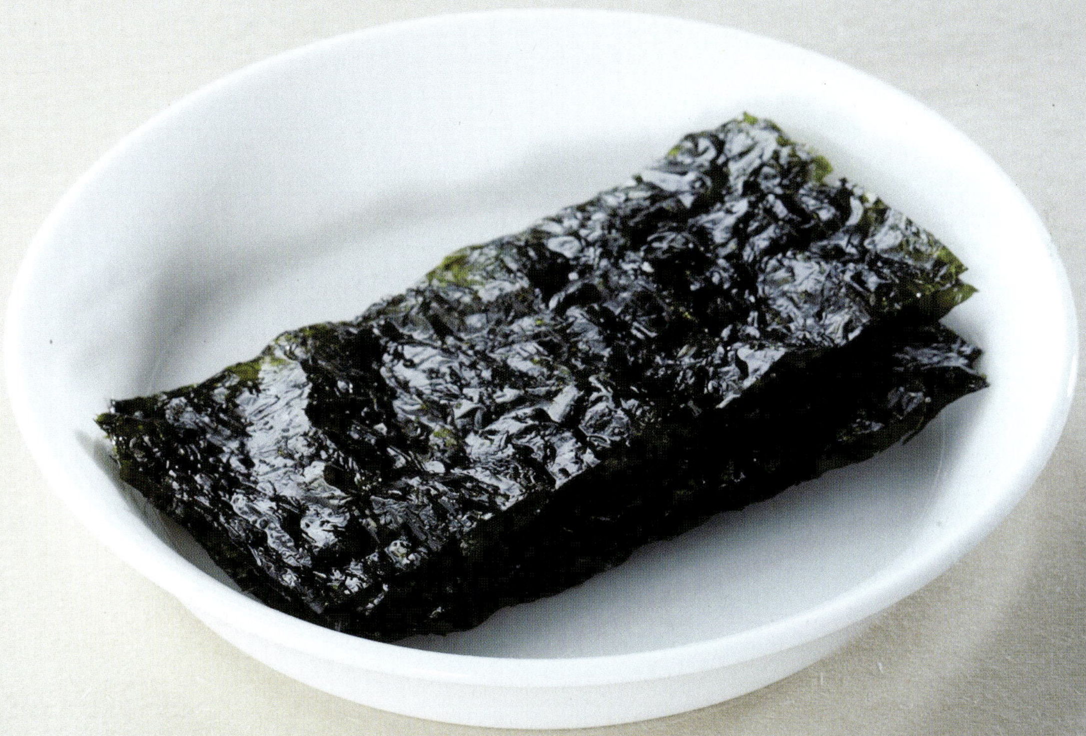

1인 1회 섭취분량
2g

에너지	탄수화물	단백질	지 질	비타민 A	비타민 B_2	비타민 C
3㎉	0.8g	0.9g	0g	40.4㎍RE	0.12㎎	2.1㎎

나트륨	식이섬유	칼 슘	콜레스테롤	소 금	철
9.8㎎	0.7g	5.1㎎	0.4㎎	0g	0.4㎎

미역
(말린것)

평면접시(중)
용기크기(단위 : ㎝)

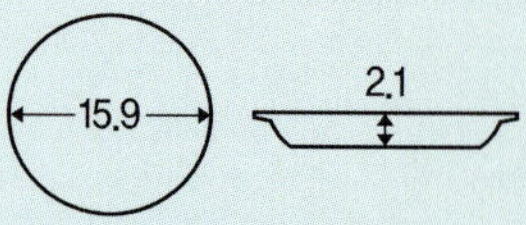

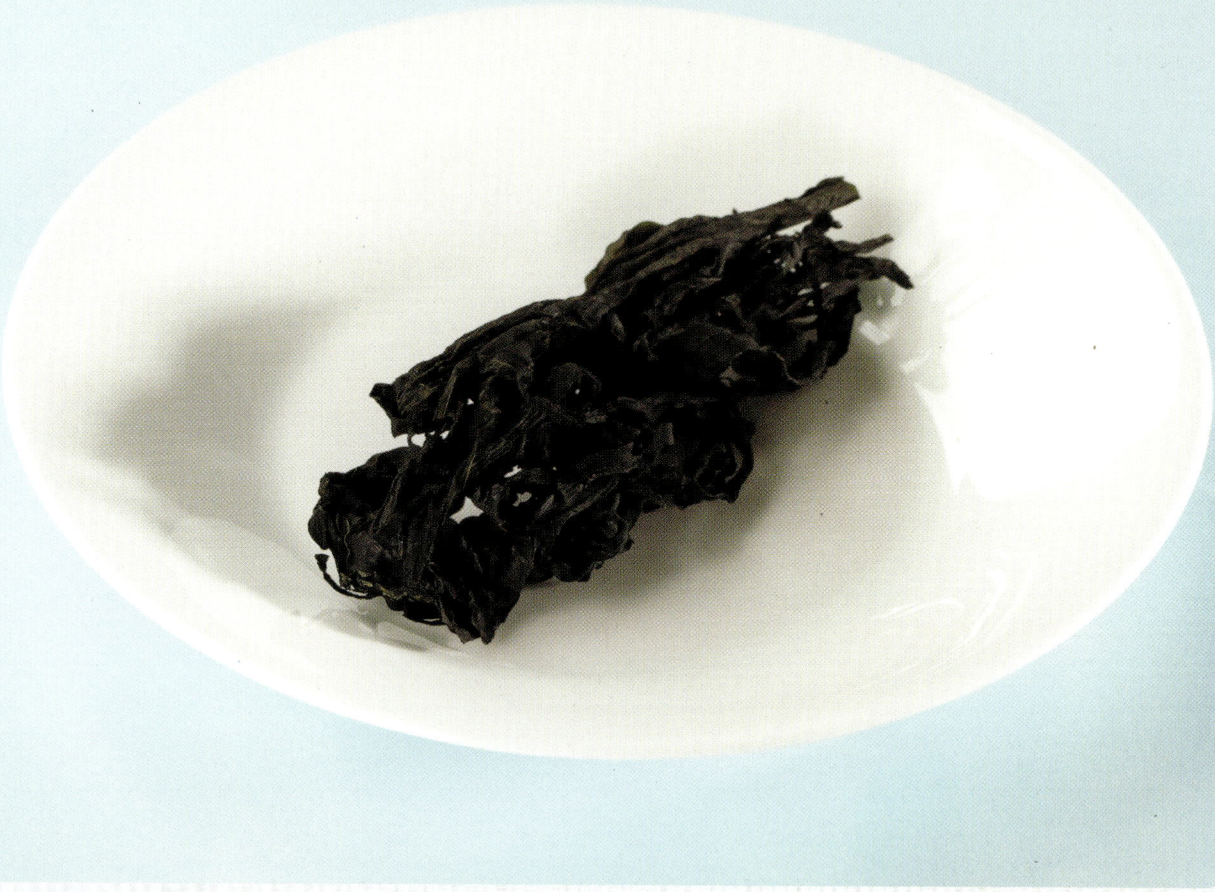

1인 1회 섭취분량
6g

에너지	탄수화물	단백질	지 질	비타민 A	비타민 B_2	비타민 C
6㎉	2.2g	1.2g	0.2g	33.3㎍RE	0.06㎎	1.1㎎

나트륨	식이섬유	칼 슘	콜레스테롤	소 금	철
366㎎	5.4g	57.5㎎	0㎎	0.9g	0.5㎎

* 칼슘급원 식품(칼슘 50mg 이상)

톳

평면접시(특대)
용기크기(단위 : ㎝)

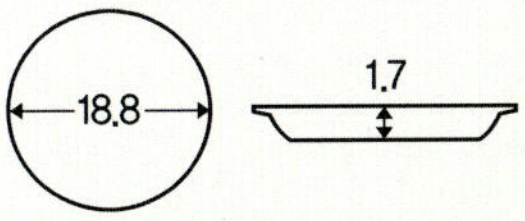

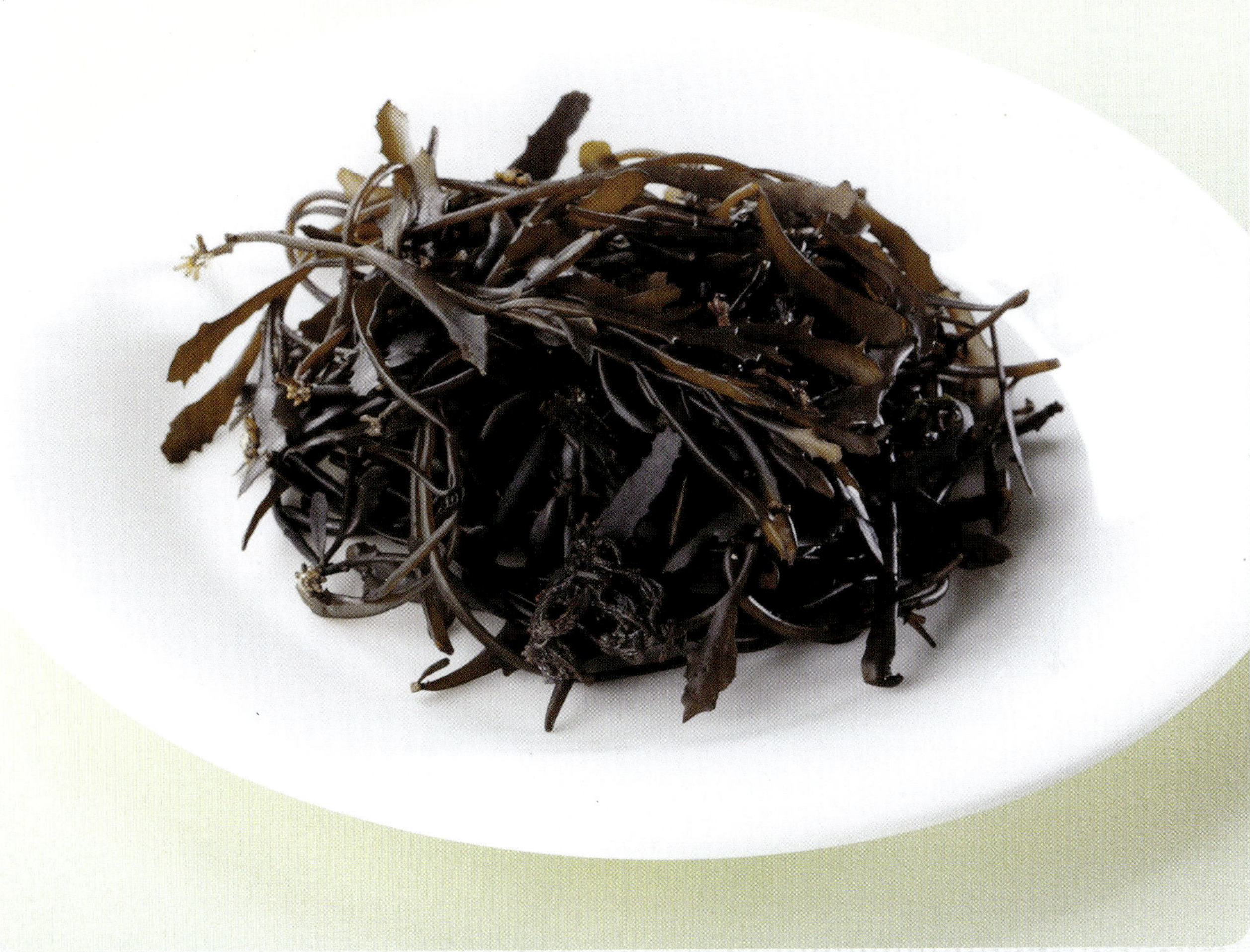

1인 1회 섭취분량 **50g**

에너지	탄수화물	단백질	지 질	비타민 A	비타민 B_2	비타민 C
6㎉	2.5g	1g	0.2g	31.5㎍RE	0.04㎎	2㎎

나트륨	식이섬유	칼 슘	콜레스테롤	소 금	철
205㎎	18.6g	78.5㎎	0㎎	0.5g	2㎎

*칼슘급원 식품(칼슘 50mg 이상)

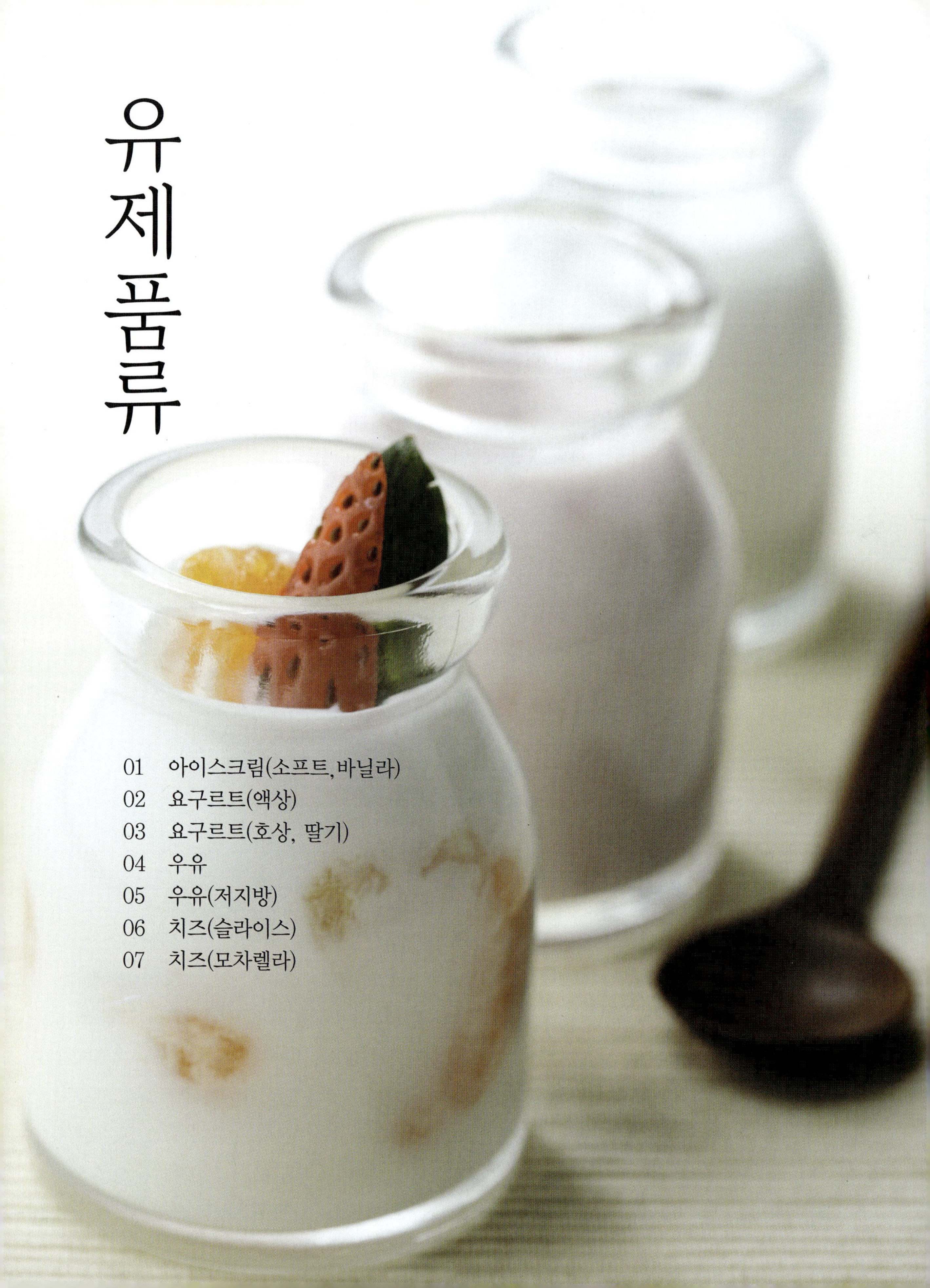

유제품류

01 아이스크림(소프트, 바닐라)
02 요구르트(액상)
03 요구르트(호상, 딸기)
04 우유
05 우유(저지방)
06 치즈(슬라이스)
07 치즈(모차렐라)

아이스크림 (소프트, 바닐라)

종지 2
용기크기(단위 : ㎝)

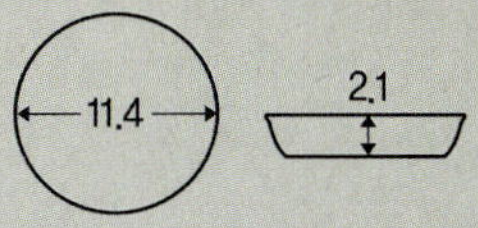

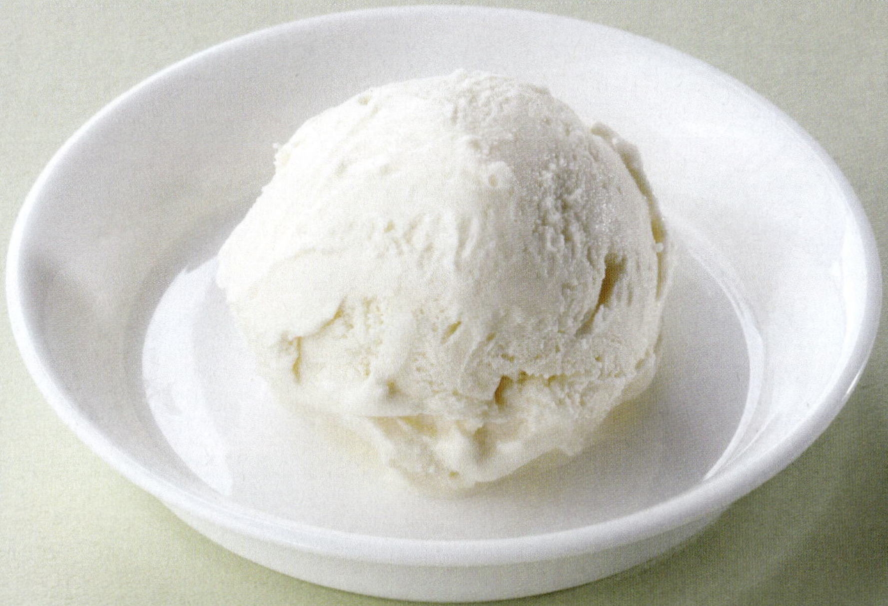

1인 1회 섭취분량	에너지	탄수화물	단백질	지 질	비타민 A	비타민 B_2	비타민 C
80g	178㎉	17.8g	3.3g	10.4g	0㎍RE	0.14㎎	0.8㎎
	나트륨	**식이섬유**	**칼 슘**	**콜레스테롤**	**소 금**	**철**	
	48.8㎎	0g	104.8㎎	37.6㎎	0.1g	0.2㎎	

*칼슘급원 식품(칼슘 50mg 이상)

요구르트
(액상)

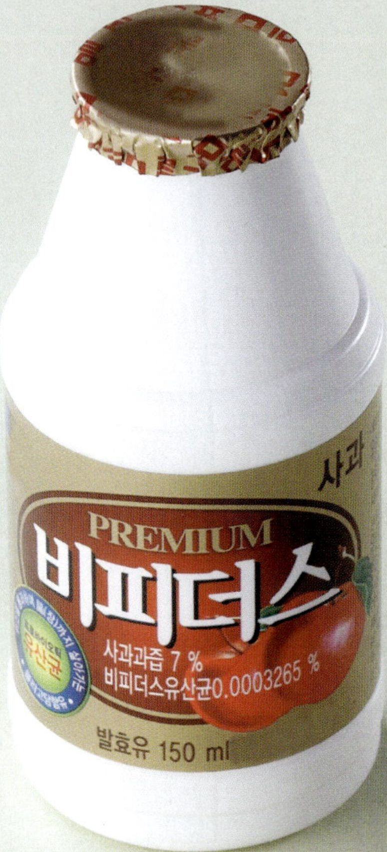

1인 1회 섭취분량 **150ml**

에너지	탄수화물	단백질	지 질	비타민 A	비타민 B_2	비타민 C
98kcal	22.4g	2.3g	0.2g	0μgRE	0.18mg	0mg

나트륨	식이섬유	칼 슘	콜레스테롤	소 금	철
93mg	0g	58.5mg	0mg	0.2g	0.2mg

＊칼슘급원 식품(칼슘 50mg 이상)

요구르트
(호상, 딸기)

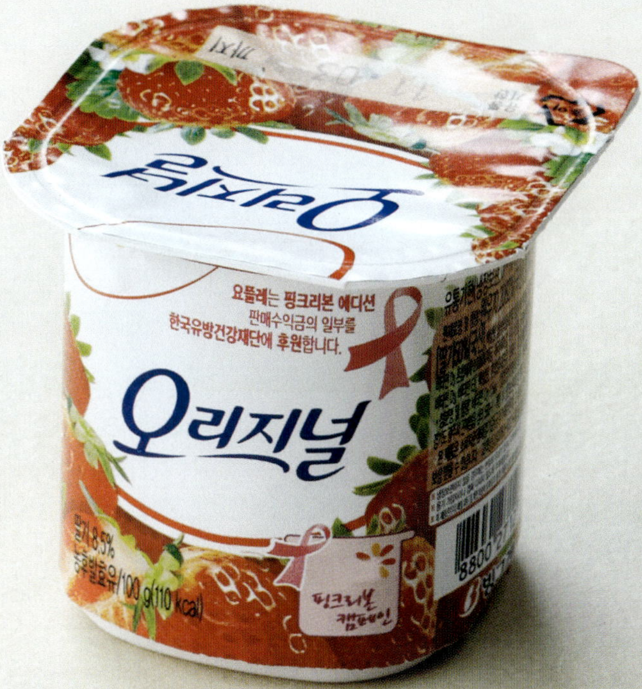

1인 1회 섭취분량 **110g**

에너지	탄수화물	단백질	지 질	비타민 A	비타민 B_2	비타민 C
109kcal	17.7g	3.5g	3g	31.9μgRE	0.12mg	0mg

나트륨	식이섬유	칼 슘	콜레스테롤	소 금	철
58.3mg	0.2g	115.5mg	12.1mg	0.1g	0.1mg

*칼슘급원 식품(칼슘 50mg 이상)

우유

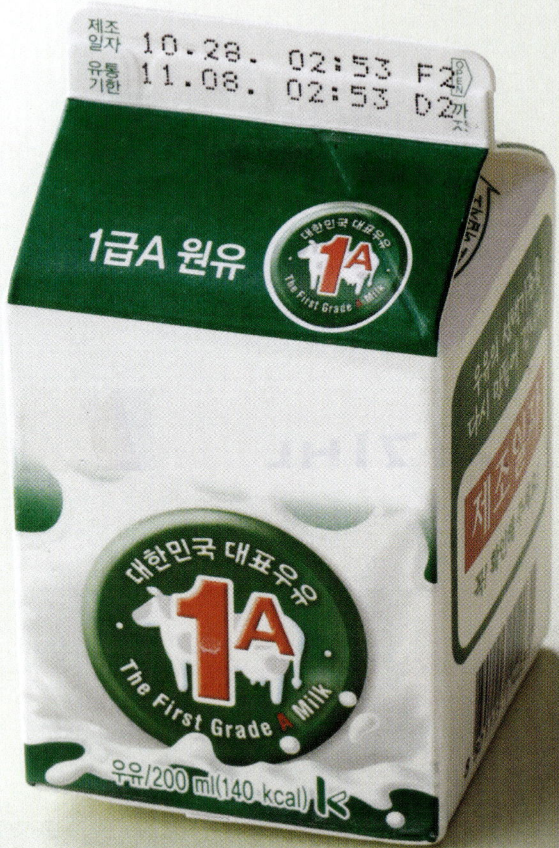

1인 1회 섭취분량 200ml	에너지	탄수화물	단백질	지 질	비타민 A	비타민 B_2	비타민 C
	120㎉	9.4g	6.4g	6.4g	56㎍RE	0.28㎎	2㎎
	나트륨	**식이섬유**	**칼 슘**	**콜레스테롤**	**소 금**	**철**	
	110㎎	0g	210㎎	22㎎	0.3g	0.2㎎	

*칼슘급원 식품(칼슘 50mg 이상)

우유
(저지방)

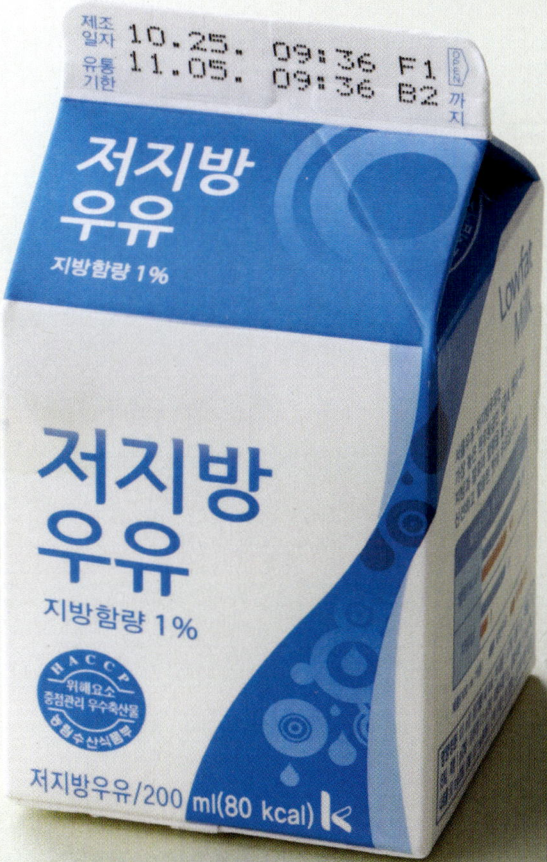

1인 1회 섭취분량	에너지	탄수화물	단백질	지 질	비타민 A	비타민 B_2	비타민 C
200ml	72㎉	9.2g	5.8g	1.2g	20㎍RE	0.12mg	0mg

나트륨	식이섬유	칼 슘	콜레스테롤	소 금	철
204mg	0g	210mg	12mg	0.5g	0mg

*칼슘급원 식품(칼슘 50mg 이상)

치즈
(슬라이스)

평면접시(대)
용기크기(단위 : ㎝)

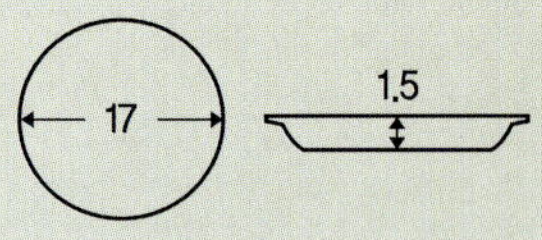

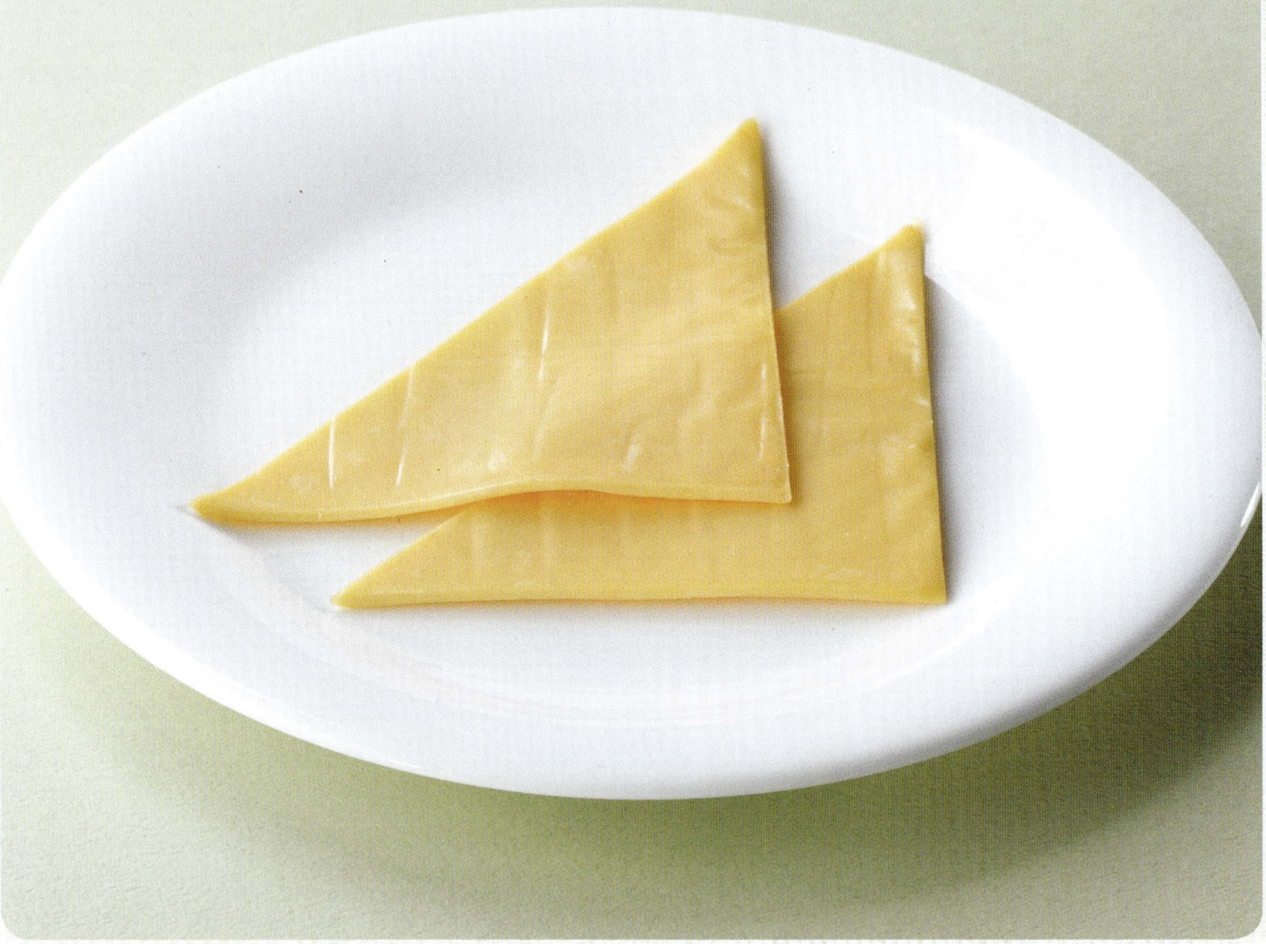

1인 1회 섭취분량 **20g**

에너지	탄수화물	단백질	지 질	비타민 A	비타민 B_2	비타민 C
62㎉	1.1g	3.7g	4.8g	47.6㎍RE	0.06㎎	0㎎

나트륨	식이섬유	칼 슘	콜레스테롤	소 금	철
226.8㎎	0g	100.6㎎	16㎎	0.6g	0.1㎎

＊칼슘급원 식품(칼슘 50mg 이상)

치즈
(모차렐라)

평면접시(소)
용기크기(단위 : ㎝)

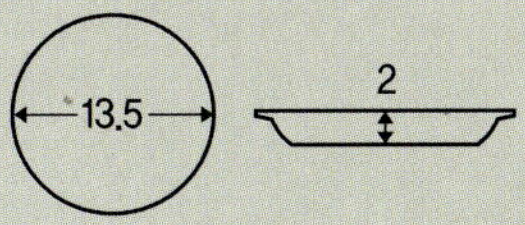

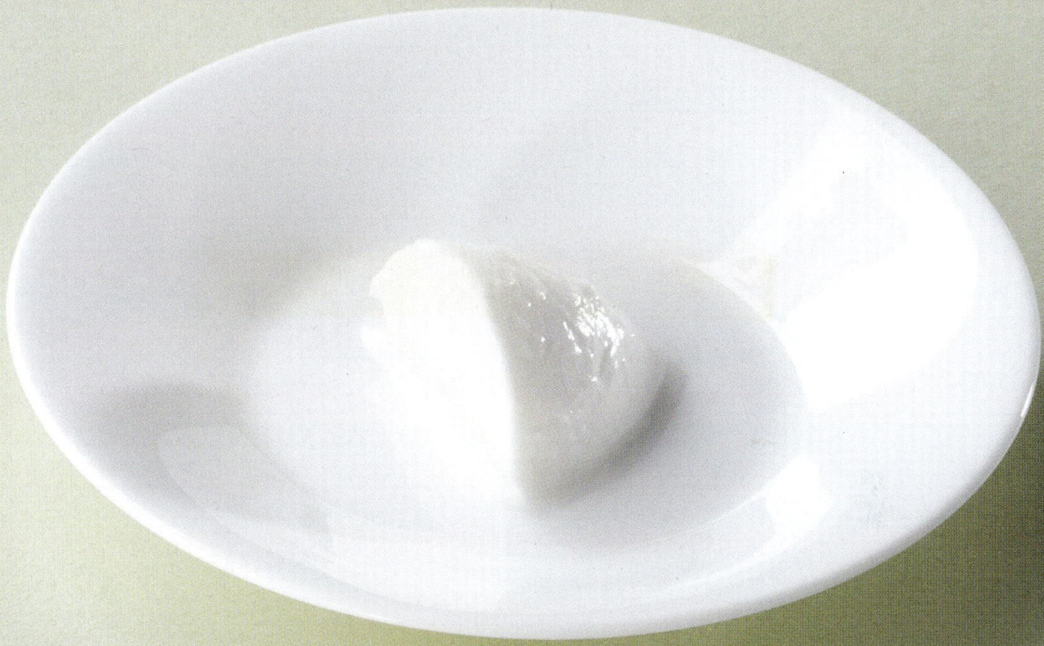

1인 1회 섭취분량	에너지	탄수화물	단백질	지 질	비타민 A	비타민 B_2	비타민 C
15g	32㎉	1.9g	2.6g	1.5g	36.2㎍RE	0.04mg	0mg
	나트륨	식이섬유	칼 슘	콜레스테롤	소 금	철	
	98.1mg	0g	60.5mg	2.1mg	0.2g	0.1mg	

*칼슘급원 식품(칼슘 50mg 이상)

음료류

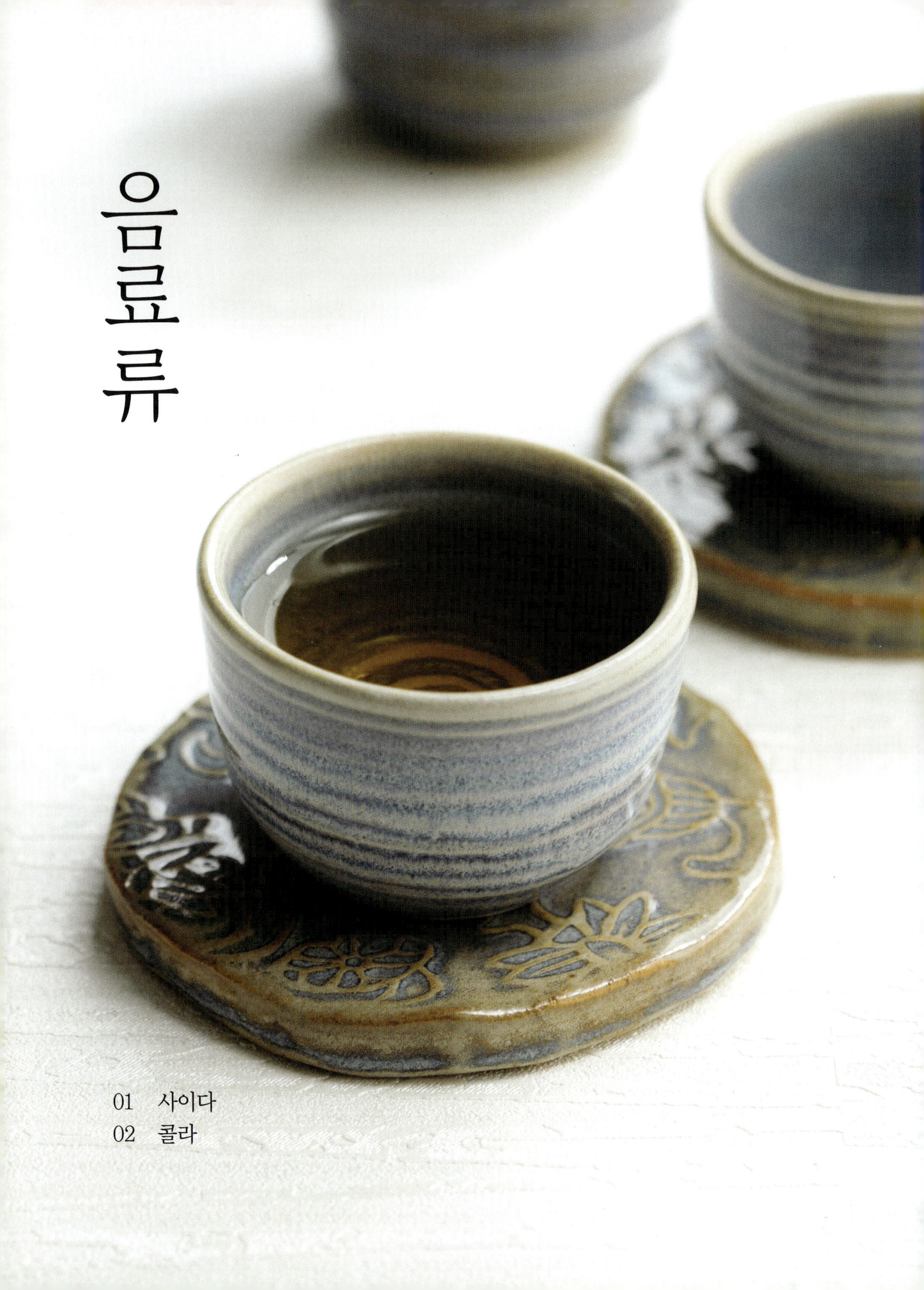

01 사이다
02 콜라

사이다

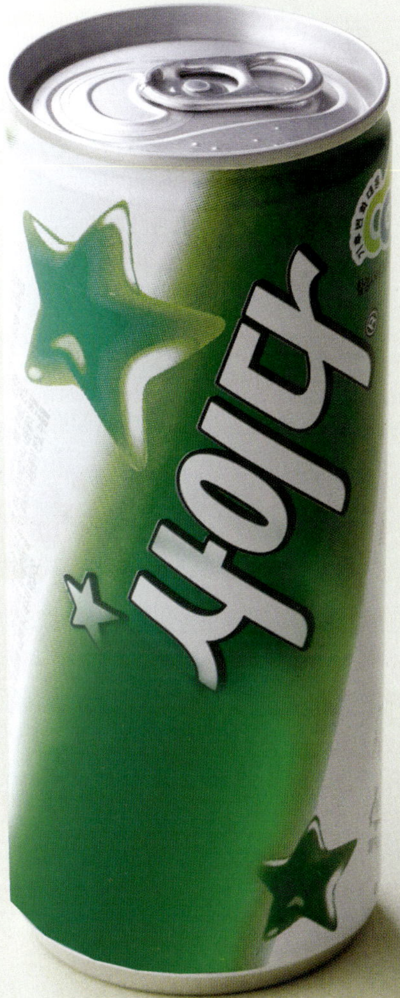

1인 1회 섭취분량
250ml

에너지	탄수화물	단백질	지 질	비타민 A	비타민 B_2	비타민 C
100kcal	25.3g	0g	0g	0μgRE	0mg	0mg

나트륨	식이섬유	칼 슘	콜레스테롤	소 금	철
12.5mg	0g	5mg	0mg	0g	0mg

콜 라

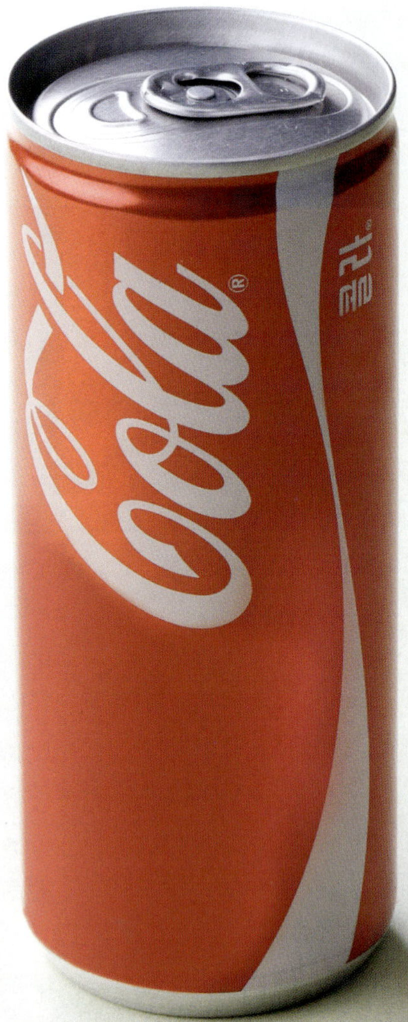

1인 1회 섭취분량	에너지	탄수화물	단백질	지 질	비타민 A	비타민 B_2	비타민 C
250ml	100kcal	25g	0g	0g	0μgRE	0mg	0mg
	나트륨	**식이섬유**	**칼 슘**	**콜레스테롤**	**소 금**	**철**	
	0mg	0g	5.0mg	0mg	0g	0mg	

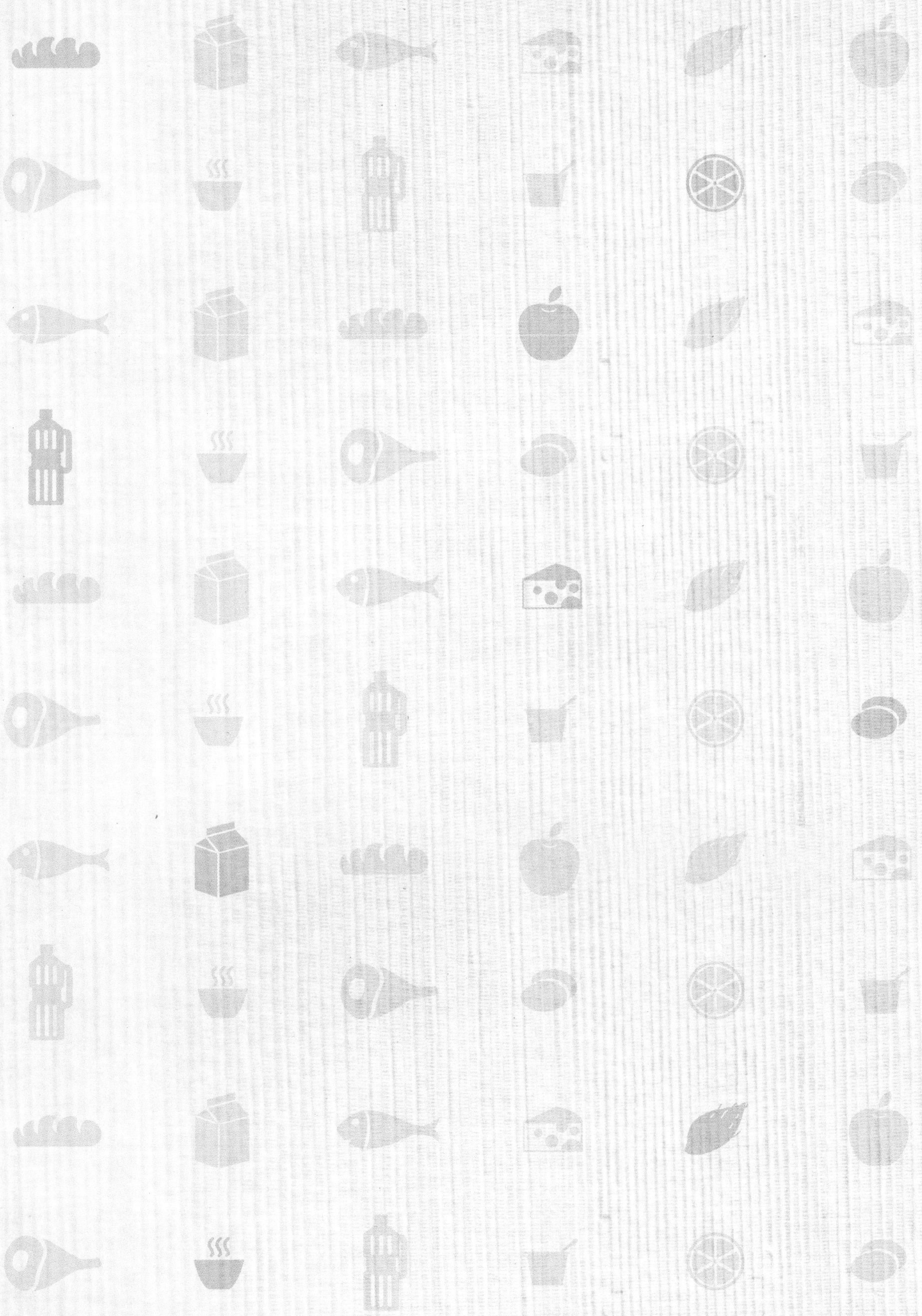

조미류

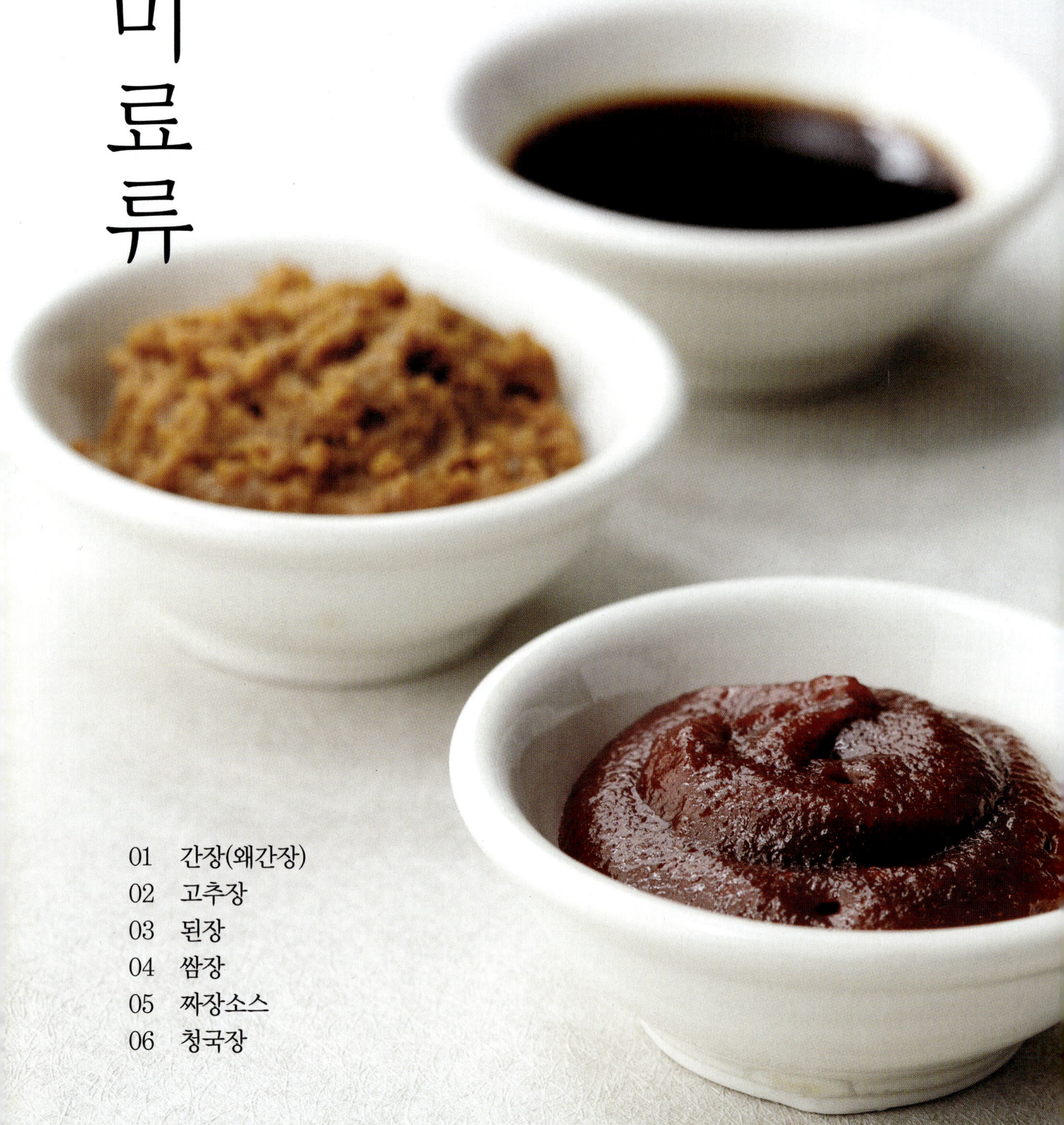

01 간장(왜간장)
02 고추장
03 된장
04 쌈장
05 짜장소스
06 청국장

간장
(왜간장)

테이블스푼
용기크기(단위 : ㎝)

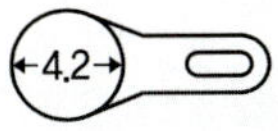

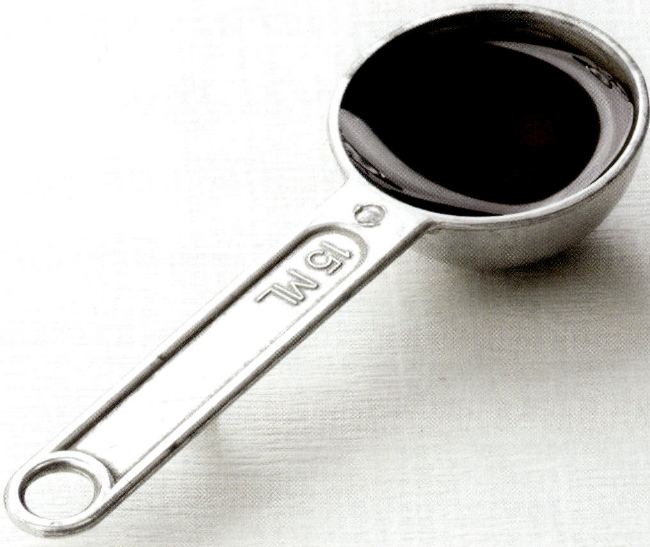

1인 1회 섭취분량 **15g**

에너지	탄수화물	단백질	지 질	비타민 A	비타민 B_2	비타민 C
8㎉	0.7g	1.2g	0g	0㎍RE	0.01㎎	0㎎

나트륨	식이섬유	칼 슘	콜레스테롤	소 금	철
878.7㎎	0g	5.9㎎	0㎎	2.2g	0.3㎎

*주의 성분(나트륨 400mg 이상)

고추장

테이블스푼
용기크기(단위 : ㎝)

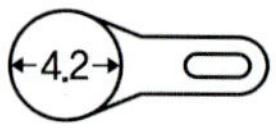

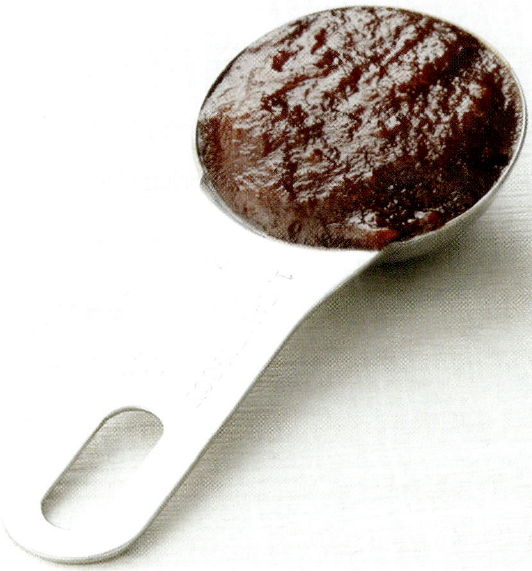

1인 1회 섭취분량	에너지	탄수화물	단백질	지 질	비타민 A	비타민 B_2	비타민 C
18g	27㎉	7.5g	1g	0.1g	73.4㎍RE	0.02㎎	0.9㎎
	나트륨	**식이섬유**	**칼 슘**	**콜레스테롤**	**소 금**	**철**	
	596.2㎎	0.8g	19.4㎎	–	1.5g	0.3㎎	

＊주의 성분(나트륨 400mg 이상)

된 장

테이블스푼
용기크기(단위 : ㎝)

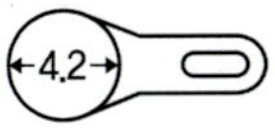

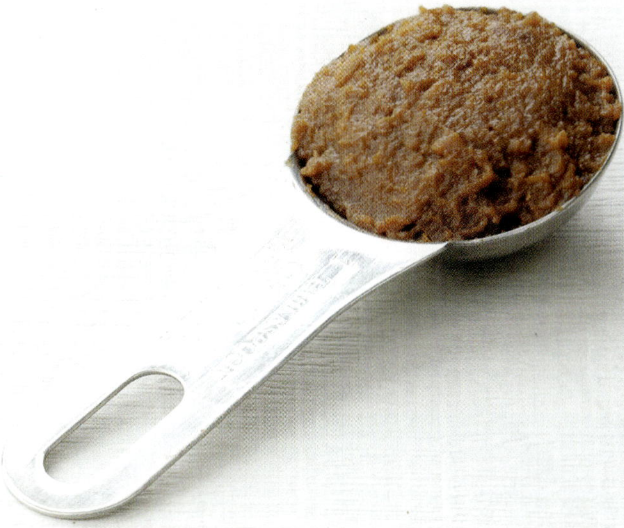

1인 1회 섭취분량	에너지	탄수화물	단백질	지 질	비타민 A	비타민 B_2	비타민 C
10g	13㎉	1.5g	1.1g	0.4g	3㎍RE	0.03㎎	1.6㎎
	나트륨	식이섬유	칼 슘	콜레스테롤	소 금	철	
	499.1㎎	0.4g	8.1㎎	0㎎	1.2g	0.7㎎	

*주의 성분(나트륨 400mg 이상)

쌈 장

테이블스푼
용기크기(단위 : ㎝)

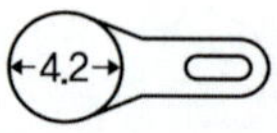

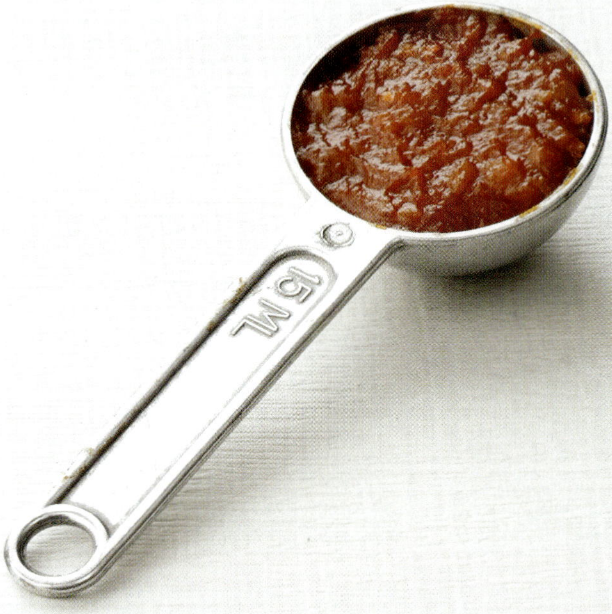

1인 1회 섭취분량	에너지	탄수화물	단백질	지 질	비타민 A	비타민 B_2	비타민 C
18g	35㎉	5.3g	1.8g	0.8g	9.9㎍RE	0.02㎎	0㎎
	나트륨	**식이섬유**	**칼 슘**	**콜레스테롤**	**소 금**	**철**	
	591.8㎎	0.9g	12.2㎎	–	1.5g	0.4㎎	

*주의 성분(나트륨 400mg 이상)

짜장소스

테이블스푼
용기크기(단위 : ㎝)

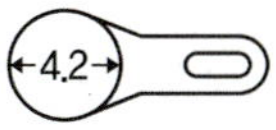

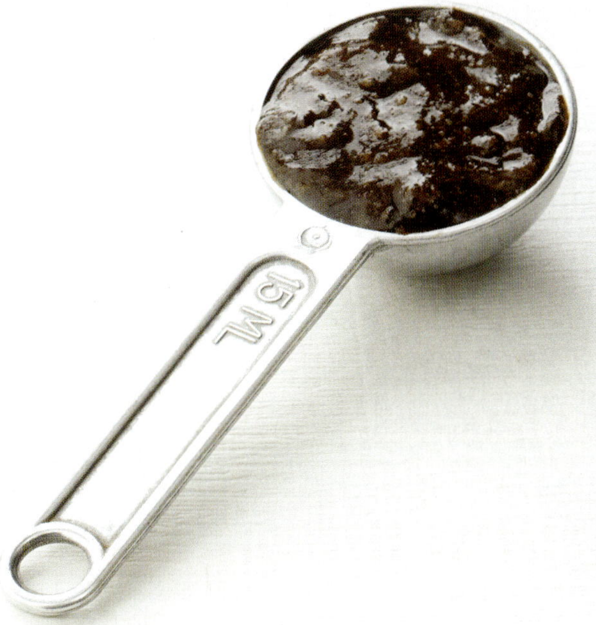

1인 1회 섭취분량 **18g**

에너지	탄수화물	단백질	지 질	비타민 A	비타민 B_2	비타민 C
33㎉	4.4g	2.4g	0.8g	0㎍RE	0.02㎎	0㎎

나트륨	식이섬유	칼 슘	콜레스테롤	소 금	철
580.9㎎	0.6g	10.8㎎	–	1.5g	0.5㎎

*주의 성분(나트륨 400mg 이상)

청국장

테이블스푼
용기크기(단위 : ㎝)

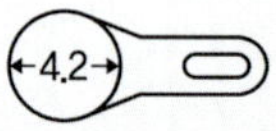

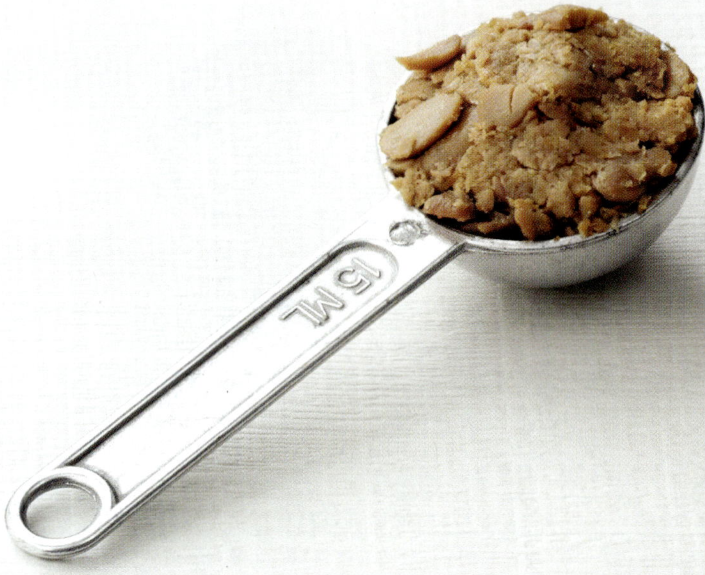

1인 1회 섭취분량 18g	에너지	탄수화물	단백질	지 질	비타민 A	비타민 B_2	비타민 C
	31㎉	0.5g	3.5g	1.5g	0㎍RE	0.04㎎	0㎎
	나트륨	식이섬유	칼 슘	콜레스테롤	소 금	철	
	1,082.2㎎	–	19.1㎎	–	2.7g	0.7㎎	

*주의 성분(나트륨 400mg 이상)

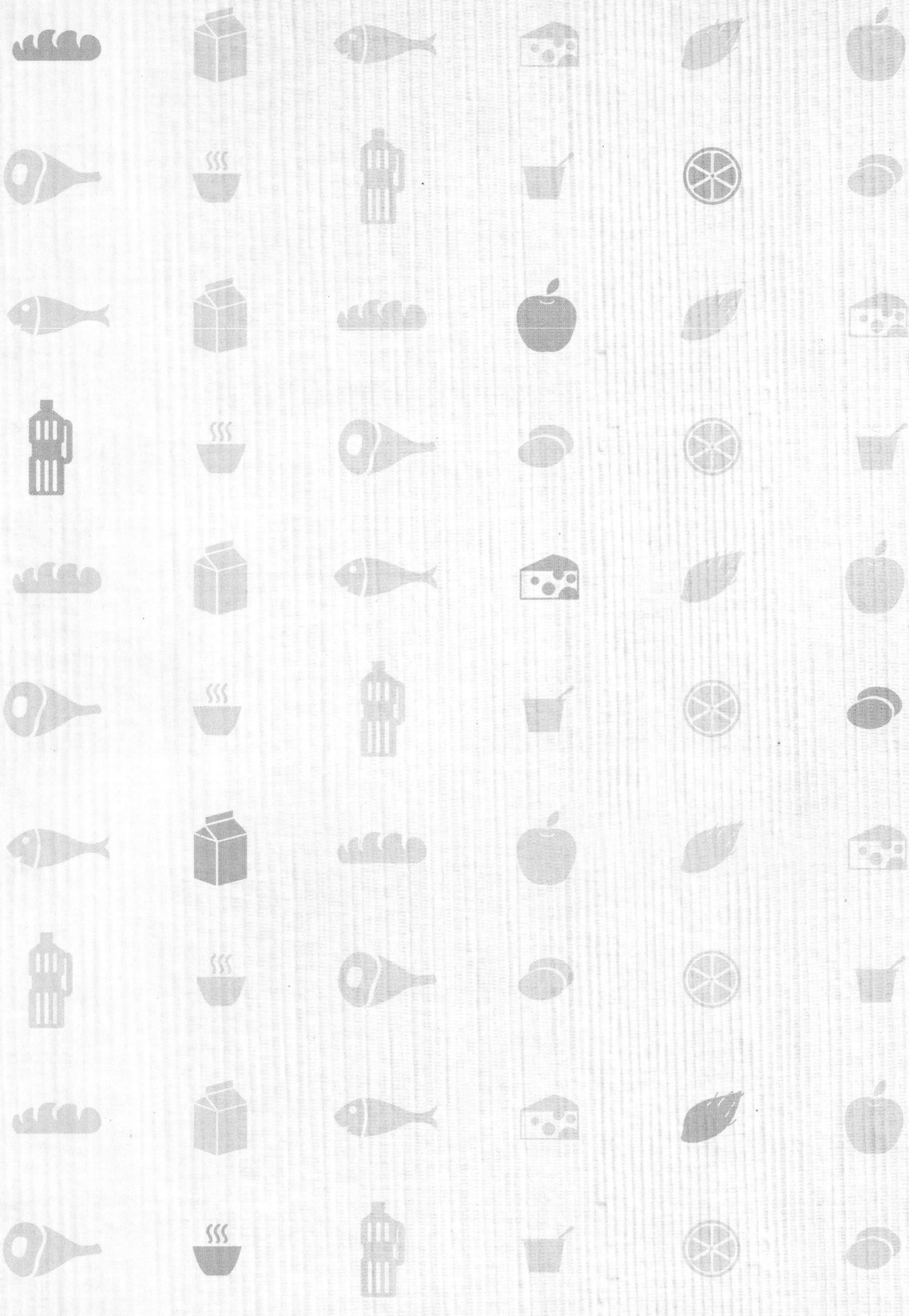

실물로 보는 건강한 상차림 길잡이

질환 예방 및 관리를 위한 식품성분표

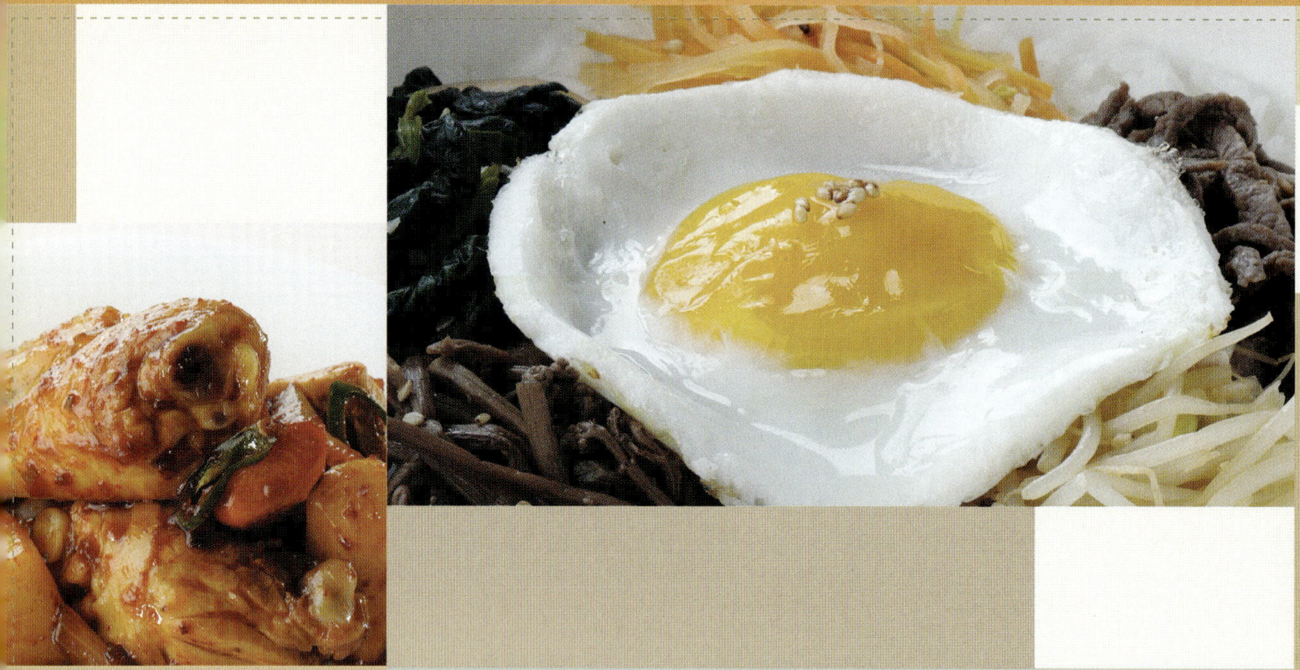

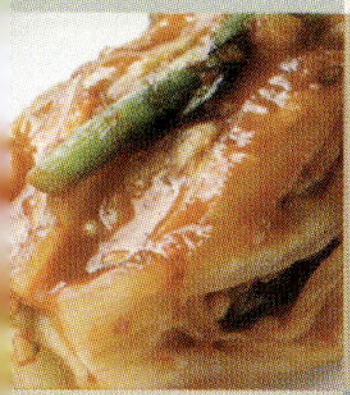

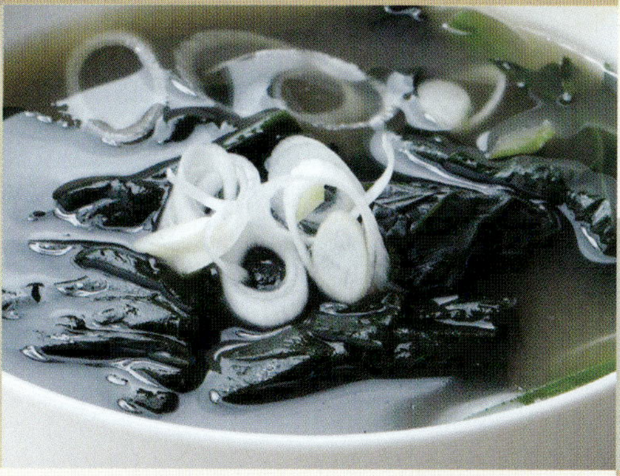

IV 실물 사진으로 알아보는 한국성인 1회 섭취분량별 음식영양가

- 한국성인 상용음식 1회 섭취분량에 대한 실물크기 사진과 영양소함량을 수록하였음.
- 각 음식의 영양소함량표에는 한국인의 건강관리를 위해 주의해서 섭취해야 할 영양성분 중 에너지 300kcal 이상, 나트륨 400mg 이상 또는 콜레스테롤 50mg 이상을 함유한 경우 붉은색으로 주의 표시하였으며, 칼슘을 50mg 이상 함유한 경우 칼슘급원음식으로 초록색으로 권장 표시하였음.

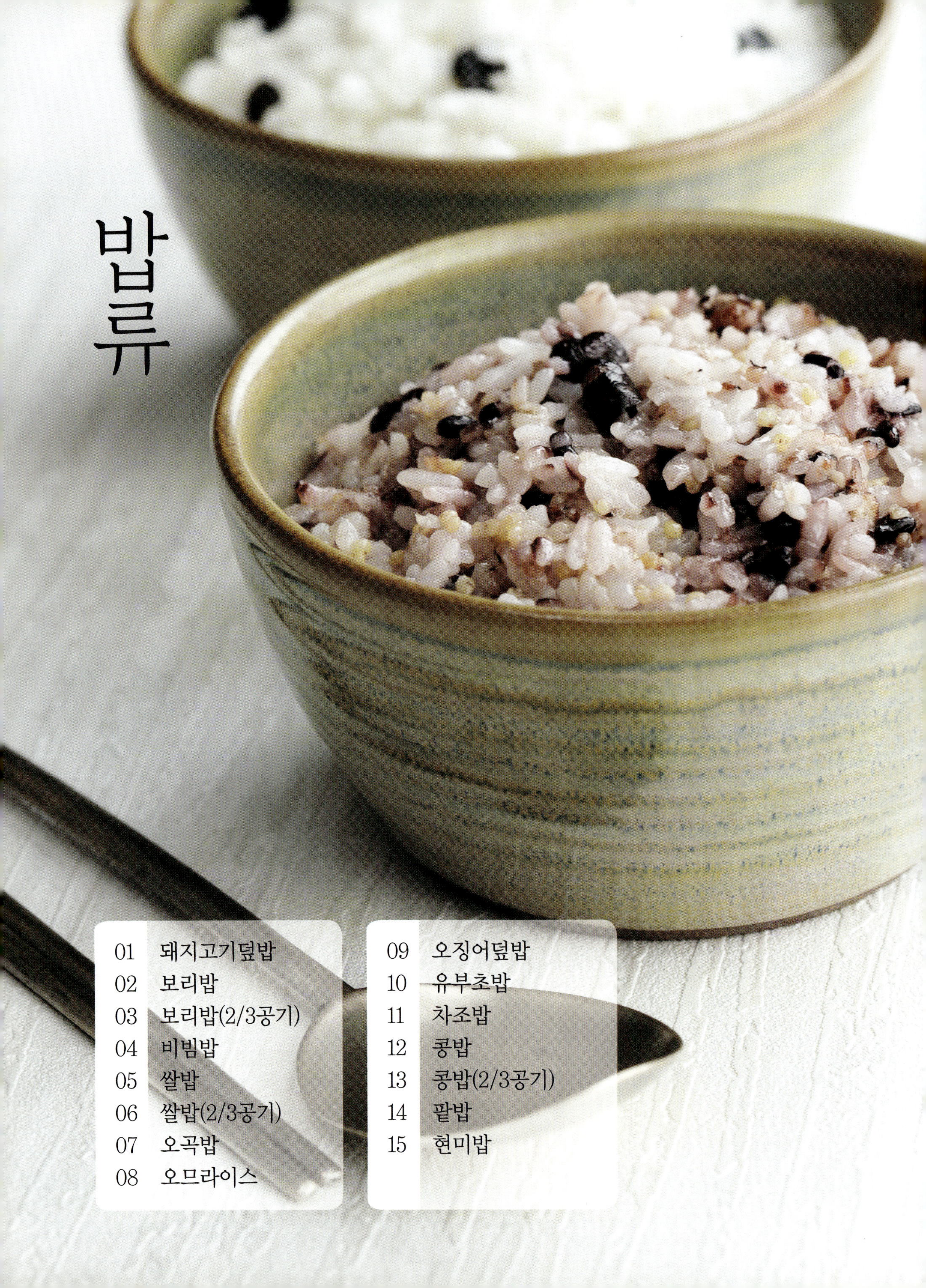

밥류

01 돼지고기덮밥
02 보리밥
03 보리밥(2/3공기)
04 비빔밥
05 쌀밥
06 쌀밥(2/3공기)
07 오곡밥
08 오므라이스
09 오징어덮밥
10 유부초밥
11 차조밥
12 콩밥
13 콩밥(2/3공기)
14 팥밥
15 현미밥

돼지고기 덮밥

타원형접시
용기크기(단위 : ㎝)

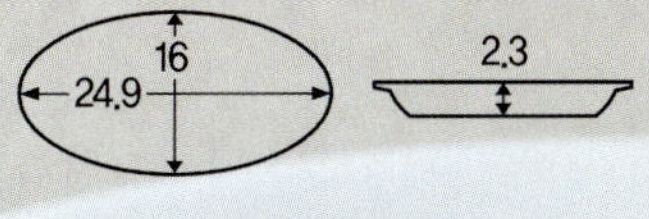

쌀(백미) 106.5g, 돼지고기(등심) 83.4g, 양파 46.3g, 당근 18.5g, 간장 9.3g, 고추장 7.4g, 설탕 4.6g, 파 4.6g

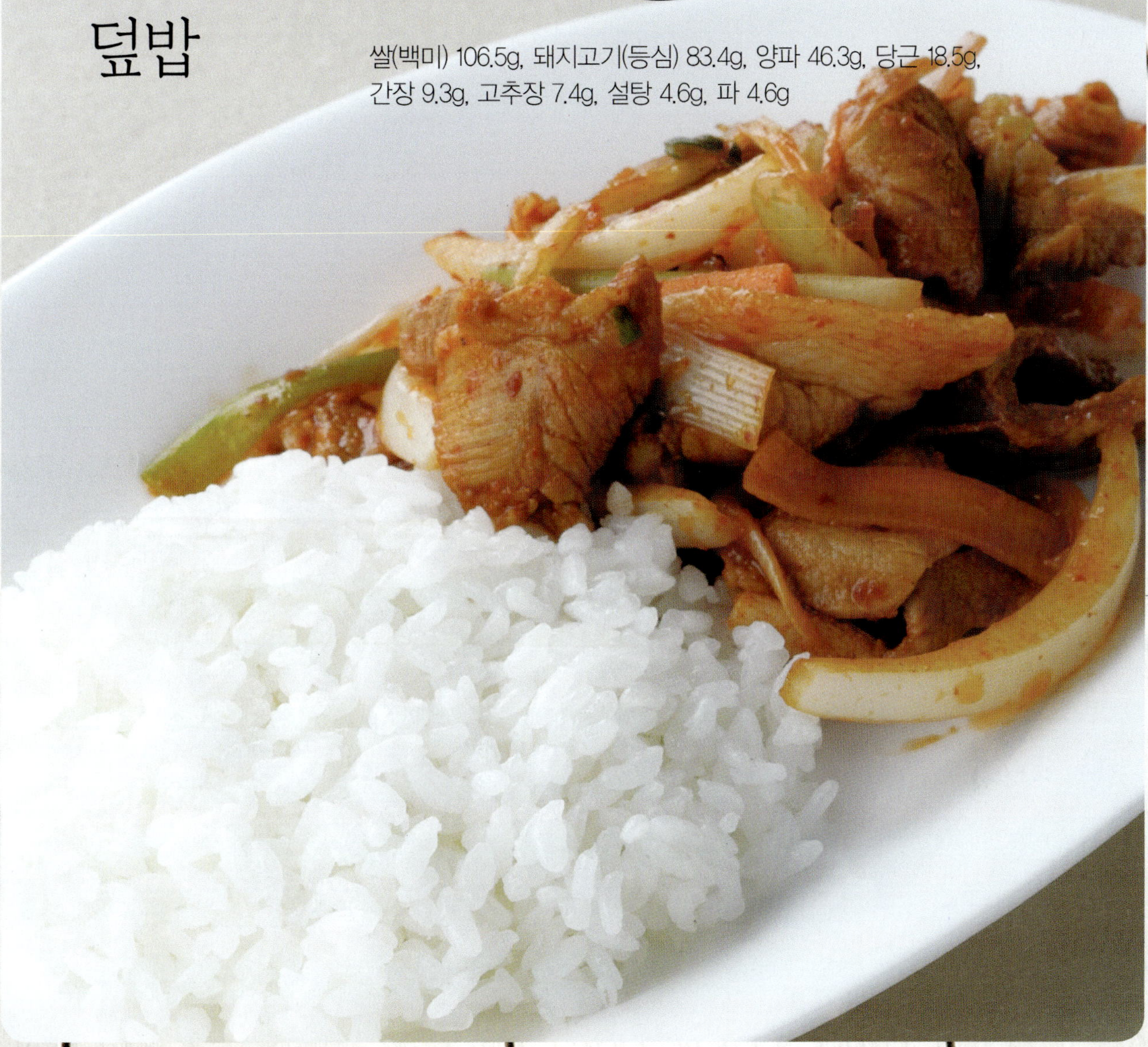

1인 1회 섭취분량
530ml

에너지	탄수화물	단백질	지 질	비타민 A	비타민 B_2	비타민 C
660㎉	99.8g	22.7g	17.2g	276.7㎍RE	0.19㎎	6.5㎎

나트륨	식이섬유	칼 슘	콜레스테롤	소 금	철
830.5㎎	2.8g	42.8㎎	46.3㎎	2.1g	2.9㎎

*주의 성분(에너지 300kcal 이상, 나트륨 400mg 이상)

보리밥

밥그릇
용기크기(단위 : ㎝)

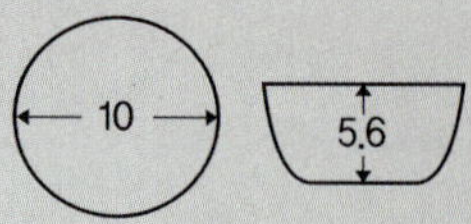

쌀(백미) 91.8g, 보리 14.3g

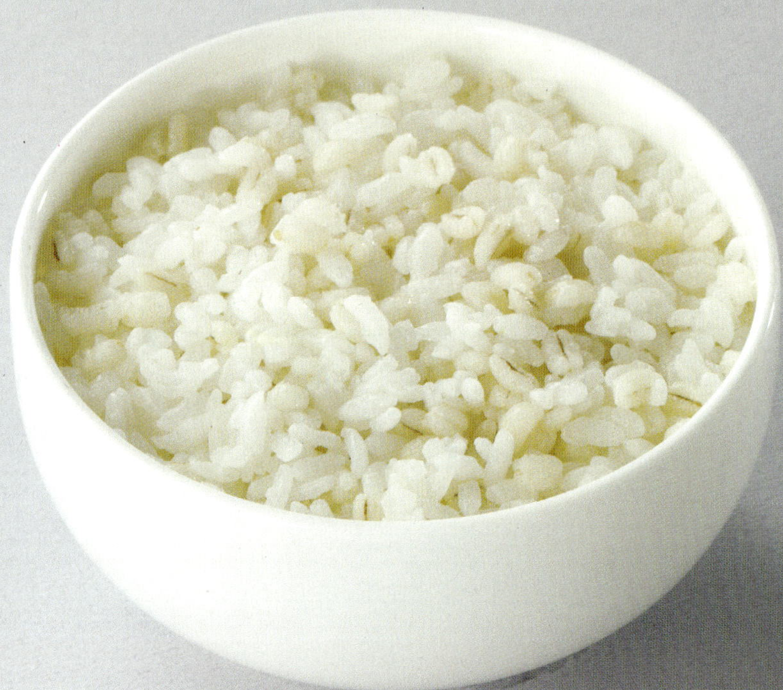

1인 1회 섭취분량	에너지	탄수화물	단백질	지 질	비타민 A	비타민 B_2	비타민 C
250ml	381㎉	84.2g	6.8g	0.5g	0.9㎍RE	0.04㎎	0㎎
	나트륨	**식이섬유**	**칼 슘**	**콜레스테롤**	**소 금**	**철**	
	6.9㎎	2.6g	10.7㎎	0㎎	0g	1.6㎎	

＊주의 성분(에너지 300kcal 이상)

보리밥
(2/3공기)

밥그릇
용기크기(단위 : ㎝)

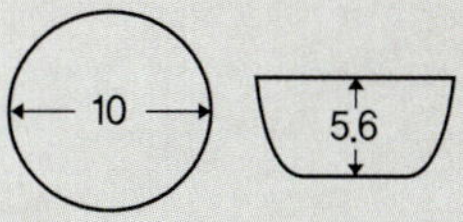

쌀(백미) 61.2g, 보리 9.5g

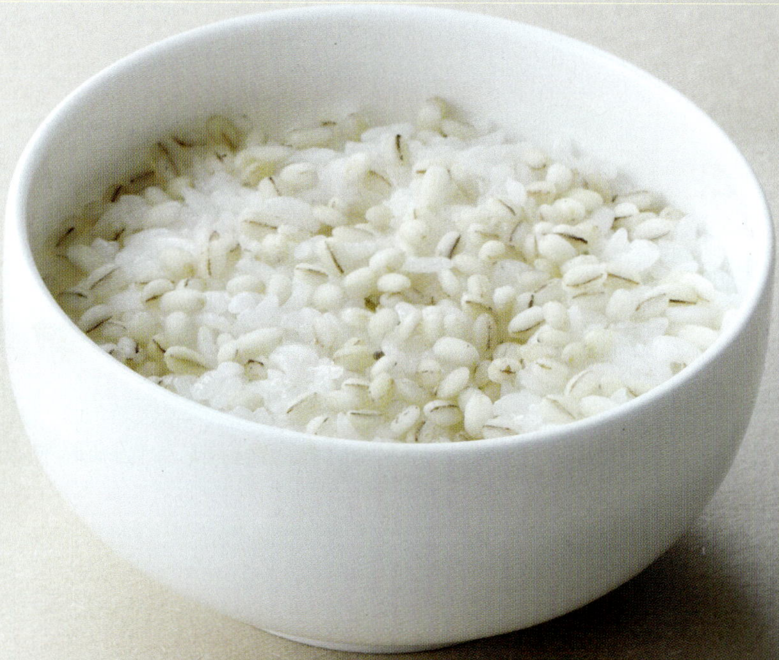

1인 1회 섭취분량	에너지	탄수화물	단백질	지 질	비타민 A	비타민 B_2	비타민 C
167ml	254㎉	56.1g	4.5g	0.3g	0.6㎍RE	0.3mg	0mg
	나트륨	식이섬유	칼 슘	콜레스테롤	소 금	철	
	4.6mg	1.7g	7.1mg	0mg	0g	1.1mg	

비빔밥

면대접 2
용기크기(단위 : ㎝)

21 / 10.4

쌀(백미) 102.5g, 달걀 42.3g, 콩나물 33.3g, 시금치 30.5g, 쇠고기(등심) 24.2g, 고사리 20.1g, 당근 15.9g, 고추장 14.4g, 간장 3.5g, 참기름 3.5g, 콩기름 2.9g, 파 0.9g, 깨 0.7g, 마늘 0.6g, 후추 0.1g

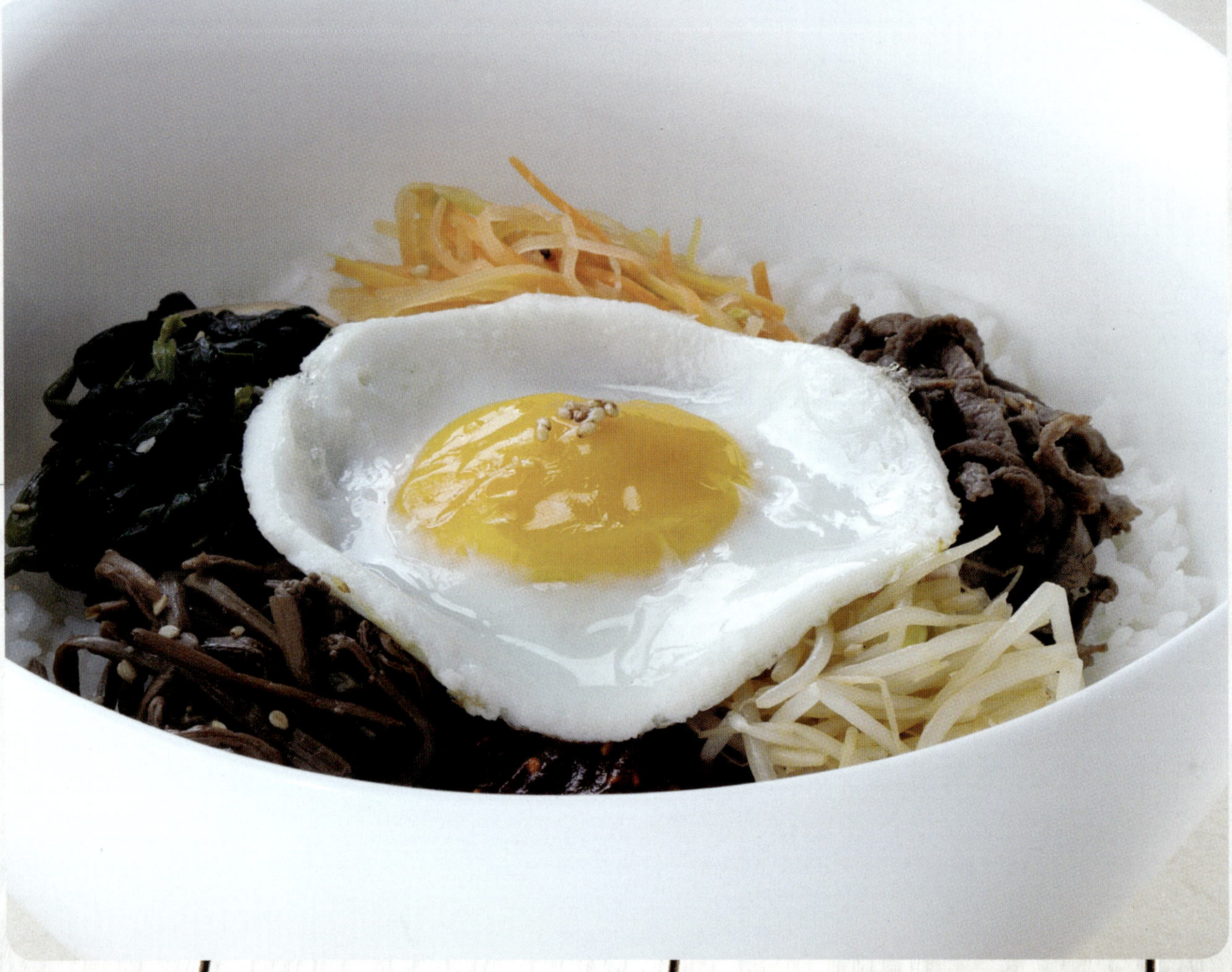

1인 1회 섭취분량 **1,000ml**

에너지	탄수화물	단백질	지 질	비타민 A	비타민 B_2	비타민 C
589㎉	95.1g	20.5g	14.1g	524.8㎍RE	0.39mg	25.9mg

나트륨	식이섬유	칼 슘	콜레스테롤	소 금	철
882.8mg	5.3g	89.2mg	214.7mg	2.2g	5.4mg

＊주의 성분(에너지 300kcal 이상, 나트륨 400mg 이상, 콜레스테롤 50mg 이상) ＊칼슘급원 음식(칼슘 50mg 이상)

쌀 밥

밥그릇
용기크기(단위 : ㎝)

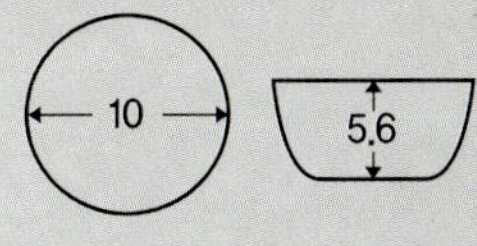

쌀(백미) 112.2g

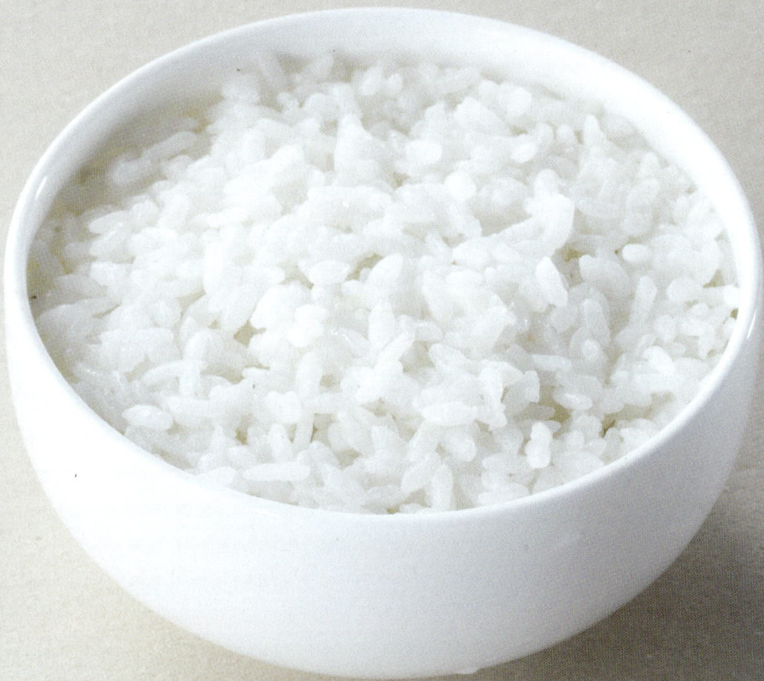

1인 1회 섭취분량	에너지	탄수화물	단백질	지 질	비타민 A	비타민 B_2	비타민 C
250ml	405kcal	89.5g	6.6g	0.4g	1.1㎍RE	0.03mg	0mg
	나트륨	**식이섬유**	**칼 슘**	**콜레스테롤**	**소 금**	**철**	
	7.9mg	1.5g	7.9mg	0mg	0g	1.6mg	

*주의 성분(에너지 300kcal 이상)

쌀밥
(2/3공기)

밥그릇
용기크기(단위 : ㎝)

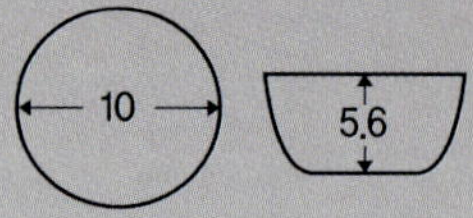

쌀(백미) 74.8g

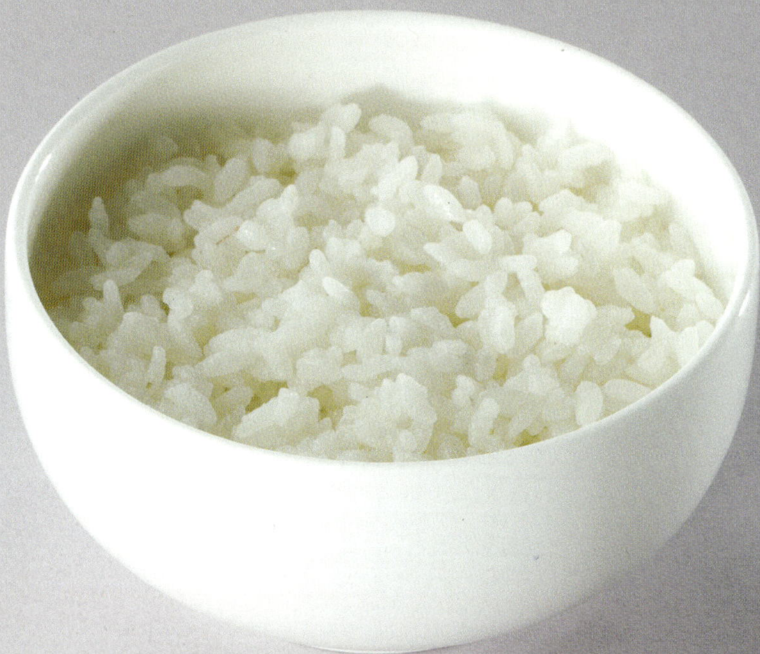

1인 1회 섭취분량
167ml

에너지	탄수화물	단백질	지 질	비타민 A	비타민 B_2	비타민 C
270㎉	59.7g	4.4g	0.3g	0.7㎍RE	0.02㎎	0㎎

나트륨	식이섬유	칼 슘	콜레스테롤	소 금	철
5.2㎎	1g	5.2㎎	0㎎	0g	1.0㎎

오곡밥

밥그릇
용기크기(단위 : ㎝)

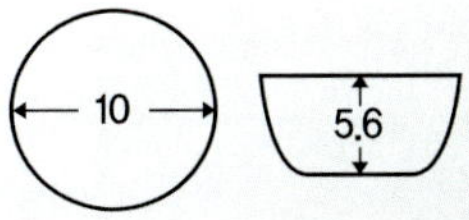

쌀(백미) 66.4g, 찹쌀(백미) 13.6g, 붉은팥 4.2g, 수수 3.4g, 조 3.4g, 검정콩 1.6g, 소금 0.6g

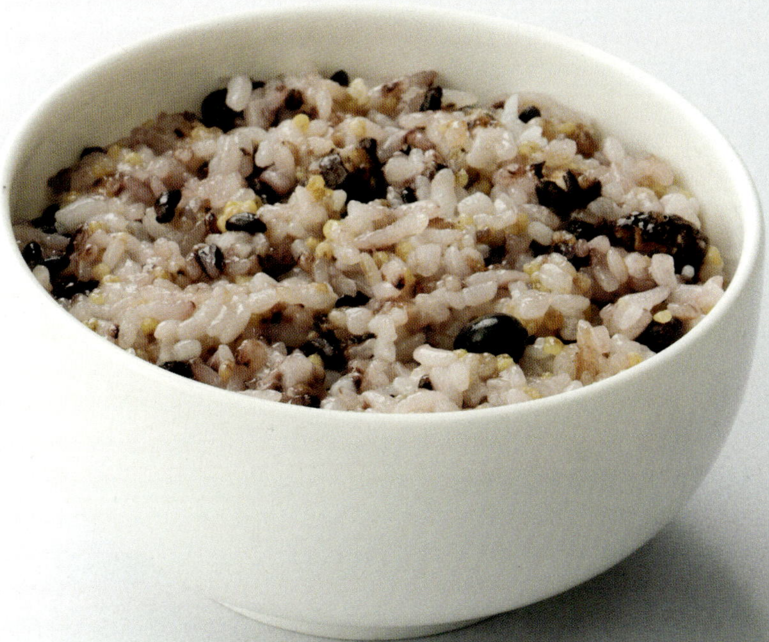

1인 1회 섭취분량 **240ml**

에너지	탄수화물	단백질	지 질	비타민 A	비타민 B_2	비타민 C
334㎉	72.5g	7g	0.8g	0.7㎍RE	0.05㎎	0㎎

나트륨	식이섬유	칼 슘	콜레스테롤	소 금	철
221.6㎎	2.4g	13.4㎎	0㎎	0.6g	1.8㎎

*주의 성분(에너지 300kcal 이상)

오므라이스

타원형접시
용기크기(단위 : ㎝)

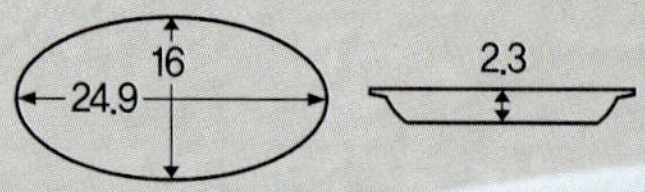

쌀(백미) 98.9g, 달걀 42.2g, 양파 20.2g, 당근 19.1g, 토마토케첩 17.0g, 쇠고기(등심) 12.3g, 완두콩 4.3g, 콩기름 4.3g, 소금 1.7g, 후추 1.0g

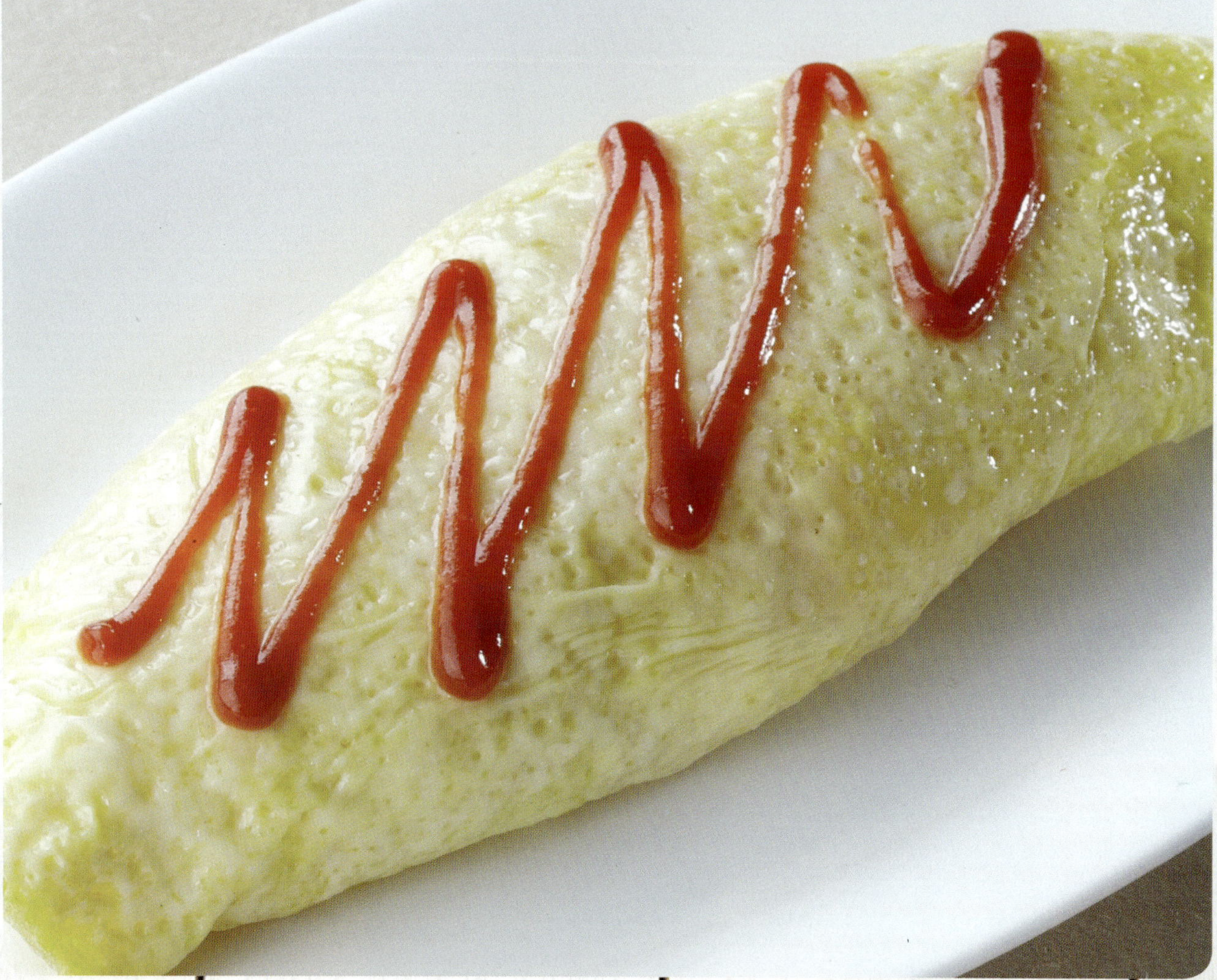

1인 1회 섭취분량
500ml

에너지	탄수화물	단백질	지 질	비타민 A	비타민 B_2	비타민 C
519㎉	90.8g	14.6g	9.7g	336.6㎍RE	0.23㎎	5.7㎎
나트륨	**식이섬유**	**칼 슘**	**콜레스테롤**	**소 금**	**철**	
857.9㎎	2.6g	44.6㎎	206.8㎎	2.1g	3.2㎎	

＊주의 성분(에너지 300kcal 이상, 나트륨 400mg 이상, 콜레스테롤 50mg 이상)

오징어 덮밥

타원형접시
용기크기(단위 : ㎝)

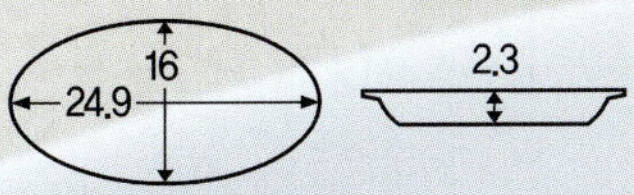

쌀(백미) 90g, 오징어 84.8g, 양배추 56g, 당근 17.5g, 간장 7g, 고추장 4.8g, 설탕 3.5g, 고춧가루 2.6g, 마늘 1.7g

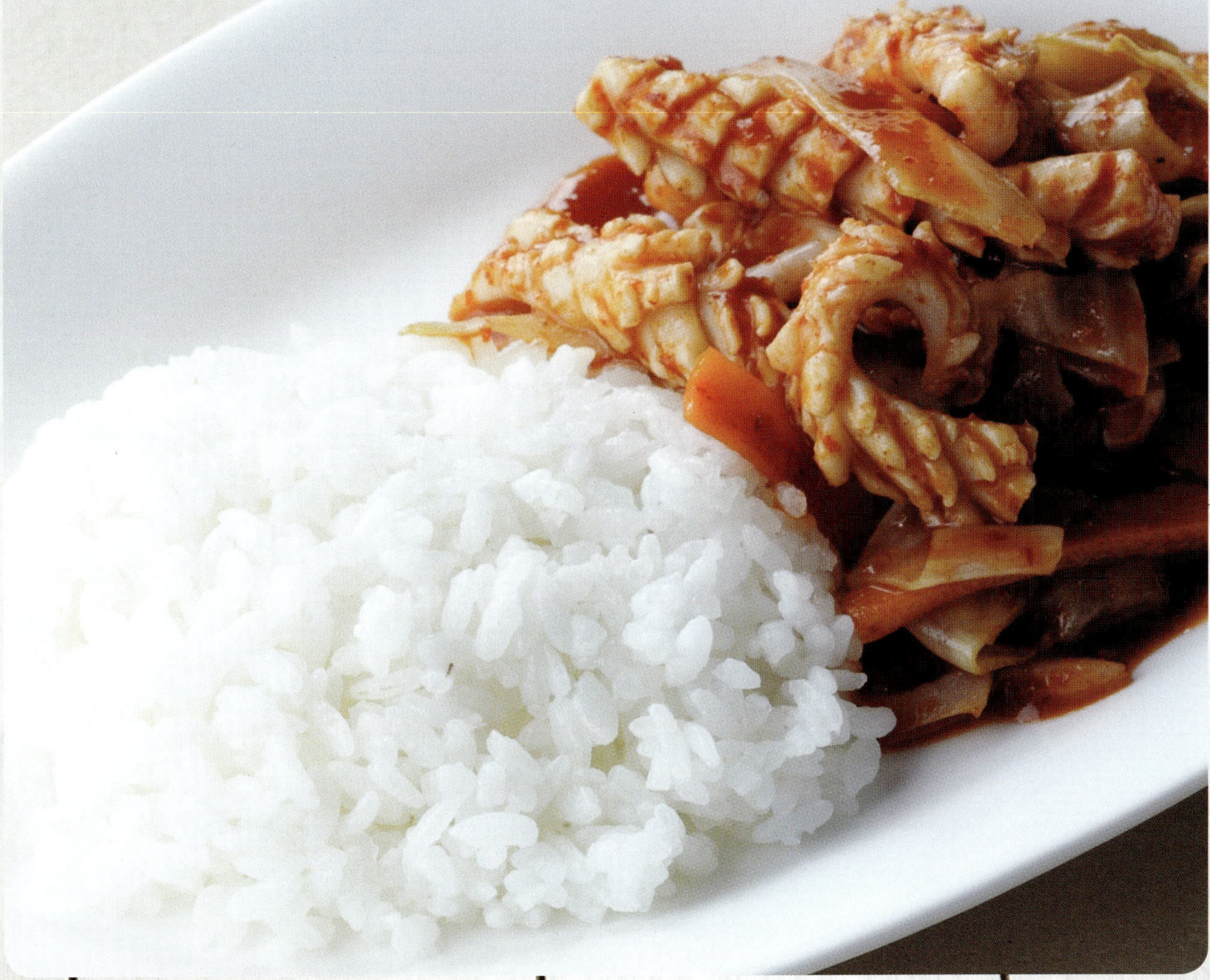

1인 1회 섭취분량
500ml

에너지	탄수화물	단백질	지 질	비타민 A	비타민 B_2	비타민 C
456kcal	84.2g	23.7g	1.9g	334.9㎍RE	0.17mg	23.1mg

나트륨	식이섬유	칼 슘	콜레스테롤	소 금	철
736.2mg	7.4g	60.5mg	249.3mg	1.8g	2.7mg

*주의 성분(에너지 300kcal 이상, 나트륨 400mg 이상, 콜레스테롤 50mg 이상) *칼슘급원 음식(칼슘 50mg 이상)

유부초밥

평면접시(특대)
용기크기(단위 : ㎝)

18.8 / 1.7

쌀(백미) 85.4g, 유부 31.3g, 식초 4.7g, 간장 3.3g, 설탕 3.1g, 참기름 1.9g, 검정깨 1.3g, 소금 0.7g

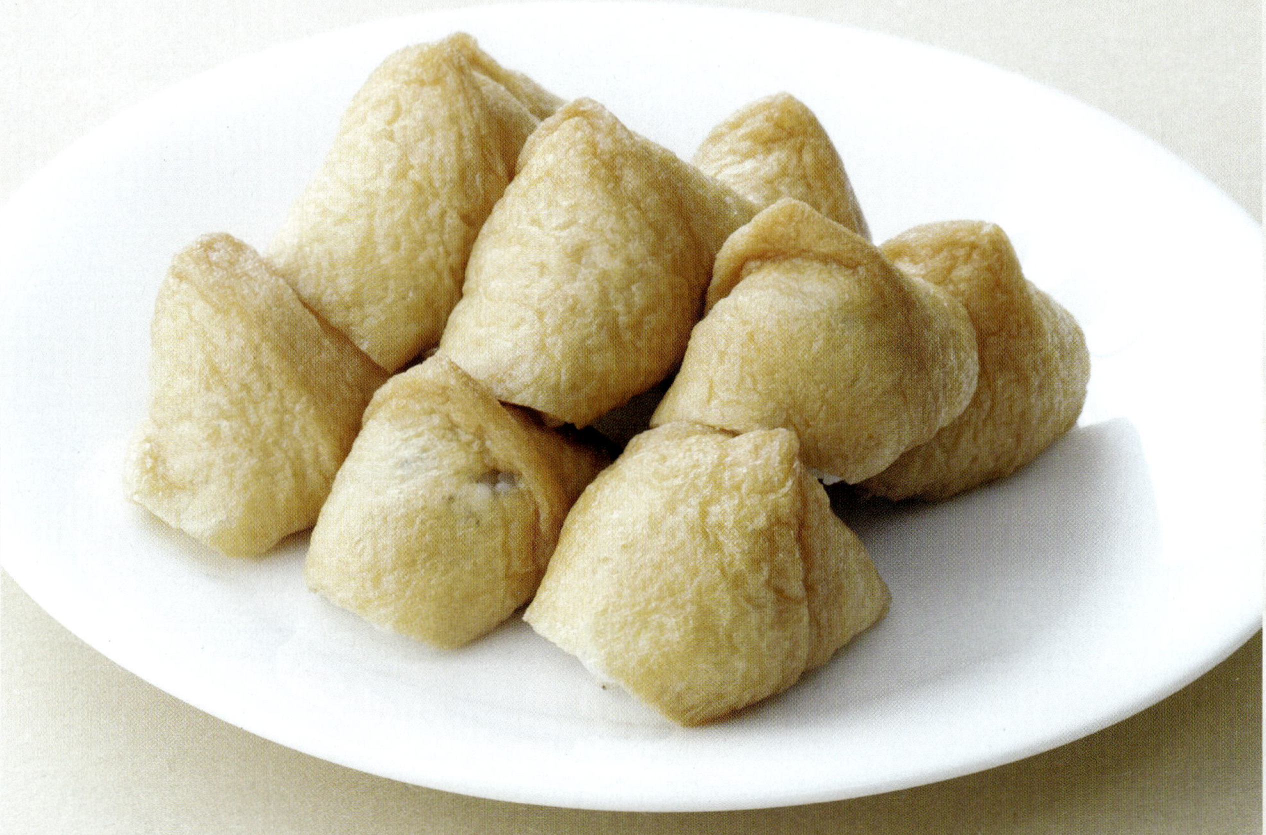

1인 1회 섭취분량 **250ml**

에너지	탄수화물	단백질	지 질	비타민 A	비타민 B_2	비타민 C
463kcal	81.3g	16.5g	8.2g	0.9㎍RE	0.08mg	0mg

나트륨	식이섬유	칼 슘	콜레스테롤	소 금	철
443.8mg	1.4g	96.2mg	0mg	1.1g	3.9mg

*주의 성분(에너지 300kcal 이상, 나트륨 400mg 이상) *칼슘급원 음식(칼슘 50mg 이상)

차조밥

밥그릇
용기크기(단위 : ㎝)

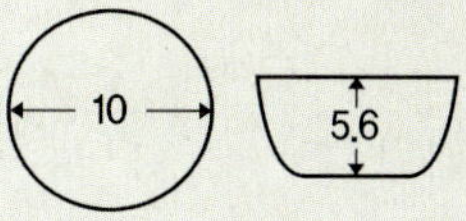

쌀(백미) 95.3g, 차조 110g

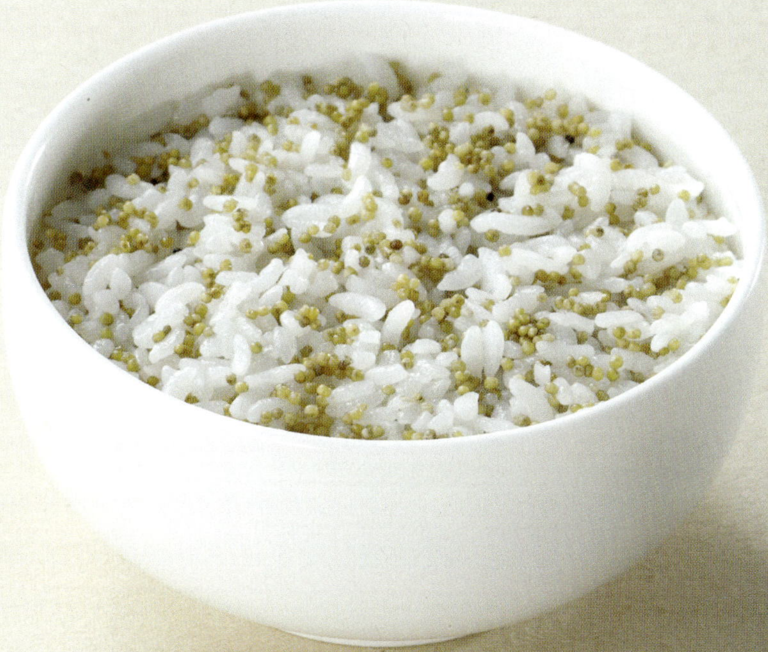

1인 1회 섭취분량 **250ml**

에너지	탄수화물	단백질	지 질	비타민 A	비타민 B_2	비타민 C
384㎉	84.2g	6.6g	0.7g	1㎍RE	0.04mg	0mg

나트륨	식이섬유	칼 슘	콜레스테롤	소 금	철
7.2mg	1.6g	8.5mg	0mg	0g	1.7mg

*주의 성분(에너지 300kcal 이상)

콩밥

밥그릇
용기크기(단위 : ㎝)

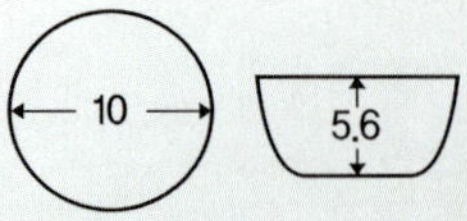

쌀(백미) 96.9g, 검정콩 8.8g

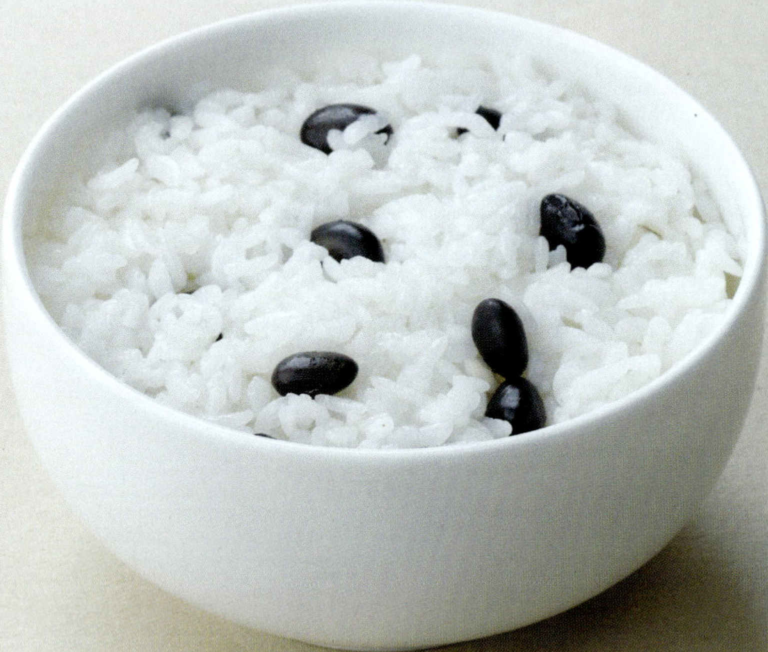

1인 1회 섭취분량	에너지	탄수화물	단백질	지 질	비타민 A	비타민 B_2	비타민 C
250ml	383㎉	80g	8.8g	2g	1㎍RE	0.05㎎	0㎎
	나트륨	**식이섬유**	**칼 슘**	**콜레스테롤**	**소 금**	**철**	
	7㎎	3.5g	26.1㎎	0㎎	0g	2㎎	

*주의 성분(에너지 300kcal 이상)

콩밥
(2/3공기)

밥그릇
용기크기(단위 : ㎝)

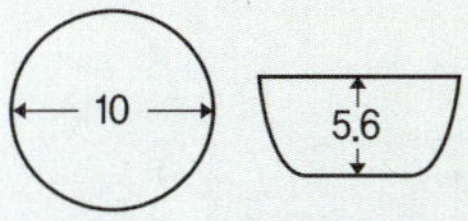

쌀(백미) 64.6g, 검정콩 5.9g

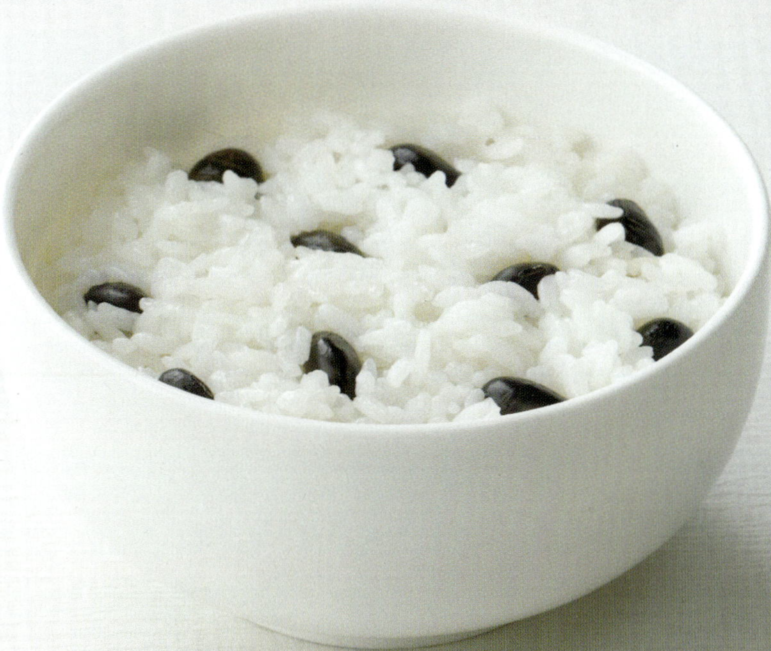

1인 1회 섭취분량 160ml	에너지	탄수화물	단백질	지 질	비타민 A	비타민 B_2	비타민 C
	255㎉	53.3g	5.9g	1.3g	0.7㎍RE	0.02㎎	0㎎
	나트륨	식이섬유	칼 슘	콜레스테롤	소 금	철	
	4.7㎎	2.3g	17.4㎎	0㎎	0g	1.3㎎	

팥 밥

밥그릇
용기크기(단위 : ㎝)

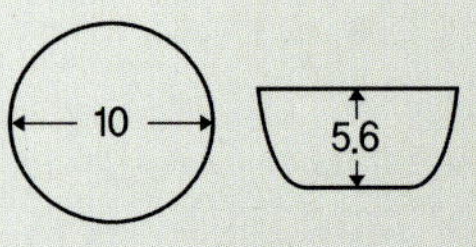

쌀(백미) 86.4g, 붉은팥 6.4g, 검정팥 3.4g

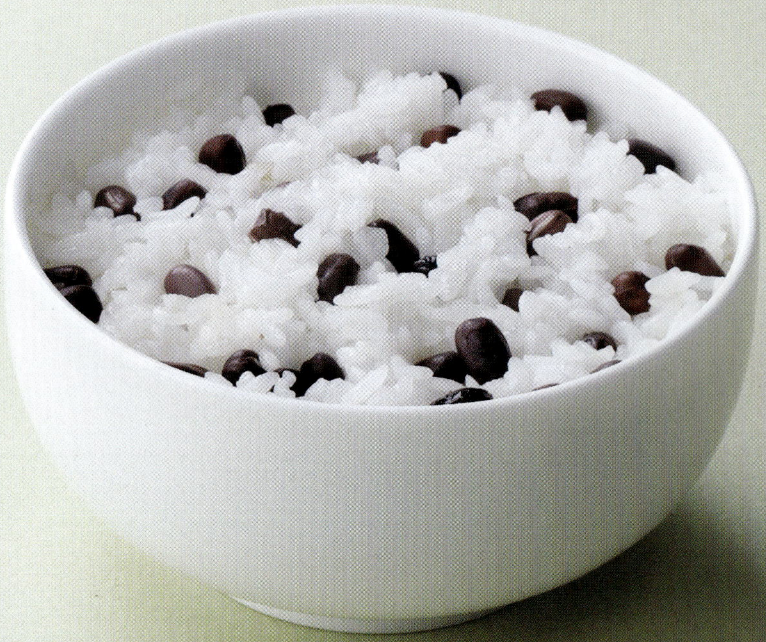

1인 1회 섭취분량
250ml

에너지	탄수화물	단백질	지 질	비타민 A	비타민 B_2	비타민 C
345㎉	75.5g	7.1g	0.4g	1.3㎍RE	0.04㎎	0.5㎎

나트륨	식이섬유	칼 슘	콜레스테롤	소 금	철
6.8㎎	2.5g	13.6㎎	0㎎	0g	1.8㎎

＊주의 성분(에너지 300kcal 이상)

현미밥

밥그릇
용기크기(단위 : ㎝)

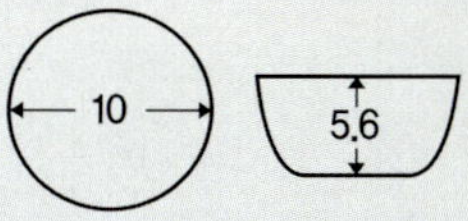

쌀(백미) 64.3g, 쌀(현미) 37.2g, 찹쌀(현미) 7.4g

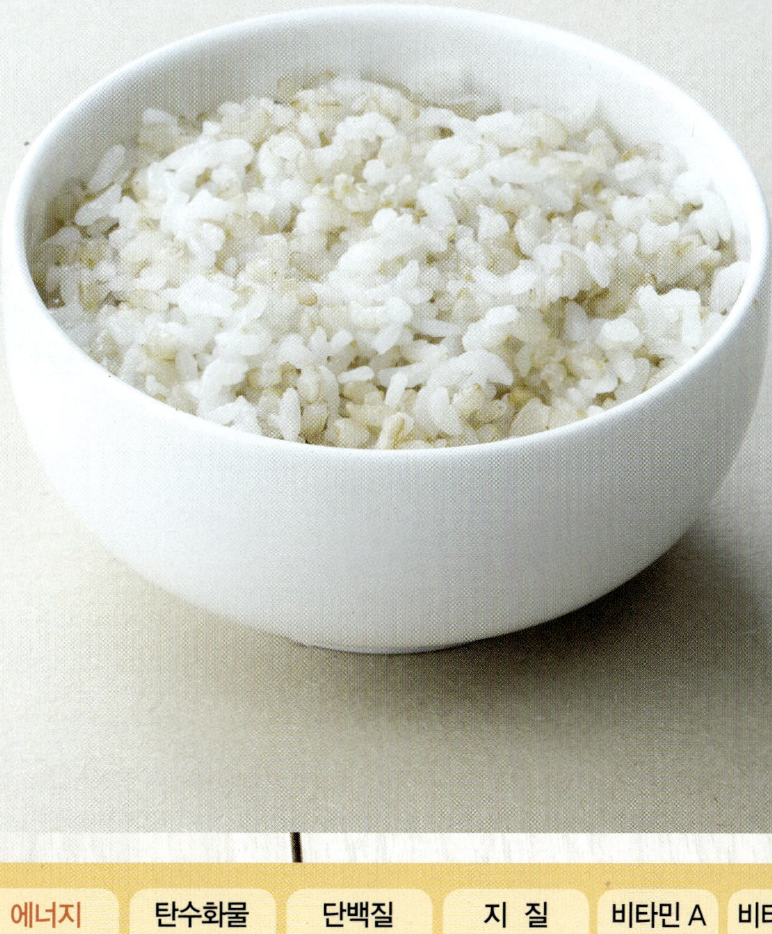

1인 1회 섭취분량	에너지	탄수화물	단백질	지 질	비타민 A	비타민 B_2	비타민 C
250ml	388kcal	85.5g	6.7g	1.5g	0.6㎍RE	0.04mg	0mg
	나트륨	**식이섬유**	**칼 슘**	**콜레스테롤**	**소 금**	**철**	
	10.1mg	2.5g	10.1mg	0mg	0g	1.4mg	

*주의 성분(에너지 300kcal 이상)

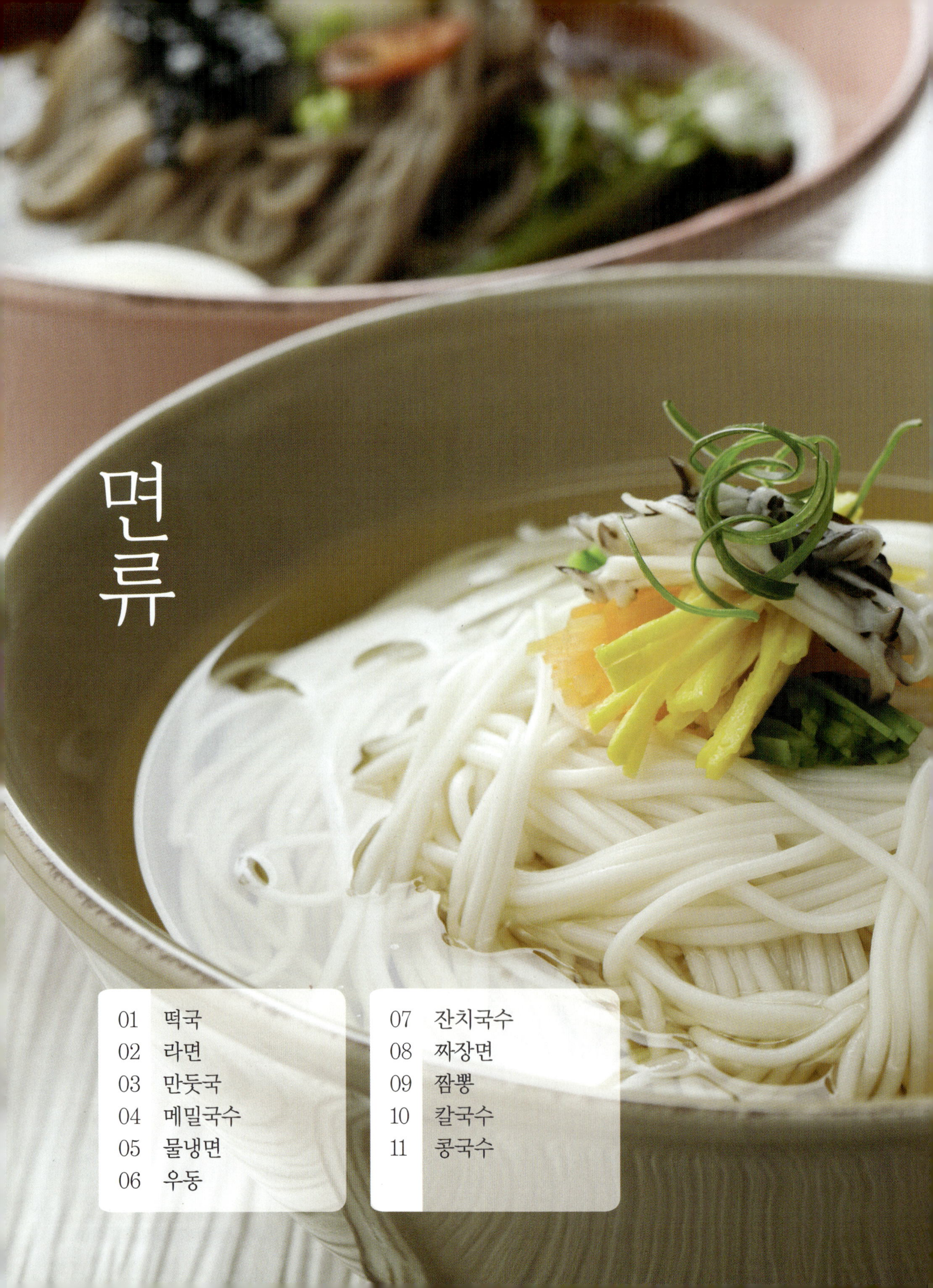

면류

01 떡국
02 라면
03 만둣국
04 메밀국수
05 물냉면
06 우동
07 잔치국수
08 짜장면
09 짬뽕
10 칼국수
11 콩국수

떡 국

면대접 1
용기크기(단위 : ㎝)

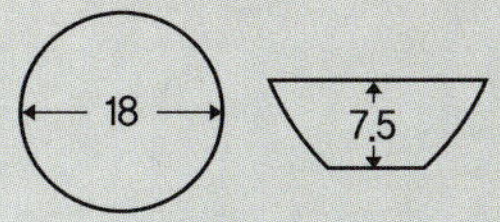

가래떡 147.8g, 쇠고기(양지) 13.6g, 달걀 13.0g, 파 4.8g, 간장 3.2g, 소금 1.5g, 마늘 1.1g, 김 0.8g, 분말조미료(멸치) 0.1g, 후추 0.1g

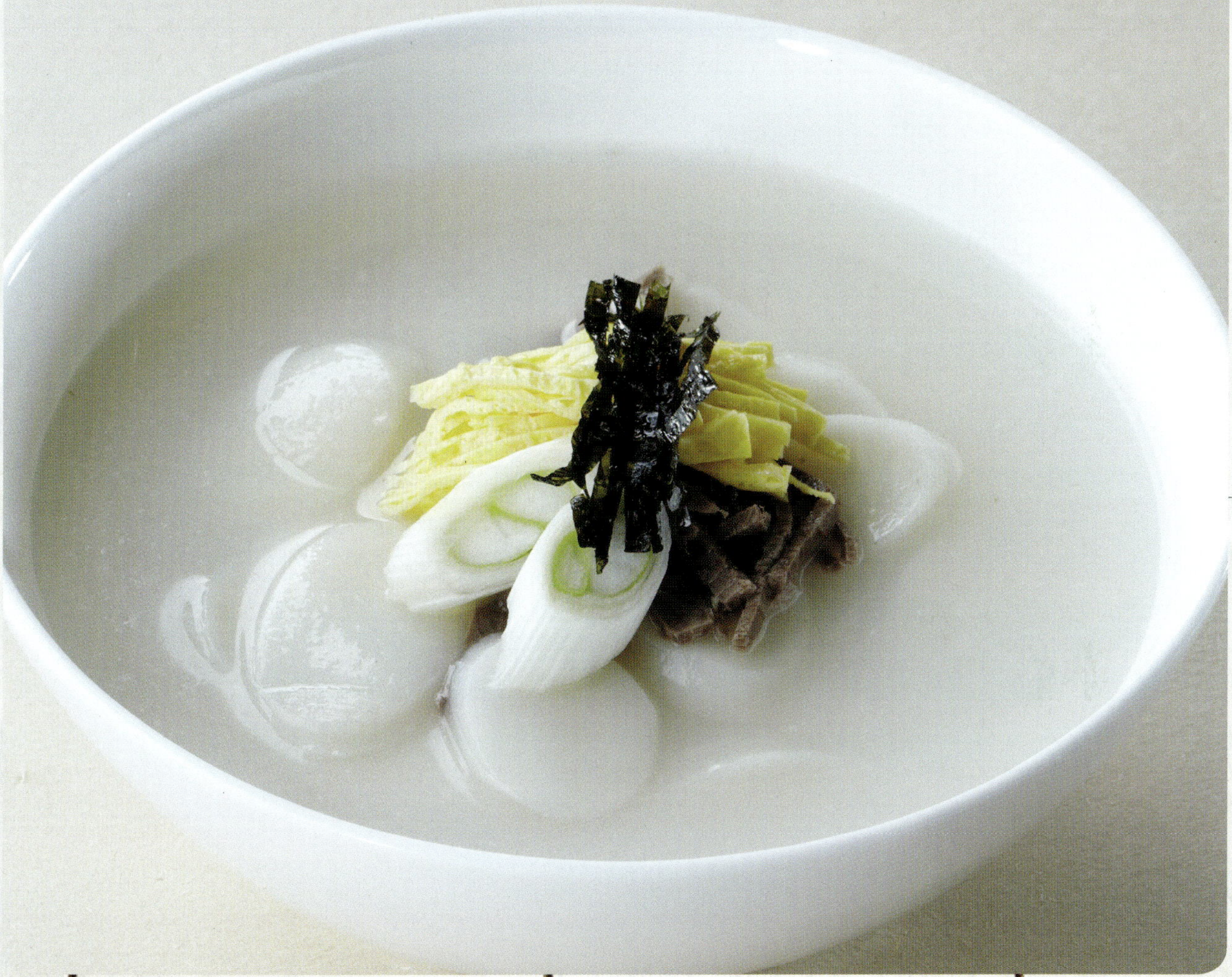

1인 1회 섭취분량 **650ml**

에너지	탄수화물	단백질	지 질	비타민 A	비타민 B_2	비타민 C
399㎉	79.3g	11.2g	3.4g	60.4㎍RE	0.11mg	2.1mg

나트륨	식이섬유	칼 슘	콜레스테롤	소 금	철
1,108.9mg	1.3g	23mg	70.3mg	2.8g	1.9mg

*주의 성분(에너지 300kcal 이상, 나트륨 400mg 이상, 콜레스테롤 50mg 이상)

라 면

면대접 1
용기크기(단위 : ㎝)

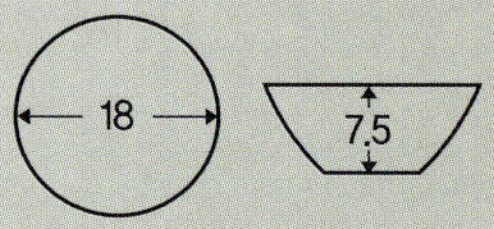

라면 130.8g, 달걀 13.0g, 파 1.7g

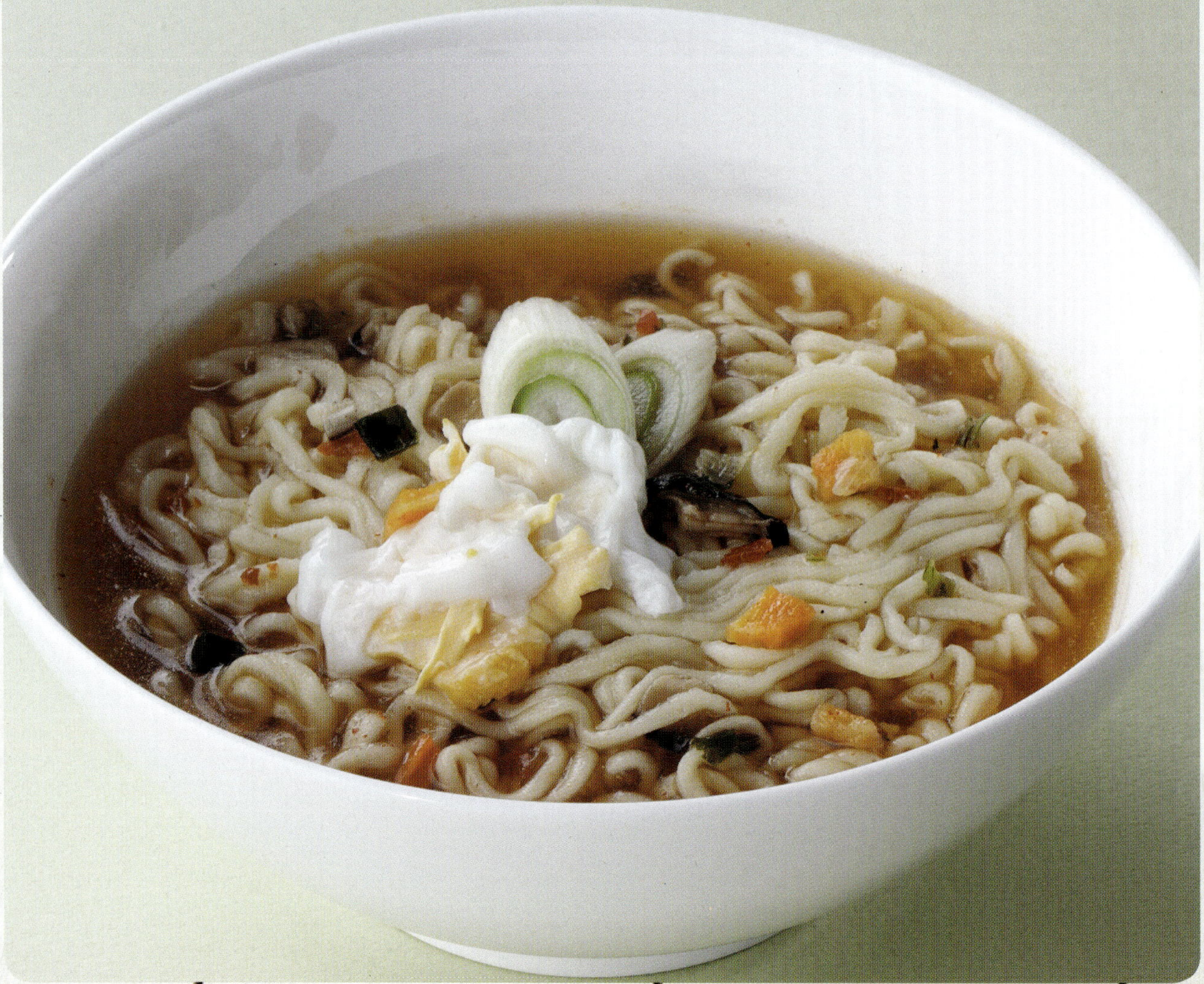

1인 1회 섭취분량	에너지	탄수화물	단백질	지 질	비타민 A	비타민 B_2	비타민 C
400ml	521㎉	81.6g	13.2g	19.8g	118.7㎍RE	0.54mg	0.4mg
	나트륨	**식이섬유**	**칼 슘**	**콜레스테롤**	**소 금**	**철**	
	1,339.1mg	0g	29.6mg	75.9mg	3.3g	1.2mg	

*주의 성분(에너지 300kcal 이상, 나트륨 400mg 이상, 콜레스테롤 50mg 이상)

만둣국

면대접 2
용기크기(단위 : ㎝)

21 / 10.4

고기만두 189.2g, 달걀 30.5g, 파 11.7g, 멸치(건) 5.5g, 소금 4.1g, 마늘 2.6g, 분말조미료(멸치) 1.1g, 간장 0.3g, 후추 0.1g

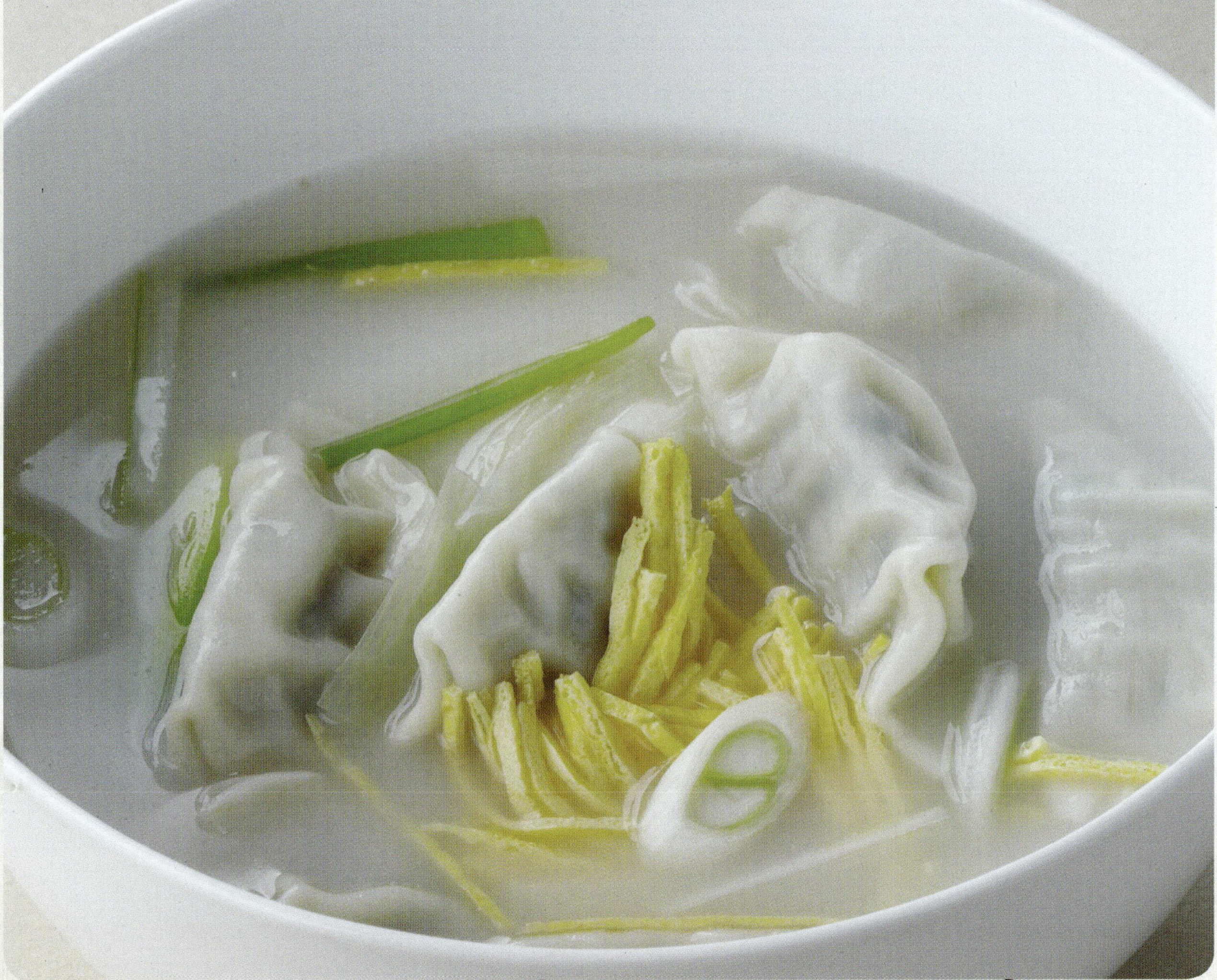

1인 1회 섭취분량	에너지	탄수화물	단백질	지 질	비타민 A	비타민 B_2	비타민 C
1,000ml	473kcal	42.4g	24.9g	22.8g	131.6㎍RE	0.28mg	5.1mg
	나트륨	식이섬유	칼 슘	콜레스테롤	소 금	철	
	2,189.6mg	0.3g	192.8mg	149.8mg	5.5g	4mg	

*주의 성분(에너지 300kcal 이상, 나트륨 400mg 이상, 콜레스테롤 50mg 이상) *칼슘급원 음식(칼슘 50mg 이상)

메밀국수

면대접 2
용기크기(단위 : ㎝)

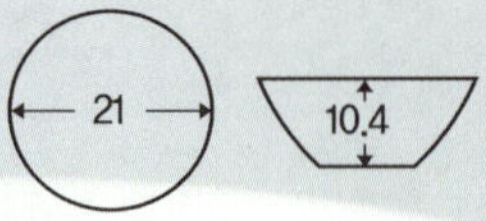

메밀국수(건면) 129.1g, 무 21.8g, 파 10.9g, 간장 5.4g, 고추냉이(분말) 3.3g, 김 3.1g, 가다랑어(반건품) 1.1g

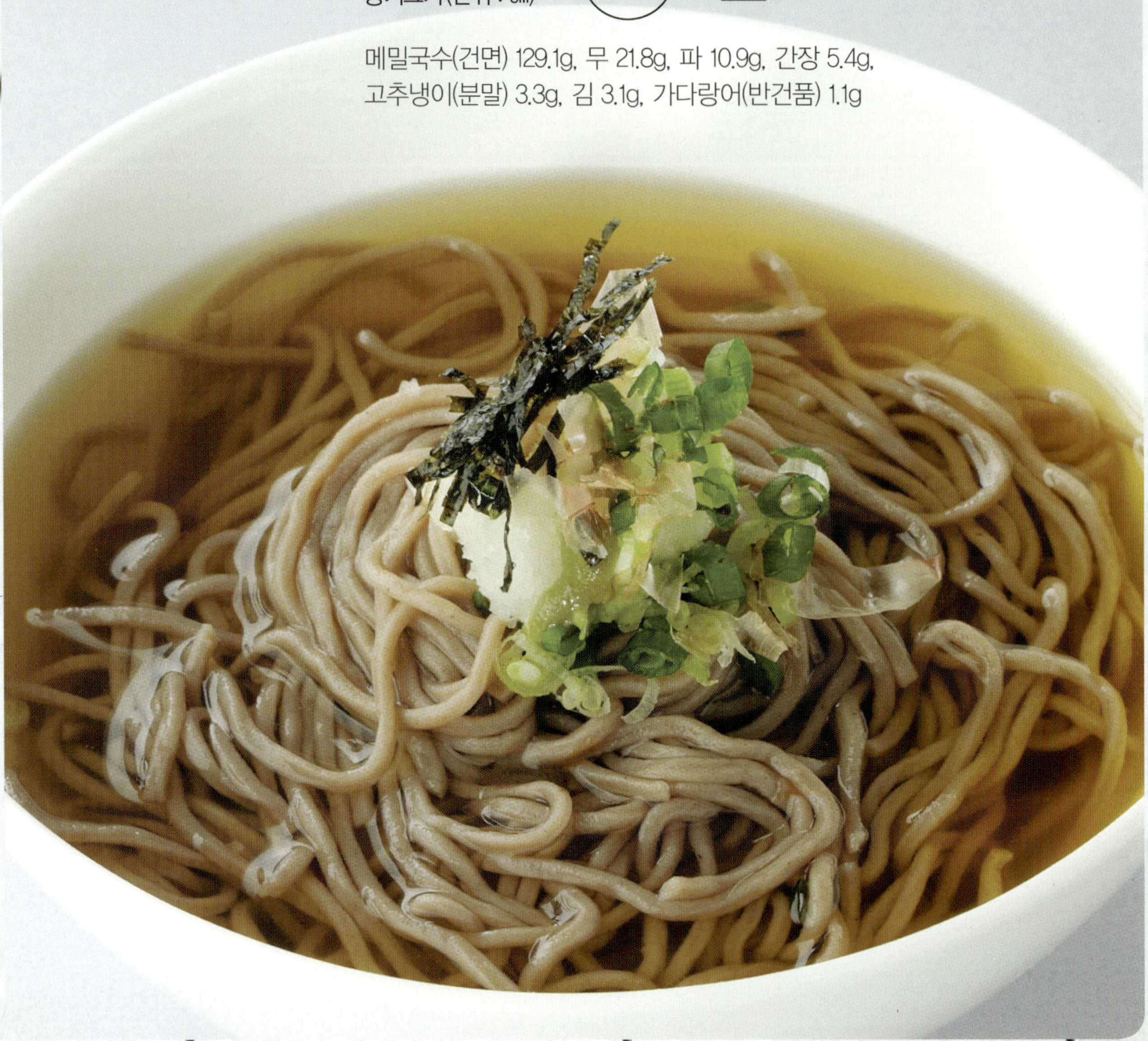

1인 1회 섭취분량	에너지	탄수화물	단백질	지 질	비타민 A	비타민 B_2	비타민 C
600ml	472㎉	92.4g	20.6g	3.2g	130.7㎍RE	0.22mg	8.8mg

나트륨	식이섬유	칼 슘	콜레스테롤	소 금	철
1,462.1mg	5g	64.7mg	2.6mg	3.7g	4.7mg

＊주의 성분(에너지 300kcal 이상, 나트륨 400mg 이상) ＊칼슘급원 음식(칼슘 50mg 이상)

물냉면

면대접 2
용기크기(단위 : ㎝)

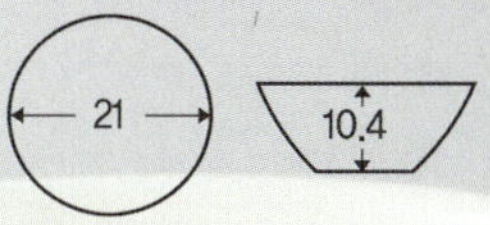

냉면(건면) 124.5g, 무 49.0g, 쇠고기(양지) 45.9g, 달걀 35.9g, 오이 28.6g, 식초 8.3g, 소금 8.3g, 겨자(분말) 2.8g, 마늘 1.4g

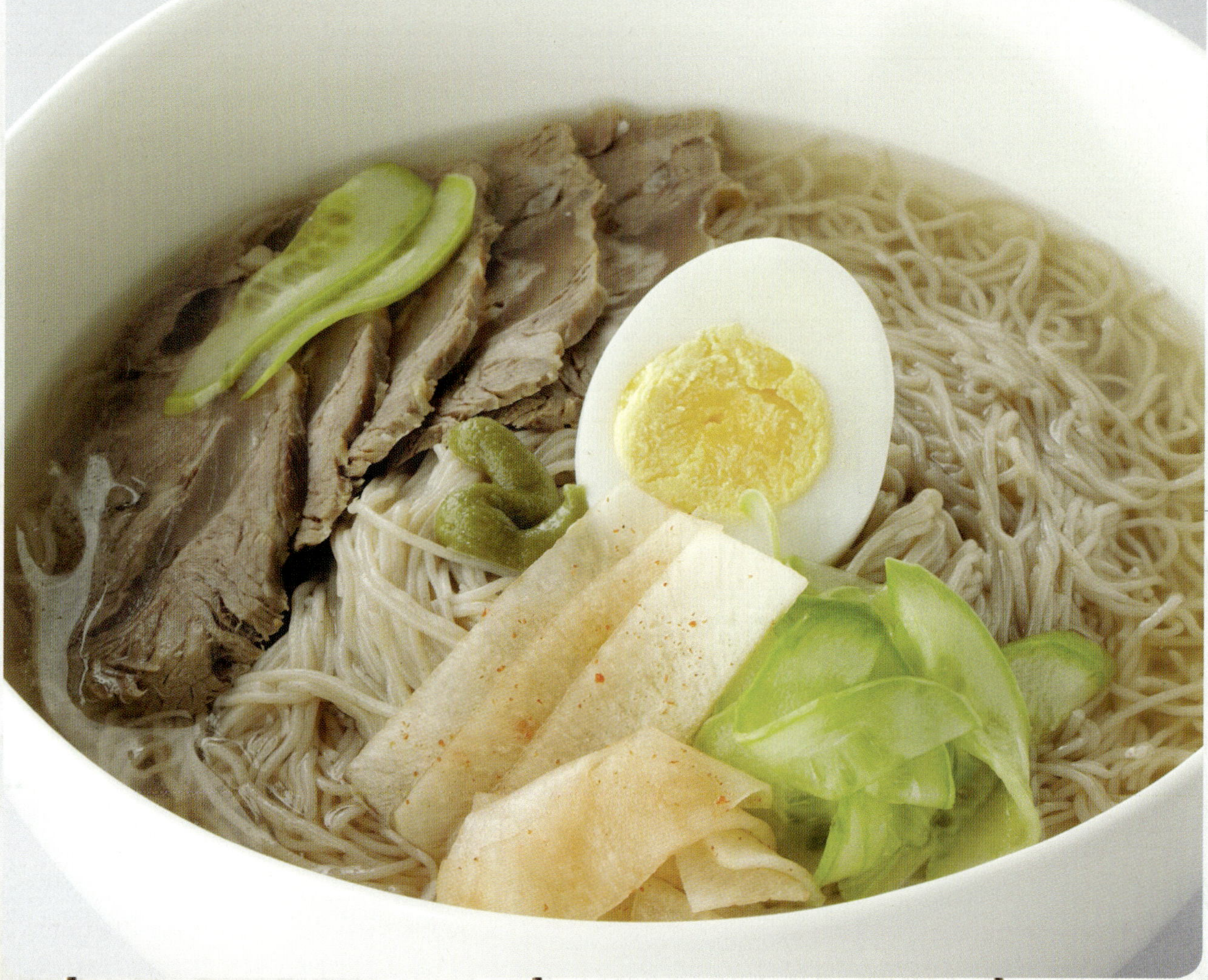

1인 1회 섭취분량	에너지	탄수화물	단백질	지 질	비타민 A	비타민 B_2	비타민 C
1,000ml	583㎉	89g	33.1g	10.3g	70.5㎍RE	0.31mg	10.6mg
	나트륨	**식이섬유**	**칼 슘**	**콜레스테롤**	**소 금**	**철**	
	4,066.6mg	4.2g	86.9mg	198.5mg	10.2g	6.8mg	

＊주의 성분(에너지 300kcal 이상, 나트륨 400mg 이상, 콜레스테롤 50mg 이상) ＊칼슘급원 음식(칼슘 50mg 이상)

우 동

면대접 2
용기크기(단위 : ㎝) 21 / 10.4

우동(생면) 128.2g, 어묵 68.7g, 달걀 23.0g, 새우튀김 12.5g, 파 5.6g, 소금 4.3g, 멸치(건) 3.4g, 다시마 1.2g, 마늘 1.1g

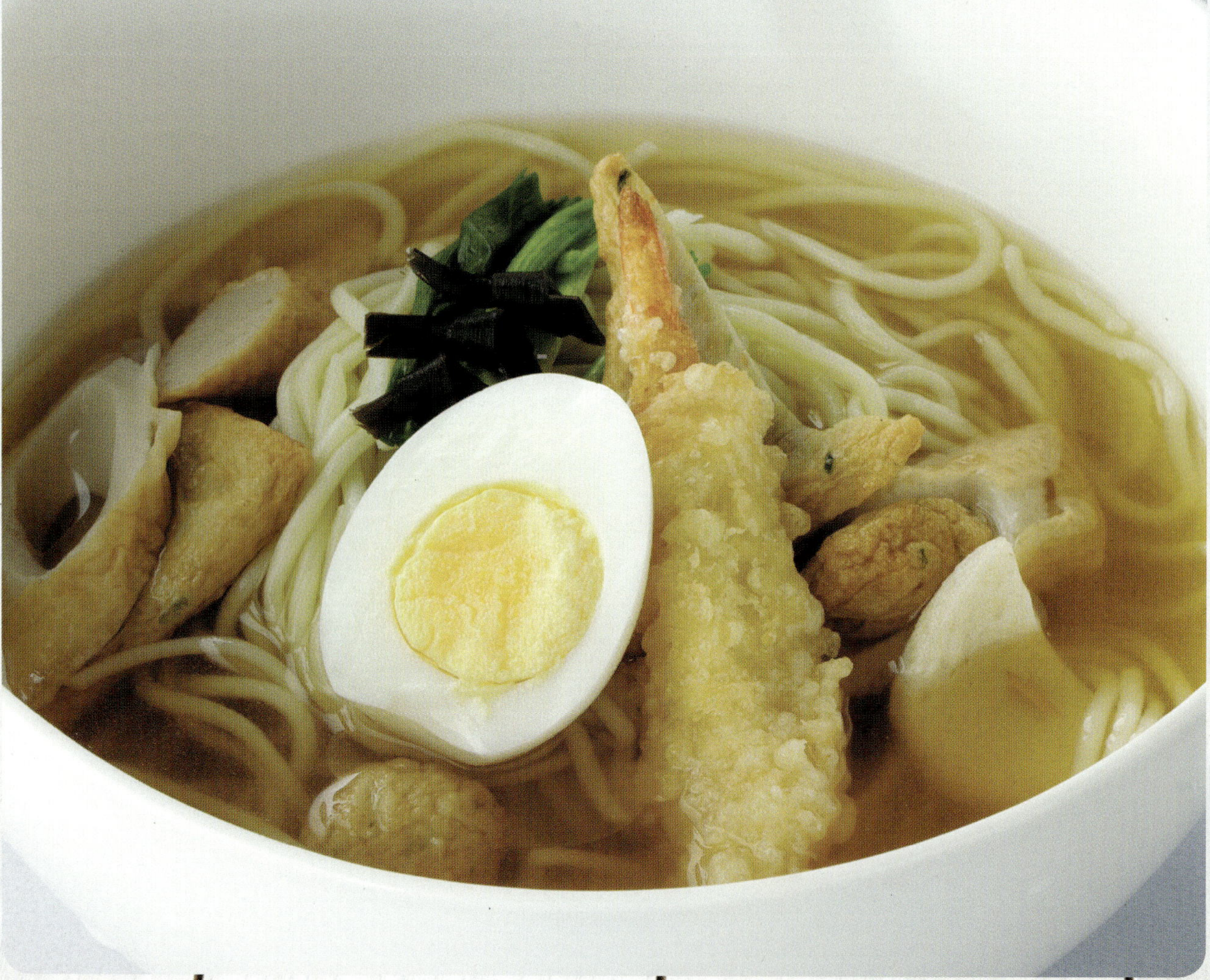

1인 1회 섭취분량 **740ml**

에너지	탄수화물	단백질	지 질	비타민 A	비타민 B_2	비타민 C
370㎉	56.6g	20.2g	5.9g	45㎍RE	0.13mg	2mg

나트륨	식이섬유	칼 슘	콜레스테롤	소 금	철
2,321.3mg	0.9g	142.1mg	148.9mg	5.8g	2.5mg

*주의 성분(에너지 300kcal 이상, 나트륨 400mg 이상, 콜레스테롤 50mg 이상) *칼슘급원 음식(칼슘 50mg 이상)

잔치국수

면대접 2
용기크기(단위 : ㎝) 21 / 10.4

소면(건면) 141.8g, 배추김치 49.3g, 애호박 26.8g, 달걀 26.7g, 양파 19.7g, 당근 9.5g, 멸치(건) 8.8g, 파 5.6g, 간장 5.4g, 참기름 2.7g, 마늘 2.4g, 고춧가루 1.8g, 소금 1.3g, 김 1.0g

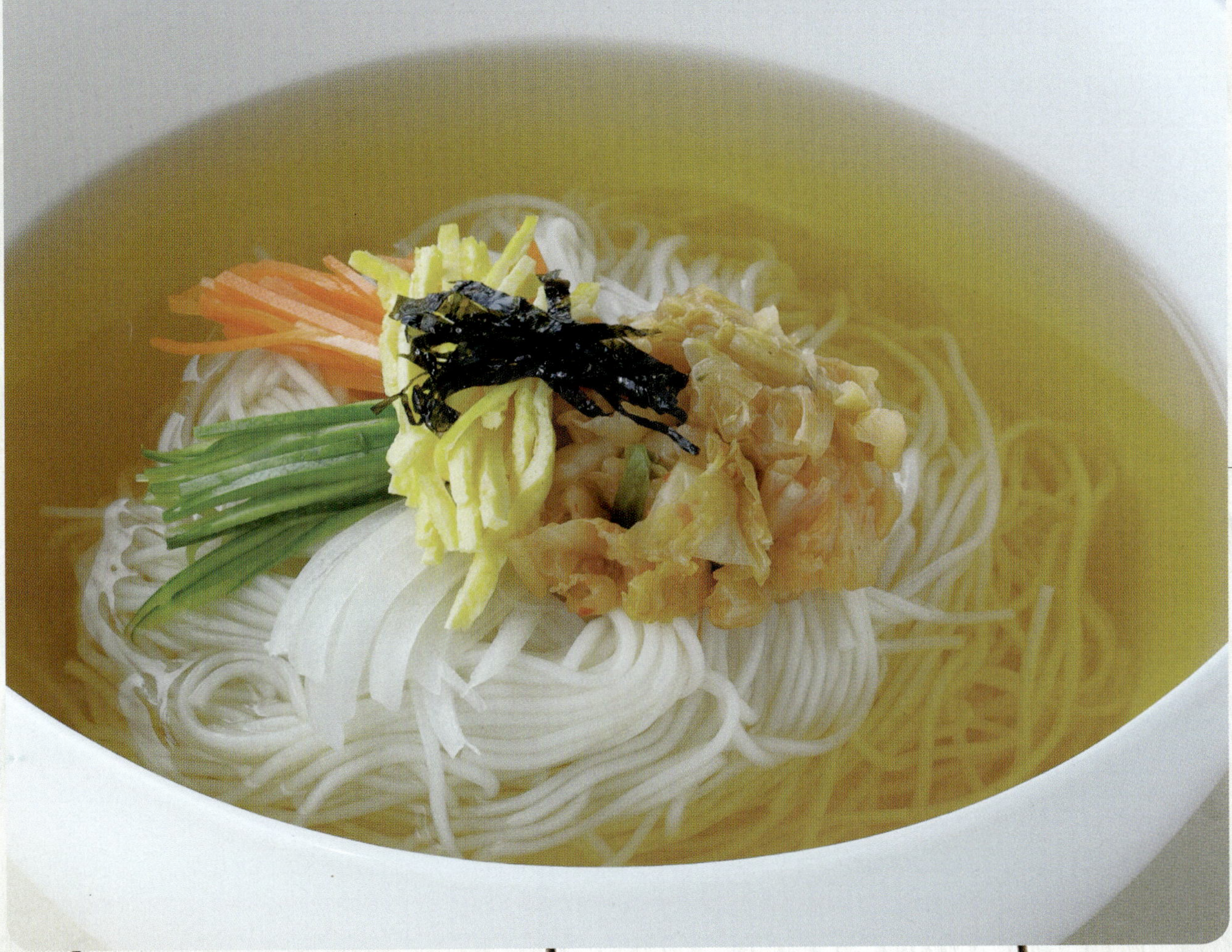

1인 1회 섭취분량 **1,000ml**

에너지	탄수화물	단백질	지 질	비타민 A	비타민 B_2	비타민 C
638kcal	118.7g	22.5g	6.6g	300㎍RE	0.25mg	14.7mg

나트륨	식이섬유	칼 슘	콜레스테롤	소 금	철
3,488.9mg	7.2g	234.9mg	135.6mg	8.7g	4.5mg

＊주의 성분(에너지 300kcal 이상, 나트륨 400mg 이상, 콜레스테롤 50mg 이상) ＊칼슘급원 음식(칼슘 50mg 이상)

짜장면

면대접 2
용기크기(단위 : ㎝)

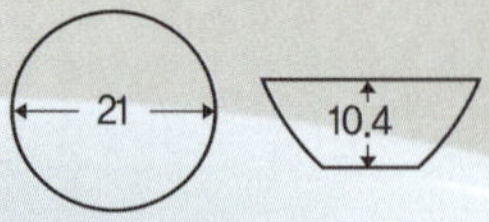

중국국수(생면) 160.2g, 양파 55.2g, 양배추 41.2g, 애호박 38.9g, 돼지고기(등심) 30.7g, 짜장 27.9g, 오이 21.5g, 콩기름 13.7g, 파 6.8g, 청주 5.4g, 간장 5.4g, 전분 4.2g, 생강 2.7g, 설탕 1.4g

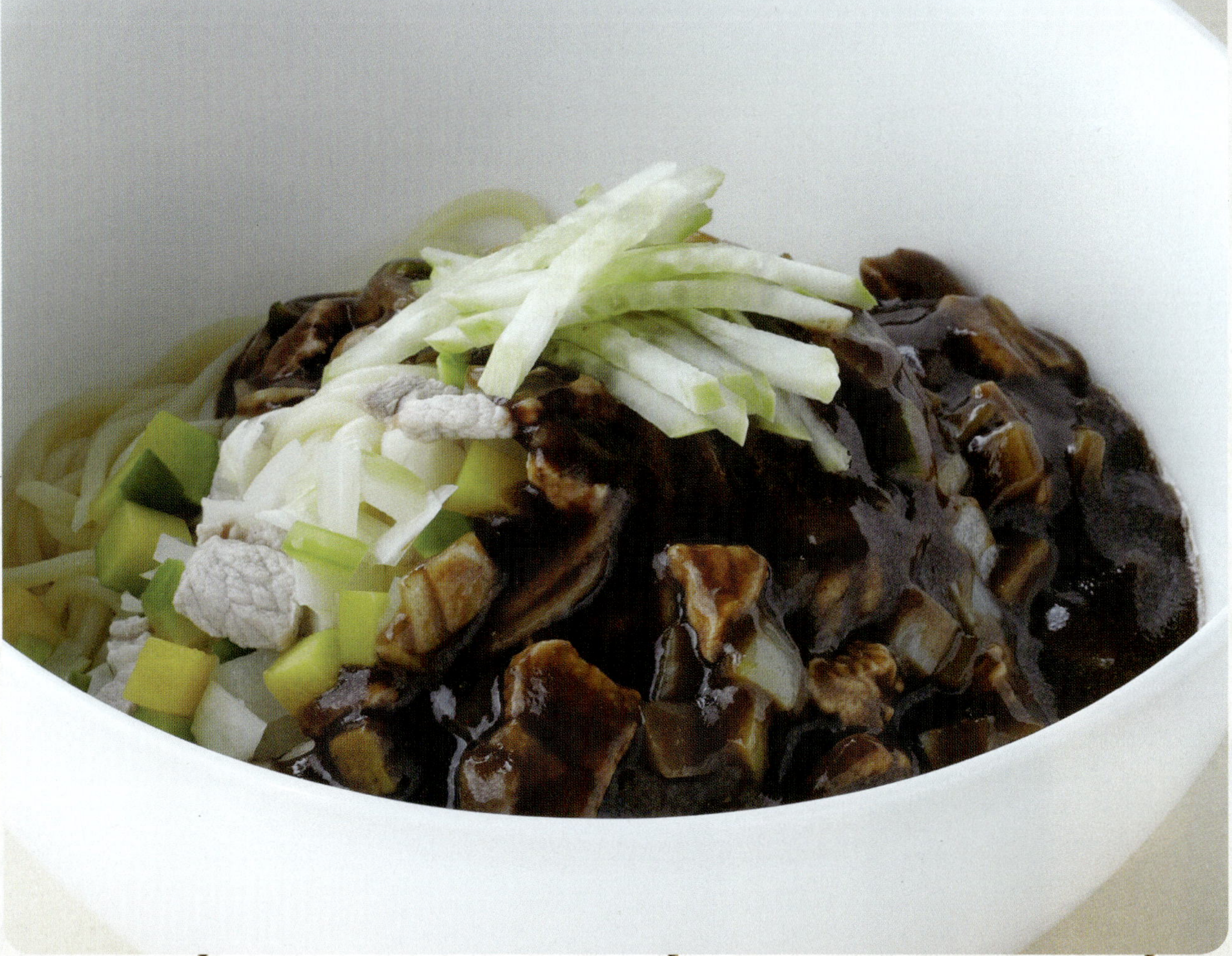

1인 1회 섭취분량 **1,000ml**

에너지	탄수화물	단백질	지 질	비타민 A	비타민 B_2	비타민 C
794㎉	113.9g	22.2g	26g	22.5㎍RE	0.17mg	27.2mg

나트륨	식이섬유	칼 슘	콜레스테롤	소 금	철
1,130.7mg	4.8g	89.2mg	17.6mg	2.8g	2.2mg

*주의 성분(에너지 300kcal 이상, 나트륨 400mg 이상) *칼슘급원 음식(칼슘 50mg 이상)

짬 뽕

면대접 2
용기크기(단위 : ㎝) 21 / 10.4

중국국수(생면) 136.1g, 양배추 31.6g, 오징어 29.8g, 양파 29.8g, 애호박 29.8g, 바지락 13.9g, 당근 13.7g, 콩기름 11.7g, 파 9.9g, 마늘 4.8g, 고춧가루 3.0g, 소금 3.0g, 생강 2.0g, 후추 0.1g

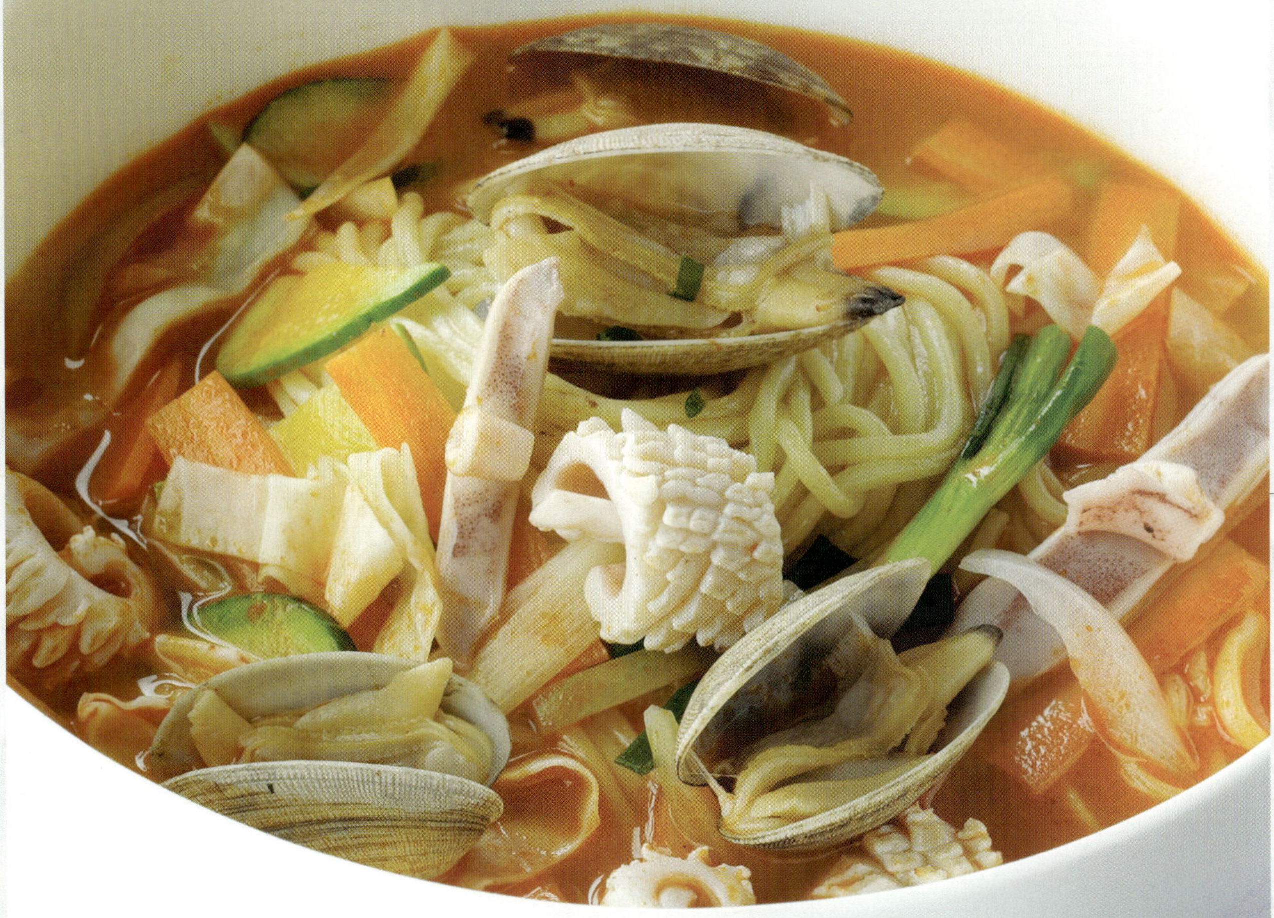

1인 1회 섭취분량	에너지	탄수화물	단백질	지 질	비타민 A	비타민 B_2	비타민 C
1,000ml	555㎉	83.7g	21.2g	14.4g	302.4㎍RE	0.19mg	22mg
	나트륨	**식이섬유**	**칼 슘**	**콜레스테롤**	**소 금**	**철**	
	1,592.3mg	5.1g	96.9mg	91.4mg	4g	2.9mg	

*주의 성분(에너지 300kcal 이상, 나트륨 400mg 이상, 콜레스테롤 50mg 이상) *칼슘급원 음식(칼슘 50mg 이상)

칼국수

면대접 2
용기크기(단위 : cm)

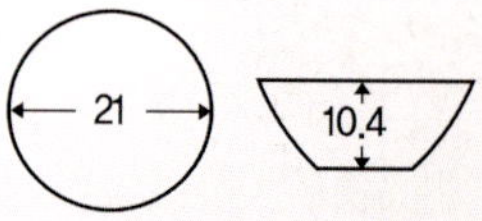

칼국수(반건) 150g, 애호박 40.6g, 감자 28.2g, 파 10.9g, 간장 4.7g, 멸치(건) 3.8g, 마늘 2.2g, 소금 1.0g

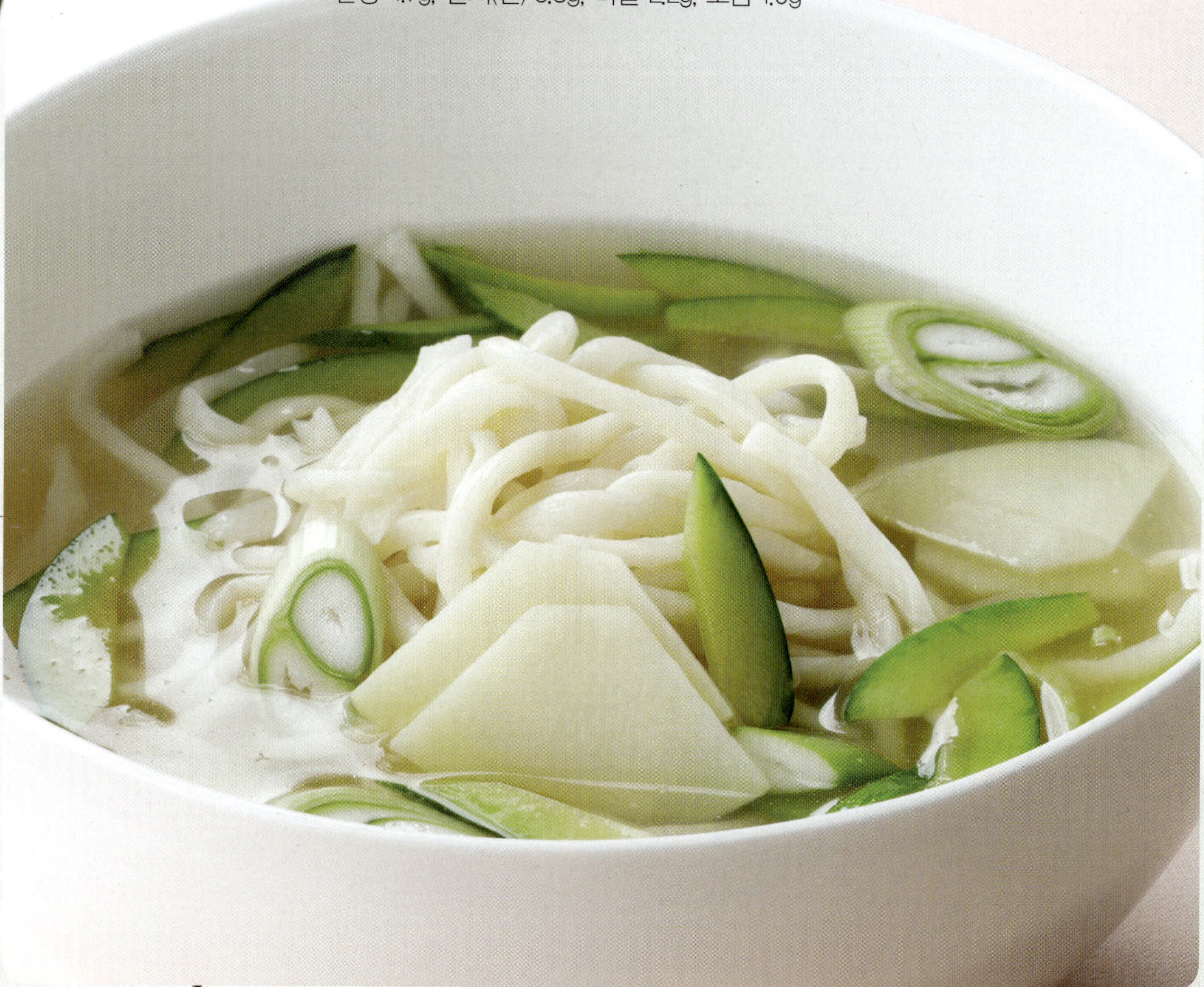

1인 1회 섭취분량	에너지	탄수화물	단백질	지 질	비타민 A	비타민 B_2	비타민 C
1,000ml	425kcal	94.5g	13.4g	2.6g	24.2μgRE	0.1mg	16.3mg
	나트륨	식이섬유	칼 슘	콜레스테롤	소 금	철	
	3,344.2mg	0.9g	112.2mg	4.3mg	8.4g	3.2mg	

*주의 성분(에너지 300kcal 이상, 나트륨 400mg 이상) *칼슘급원 음식(칼슘 50mg 이상)

콩국수

면대접 2
용기크기(단위 : cm) 21 / 10.4

소면(건면) 108.7g, 검정콩 57.0g, 노란콩 29.9g, 오이 11.4g,
소금 3.6g, 깨소금 0.7g, 조미분 0.1g

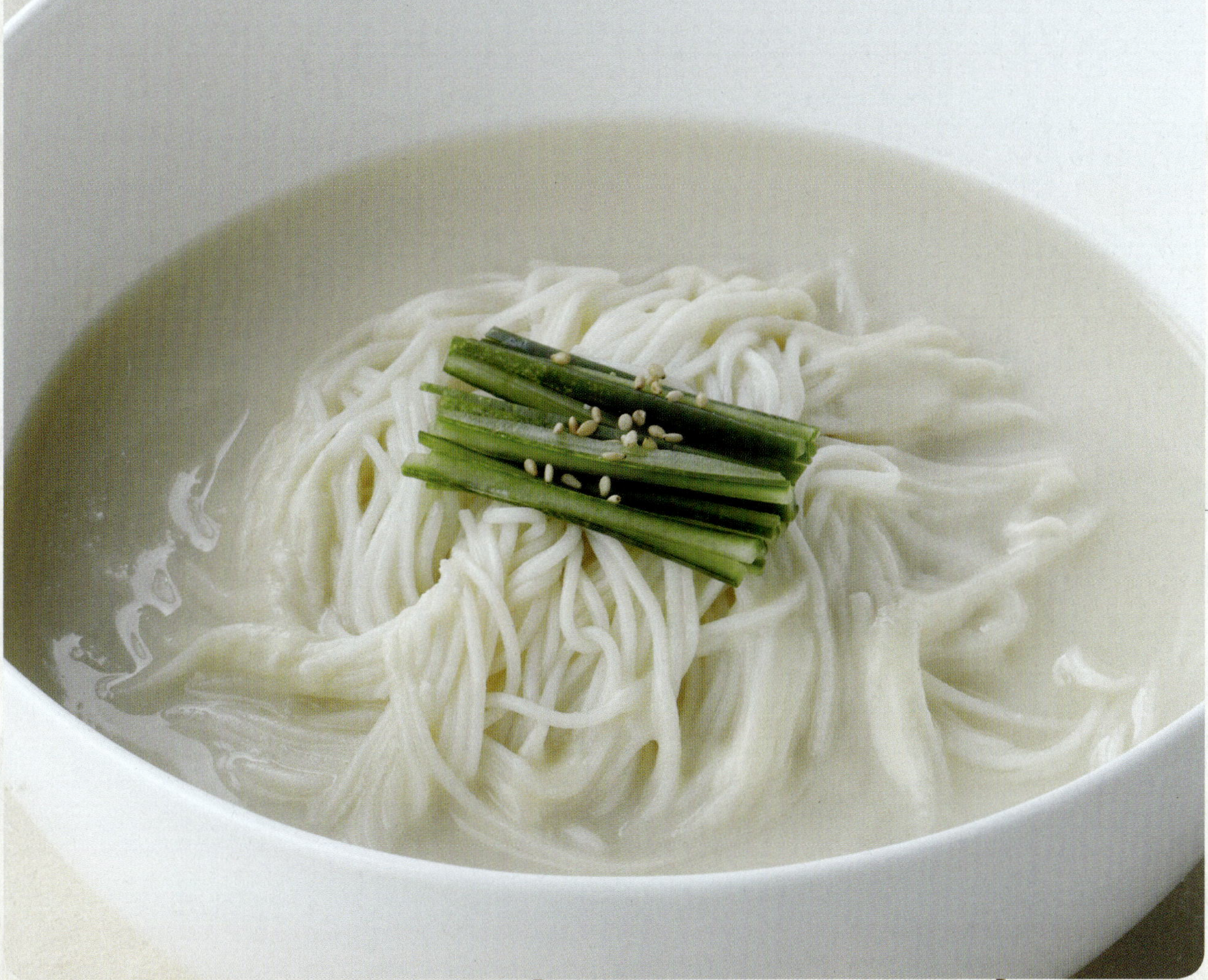

1인 1회 섭취분량	에너지	탄수화물	단백질	지 질	비타민 A	비타민 B_2	비타민 C
1,000ml	738kcal	111.3g	40.6g	16.3g	1.1μgRE	0.26mg	1mg
	나트륨	**식이섬유**	**칼 슘**	**콜레스테롤**	**소 금**	**철**	
	2,775.4mg	22.8g	219.6mg	0mg	6.9g	7.7mg	

＊주의 성분(에너지 300kcal 이상, 나트륨 400mg 이상) ＊칼슘급원 음식(칼슘 50mg 이상)

국·찌개류

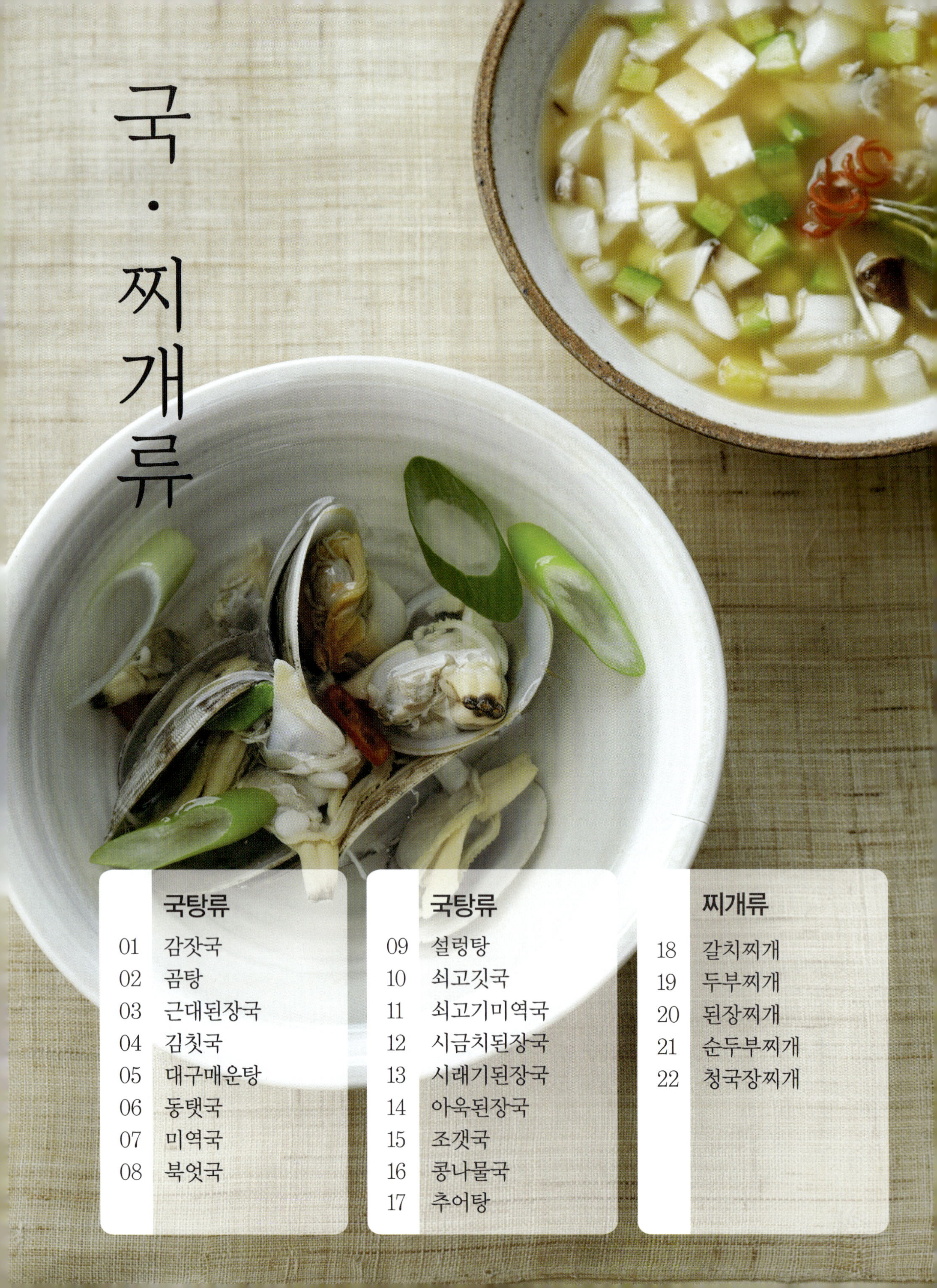

국탕류

01 감잣국
02 곰탕
03 근대된장국
04 김칫국
05 대구매운탕
06 동탯국
07 미역국
08 북엇국

국탕류

09 설렁탕
10 쇠고깃국
11 쇠고기미역국
12 시금치된장국
13 시래기된장국
14 아욱된장국
15 조갯국
16 콩나물국
17 추어탕

찌개류

18 갈치찌개
19 두부찌개
20 된장찌개
21 순두부찌개
22 청국장찌개

감잣국

대접 2
용기크기(단위 : ㎝)

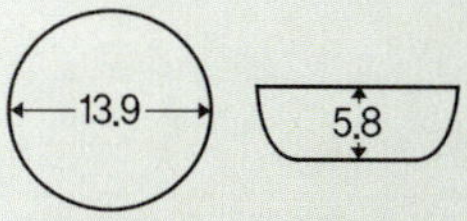

감자 71.3g, 양파 6.1g, 파 3.2g, 멸치(건) 1.2g, 간장 1.1g, 마늘 0.6g, 소금 0.4g 분말조미료(멸치) 0.1g

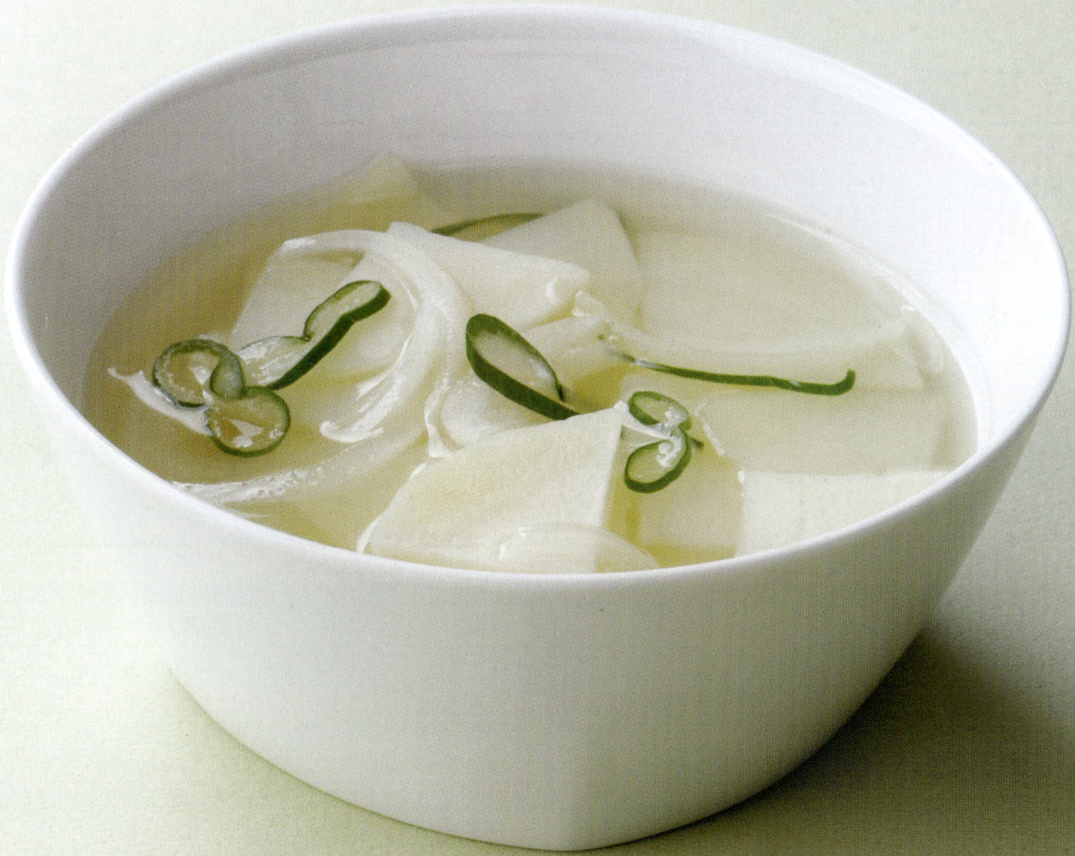

1인 1회 섭취분량 **250ml**

에너지	탄수화물	단백질	지 질	비타민 A	비타민 B_2	비타민 C
55㎉	11.4g	2.8g	0.1g	4.2㎍RE	0.05㎎	27㎎

나트륨	식이섬유	칼 슘	콜레스테롤	소 금	철
239.3㎎	0.6g	29.6㎎	1.5㎎	0.6g	0.7㎎

곰 탕

면대접 1
용기크기(단위 : ㎝)

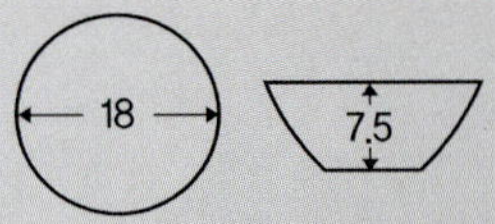

우족국물 213.7g, 쇠고기(양지) 47.8g, 파 8.2g, 소금 1.7g, 마늘 1.7g, 후추 0.2g

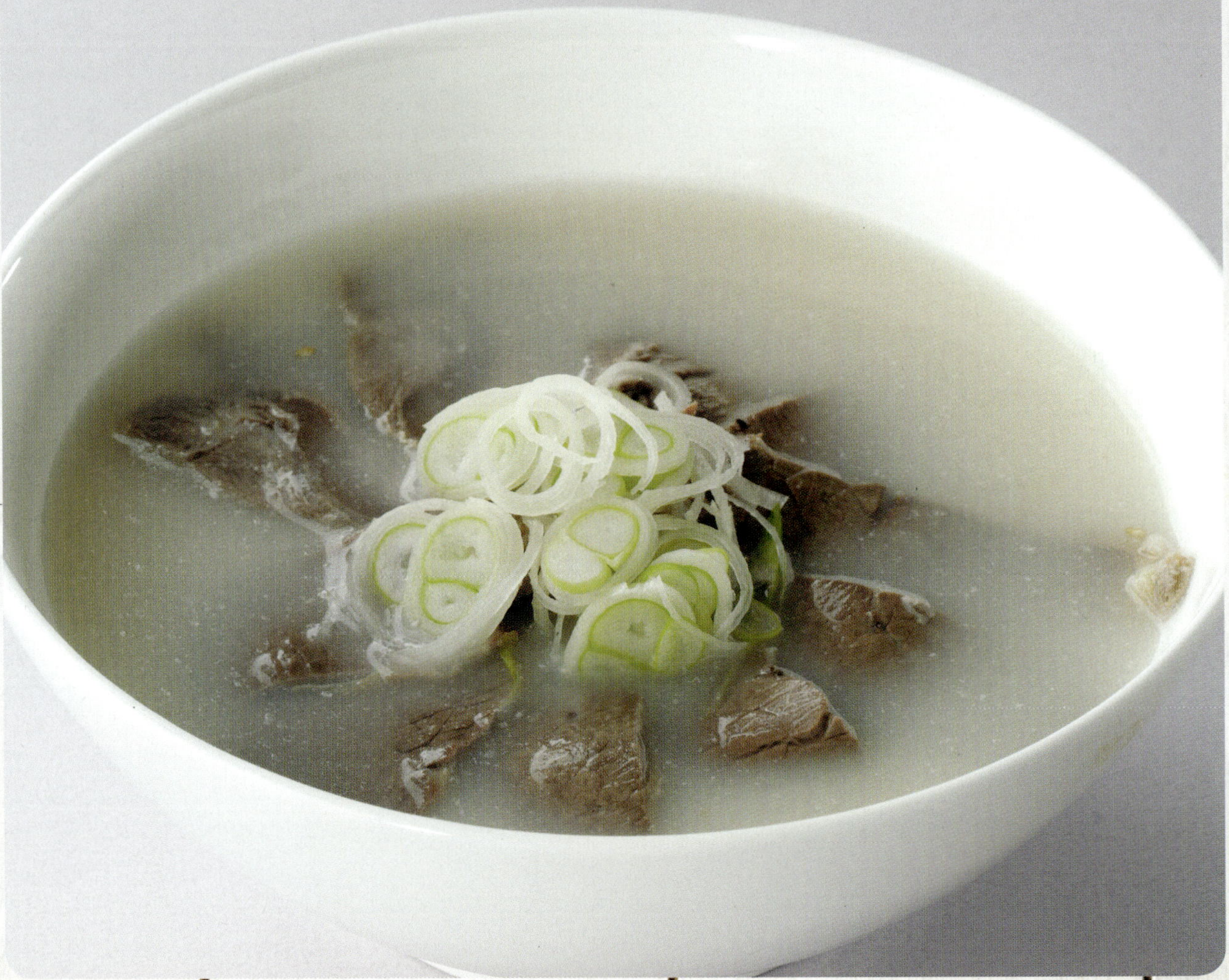

1인 1회 섭취분량
500ml

에너지	탄수화물	단백질	지 질	비타민 A	비타민 B_2	비타민 C
198㎉	3.1g	20.5g	9.3g	64.5㎍RE	0.17㎎	3.7㎎

나트륨	식이섬유	칼 슘	콜레스테롤	소 금	철
1,387.9㎎	0.2g	29.5㎎	51.7㎎	3.5g	5.3㎎

＊주의 성분(나트륨 400mg 이상, 콜레스테롤 50mg 이상)

근대 된장국

대접 2
용기크기(단위 : ㎝)

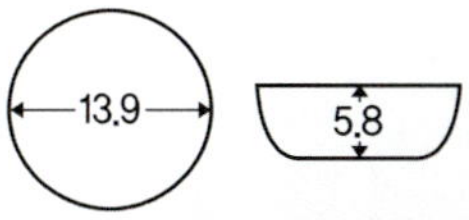

근대 69.0g, 된장 15.1g, 파 3.1g, 마늘 2.2g, 멸치 0.6g

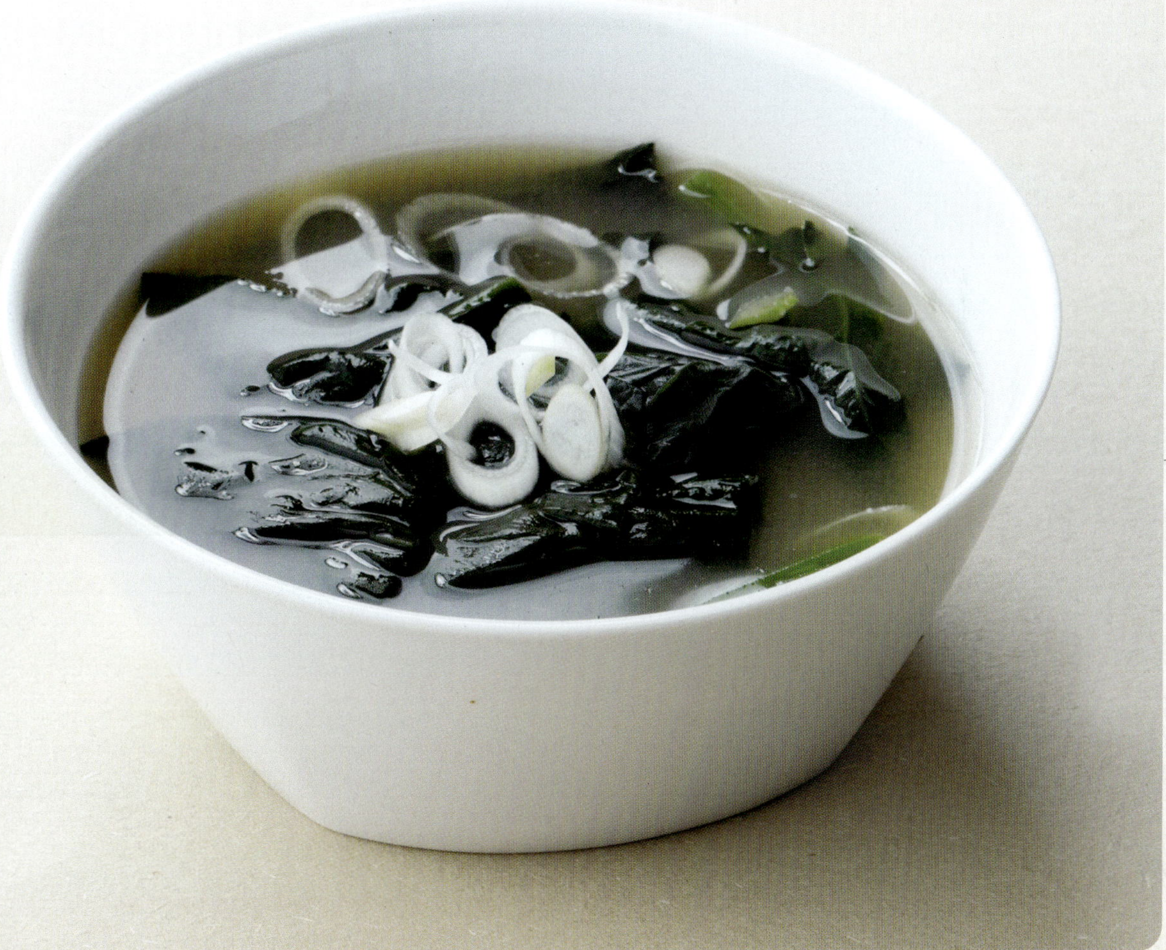

1인 1회 섭취분량 **300ml**

에너지	탄수화물	단백질	지 질	비타민 A	비타민 B_2	비타민 C
36㎉	5.3g	3.7g	0.8g	337.5㎍RE	0.16㎎	16.1㎎

나트륨	식이섬유	칼 슘	콜레스테롤	소 금	철
867.6㎎	1.4g	83㎎	0.1㎎	2.2g	2.7㎎

*주의 성분(나트륨 400mg 이상) *칼슘급원 음식(칼슘 50mg 이상)

김칫국

대접 1
용기크기(단위 : ㎝)

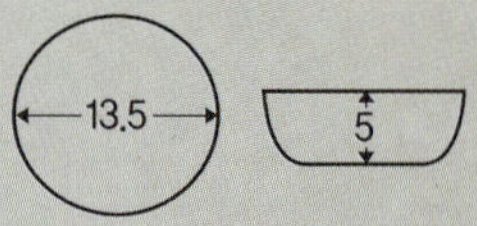

배추김치 40.7g, 두부 7.8g, 파 2.0g, 멸치 1.6g, 마늘 0.9g,
소금 0.5g, 분말조미료(멸치) 0.3g

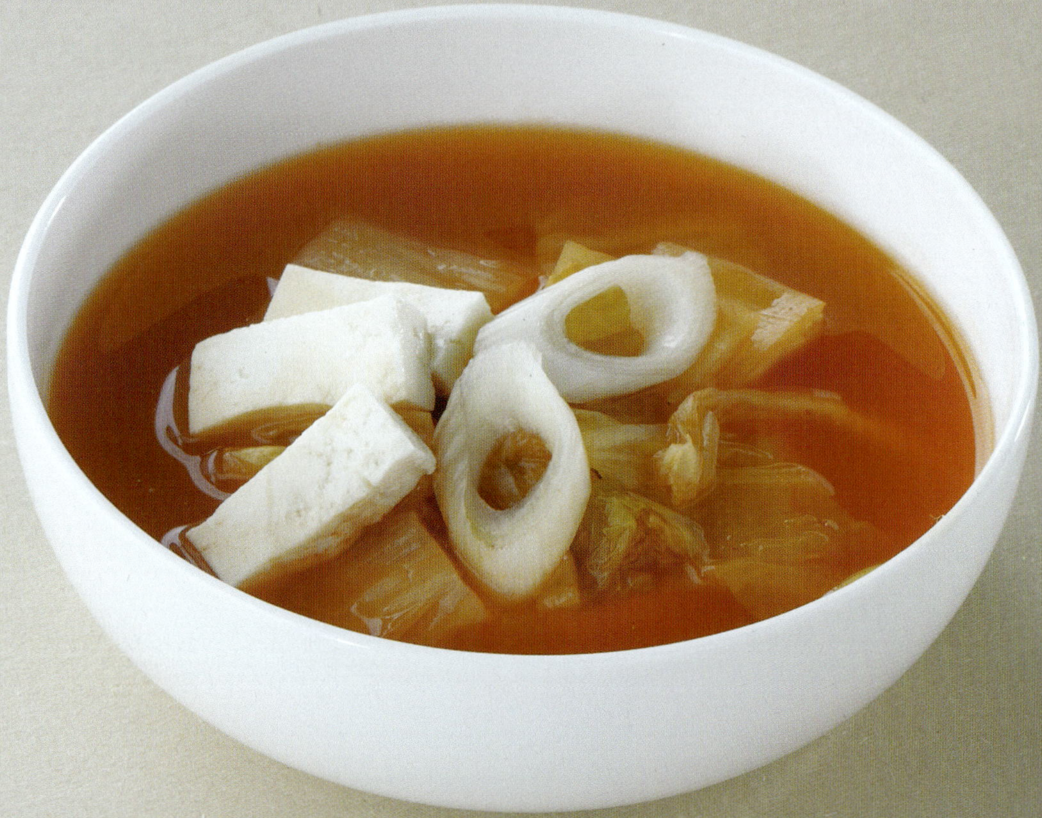

1인 1회 섭취분량
250ml

에너지	탄수화물	단백질	지 질	비타민 A	비타민 B_2	비타민 C
21㎉	2.2g	2.5g	0.8g	22.1㎍RE	0.03mg	6.4mg

나트륨	식이섬유	칼 슘	콜레스테롤	소 금	철
705.2mg	1.5g	63.6mg	1.8mg	1.8g	0.8mg

*주의 성분(나트륨 400mg 이상) *칼슘급원 음식(칼슘 50mg 이상)

대구 매운탕

대접 2
용기크기(단위 : ㎝)

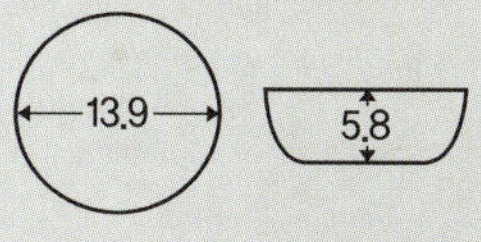

대구 80g, 무 27.9g, 콩나물 19.5g, 두부 14.3g, 양파 9.4g, 쑥갓 8.7g, 미나리 8.6g, 파 6.4g, 고추장 5.2g, 고춧가루 3.4g, 마늘 2.5g, 간장 0.8g, 소금 0.4g, 참기름 0.4g

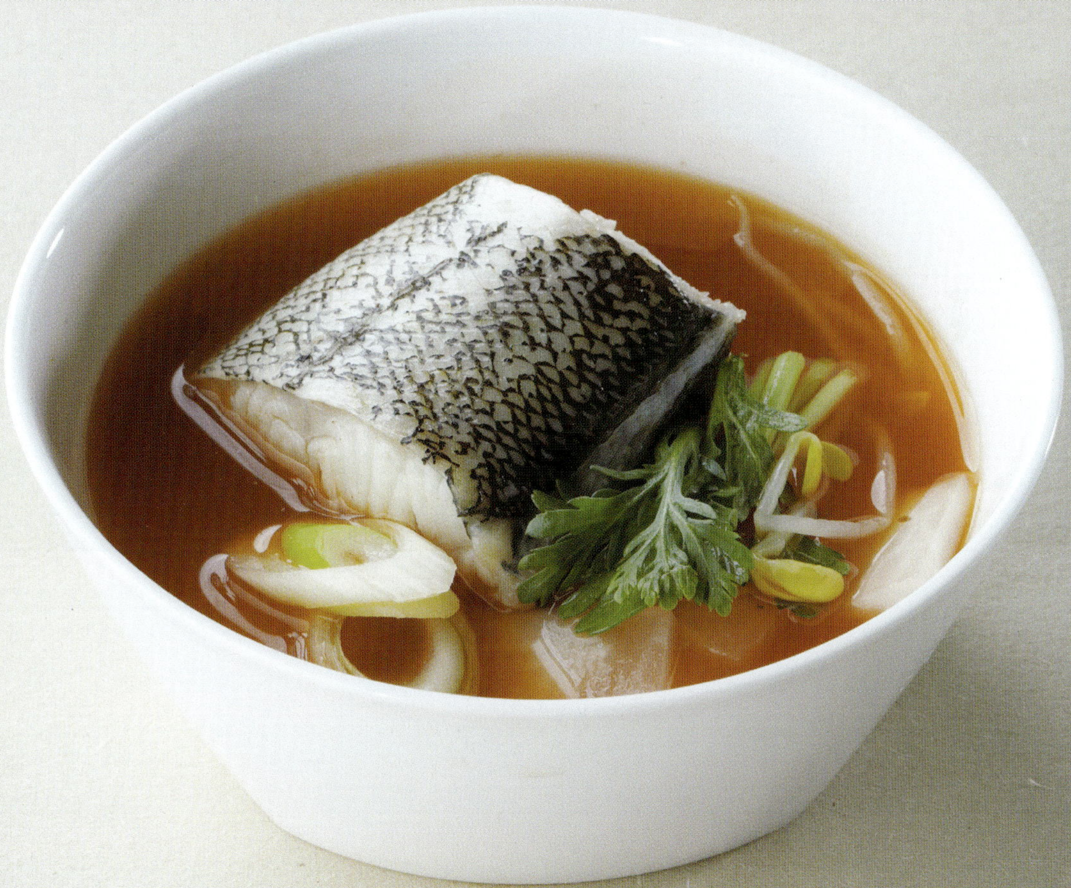

1인 1회 섭취분량 **300ml**

에너지	탄수화물	단백질	지 질	비타민 A	비타민 B_2	비타민 C
119㎉	9.1g	18.2g	2.3g	241.6㎍RE	0.24mg	12.5mg

나트륨	식이섬유	칼 슘	콜레스테롤	소 금	철
484.5mg	3.5g	104mg	53.6mg	1.2g	2.1mg

*주의 성분(나트륨 400mg 이상, 콜레스테롤 50mg 이상) *칼슘급원 음식(칼슘 50mg 이상)

동탯국

대접 2
용기크기(단위 : cm)

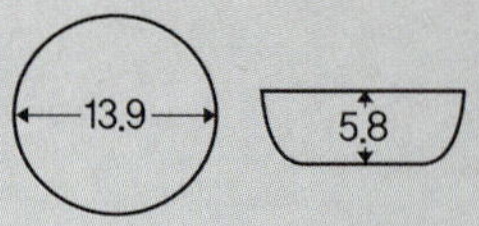

동태 49.8g, 무 29.7g, 두부 9.5g, 파 3.4g, 간장 2.9g, 양파 2.3g,
고춧가루 1.8g, 마늘 1.4g, 쑥갓 1.3g, 소금 1.1g, 후추 0.3g

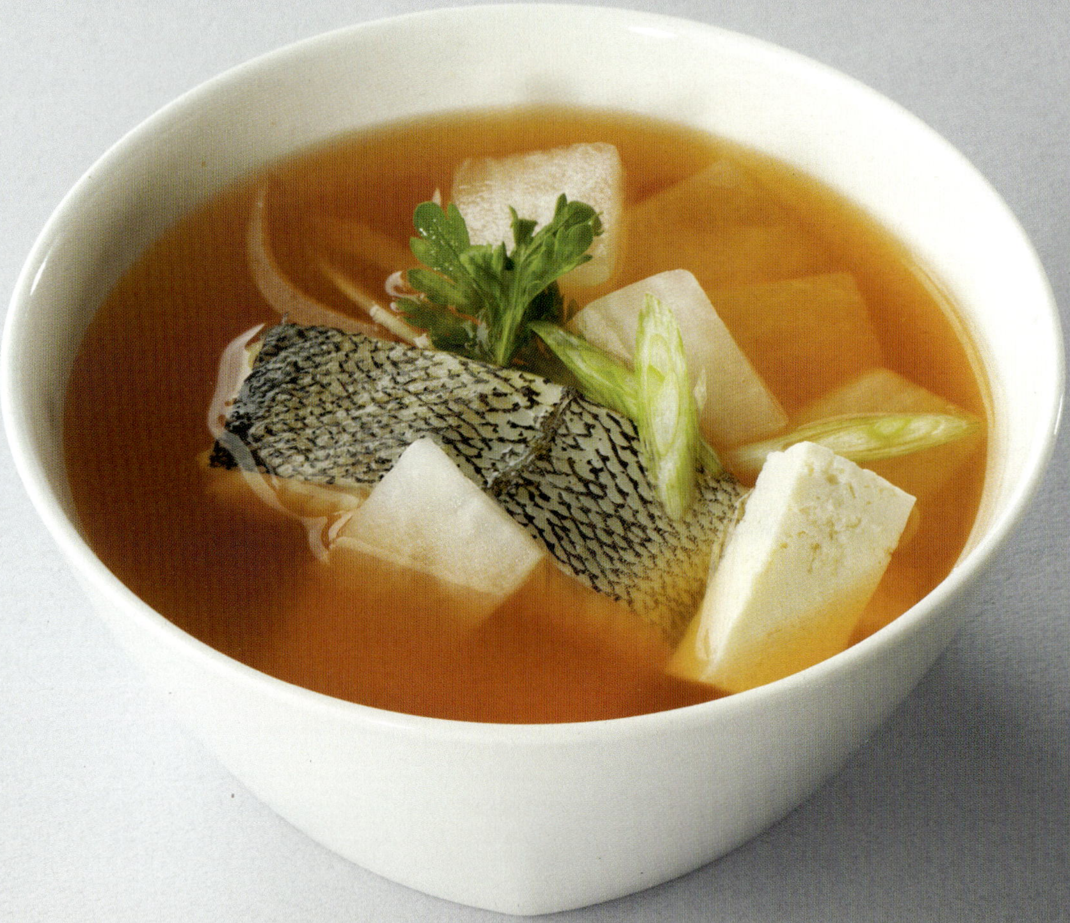

1인 1회 섭취분량 **300ml**

에너지	탄수화물	단백질	지 질	비타민 A	비타민 B_2	비타민 C
60kcal	3.8g	9.8g	1g	81μgRE	0.08mg	6.6mg

나트륨	식이섬유	칼 슘	콜레스테롤	소 금	철
674.1mg	1.5g	50.9mg	28.7mg	1.7g	0.8mg

＊주의 성분(나트륨 400mg 이상) ＊칼슘급원 음식(칼슘 50mg 이상)

미역국

대접 2
용기크기(단위 : ㎝)

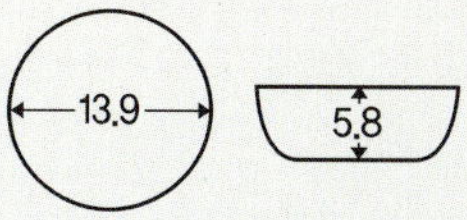

미역 5.3g, 간장 3.2g, 멸치 1.6g, 마늘 0.9g, 참기름 0.9g, 소금 0.6g

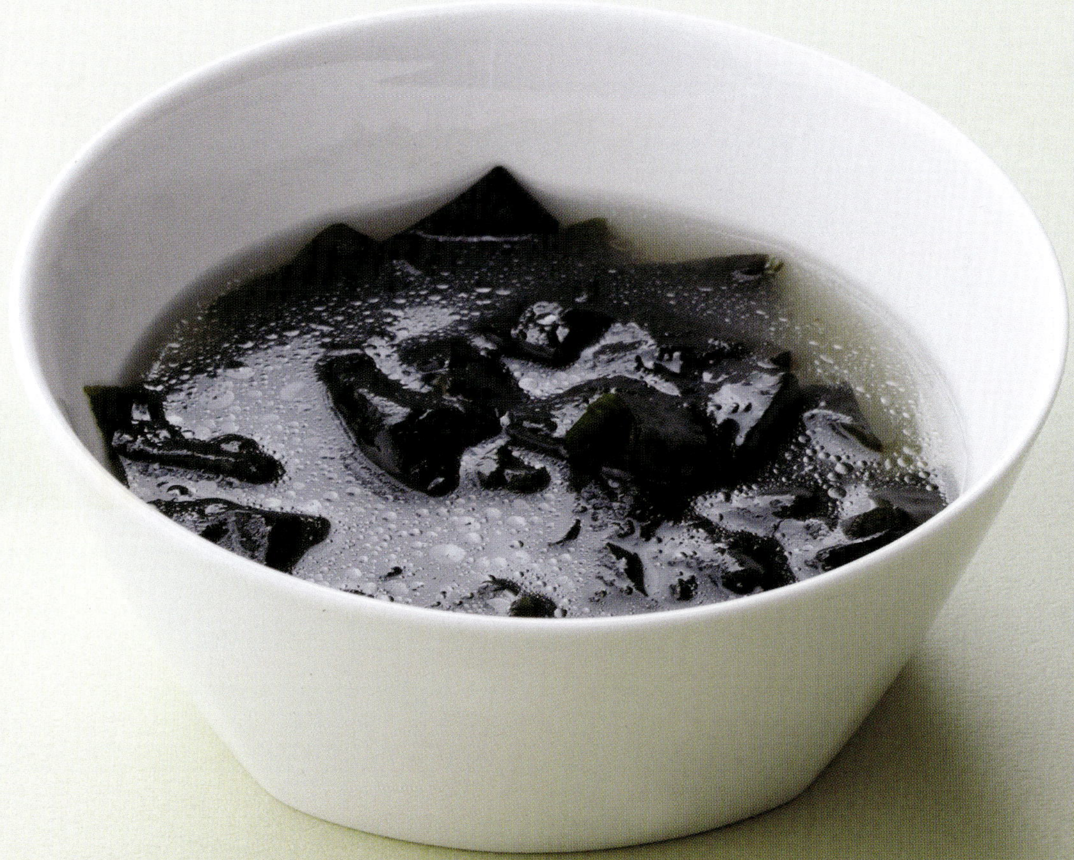

1인 1회 섭취분량 **250ml**

에너지	탄수화물	단백질	지 질	비타민 A	비타민 B_2	비타민 C
20㎉	2.4g	2.1g	1.2g	29.1㎍RE	0.06㎎	1.2㎎

나트륨	식이섬유	칼 슘	콜레스테롤	소 금	철
780.4㎎	4.8g	82㎎	1.8㎎	2g	0.8㎎

*주의 성분(나트륨 400mg 이상) *칼슘급원 음식(칼슘 50mg 이상)

북엇국

대접 2
용기크기(단위 : ㎝)

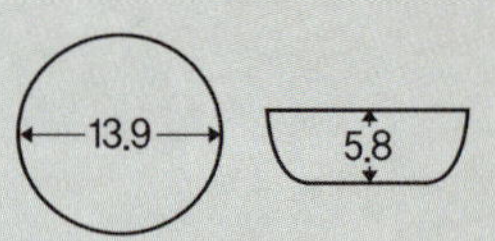

무 21.8g, 북어 21.1g, 달걀 16.4g, 두부 9.0g, 파 6.7g,
마늘 2.6g, 소금 1.9g, 간장 1.4g, 참기름 1.3g

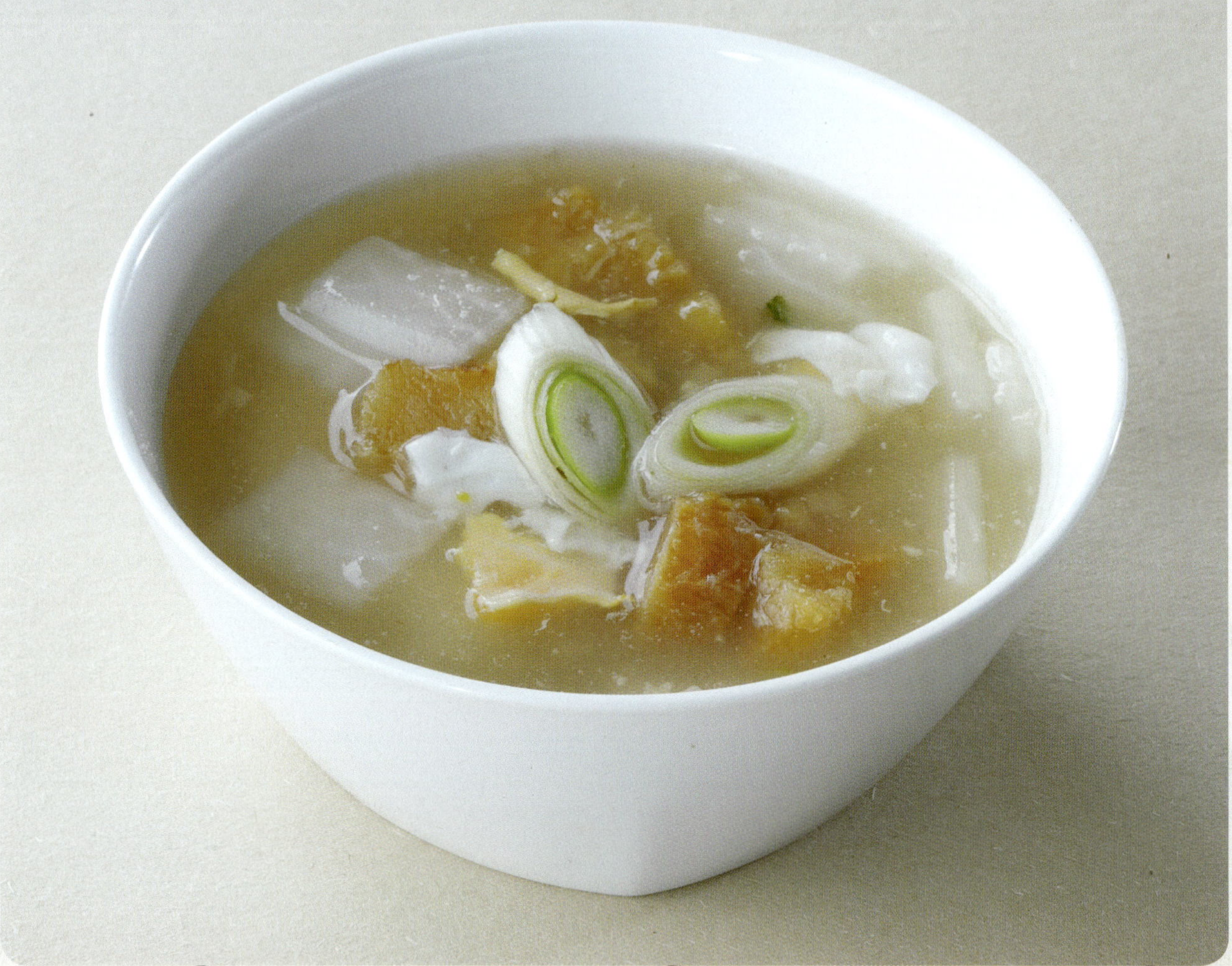

1인 1회 섭취분량 **300ml**

에너지	탄수화물	단백질	지 질	비타민 A	비타민 B_2	비타민 C
112㎉	2.8g	16.3g	3.8g	36.5㎍RE	0.11㎎	5.4㎎

나트륨	식이섬유	칼 슘	콜레스테롤	소 금	철
861.4㎎	0.7g	82.2㎎	119.9㎎	2.2g	1.2㎎

*주의 성분(나트륨 400mg 이상, 콜레스테롤 50mg 이상) *칼슘급원 음식(칼슘 50mg 이상)

설렁탕

면대접 1
용기크기(단위 : ㎝)

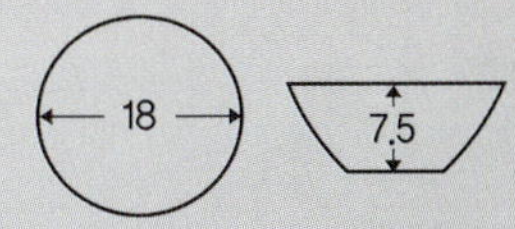

쇠고기(양지) 57.7g, 무 33.3g, 당면 17.2g, 파 14.1g,
소금 4.3g, 마늘 3.2g, 후추 0.3g

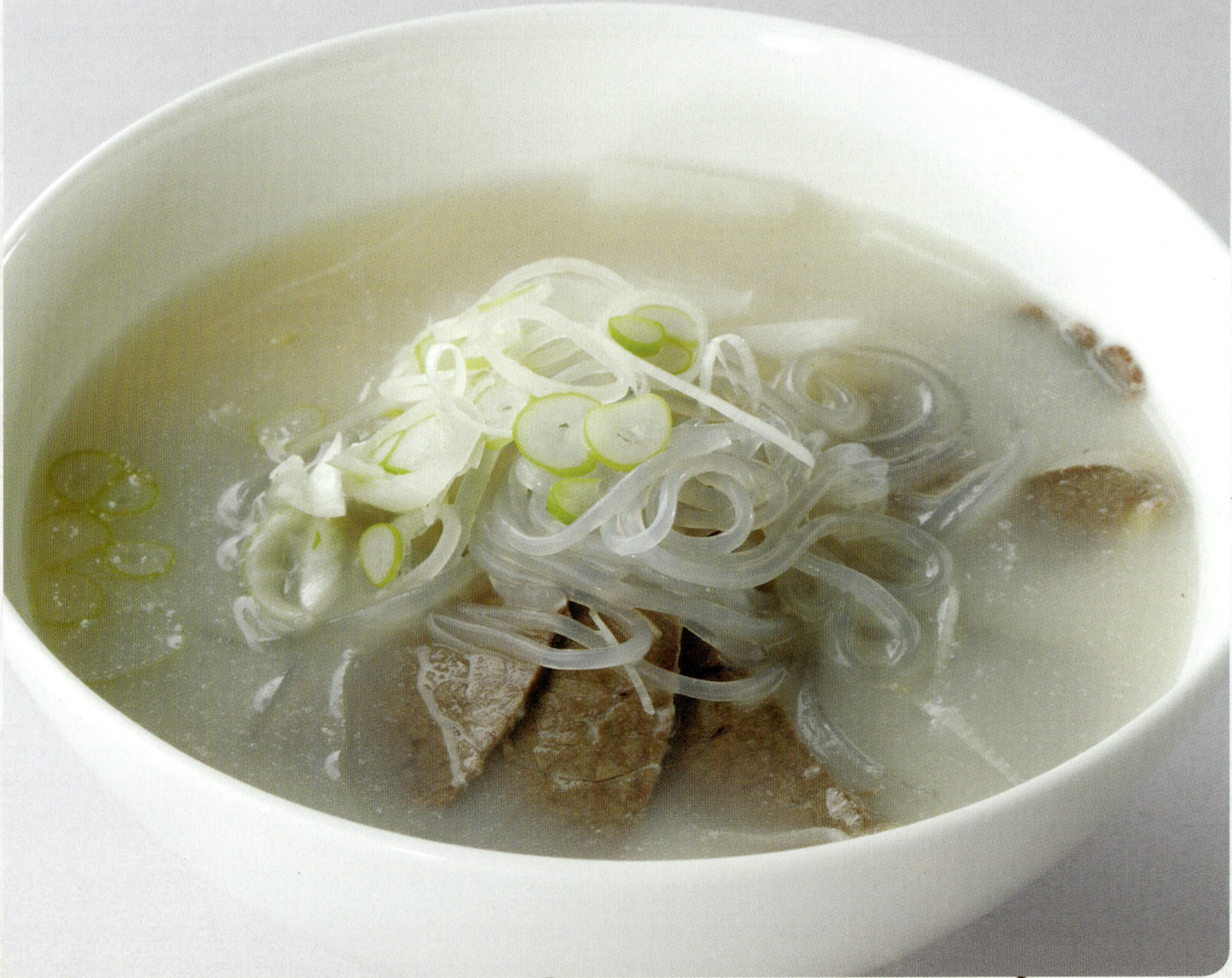

1인 1회 섭취분량
550ml

에너지	탄수화물	단백질	지 질	비타민 A	비타민 B_2	비타민 C
171㎉	18.9g	13g	4.8g	29.0㎍RE	0.13㎎	8.8㎎

나트륨	식이섬유	칼 슘	콜레스테롤	소 금	철
1,652.9㎎	1.1g	40.4㎎	37.5㎎	4.1g	3.9㎎

＊주의 성분(나트륨 400mg 이상)

쇠고깃국

대접 2
용기크기(단위 : ㎝)

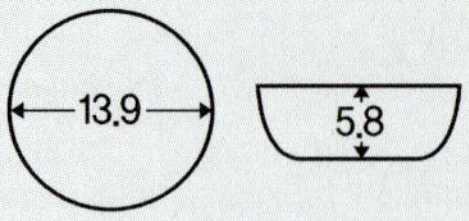

쇠고기(양지) 31.0g, 무 30.1g, 콩나물 7.2g, 파 4.4g, 간장 2.4g, 마늘 1.7g, 소금 0.8g, 고춧가루 0.6g, 후추 0.1g

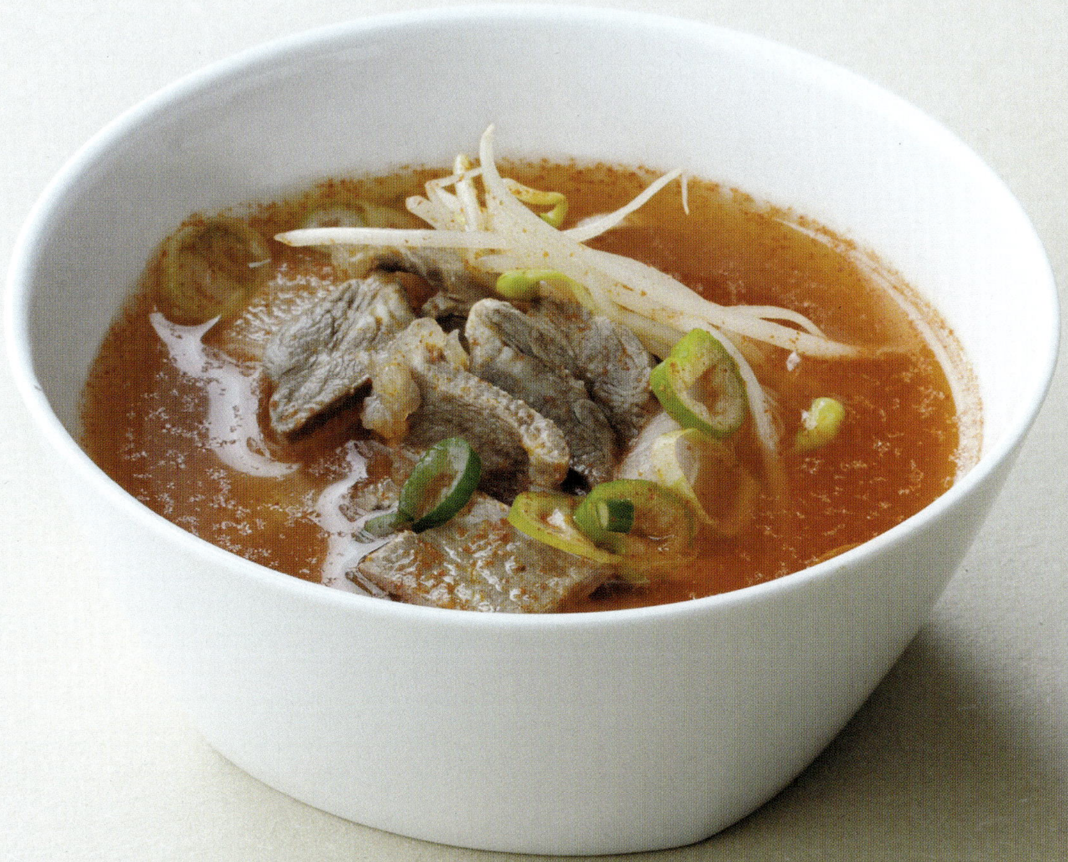

1인 1회 섭취분량 **300ml**

에너지	탄수화물	단백질	지 질	비타민 A	비타민 B_2	비타민 C
66㎉	3.2g	7.7g	2.7g	33.6㎍RE	0.09mg	6.5mg

나트륨	식이섬유	칼 슘	콜레스테롤	소 금	철
545.9mg	1g	20.8mg	20.2mg	1.4g	2mg

*주의 성분(나트륨 400mg 이상)

쇠고기 미역국

대접 2
용기크기(단위 : ㎝)

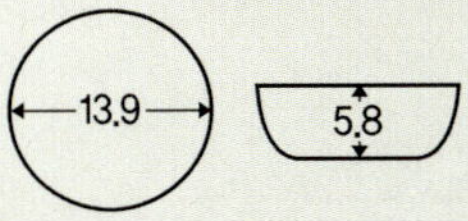

쇠고기(양지) 25.1g, 미역(마른것) 8.2g, 간장 3.5g, 참기름 1.1g, 마늘 0.9g, 소금 0.6g

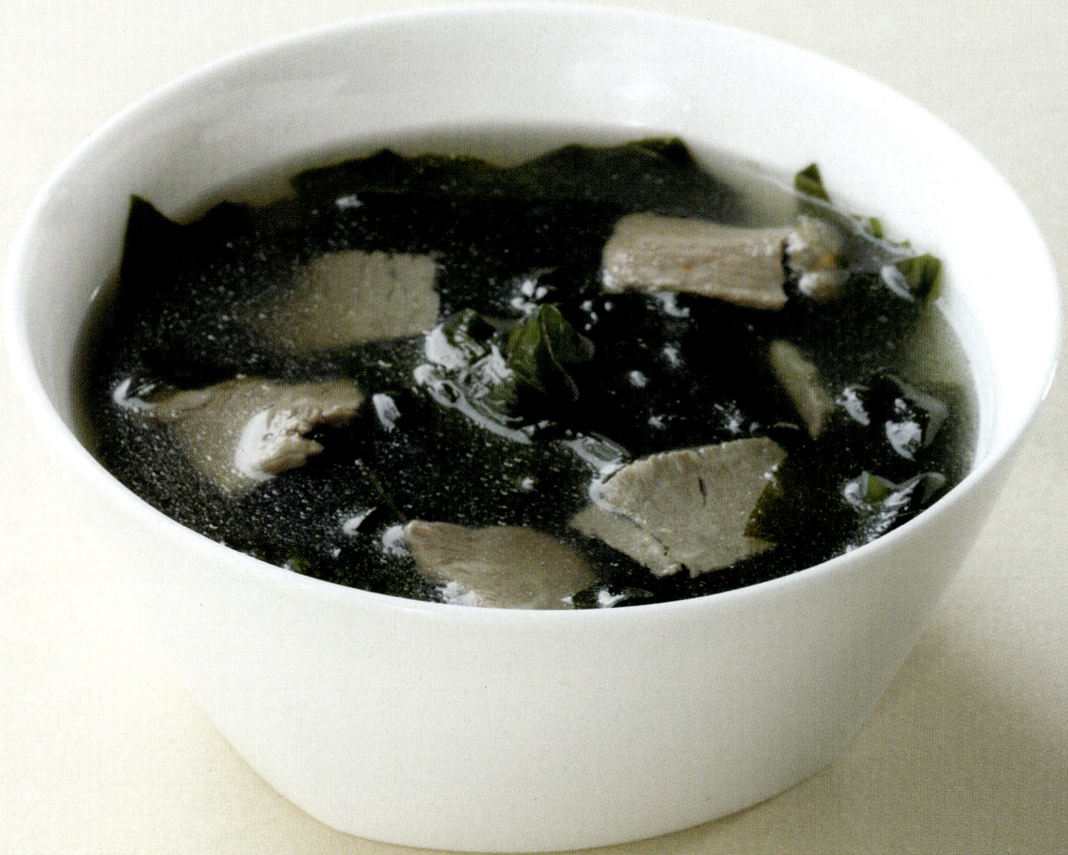

1인 1회 섭취분량 **300ml**

에너지	탄수화물	단백질	지 질	비타민 A	비타민 B_2	비타민 C
63㎉	3.7g	7.3g	3.4g	49.2㎍RE	0.13㎎	1.7㎎

나트륨	식이섬유	칼 슘	콜레스테롤	소 금	철
1,055.7㎎	7.5g	84.7㎎	16.3㎎	2.6g	2.1㎎

*주의 성분(나트륨 400mg 이상) *칼슘급원 음식(칼슘 50mg 이상)

시금치 된장국

대접 2
용기크기(단위 : cm)

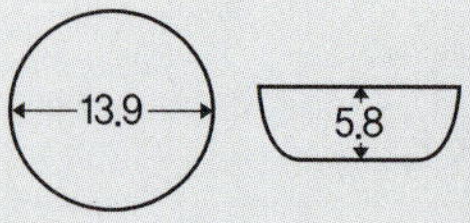

시금치 47.7g, 된장 10.9g, 파 2.3g, 마늘 1.3g, 멸치 1.2g, 분말조미료(멸치) 0.3g

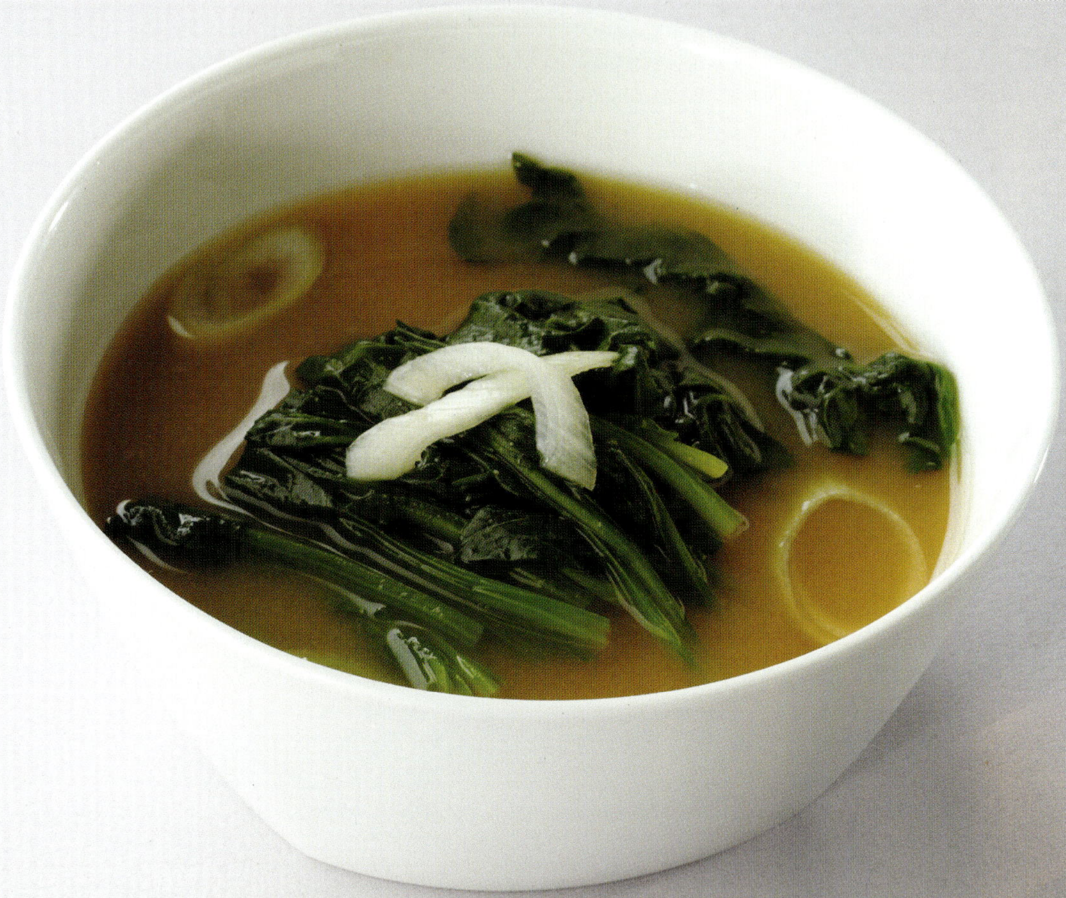

1인 1회 섭취분량 **250ml**

에너지	탄수화물	단백질	지 질	비타민 A	비타민 B_2	비타민 C
35kcal	5.1g	3.4g	0.8g	295.6µgRE	0.21mg	31.2mg

나트륨	식이섬유	칼 슘	콜레스테롤	소 금	철
621.3mg	1.8g	53.6mg	1.4mg	1.6g	2.3mg

＊주의 성분(나트륨 400mg 이상) ＊칼슘급원 음식(칼슘 50mg 이상)

시래기 된장국

대접 2
용기크기(단위 : cm)

13.9 / 5.8

무청 56.1g, 된장 15.0g, 파 2.8g, 멸치 1.7g, 마늘 1.3g

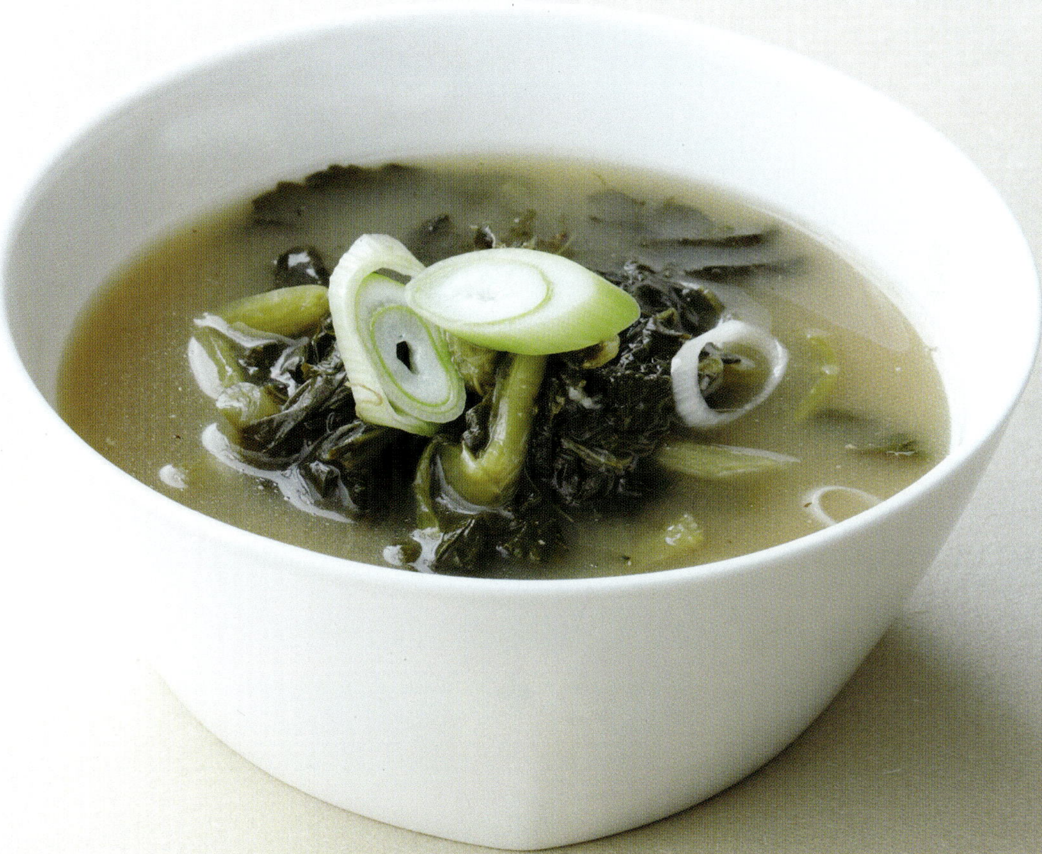

1인 1회 섭취분량
250ml

에너지	탄수화물	단백질	지 질	비타민 A	비타민 B_2	비타민 C
38kcal	5.4g	3.7g	0.8g	214.5μgRE	0.11mg	45.4mg

나트륨	식이섬유	칼 슘	콜레스테롤	소 금	철
784mg	2g	186.7mg	1.9mg	2g	3.1mg

*주의 성분(나트륨 400mg 이상) *칼슘급원 음식(칼슘 50mg 이상)

아욱 된장국

대접 2
용기크기(단위 : ㎝)

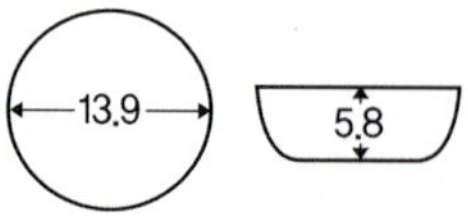

아욱 66.5g, 된장 10.6g, 파 3.6g, 마늘 1.7g, 꽃새우 1.6g, 멸치 1.2g, 분말조미료(멸치) 0.3g

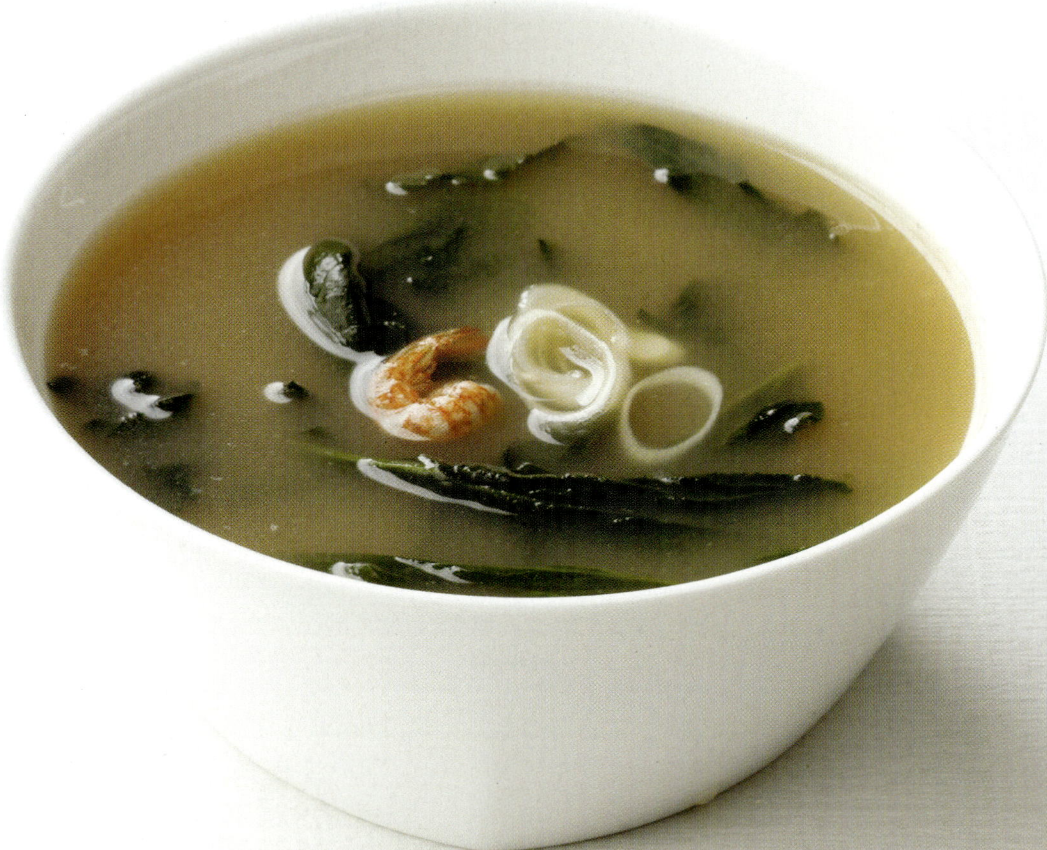

1인 1회 섭취분량 **300ml**

에너지	탄수화물	단백질	지 질	비타민 A	비타민 B_2	비타민 C
39㎉	4.2g	5.2g	1g	767.9㎍RE	0.17mg	34.8mg

나트륨	식이섬유	칼 슘	콜레스테롤	소 금	철
663.4mg	3.3g	160.9mg	9.7mg	1.7g	2.6mg

＊주의 성분(나트륨 400mg 이상) ＊칼슘급원 음식(칼슘 50mg 이상)

조갯국

대접 2
용기크기(단위 : ㎝)

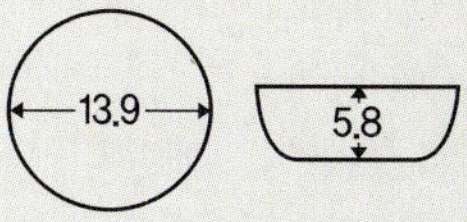

조갯살 38.2g, 파 2.6g, 마늘 0.9g, 소금 0.9g

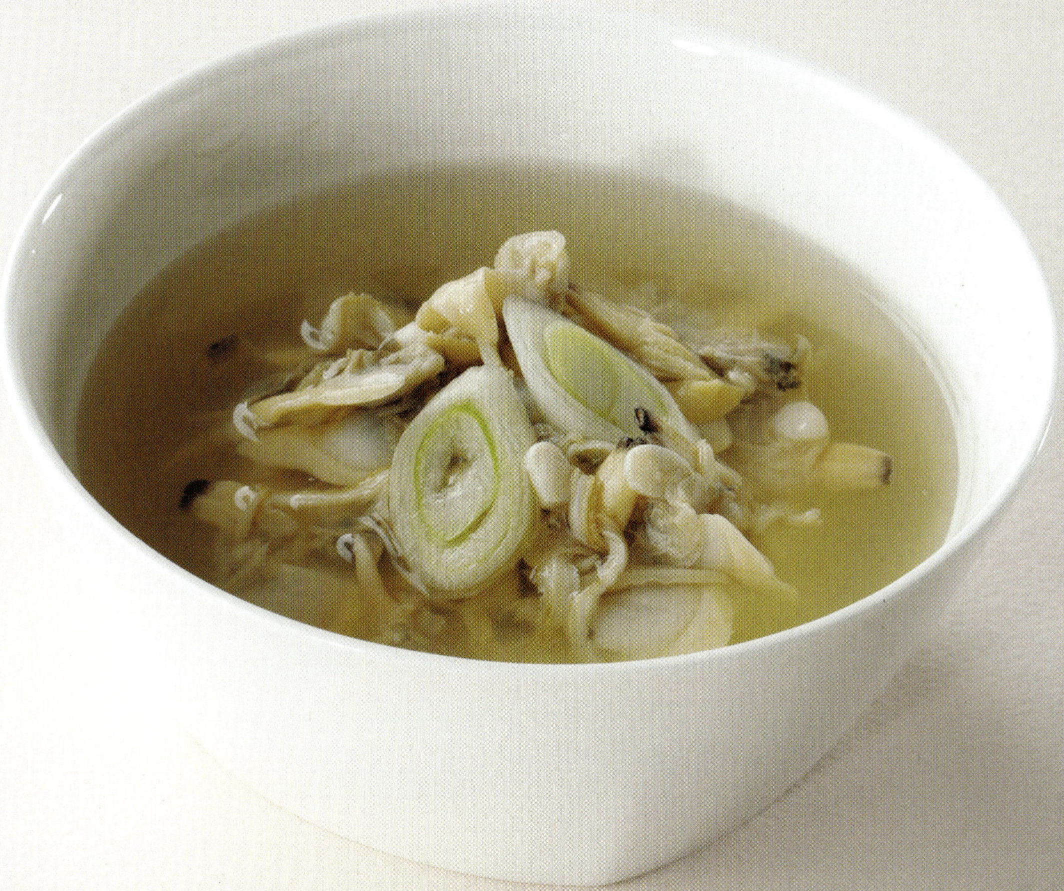

1인 1회 섭취분량
250ml

에너지	탄수화물	단백질	지 질	비타민 A	비타민 B_2	비타민 C
28㎉	1.5g	4.5g	0.3g	8.3㎍RE	0.05㎎	1.6㎎

나트륨	식이섬유	칼 슘	콜레스테롤	소 금	철
292.1㎎	0.1g	30.4㎎	9.6㎎	0.7g	5.1㎎

콩나물국

대접 2
용기크기(단위 : ㎝)

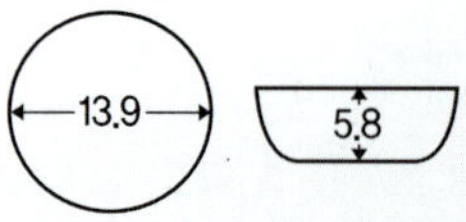

콩나물 40.1g, 파 3.4g, 마늘 1.4g, 소금 0.9g, 멸치 0.7g, 고춧가루 0.3g

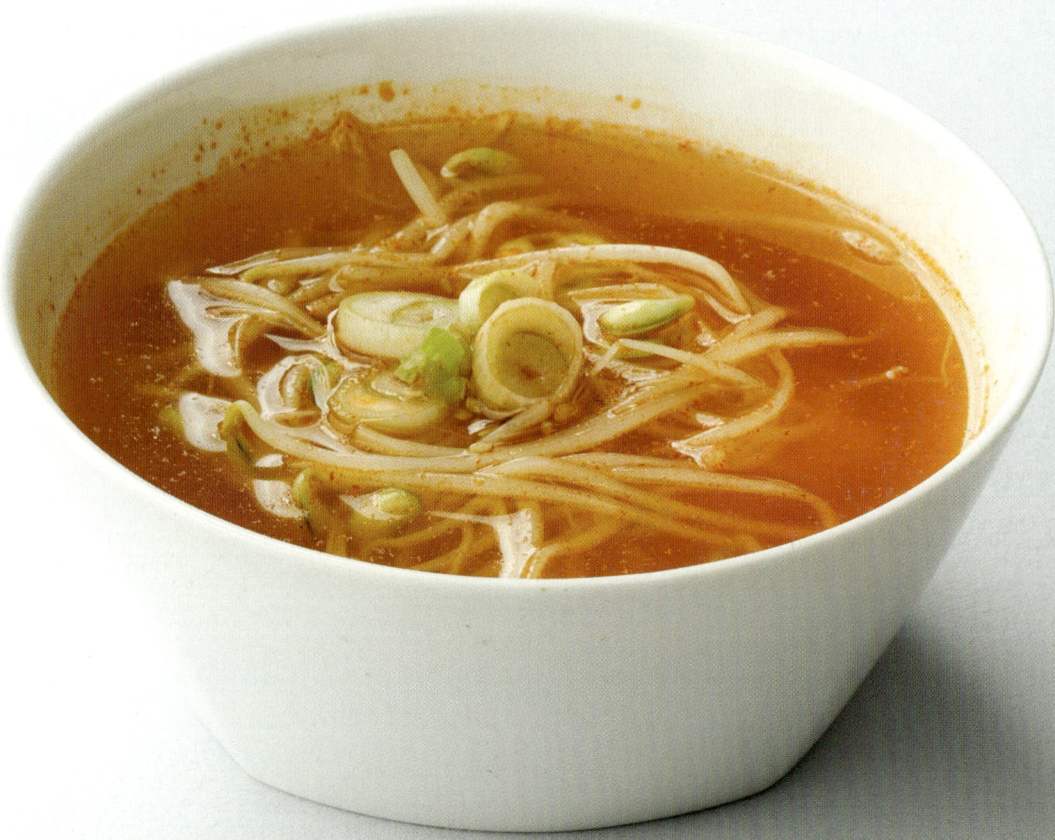

1인 1회 섭취분량
250ml

에너지	탄수화물	단백질	지 질	비타민 A	비타민 B_2	비타민 C
18㎉	2.3g	2.6g	0.6g	15.9㎍RE	0.05㎎	3.2㎎

나트륨	식이섬유	칼 슘	콜레스테롤	소 금	철
318.8㎎	1.5g	32.0㎎	1㎎	0.8g	0.7㎎

추어탕

대접 2
용기크기(단위 : cm)

13.9 5.8

미꾸라지 59.1g, 토란대 21.3g, 된장 4.9g, 파 4.8g, 두부 4.6g, 콩나물 3.8g, 고추 3.4g, 고추장 2.6g, 양파 2.3g, 쑥갓 1.9g, 들깨 1.8g, 고춧가루 1.7g, 마늘 1.5g, 간장 1.2g, 소금 0.9g, 생강 0.6g, 후추 0.1g

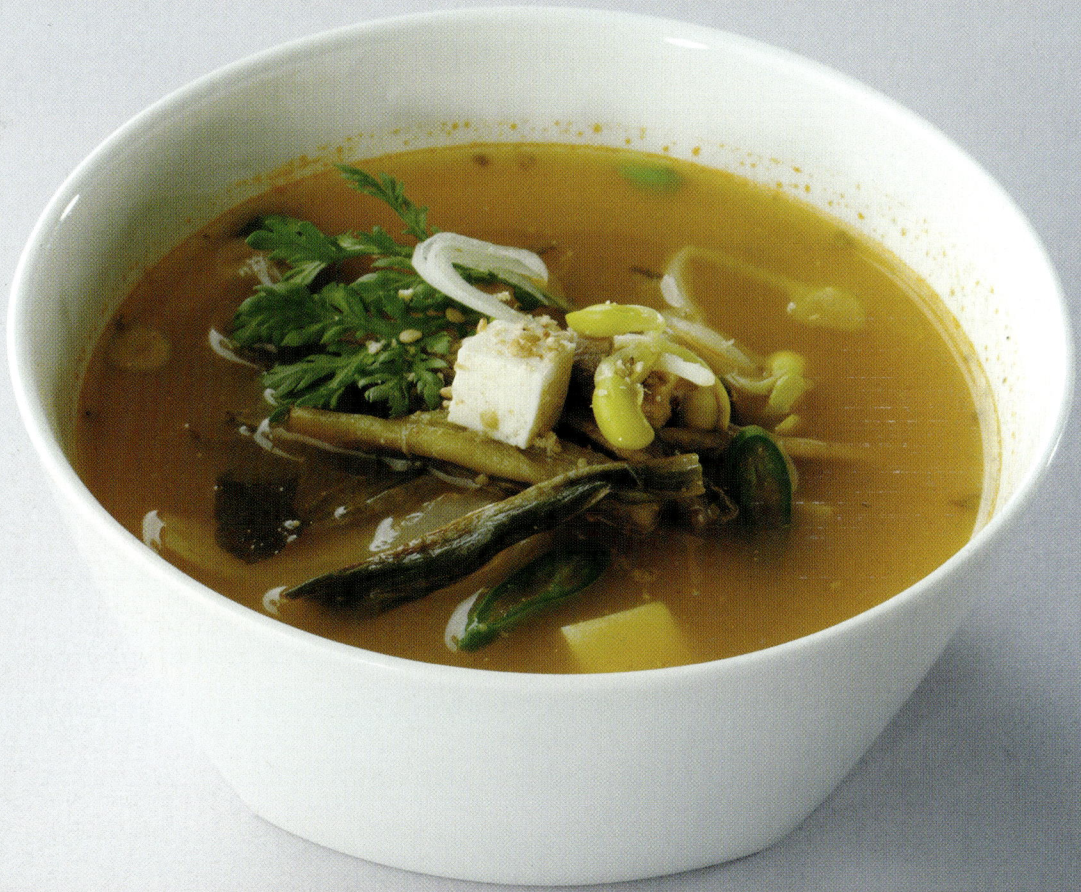

1인 1회 섭취분량 **300ml**

에너지	탄수화물	단백질	지 질	비타민 A	비타민 B_2	비타민 C
94kcal	6.4g	12g	3g	203.7μgRE	0.45mg	12.4mg

나트륨	식이섬유	칼 슘	콜레스테롤	소 금	철
763.5mg	2.6g	484mg	104.6mg	1.9g	5.7mg

*주의 성분(나트륨 400mg 이상, 콜레스테롤 50mg 이상) *칼슘급원 음식(칼슘 50mg 이상)

갈치찌개

대접 1
용기크기(단위 : ㎝)

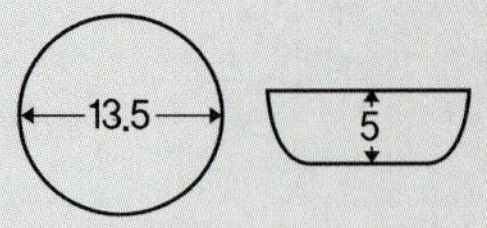

갈치 26.7g, 무 20g, 파 2.8g, 고추 1.7g, 간장 1.5g, 소금 1.2g, 마늘 0.8g, 고춧가루 0.6g

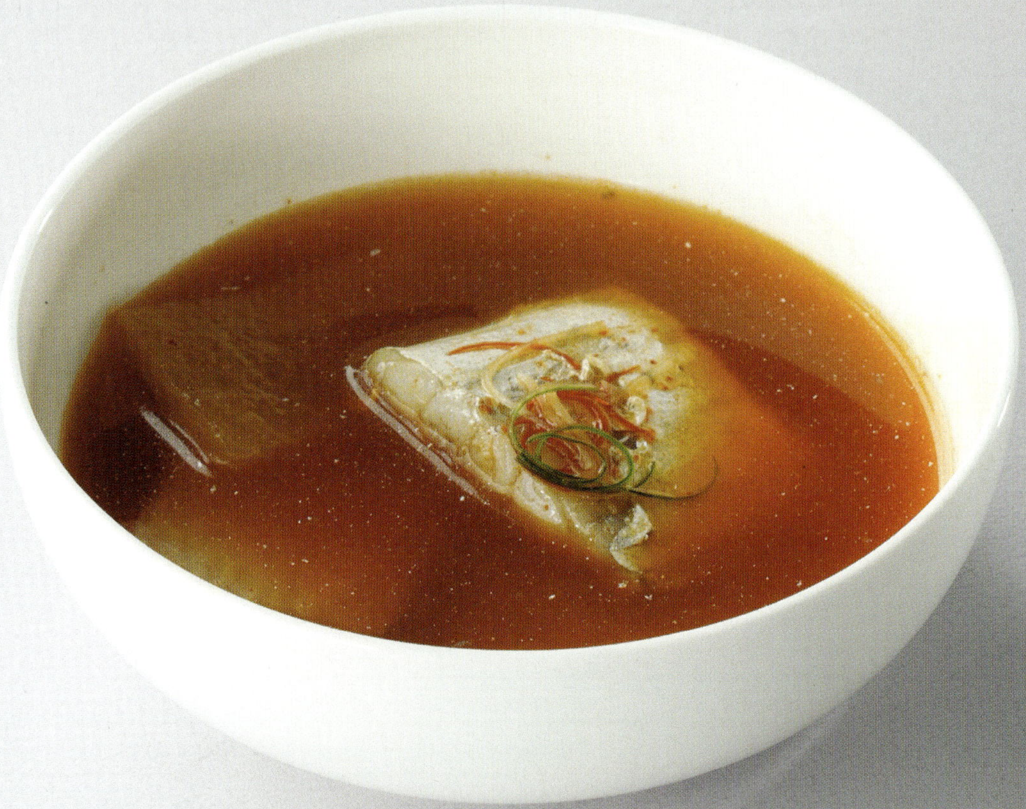

1인 1회 섭취분량	에너지	탄수화물	단백질	지 질	비타민 A	비타민 B_2	비타민 C
120ml	48kcal	1.9g	5.4g	2.1g	32.5μgRE	0.05mg	7.1mg
	나트륨	식이섬유	칼 슘	콜레스테롤	소 금	철	
	538.4mg	0.7g	21.5mg	19.2mg	1.3g	0.6mg	

*주의 성분(나트륨 400mg 이상)

두부찌개

대접 1
용기크기(단위 : ㎝)

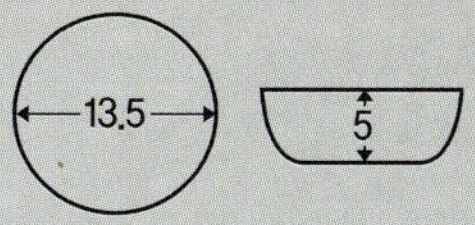

두부 80.7g, 양파 15.6g, 감자 7.2g, 파 4.3g, 고추장 2.6g, 마늘 1.9g, 멸치(건) 0.6g, 소금 0.6g, 고춧가루 0.3g

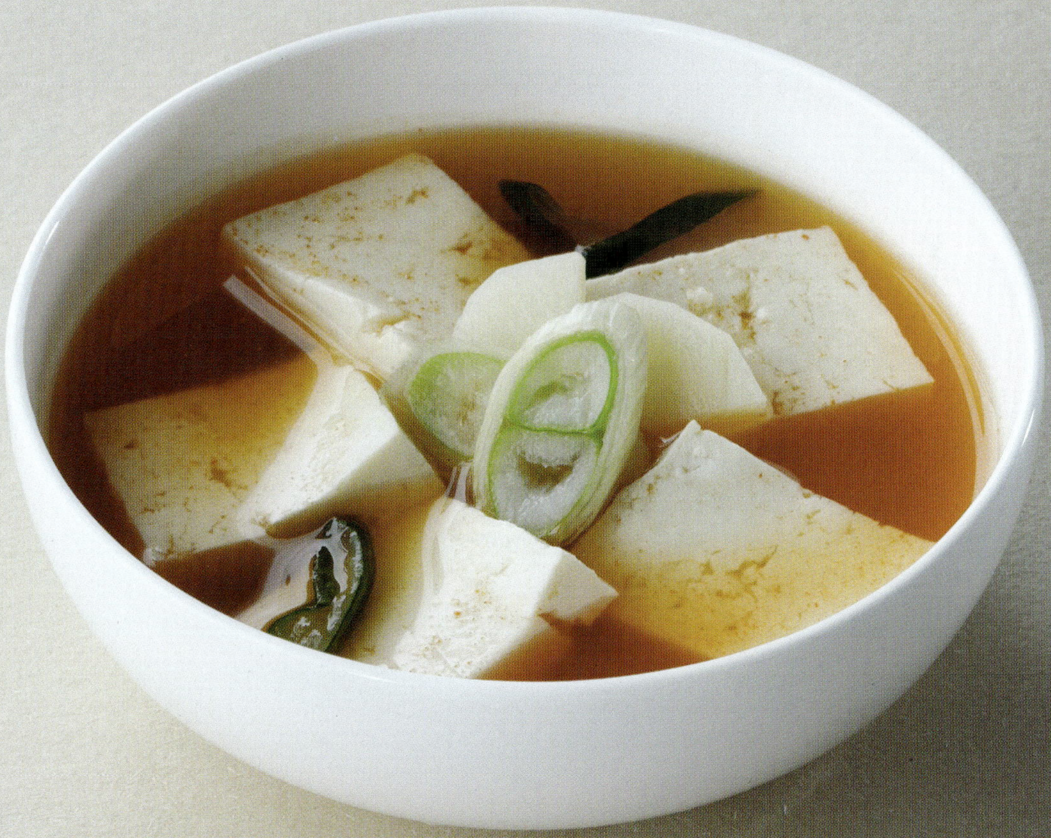

1인 1회 섭취분량	에너지	탄수화물	단백질	지 질	비타민 A	비타민 B_2	비타민 C
200ml	88㎉	5.6g	8.5g	4.7g	26.1㎍RE	0.04㎎	5.5㎎
	나트륨	**식이섬유**	**칼 슘**	**콜레스테롤**	**소 금**	**철**	
	285.2㎎	2.6g	122.8㎎	0.7㎎	0.7g	1.6㎎	

*칼슘급원 음식(칼슘 50mg 이상)

된장찌개

대접 1
용기크기(단위 : ㎝)

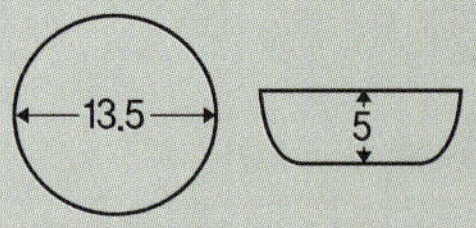

두부 27.1g, 애호박 12.7g, 된장 12.4g, 양파 9.4g, 감자 7.9g, 풋고추 4.0g, 파 3.8g, 멸치(건) 1.6g, 마늘 1.4g, 고춧가루 0.5g

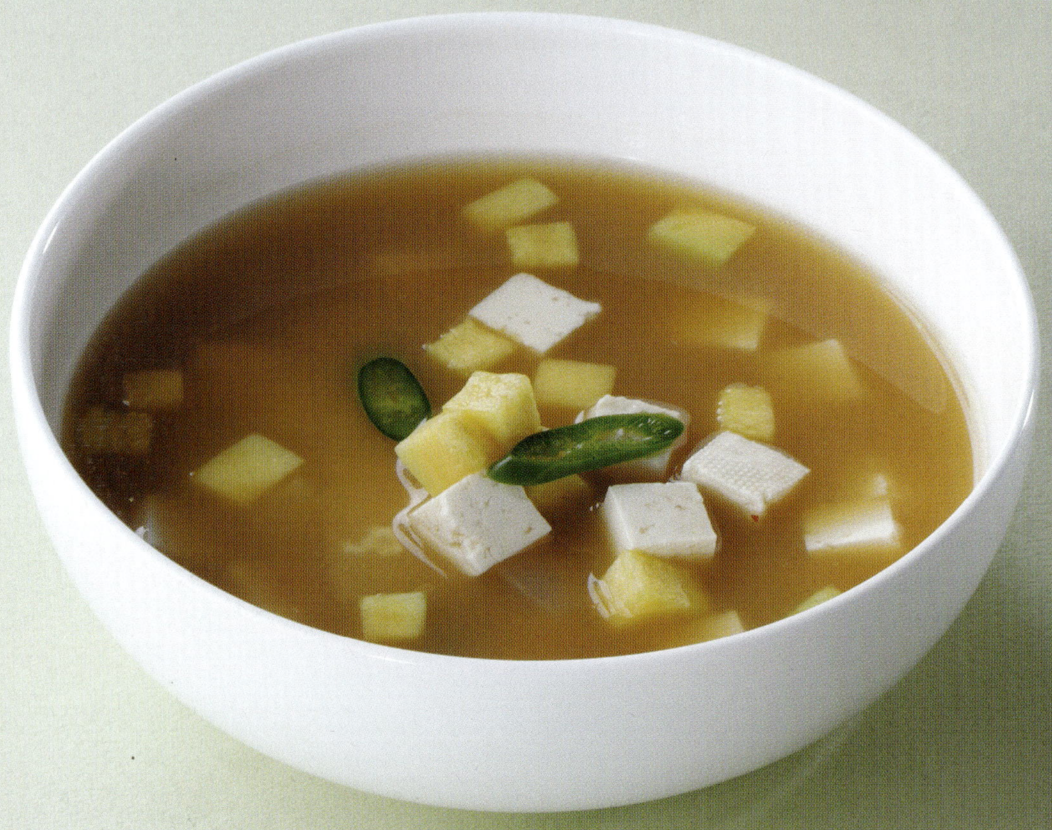

1인 1회 섭취분량
175ml

에너지	탄수화물	단백질	지 질	비타민 A	비타민 B_2	비타민 C
60㎉	6.1g	5.4g	2.2g	33.9㎍RE	0.08㎎	10.7㎎

나트륨	식이섬유	칼 슘	콜레스테롤	소 금	철
637.2㎎	2g	82.4㎎	1.8㎎	1.6g	1.8㎎

*주의 성분(나트륨 400mg 이상) *칼슘급원 음식(칼슘 50mg 이상)

순두부 찌개

대접 2
용기크기(단위 : ㎝)

13.9 / 5.8

순두부 81.8g, 달걀 15.6g, 배추김치 12.0g, 바지락 8.4g, 양파 8.4g, 파 4.2g, 고춧가루 1.4g, 마늘 1.4g, 소금 0.6g

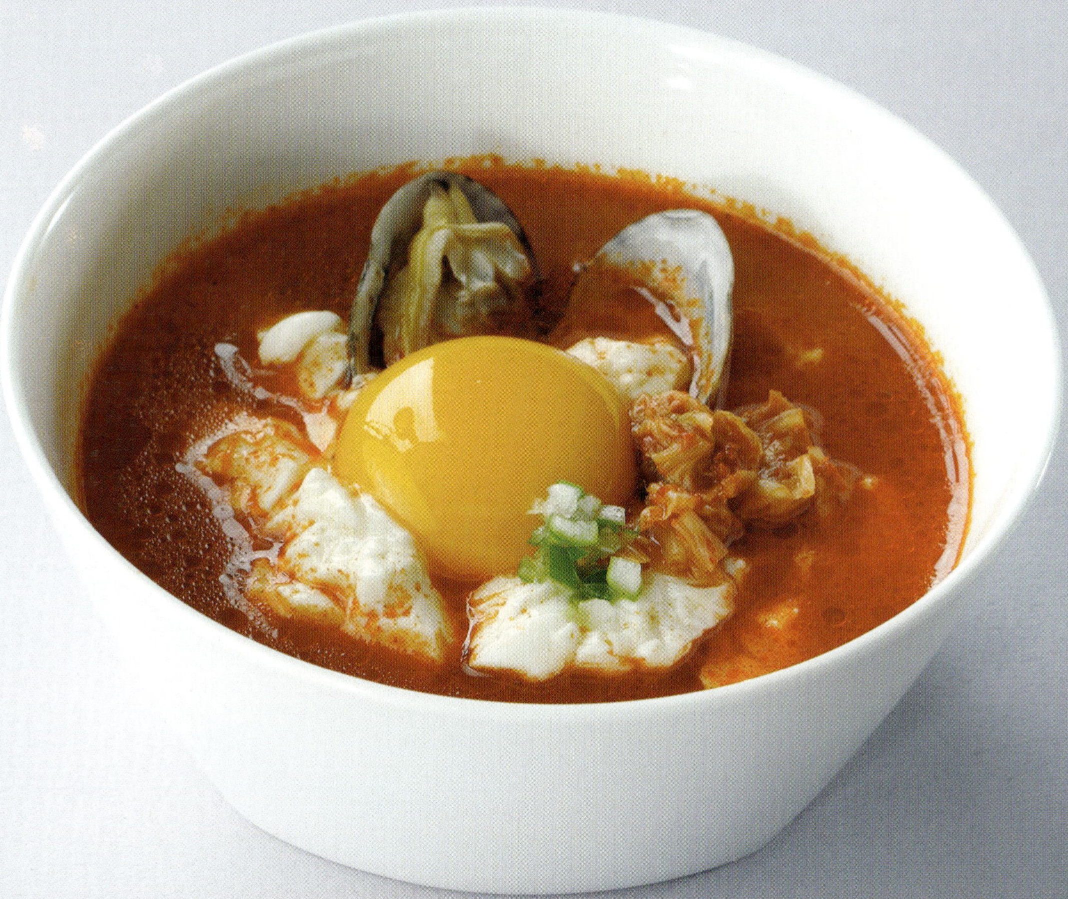

1인 1회 섭취분량 **250ml**

에너지	탄수화물	단백질	지 질	비타민 A	비타민 B_2	비타민 C
80㎉	4.3g	7.7g	4.3g	87.8㎍RE	0.12㎎	4.3㎎

나트륨	식이섬유	칼 슘	콜레스테롤	소 금	철
373.7㎎	1.4g	73.9㎎	75.5㎎	0.9g	1.8㎎

*주의 성분(콜레스테롤 50mg 이상) *칼슘급원 음식(칼슘 50mg 이상)

청국장 찌개

대접 1
용기크기(단위 : ㎝)

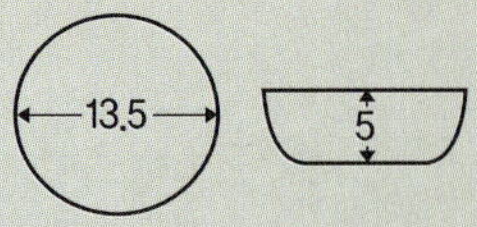

두부 31.8g, 청국장 21.2g, 배추김치 15.0g, 돼지고기(앞다리) 3.9g, 무 3.6g, 파 3.1g, 마늘 1.2g, 멸치(건) 0.7g, 고춧가루 0.3g

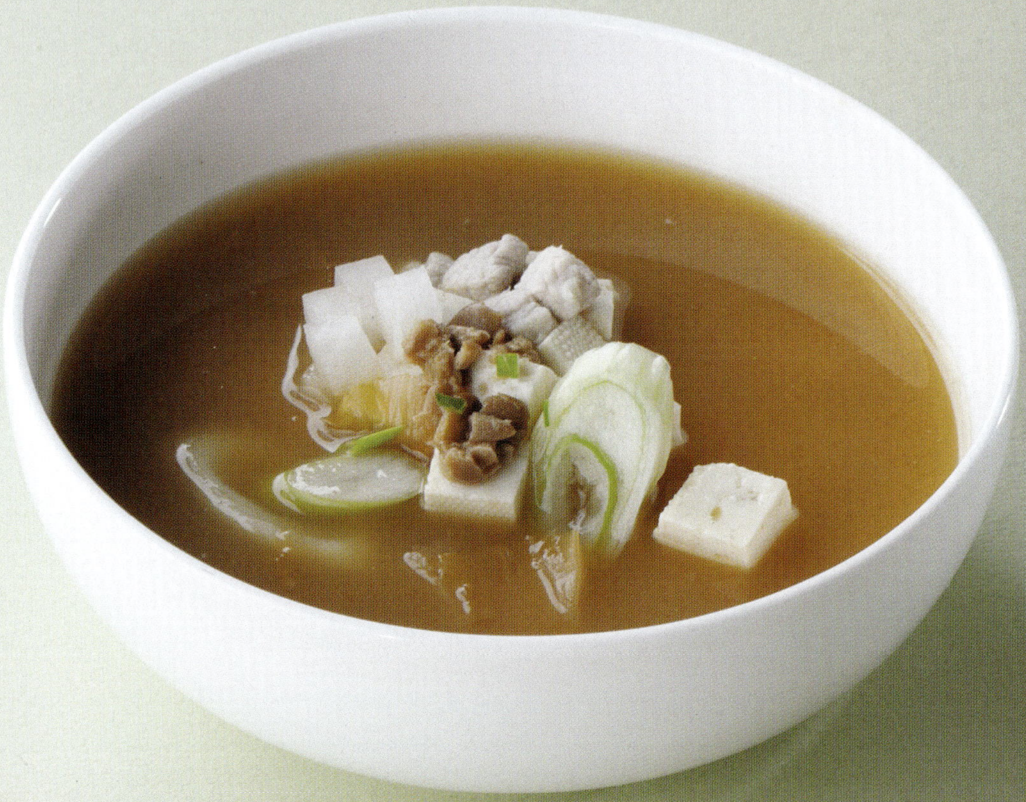

1인 1회 섭취분량	에너지	탄수화물	단백질	지 질	비타민 A	비타민 B_2	비타민 C
200ml	79㎉	2.5g	8.5g	4.2g	22.4㎍RE	0.08mg	3.7mg
	나트륨	식이섬유	칼 슘	콜레스테롤	소 금	철	
	1,456.7mg	1.5g	87mg	2.4mg	3.6g	1.8mg	

*주의 성분(나트륨 400mg 이상) *칼슘급원 음식(칼슘 50mg 이상)

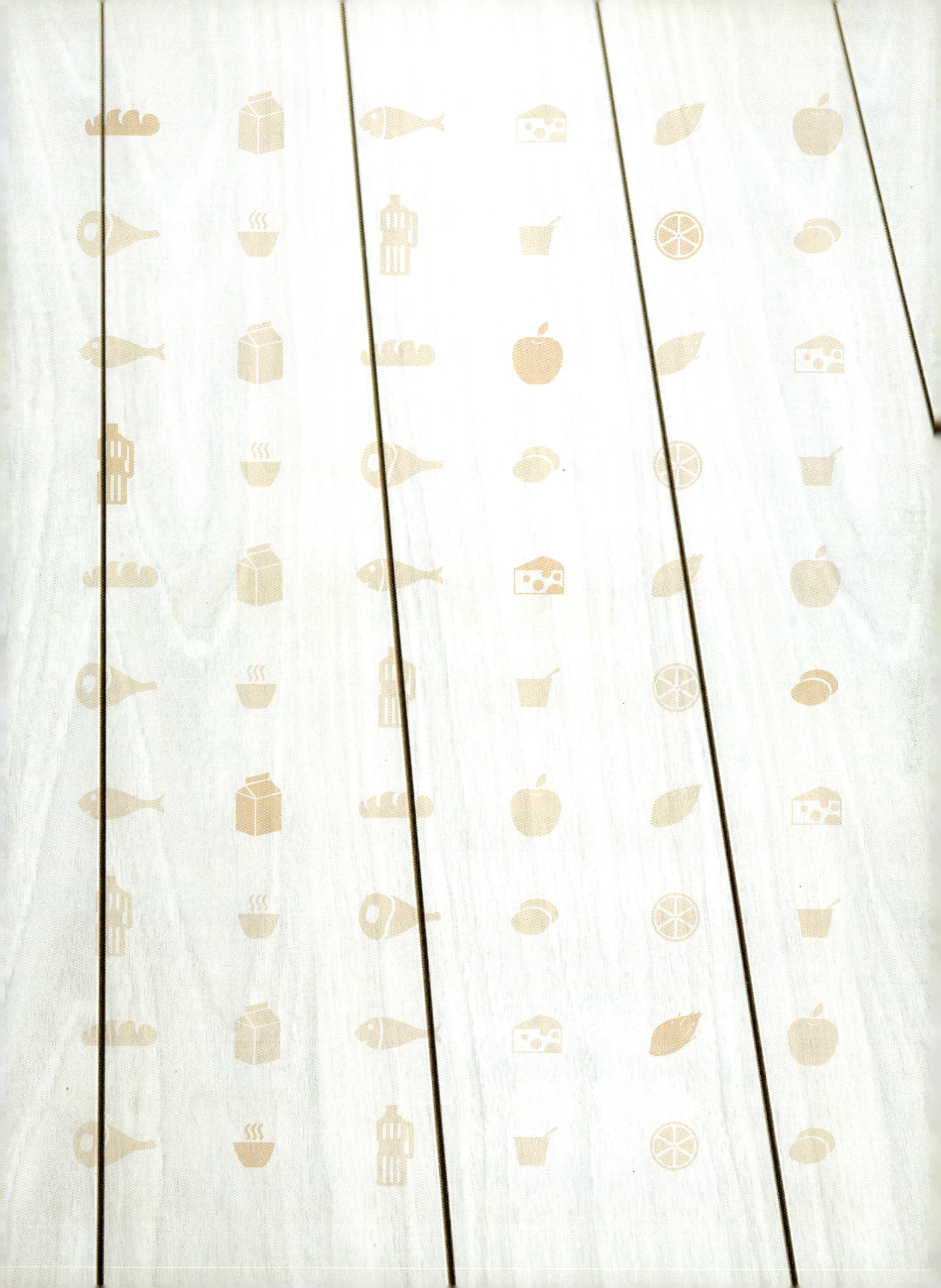

고기생선달걀콩류

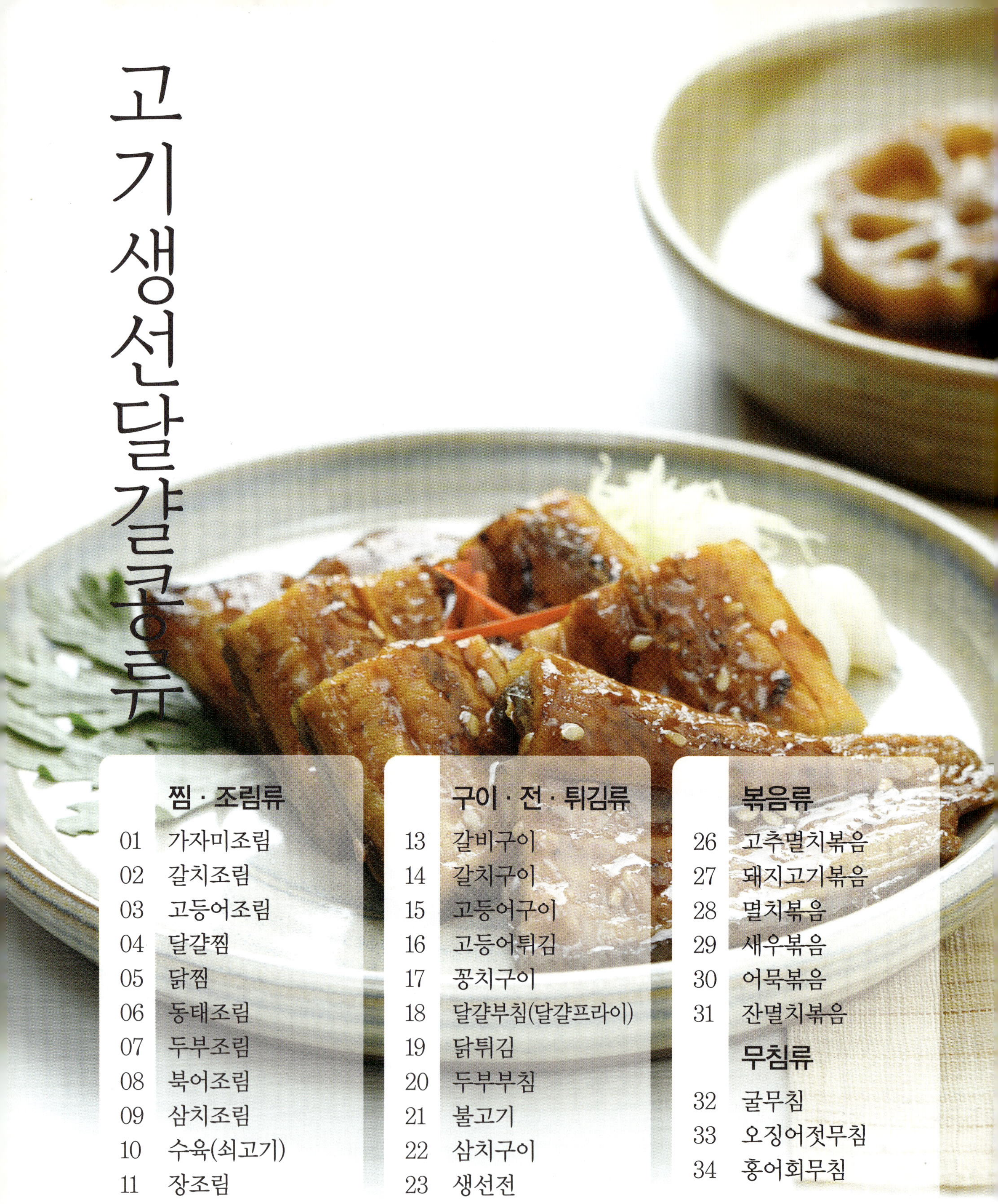

찜 · 조림류

01 가자미조림
02 갈치조림
03 고등어조림
04 달걀찜
05 닭찜
06 동태조림
07 두부조림
08 북어조림
09 삼치조림
10 수육(쇠고기)
11 장조림
12 콩조림(콩자반)

구이 · 전 · 튀김류

13 갈비구이
14 갈치구이
15 고등어구이
16 고등어튀김
17 꽁치구이
18 달걀부침(달걀프라이)
19 닭튀김
20 두부부침
21 불고기
22 삼치구이
23 생선전
24 오징어튀김
25 장어양념구이

볶음류

26 고추멸치볶음
27 돼지고기볶음
28 멸치볶음
29 새우볶음
30 어묵볶음
31 잔멸치볶음

무침류

32 굴무침
33 오징어젓무침
34 홍어회무침

가자미 조림

종지 2
용기크기(단위 : ㎝)

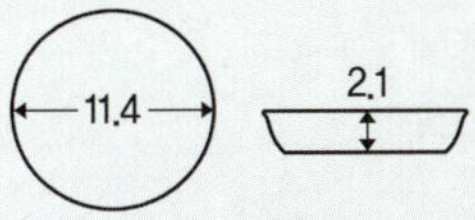

가자미 27.3g, 무 21.7g, 간장 2.0g, 파 1.4g, 고춧가루 1.1g, 마늘 0.8g, 설탕 0.3g

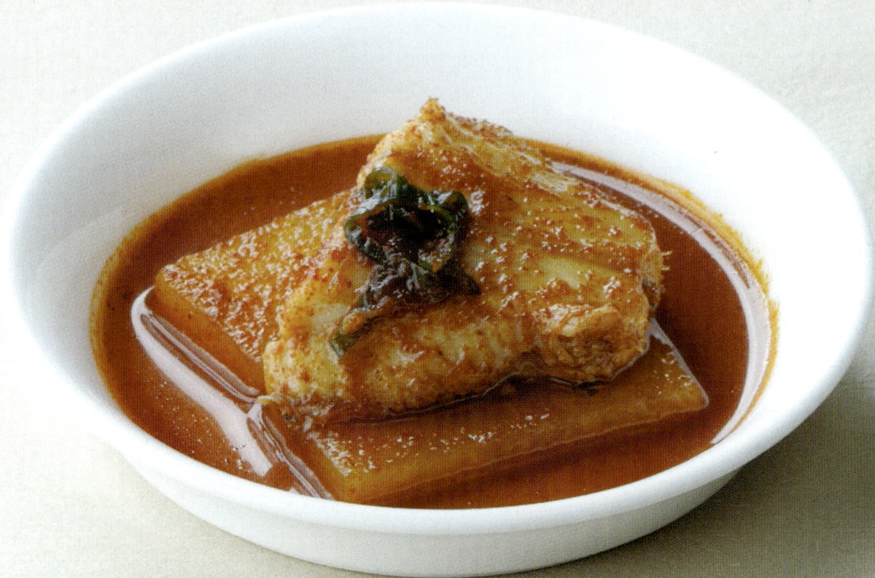

1인 1회 섭취분량
50ml

에너지	탄수화물	단백질	지 질	비타민 A	비타민 B_2	비타민 C
45㎉	2.4g	6.6g	1.2g	44.9㎍RE	0.09㎎	4.7㎎

나트륨	식이섬유	칼 슘	콜레스테롤	소 금	철
182.6㎎	0.8g	19.3㎎	27㎎	0.5g	0.5㎎

갈치조림

종지 2
용기크기(단위 : ㎝)

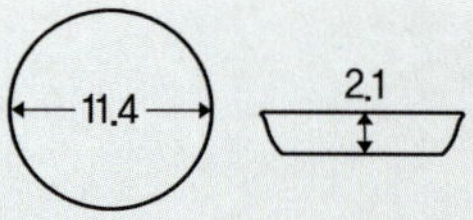

갈치 19.2g, 무 17.6g, 양파 2.5g, 간장 1.7g, 파 1.0g,
고춧가루 0.7g, 마늘 0.7g, 고추 0.6g

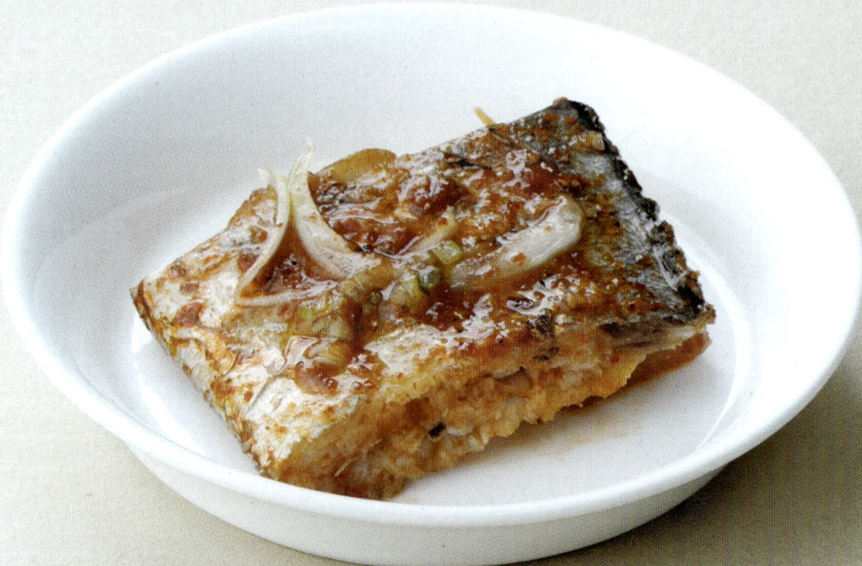

1인 1회 섭취분량
50ml

에너지	탄수화물	단백질	지 질	비타민 A	비타민 B_2	비타민 C
37㎉	1.8g	4g	1.5g	30㎍RE	0.04㎎	4.7㎎

나트륨	식이섬유	칼 슘	콜레스테롤	소 금	철
119.6㎎	0.6g	15.8㎎	13.8㎎	0.3g	0.5㎎

고등어 조림

종지 4
용기크기(단위 : ㎝)

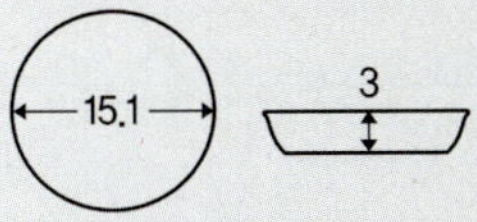

고등어 50.4g, 무 29.5g, 간장 3.5g, 파 3.2g, 마늘 1.7g, 고추장 1.1g, 고춧가루 1.1g

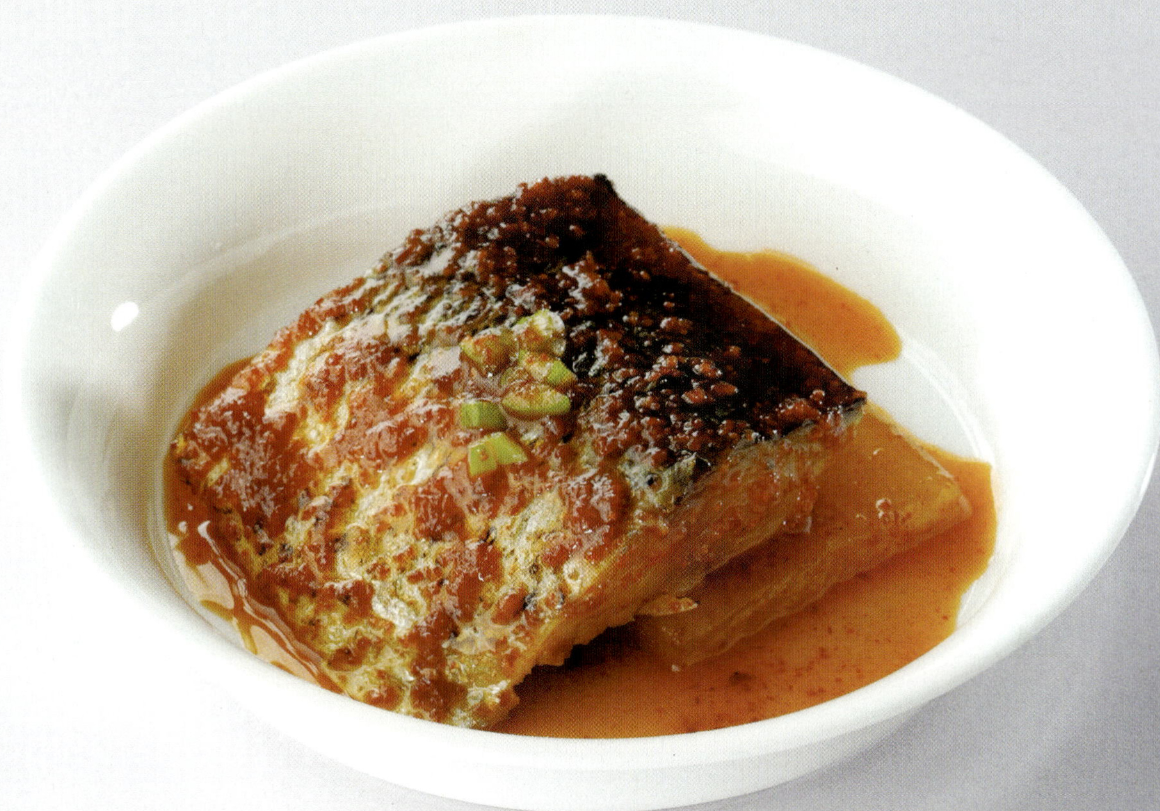

1인 1회 섭취분량 **100ml**

에너지	탄수화물	단백질	지 질	비타민 A	비타민 B_2	비타민 C
107kcal	3.3g	11.1g	5.4g	61.9μgRE	0.26mg	6.5mg

나트륨	식이섬유	칼 슘	콜레스테롤	소 금	철
284.4mg	0.9g	26.8mg	24.2mg	0.7g	1.3mg

달걀찜

종지 3
용기크기(단위 : ㎝)

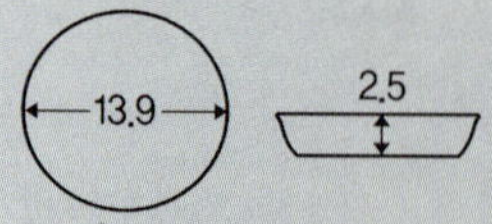

달걀 35.9g, 파 2.1g, 소금 0.7g, 당근 0.5g, 새우젓 0.2g

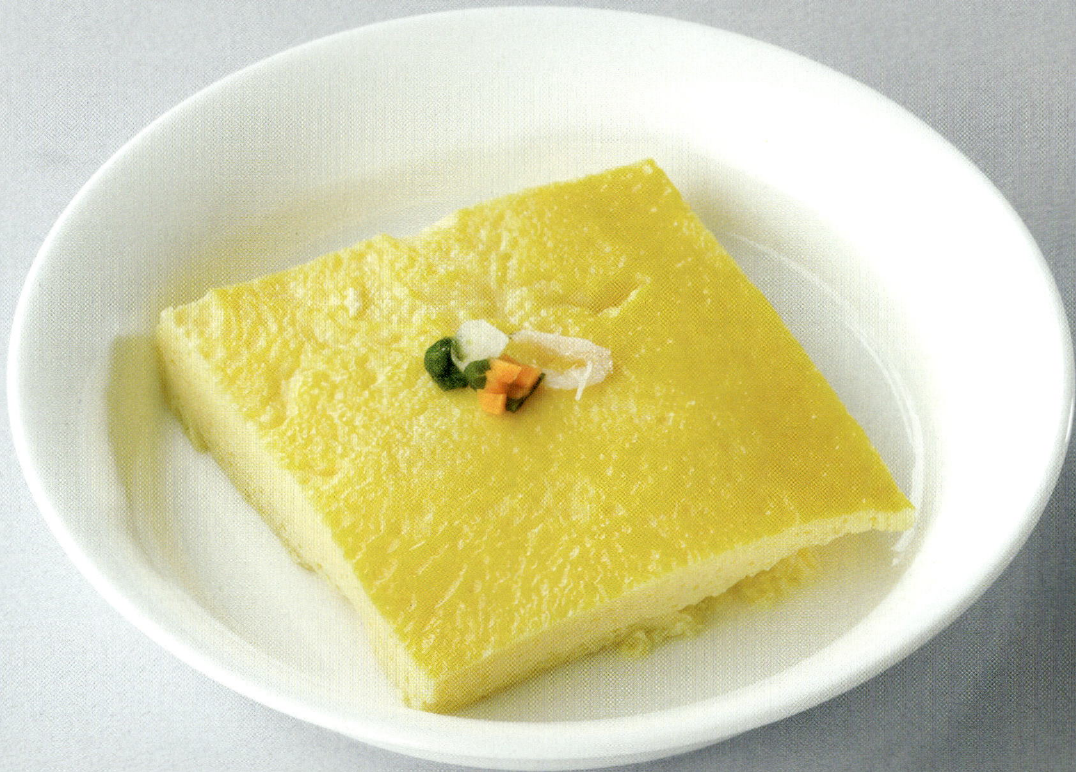

1인 1회 섭취분량	에너지	탄수화물	단백질	지 질	비타민 A	비타민 B_2	비타민 C
90ml	50㎉	1.2g	4.3g	3g	66㎍RE	0.1㎎	0㎎
	나트륨	**식이섬유**	**칼 슘**	**콜레스테롤**	**소 금**	**철**	
	305.1㎎	0g	18.4㎎	168.6㎎	0.8g	0.5㎎	

*주의 성분(콜레스테롤 50mg 이상)

닭찜

평면접시(특대)
용기크기(단위 : ㎝) 18.8 / 1.7

닭고기 101.5g, 감자 60.4g, 양파 17.0g, 당근 12.8g, 간장 7.3g, 마늘 2.4g, 풋고추 2.0g, 파 1.5g, 고춧가루 1.4g, 설탕 1.0g, 참기름 0.7g

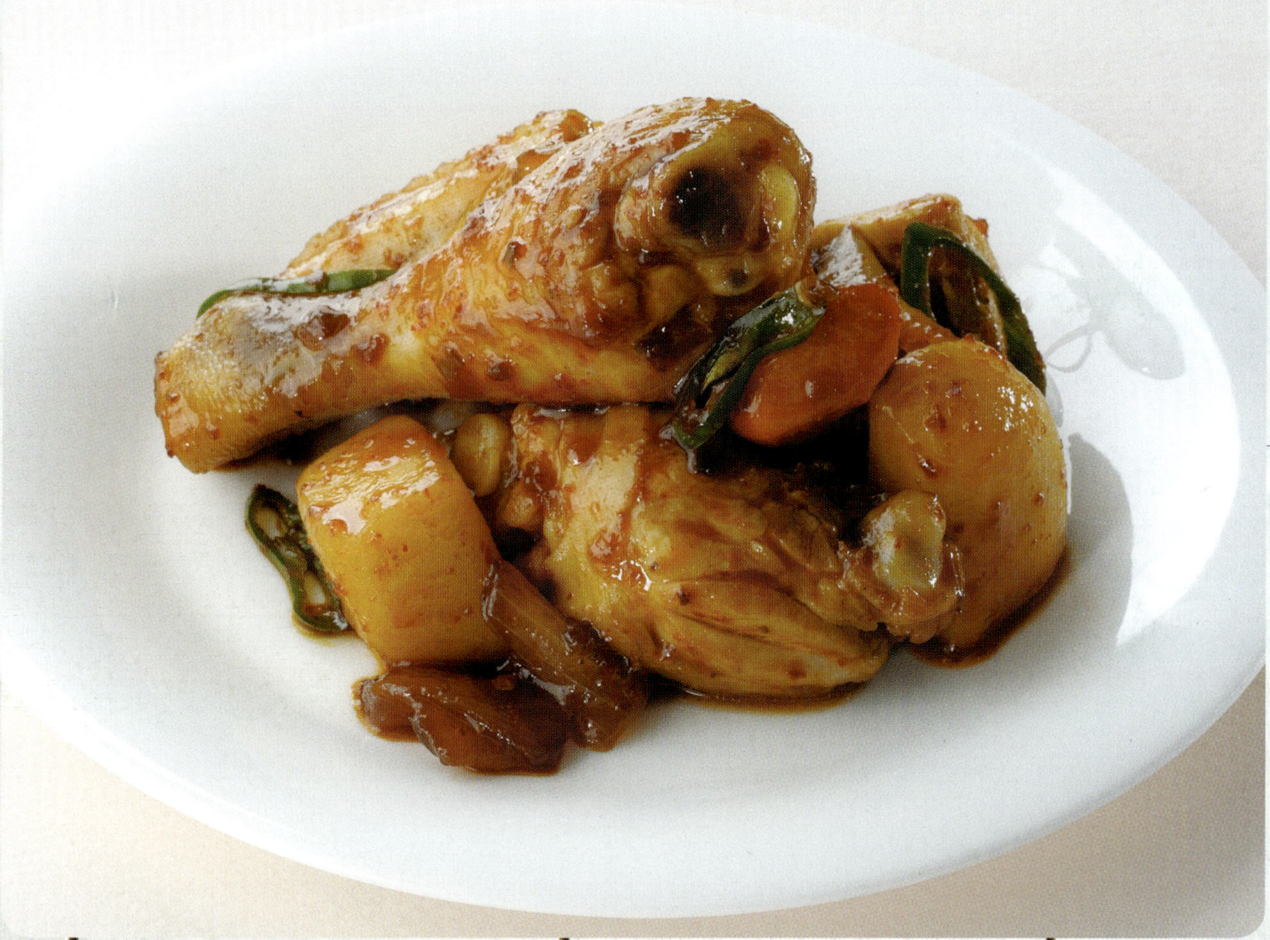

1인 1회 섭취분량	에너지	탄수화물	단백질	지 질	비타민 A	비타민 B_2	비타민 C
200ml	254㎉	15.4g	22.3g	11.7g	264.6㎍RE	0.29mg	29mg
	나트륨	식이섬유	칼 슘	**콜레스테롤**	소 금	철	
	500.5mg	1.7g	25.9mg	**95.6mg**	1.3g	1.8mg	

*주의 성분(나트륨 400mg 이상, 콜레스테롤 50mg 이상)

고기 · 생선
달걀 · 콩류

동태조림

종지 3
용기크기(단위 : ㎝)

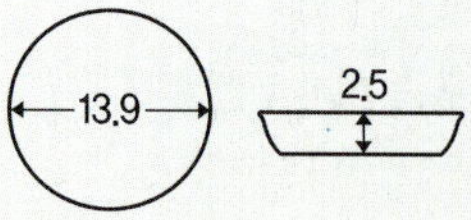

동태 88.5g, 무 15.6g, 간장 5.6g, 고춧가루 1.3g, 파 1.3g, 마늘 1.0g, 흰깨 0.8g

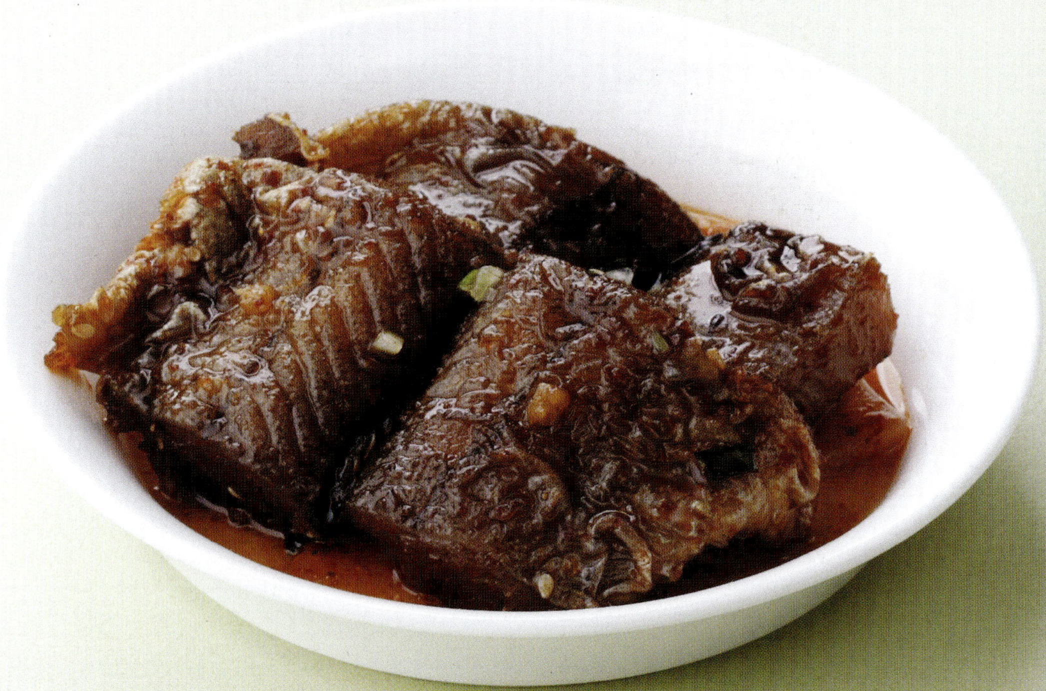

1인 1회 섭취분량	에너지	탄수화물	단백질	지 질	비타민 A	비타민 B_2	비타민 C
100ml	80kcal	2.3g	15g	1g	55.9㎍RE	0.09mg	3.3mg

나트륨	식이섬유	칼 슘	콜레스테롤	소 금	철
515.3mg	0.9g	59.4mg	51.3mg	1.3g	0.7mg

＊주의 성분(나트륨 400mg 이상) ＊칼슘급원 음식(칼슘 50mg 이상)

두부조림

종지 3
용기크기(단위 : ㎝)

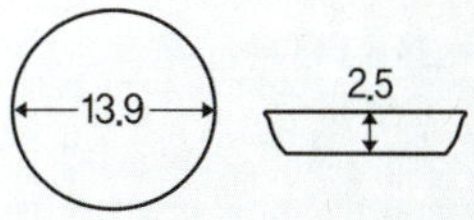

두부 77.7g, 간장 6.0g, 파 2.4g, 마늘 1.4g, 고춧가루 1.2g, 콩기름 1.0g, 깨 0.9g, 설탕 0.5g

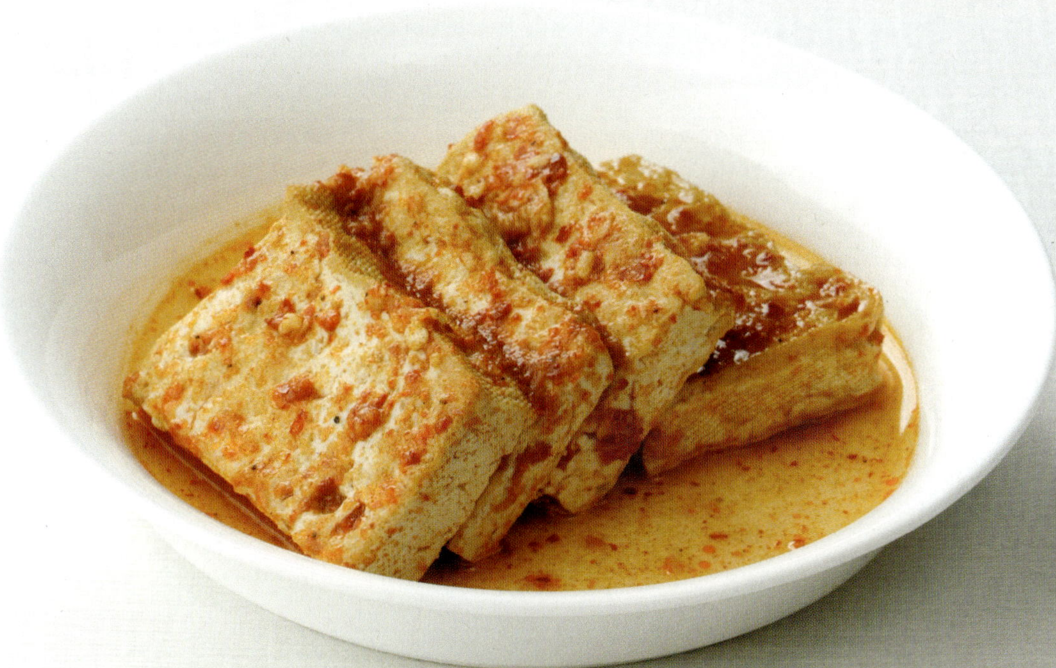

1인 1회 섭취분량	에너지	탄수화물	단백질	지 질	비타민 A	비타민 B2	비타민 C
80ml	89㎉	3.3g	8.2g	5.9g	44.2㎍RE	0.04mg	1.3mg

나트륨	식이섬유	칼 슘	콜레스테롤	소 금	철
355mg	2.6g	113.5mg	0mg	0.9g	1.6mg

*칼슘급원 음식(칼슘 50mg 이상)

북어조림

평면접시(특대)
용기크기(단위 : ㎝)

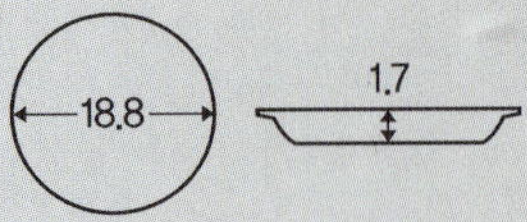

북어 21.9g, 간장 4.0g, 설탕 2.4g, 파 2.0g, 마늘 0.9g

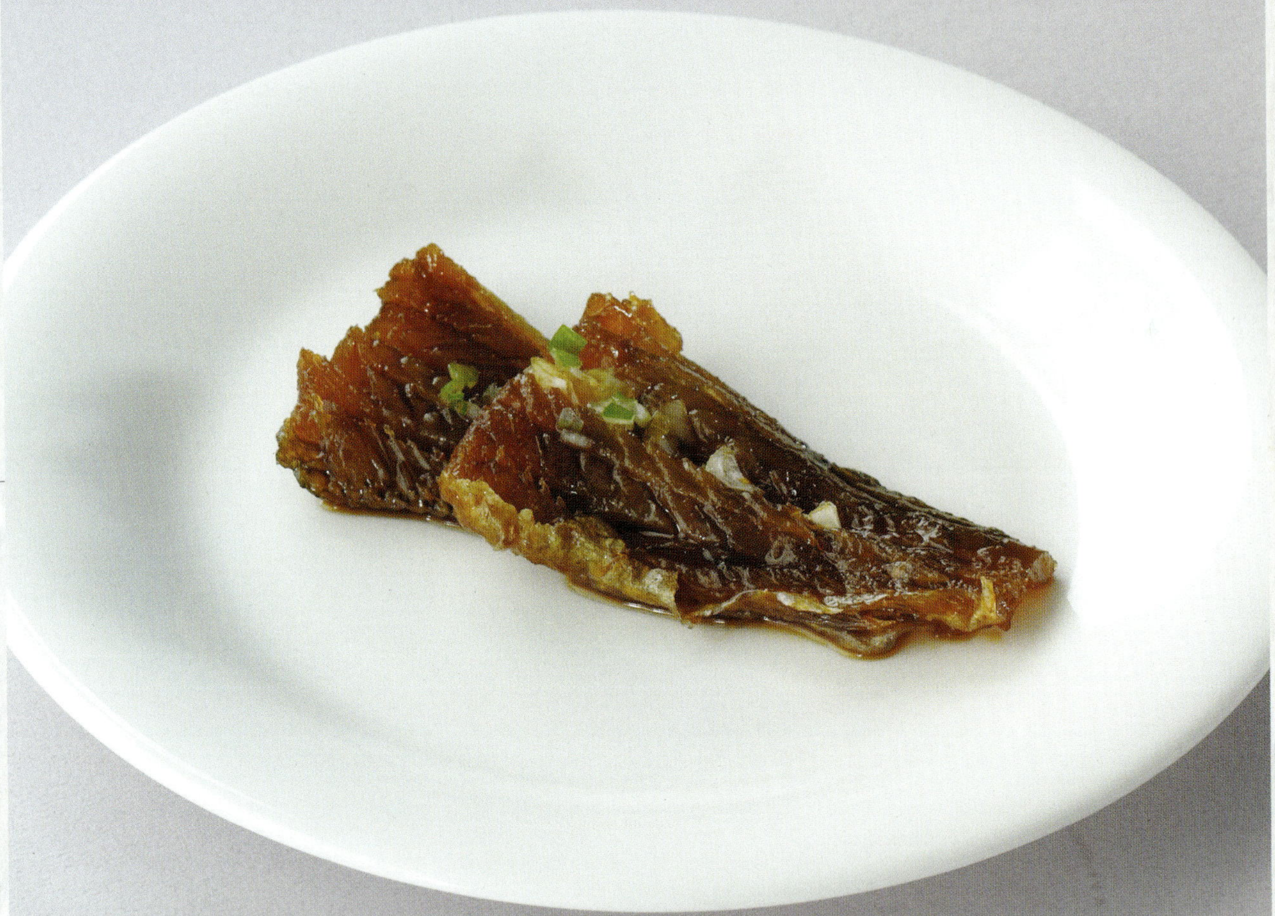

1인 1회 섭취분량 **50ml**

에너지	탄수화물	단백질	지 질	비타민 A	비타민 B_2	비타민 C
77㎉	3g	13.9g	0.7g	2.6㎍RE	0.06mg	0.7mg

나트륨	식이섬유	칼 슘	콜레스테롤	소 금	철
341mg	0.1g	56.5mg	44.5mg	0.9g	0.7mg

＊칼슘급원 음식(칼슘 50mg 이상)

삼치조림

종지 4
용기크기(단위 : ㎝)

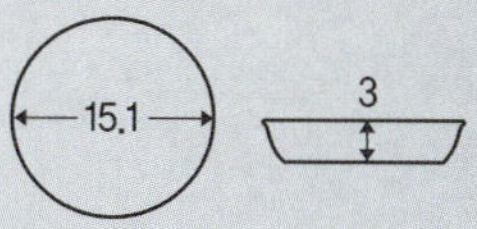

무 39.9g, 삼치 38.5g, 간장 6.2g, 마늘 2.4g, 파 2.0g,
고춧가루 1.5g, 설탕 0.5g, 생강 0.2g

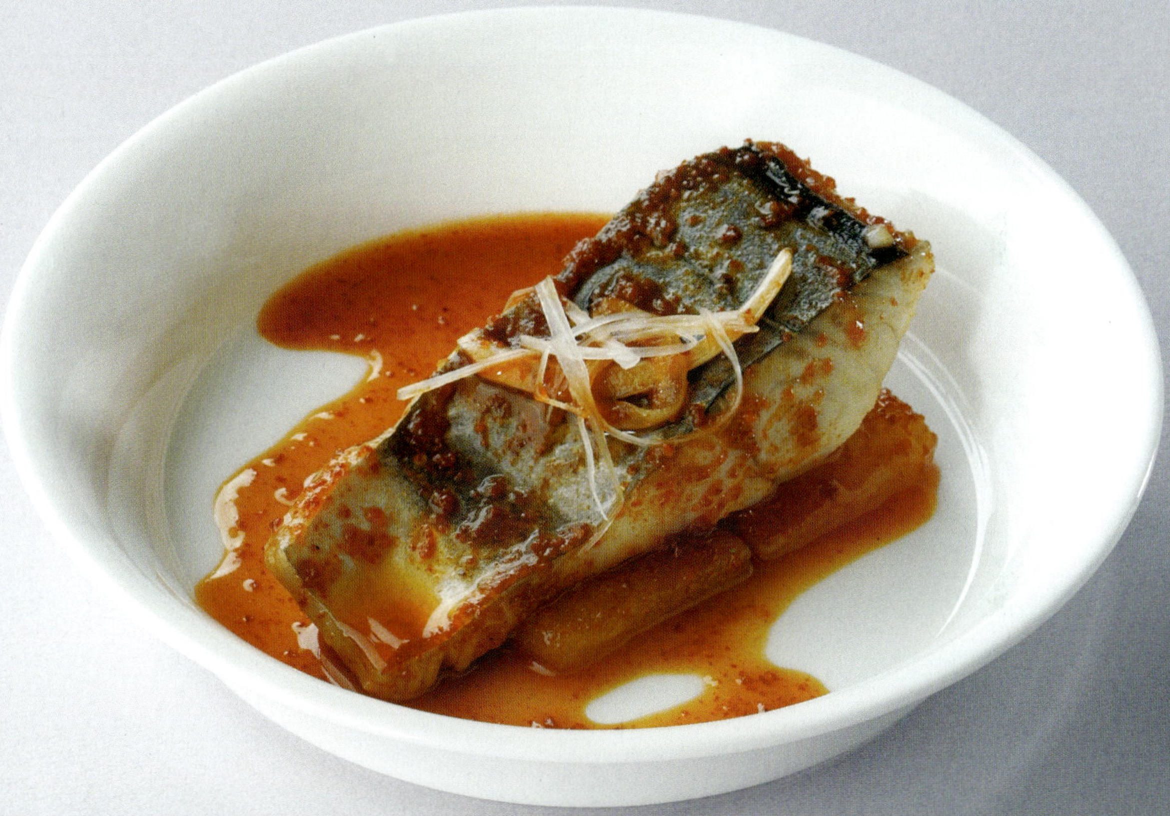

1인 1회 섭취분량 **100ml**

에너지	탄수화물	단백질	지 질	비타민 A	비타민 B_2	비타민 C
72㎉	4.3g	8.5g	2.6g	59.5㎍RE	0.15㎎	18㎎

나트륨	식이섬유	칼 슘	콜레스테롤	소 금	철
391.3㎎	1.1g	24.9㎎	27.7㎎	1g	0.9㎎

수육
(쇠고기)

종지 3
용기크기(단위 : ㎝)

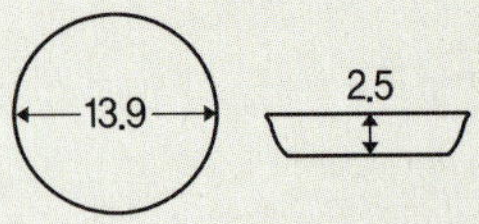

쇠고기(사태) 86.7g, 새우젓 6.2g, 양파 4.9g, 풋고추 2.8g,
붉은고추 1.8g, 마늘 1.5g, 파 1.2g, 생강 0.6g

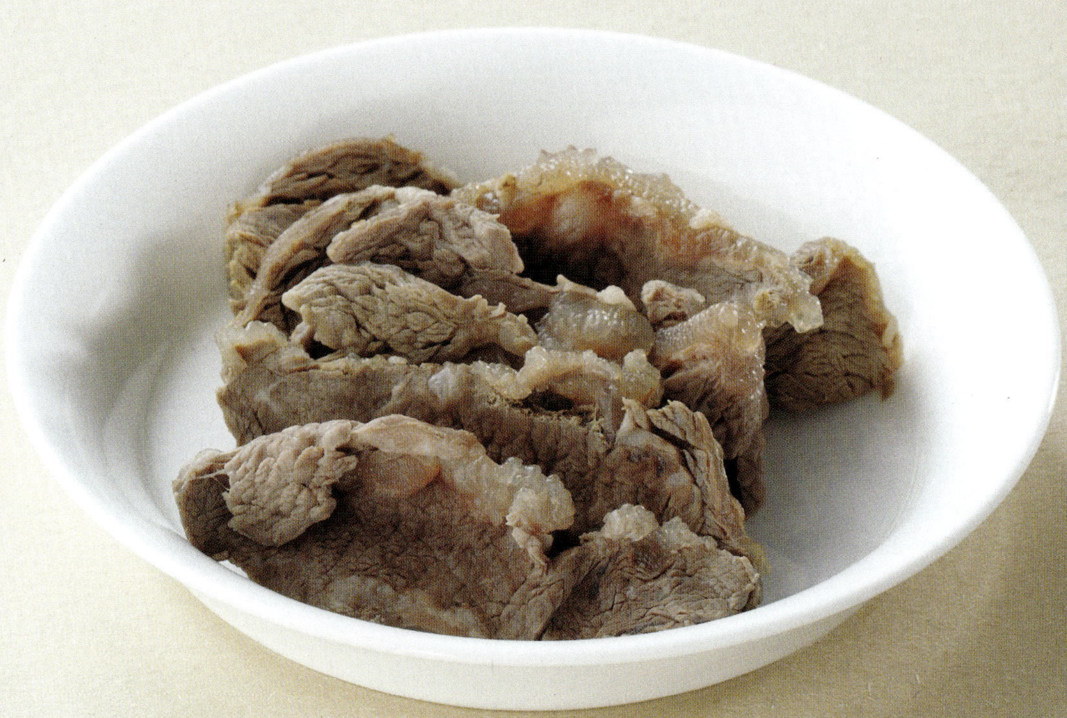

1인 1회 섭취분량
105ml

에너지	탄수화물	단백질	지 질	비타민 A	비타민 B_2	비타민 C
127㎉	3.2g	18.8g	4.2g	31.6㎍RE	0.13㎎	7.9㎎

나트륨	식이섬유	칼 슘	콜레스테롤	소 금	철
65.7㎎	0.4g	36.3㎎	60.4㎎	0.2g	2.4㎎

*주의 성분(콜레스테롤 50mg 이상)

장조림

종지 2
용기크기(단위 : ㎝)

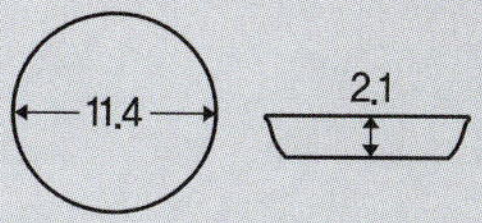

쇠고기(우둔) 26.3g, 간장 4.6g, 마늘 2.5g, 설탕 1.1g, 생강 0.3g

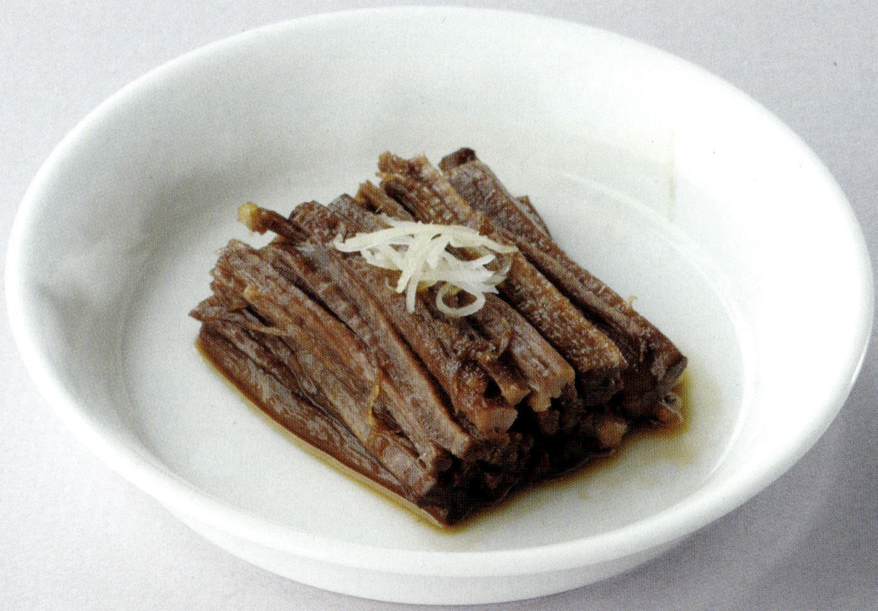

1인 1회 섭취분량
30ml

에너지	탄수화물	단백질	지 질	비타민 A	비타민 B_2	비타민 C
45㎉	2.4g	6.1g	1.2g	1.8㎍RE	0.07㎎	0.7㎎

나트륨	식이섬유	칼 슘	콜레스테롤	소 금	철
388.3㎎	0.1g	7.4㎎	17.1㎎	1g	1.7㎎

콩조림
(콩자반)

종지 2
용기크기(단위 : ㎝)

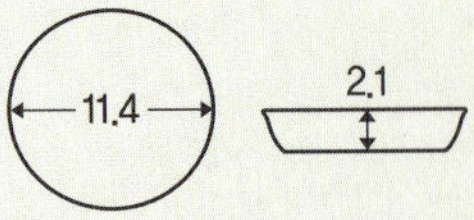

검정콩 8.0g, 간장 1.5g, 물엿 1.1g, 깨 0.4g, 설탕 0.3g

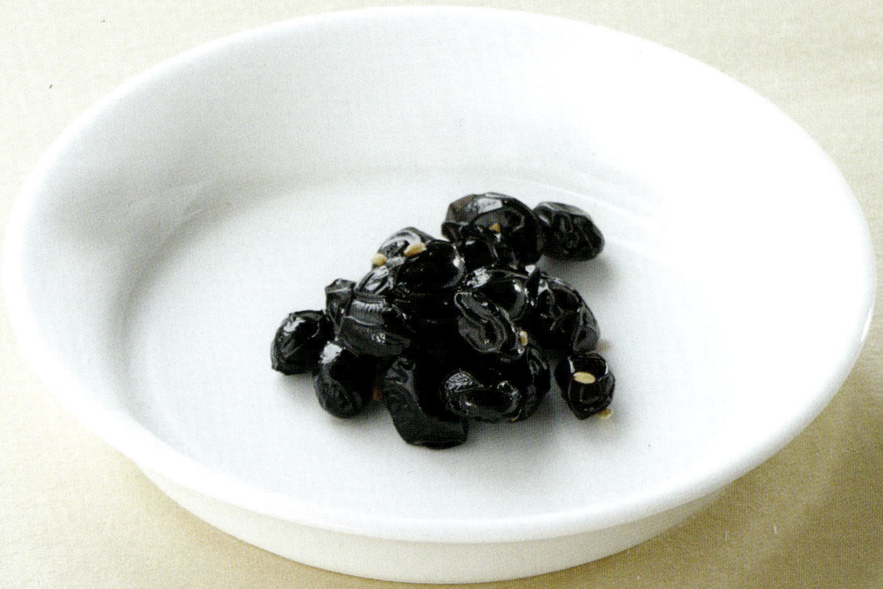

1인 1회 섭취분량
15ml

에너지	탄수화물	단백질	지 질	비타민 A	비타민 B_2	비타민 C
38㎉	3.8g	3g	1.7g	0㎍RE	0.02㎎	0㎎

나트륨	식이섬유	칼 슘	콜레스테롤	소 금	철
86.8㎎	2.1g	22.6㎎	0㎎	0.2g	0.7㎎

갈비구이

종지 5
용기크기(단위 : ㎝)

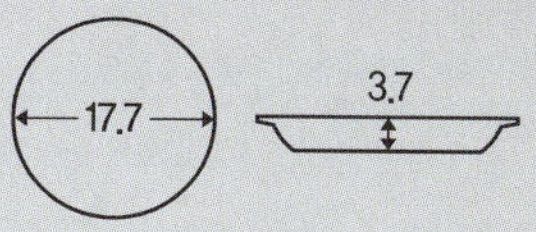

쇠고기(갈비) 158.3g, 양파 31.3g, 간장 15.2g, 파 12.0g, 설탕 7.1g, 배 6.2g, 참기름 4.7g, 마늘 3.3g, 깨 0.4g, 후추 0.1g

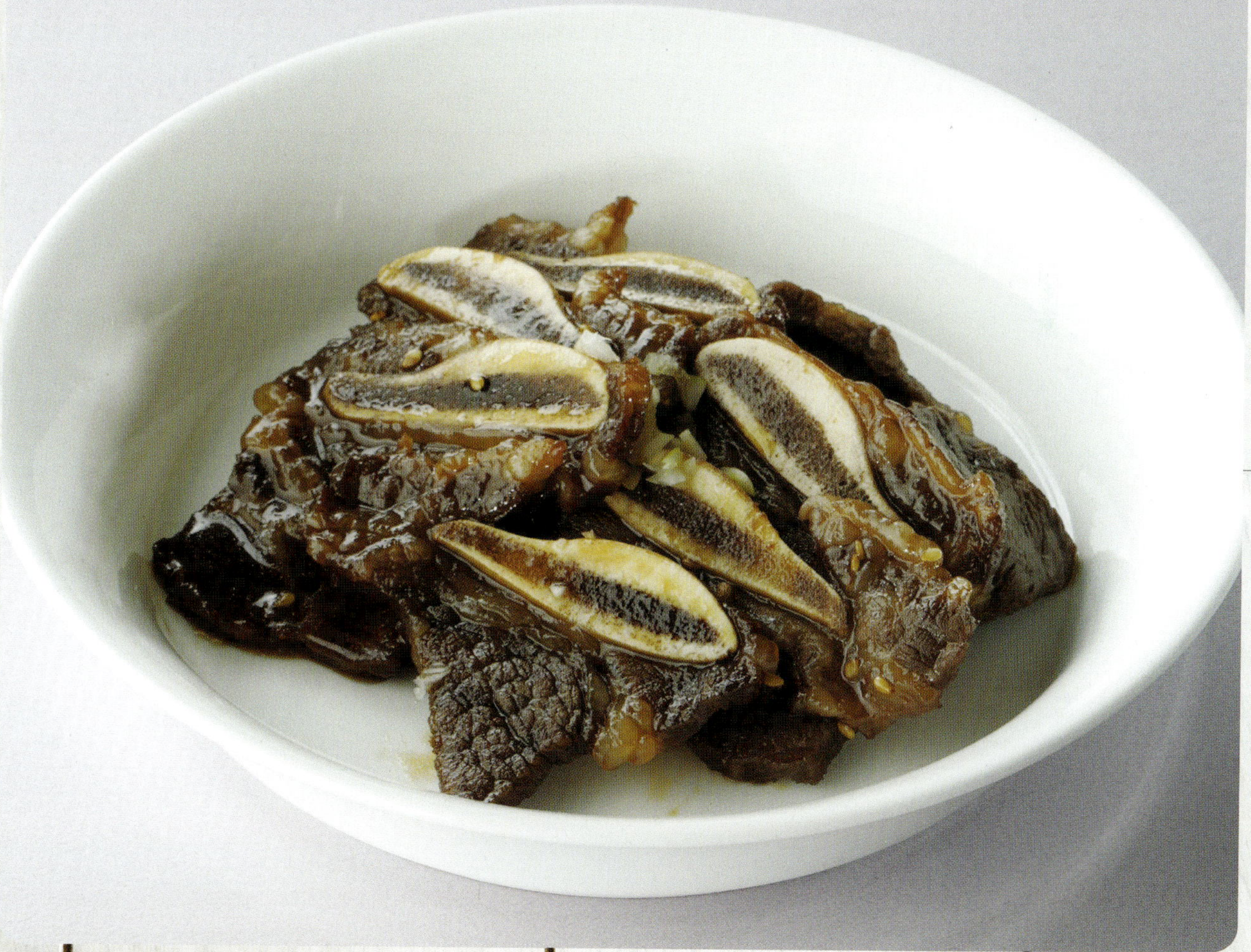

1인 1회 섭취분량
200ml

에너지	탄수화물	단백질	지 질	비타민 A	비타민 B_2	비타민 C
586㎉	14.3g	28.1g	43.7g	30㎍RE	0.46㎎	6.2㎎

나트륨	식이섬유	칼 슘	콜레스테롤	소 금	철
1,093.4㎎	0.7g	40.8㎎	87.4㎎	2.7g	5.5㎎

*주의 성분(에너지 300kcal 이상, 나트륨 400mg 이상, 콜레스테롤 50mg 이상)

고기 · 생선
달걀 · 콩류

갈치구이

평면접시(특대)
용기크기(단위 : ㎝)

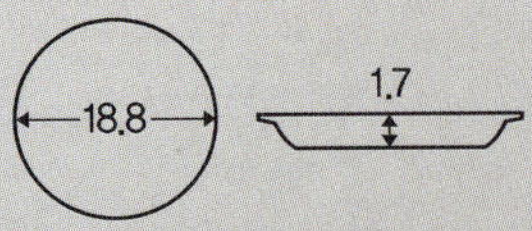

갈치 61.2g, 콩기름 2.2g, 소금 0.8g

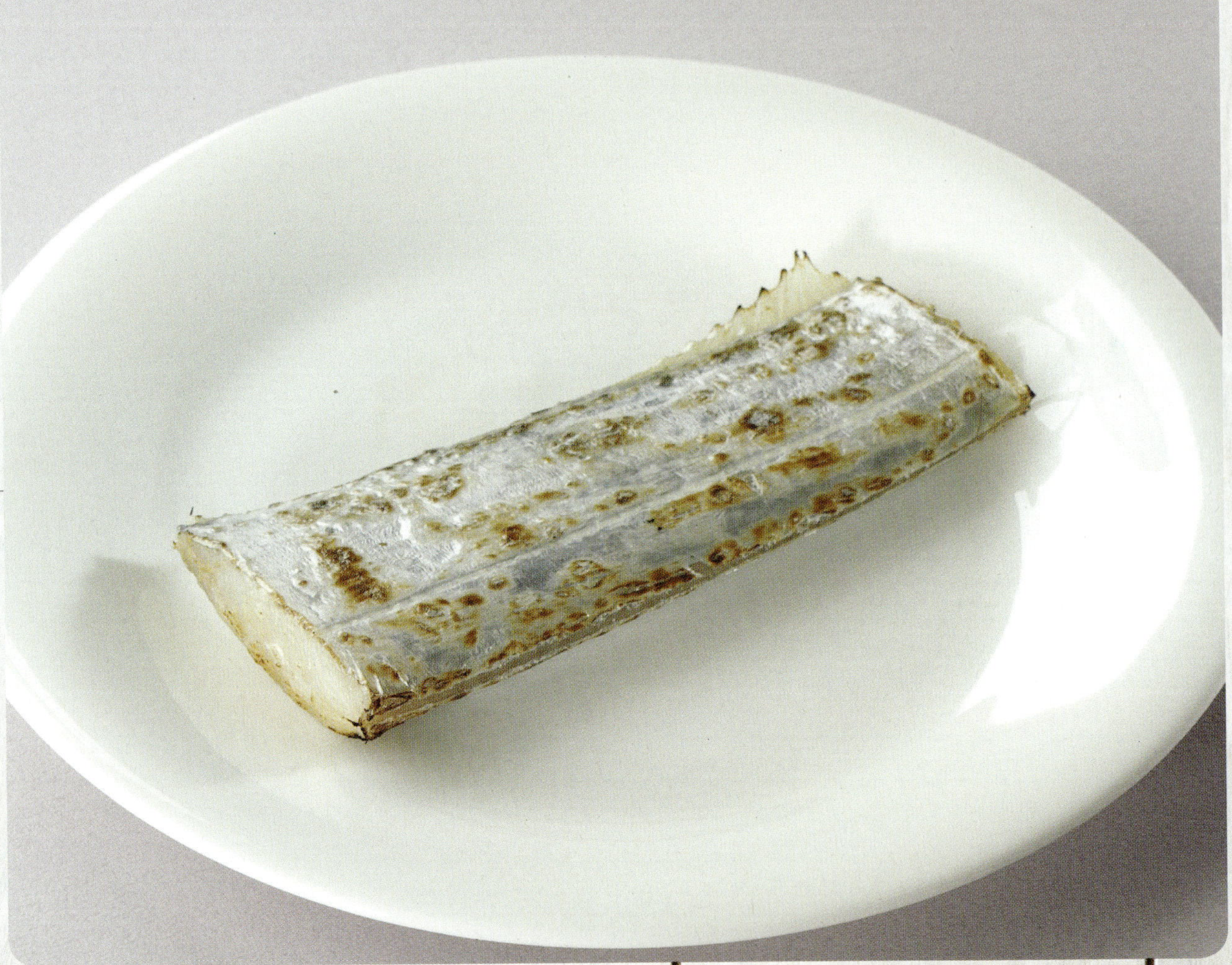

1인 1회 섭취분량
50ml

에너지	탄수화물	단백질	지 질	비타민 A	비타민 B2	비타민 C
110㎉	0.1g	11.3g	6.8g	12.2㎍RE	0.07㎎	0.6㎎

나트륨	식이섬유	칼 슘	콜레스테롤	소 금	철
330.9㎎	0g	28.5㎎	44.1㎎	0.8g	0.6㎎

고등어 구이

평면접시(중)
용기크기(단위 : cm) 15.9 / 2.1

고등어 52.4g, 콩기름 1.6g, 소금 0.6g

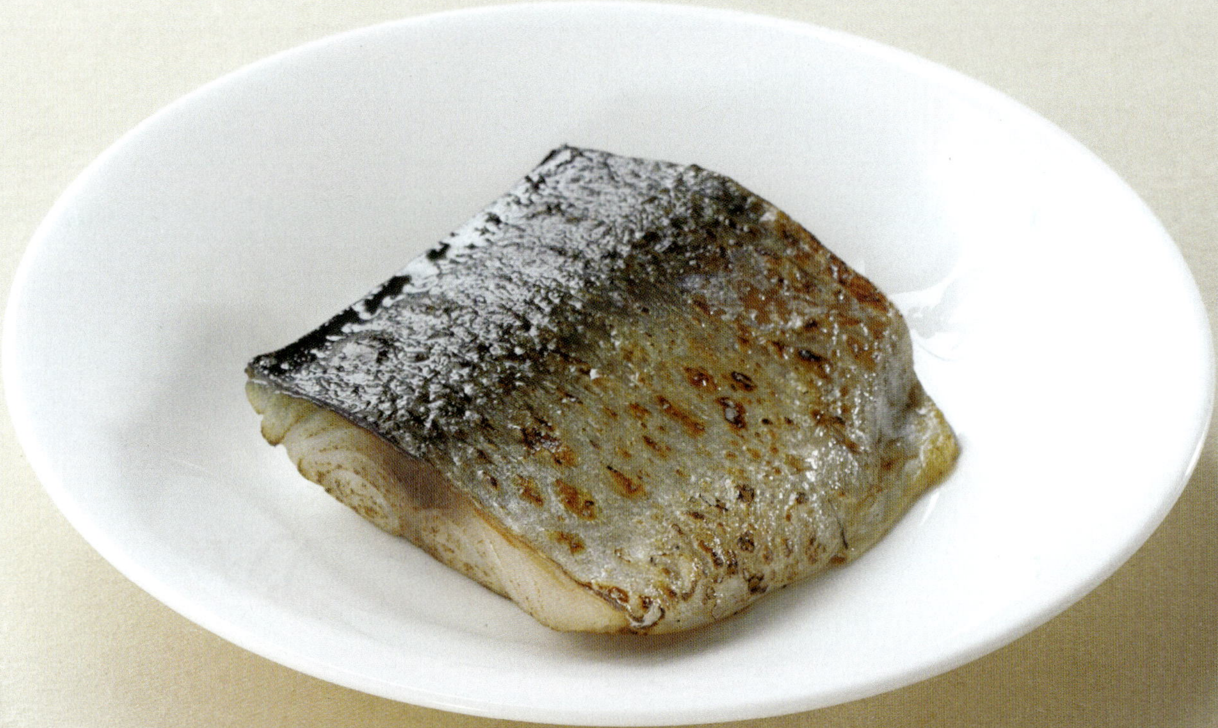

1인 1회 섭취분량 **55ml**

에너지	탄수화물	단백질	지 질	비타민 A	비타민 B_2	비타민 C
110kcal	0g	10.6g	7.1g	12.1μgRE	0.24mg	0.5mg

나트륨	식이섬유	칼 슘	콜레스테롤	소 금	철
226.4mg	0g	13.9mg	25.2mg	0.6g	0.8mg

고등어 튀김

평면접시(중)
용기크기(단위 : ㎝)

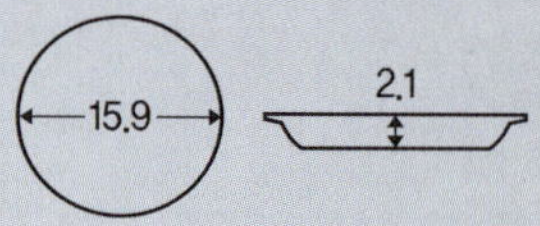

고등어(생것) 51.0g, 밀가루 8.5g, 콩기름 4.4g,
달걀 2.2g, 소금 0.9g

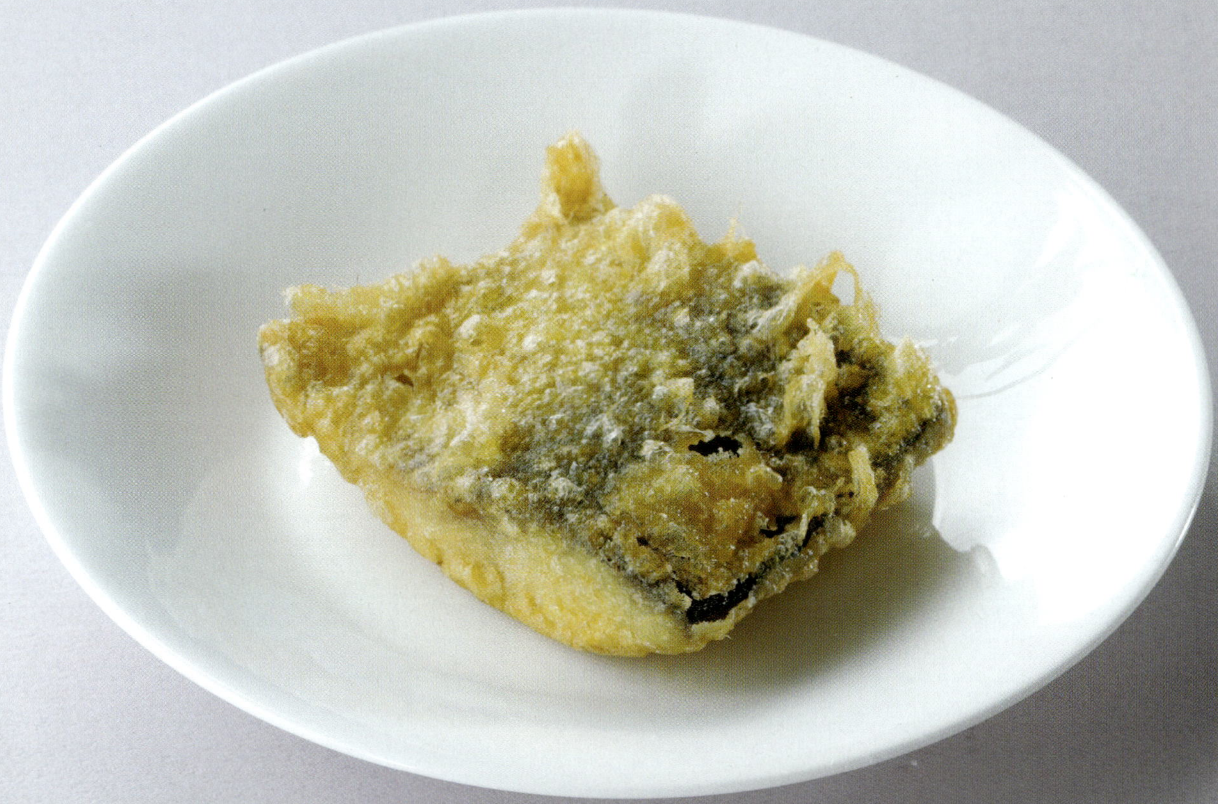

1인 1회 섭취분량
60ml

에너지	탄수화물	단백질	지 질	비타민 A	비타민 B_2	비타민 C
167㎉	6.4g	11.5g	10g	15.2㎍RE	0.24㎎	0.5㎎

나트륨	식이섬유	칼 슘	콜레스테롤	소 금	철
350.2㎎	0.3g	17.2㎎	34.9㎎	0.9g	1㎎

꽁치구이

평면접시(특대)
용기크기(단위 : ㎝)

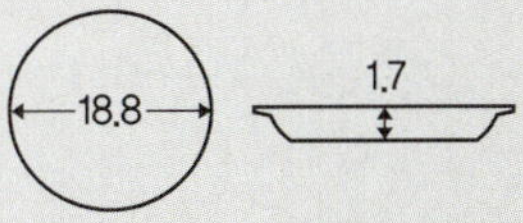

꽁치 51.2g, 콩기름 1.5g, 소금 1.0g

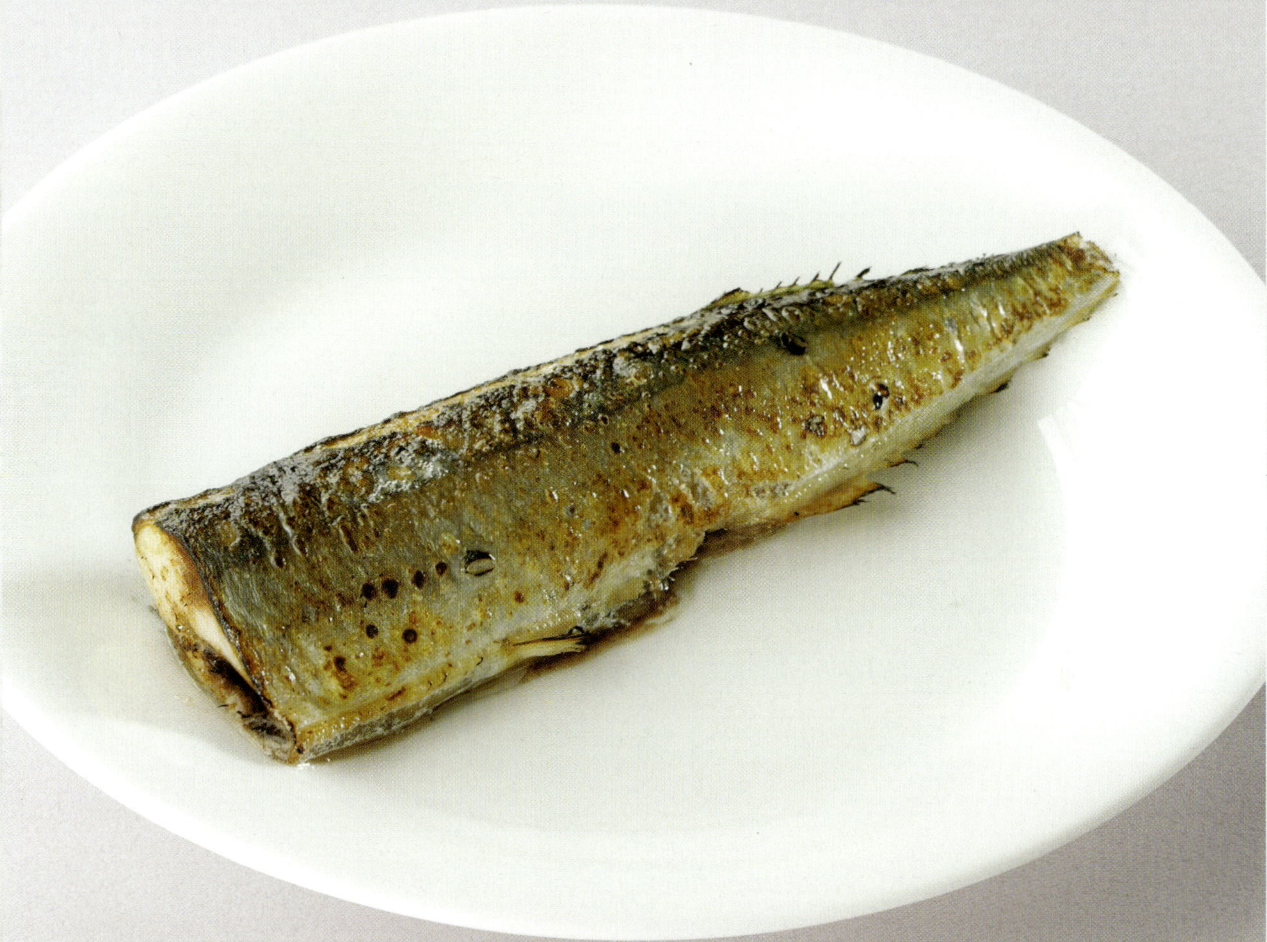

1인 1회 섭취분량	에너지	탄수화물	단백질	지 질	비타민 A	비타민 B_2	비타민 C
60ml	98㎉	0.1g	10g	6g	10.8㎍RE	0.14㎎	1.0㎎
	나트륨	식이섬유	칼 슘	콜레스테롤	소 금	철	
	377.8㎎	0g	28.1㎎	35.3㎎	0.9g	0.9㎎	

달걀부침
(달걀프라이)

평면접시(소)
용기크기(단위 : ㎝)

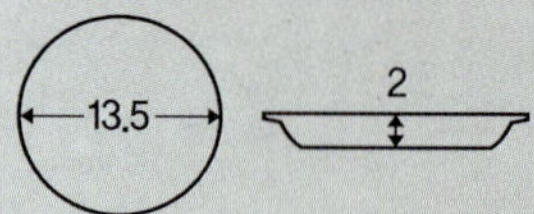

달걀 44.9g, 콩기름 1.2g, 소금 0.2g

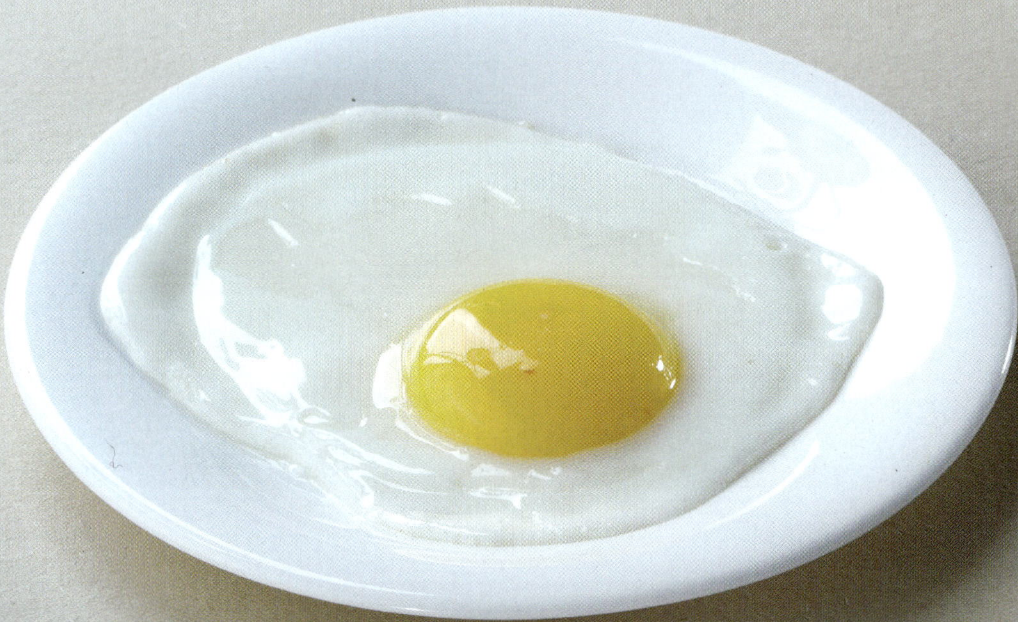

1인 1회 섭취분량
50ml

에너지	탄수화물	단백질	지 질	비타민 A	비타민 B_2	비타민 C
73㎉	1.3g	5.3g	5g	71.3㎍RE	0.13㎎	0.5㎎

나트륨	식이섬유	칼 슘	콜레스테롤	소 금	철
121.3㎎	0g	19.3㎎	210.7㎎	0.3g	0.6㎎

*주의 성분(콜레스테롤 50mg 이상)

닭튀김

평면접시(특대)
용기크기(단위 : ㎝)

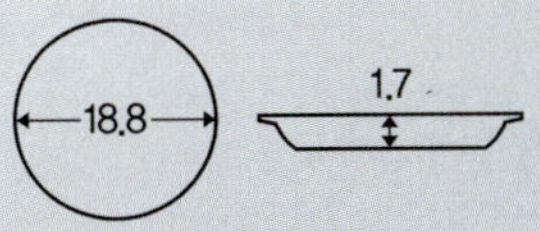

닭고기 119.4g, 달걀 10.9g, 밀가루 8.0g,
콩기름 7.7g, 소금 1.7g, 후추 0.1g

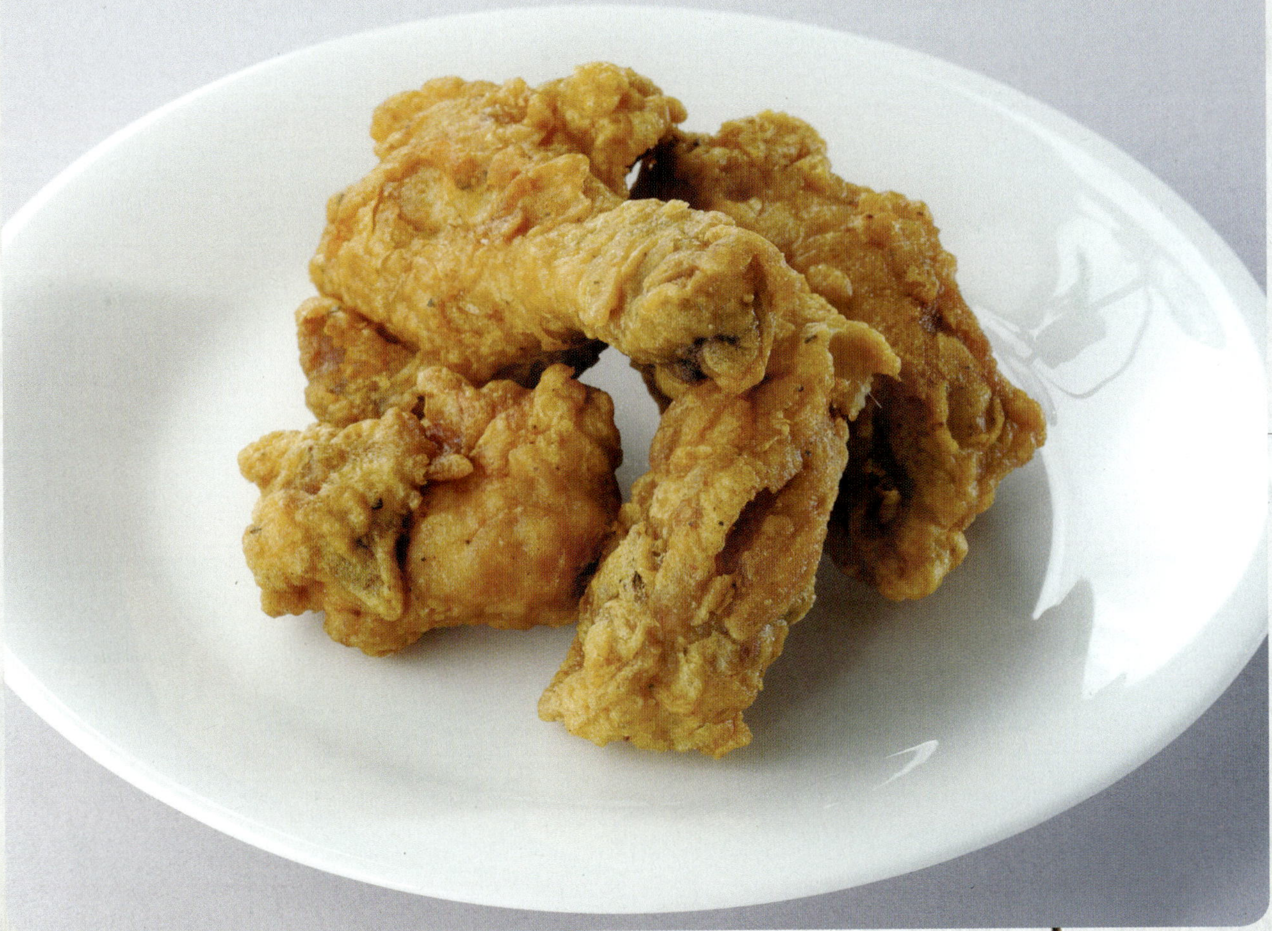

1인 1회 섭취분량 **200ml**

에너지	탄수화물	단백질	지 질	비타민 A	비타민 B_2	비타민 C
328㎉	7.4g	24.9g	21.3g	77.1㎍RE	0.28㎎	0㎎

나트륨	식이섬유	칼 슘	콜레스테롤	소 금	철
662.2㎎	0.3g	20.1㎎	163.8㎎	1.7g	1.4㎎

*주의 성분(에너지 300kcal 이상, 나트륨 400mg 이상, 콜레스테롤 50mg 이상)

두부부침

종지 2

용기크기(단위 : ㎝)

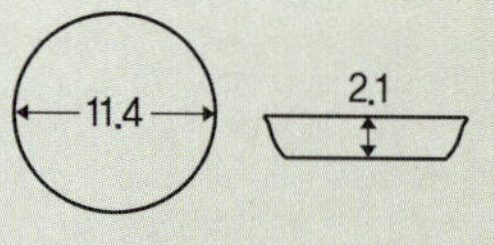

두부 44.6g, 콩기름 1.4g, 소금 0.3g

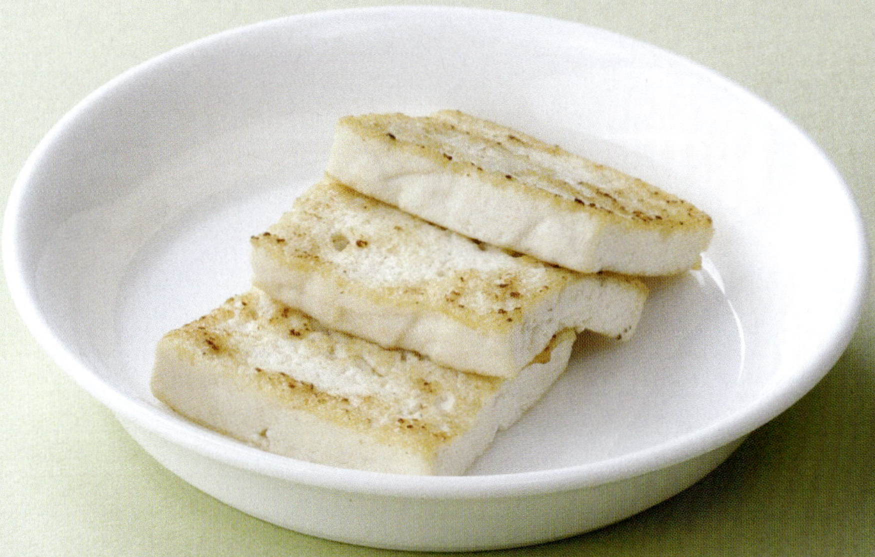

1인 1회 섭취분량 **50ml**

에너지	탄수화물	단백질	지 질	비타민 A	비타민 B_2	비타민 C
50㎉	0.6g	4.1g	3.9g	0㎍RE	0.01㎎	0㎎

나트륨	식이섬유	칼 슘	콜레스테롤	소 금	철
111㎎	1.1g	56.3㎎	0㎎	0.3g	0.7㎎

＊칼슘급원 음식(칼슘 50mg 이상)

불고기

평면접시(대)
용기크기(단위 : cm)

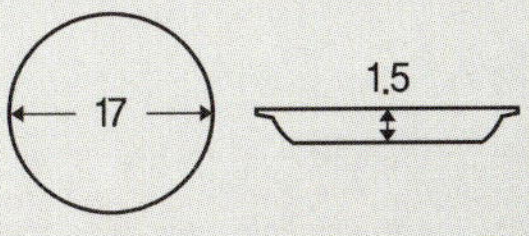

쇠고기(등심) 81.2g, 양파 16.1g, 표고버섯 7.3g, 간장 5.8g, 당근 5.3g, 파 4.7g, 마늘 2.8g, 설탕 2.4g, 참기름 1.7g, 후추 0.1g

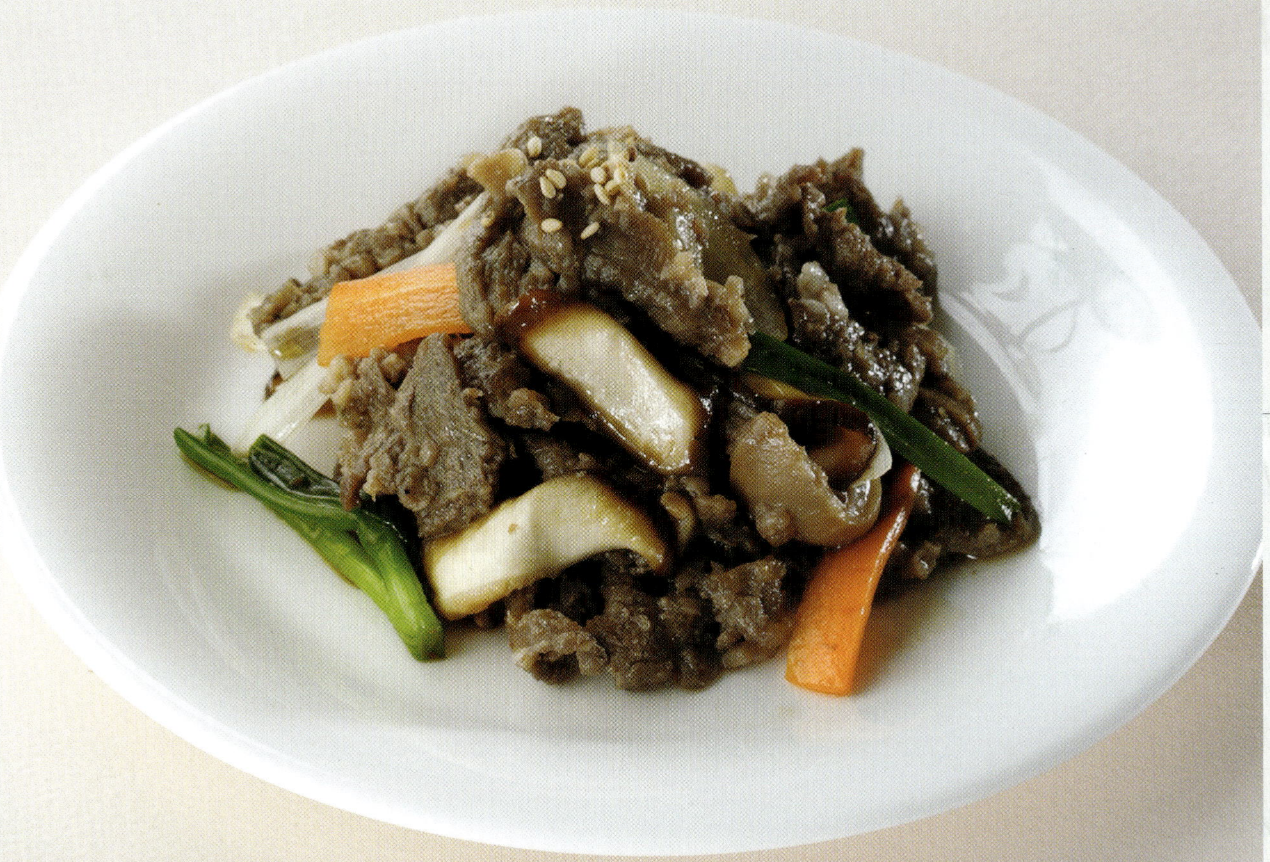

1인 1회 섭취분량
150ml

에너지	탄수화물	단백질	지 질	비타민 A	비타민 B_2	비타민 C
197kcal	6.9g	17.4g	10.9g	79.1μgRE	0.2mg	3.5mg

나트륨	식이섬유	칼 슘	콜레스테롤	소 금	철
699.6mg	0.8g	29.6mg	53mg	1.7g	4.1mg

*주의 성분(나트륨 400mg 이상, 콜레스테롤 50mg 이상)

삼치구이

종지 3
용기크기(단위 : ㎝)

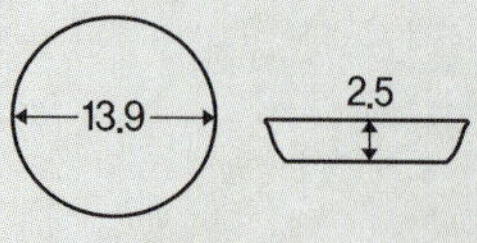

삼치 45.2g, 콩기름 1.7g, 소금 0.8g

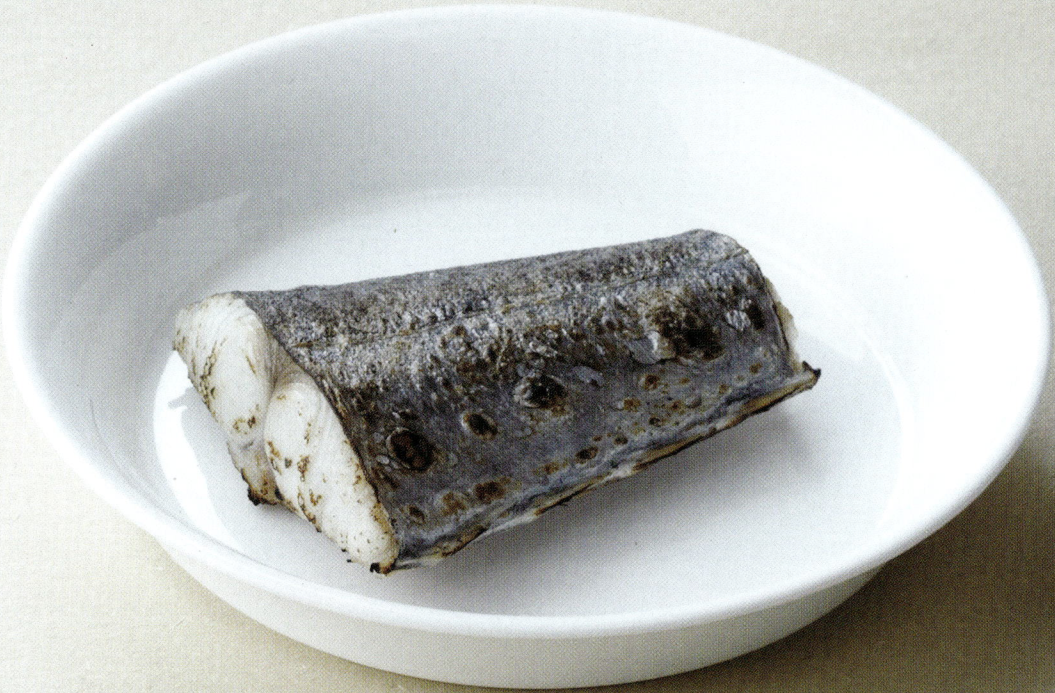

1인 1회 섭취분량
50ml

에너지	탄수화물	단백질	지 질	비타민 A	비타민 B_2	비타민 C
77㎉	0g	8.6g	4.4g	4.1㎍RE	0.13㎎	0㎎

나트륨	식이섬유	칼 슘	콜레스테롤	소 금	철
281.8㎎	0g	11.2㎎	32.6㎎	0.7g	0.4㎎

생선전

평면접시(특대)
용기크기(단위 : ㎝)

18.8
1.7

동태 23.7g, 달걀 8.3g, 밀가루 3.9g,
콩기름 2.5g, 소금 0.5g

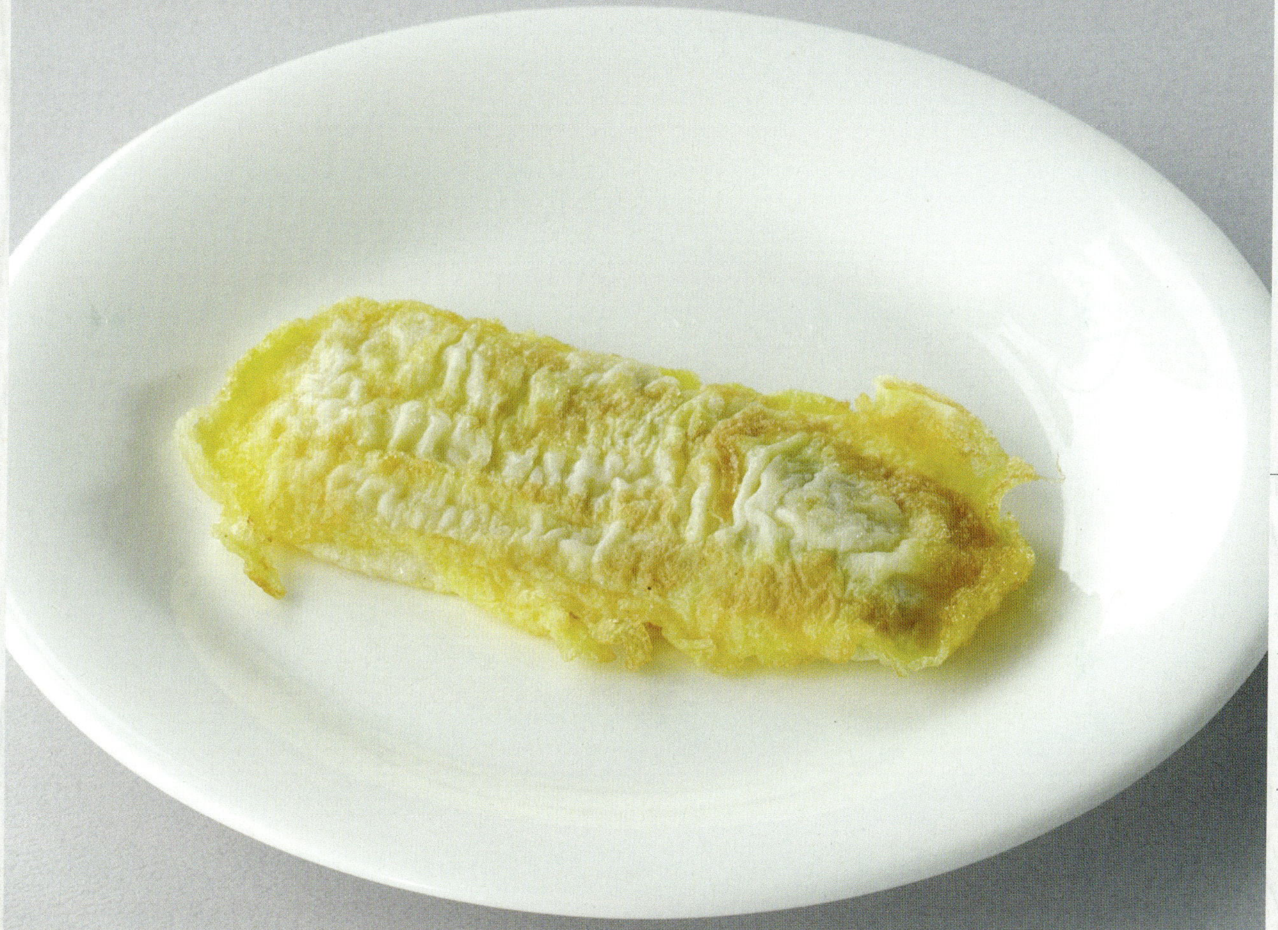

1인 1회 섭취분량
50ml

에너지	탄수화물	단백질	지 질	비타민 A	비타민 B_2	비타민 C
66㎉	3.2g	5.2g	3.4g	15.4㎍RE	0.04mg	0mg

나트륨	식이섬유	칼 슘	콜레스테롤	소 금	철
228.6mg	0.1g	16.4mg	52.8mg	0.6g	0.2mg

*주의 성분(콜레스테롤 50mg 이상)

오징어 튀김

평면접시(중)
용기크기(단위 : ㎝)

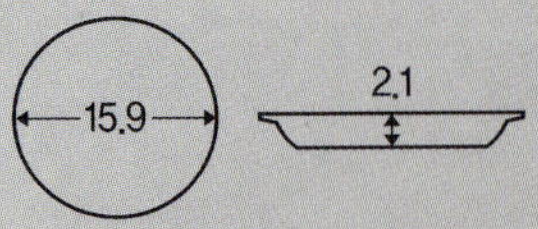

오징어 21.1g, 밀가루 3.1g, 콩기름 1.5g, 달걀 0.3g

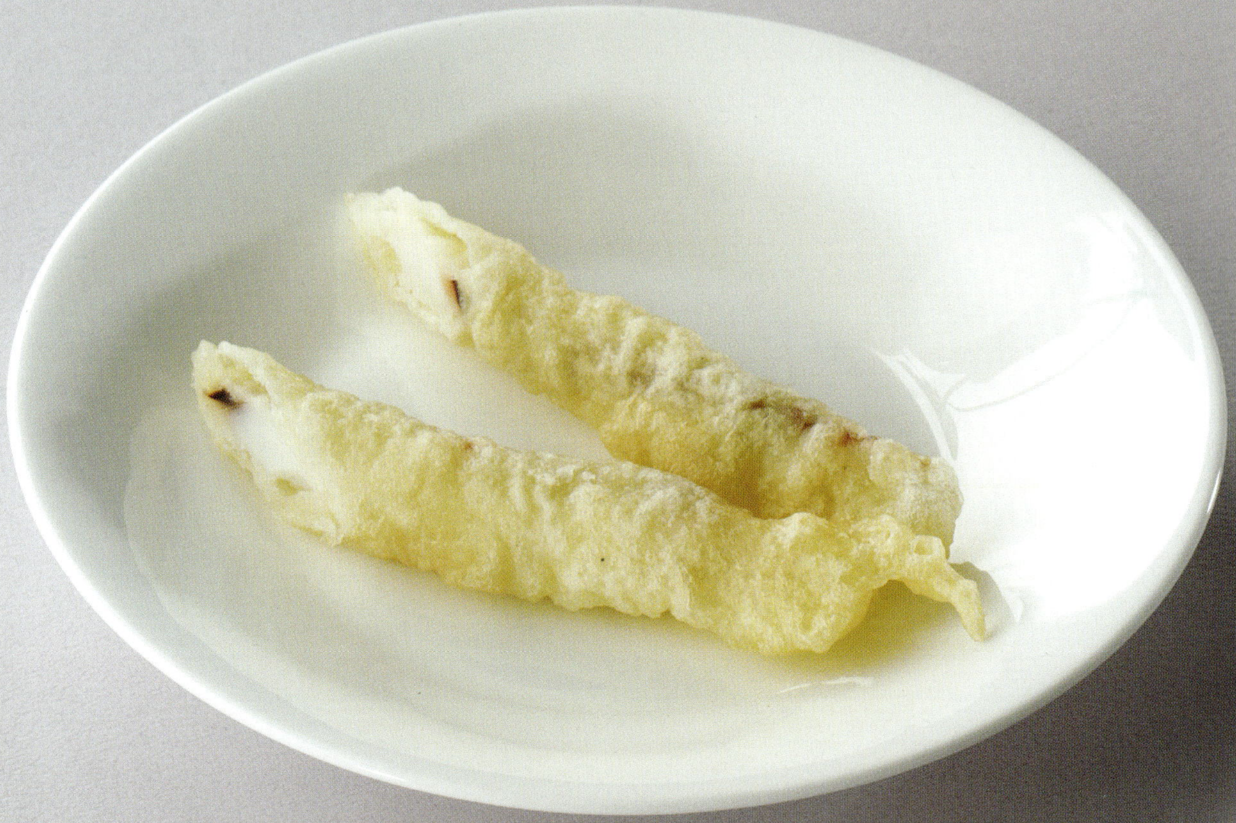

1인 1회 섭취분량
50ml

에너지	탄수화물	단백질	지 질	비타민 A	비타민 B_2	비타민 C
46㎉	2.3g	4.5g	1.9g	0.9㎍RE	0.02mg	0mg

나트륨	식이섬유	칼 슘	콜레스테롤	소 금	철
39.3mg	0.1g	6.4mg	63.5mg	0.1g	0.2mg

＊주의 성분(콜레스테롤 50mg 이상)

장어 양념구이

평면접시(대)
용기크기(단위 : cm)

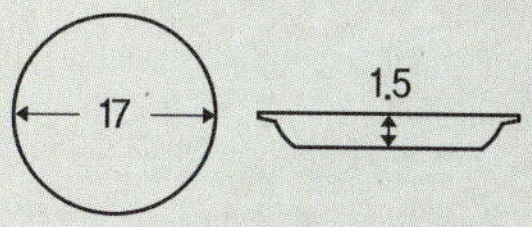

장어 78.5g, 고추장 8.9g, 설탕 4.6g, 물엿 3.8g, 간장 3.3g, 마늘 2.5g, 파 2.4g, 참기름 1.6g, 들깨 1.1g, 고춧가루 0.1g, 깨소금 0.1g

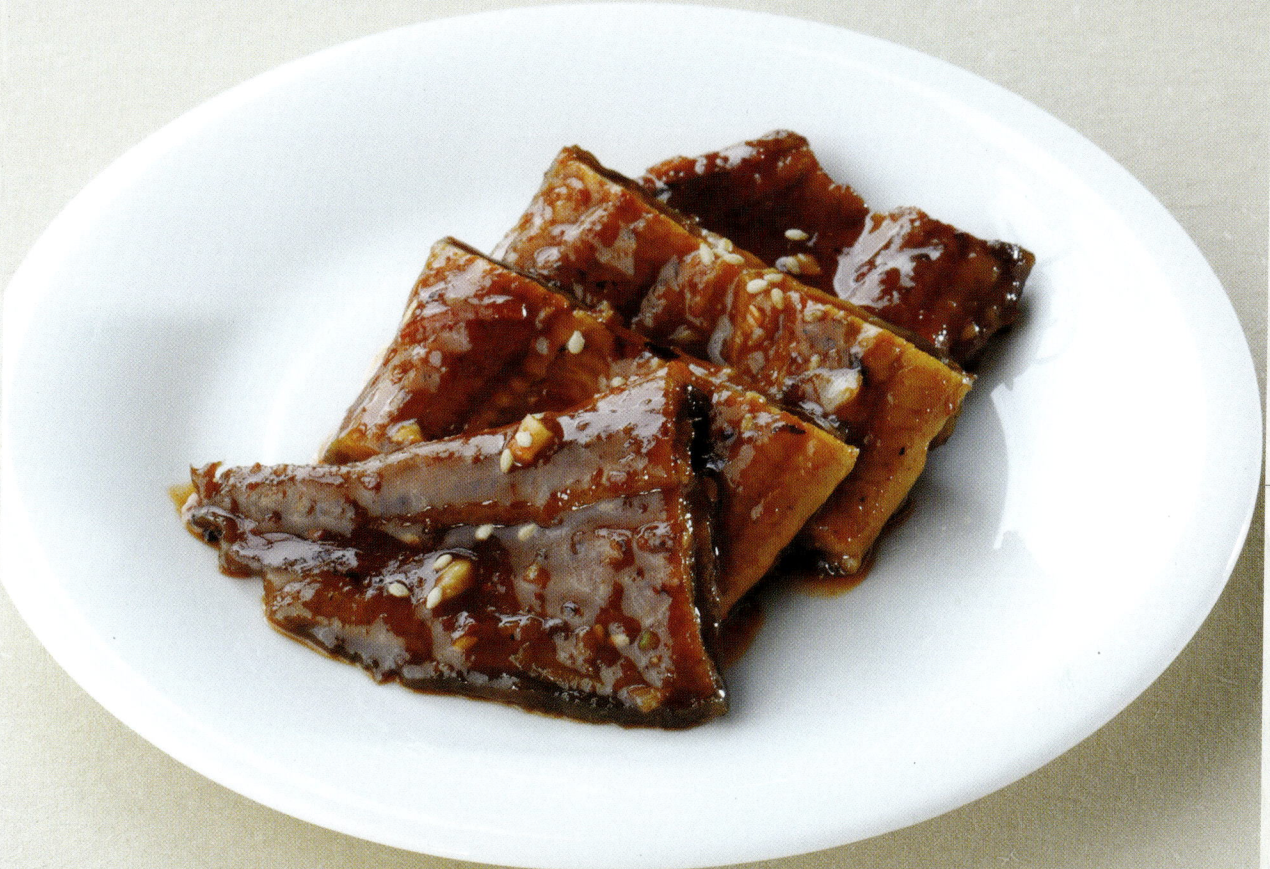

1인 1회 섭취분량 **100ml**

에너지	탄수화물	단백질	지 질	비타민 A	비타민 B_2	비타민 C
220kcal	12.8g	16.5g	11.5g	465.1μgRE	0.11mg	1.7mg

나트륨	식이섬유	칼 슘	콜레스테롤	소 금	철
537.4mg	0.8g	88.3mg	58.9mg	1.3g	1.9mg

*주의 성분(나트륨 400mg 이상, 콜레스테롤 50mg 이상) *칼슘급원 음식(칼슘 50mg 이상)

고추멸치 볶음

종지 2
용기크기(단위 : ㎝)

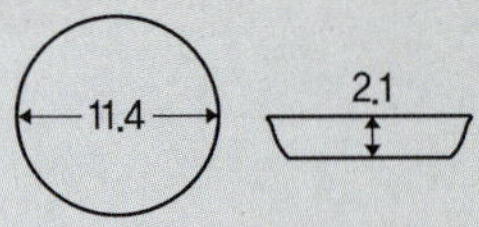

멸치 5.1g, 꽈리고추 4.7g, 물엿 2.0g, 간장 1.1g, 콩기름 0.5g, 흰깨 0.3g, 마늘 0.3g, 설탕 0.2g

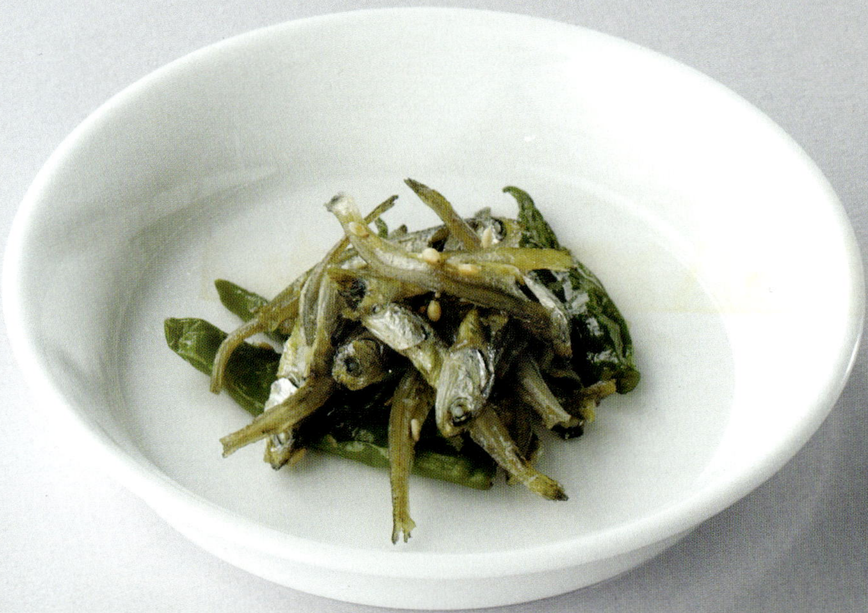

1인 1회 섭취분량
30ml

에너지	탄수화물	단백질	지 질	비타민 A	비타민 B_2	비타민 C
30㎉	2.3g	2.7g	1.2g	6.1㎍RE	0.01㎎	3.2㎎

나트륨	식이섬유	칼 슘	콜레스테롤	소 금	철
111.9㎎	0.1g	101.4㎎	5.8㎎	0.3g	0.9㎎

＊칼슘급원 음식(칼슘 50mg 이상)

돼지고기 볶음

종지 4
용기크기(단위 : ㎝)

15.1 / 3

돼지고기(등심) 79.9g, 양파 21.8g, 고추장 7.6g, 파 6.3g,
간장 4.8g, 마늘 2.3g, 설탕 2.0g, 참기름 1.2g,
고춧가루 1.1g, 생강 0.9g, 깨 0.5g, 후추 0.1g

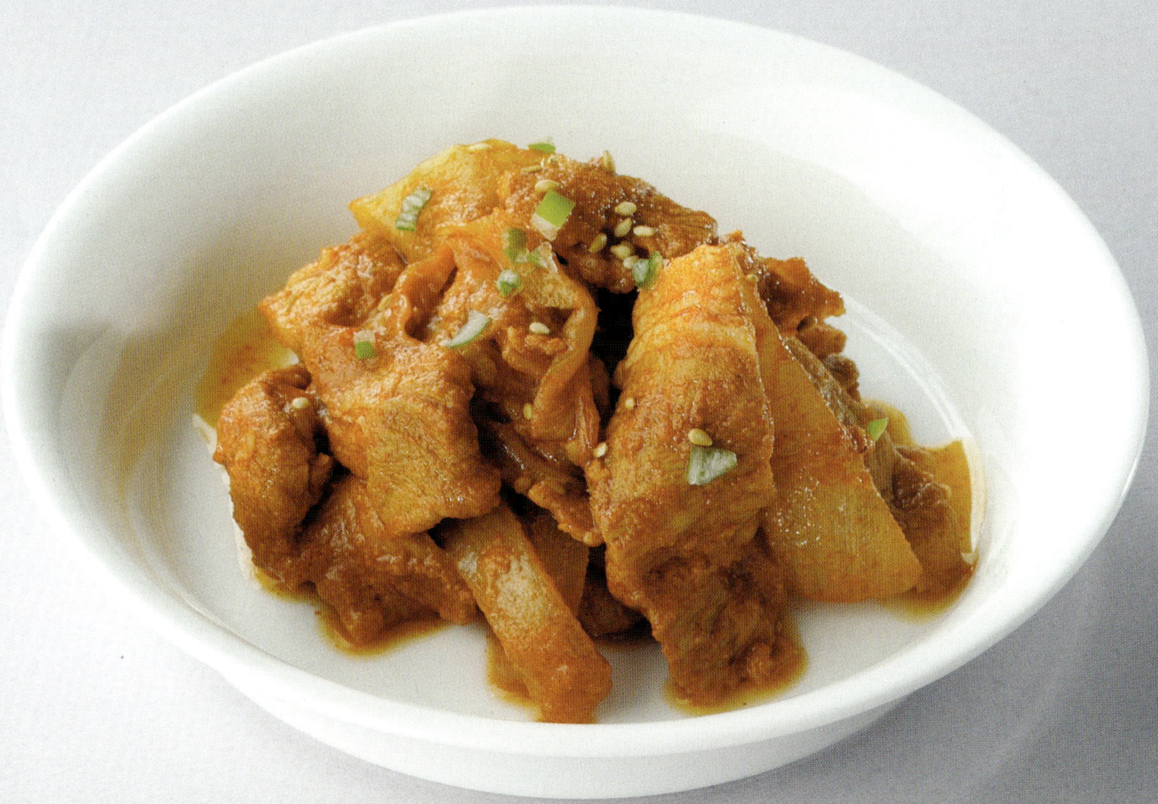

1인 1회 섭취분량
150ml

에너지	탄수화물	단백질	지 질	비타민 A	비타민 B_2	비타민 C
260㎉	10.1g	15.4g	17.6g	81.7㎍RE	0.16㎎	4.5㎎

나트륨	식이섬유	칼 슘	콜레스테롤	소 금	철
561.9㎎	1.3g	30.5㎎	44.2㎎	1.4g	1.3㎎

*주의 성분(나트륨 400mg 이상)

고기 · 생선
달걀 · 콩류

멸치볶음

종지 2
용기크기(단위 : ㎝)

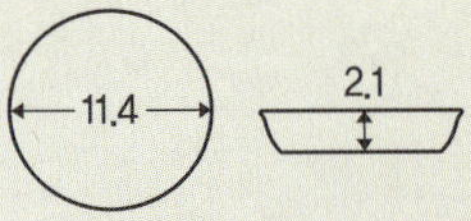

멸치 8.4g, 간장 1.2g, 물엿 1.2g, 콩기름 1.1g, 설탕 0.7g, 흰깨 0.7g, 마늘 0.3g

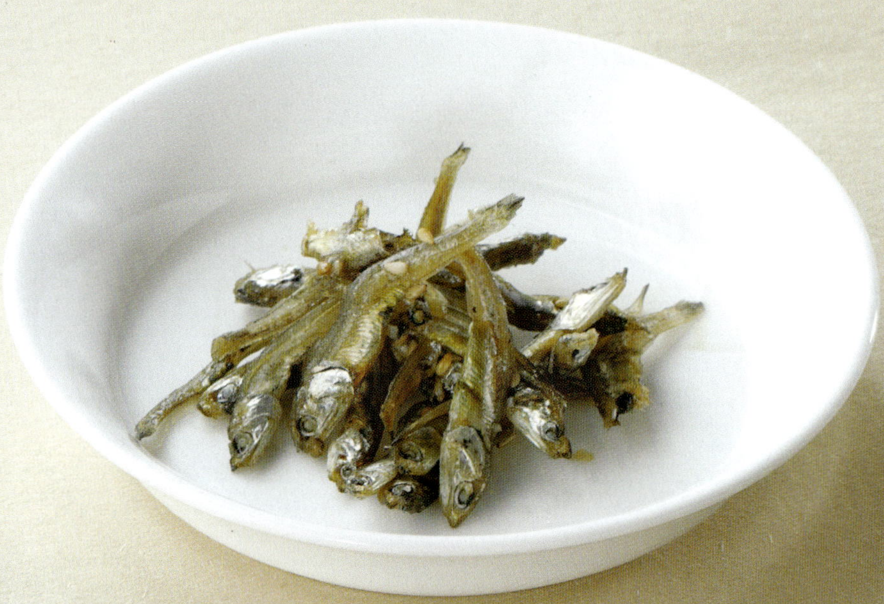

1인 1회 섭취분량	에너지	탄수화물	단백질	지 질	비타민 A	비타민 B_2	비타민 C
25ml	47㎉	2.1g	4.2g	2.3g	0㎍RE	0.01mg	0.1mg
	나트륨	**식이섬유**	**칼 슘**	**콜레스테롤**	**소 금**	**철**	
	146mg	0.1g	167.5mg	9.5mg	0.4g	1.5mg	

＊칼슘급원 음식(칼슘 50mg 이상)

새우볶음

종지 1
용기크기(단위 : cm)

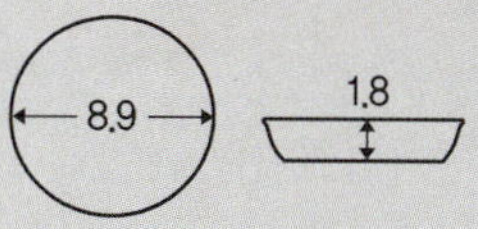

건새우 2.5g, 간장 0.6g, 물엿 0.2g, 마늘 0.2g, 고추장 0.1g, 파 0.1g, 설탕 0.1g

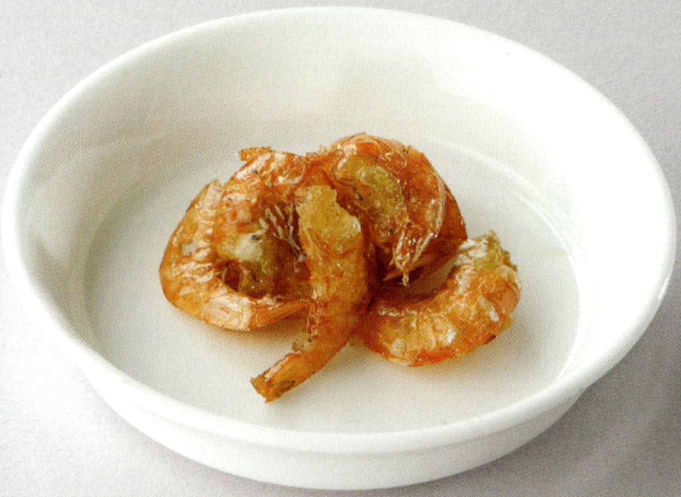

1인 1회 섭취분량
15ml

에너지	탄수화물	단백질	지 질	비타민 A	비타민 B_2	비타민 C
9kcal	0.4g	1.4g	0.2g	0.6μgRE	0mg	0.1mg

나트륨	식이섬유	칼 슘	콜레스테롤	소 금	철
39mg	0g	68.5mg	9.8mg	0.1g	0.3mg

* 칼슘급원 음식(칼슘 50mg 이상)

어묵볶음

종지 2
용기크기(단위 : ㎝)

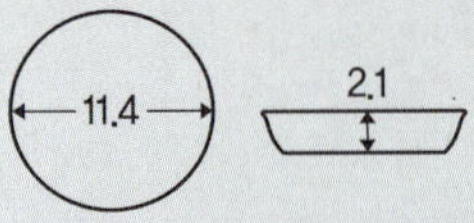

어묵 40.7g, 양파 10g, 간장 3.8g, 파 2.1g, 콩기름 1.4g, 흰깨 1.2g, 설탕 1.2g, 마늘 1.0g

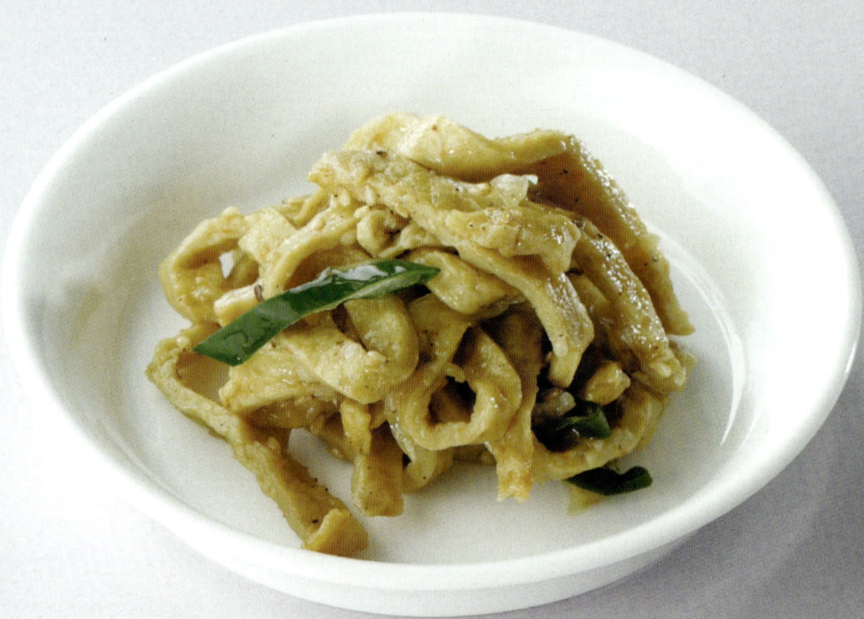

1인 1회 섭취분량 **50ml**

에너지	탄수화물	단백질	지 질	비타민 A	비타민 B_2	비타민 C
89㎉	10.1g	5.5g	3.1g	2.7㎍RE	0.02㎎	1.5㎎

나트륨	식이섬유	칼 슘	콜레스테롤	소 금	철
526.3㎎	0.4g	42.4㎎	12.3㎎	1.3g	0.7㎎

*주의 성분(나트륨 400mg 이상)

잔멸치 볶음

종지 2
용기크기(단위 : ㎝)

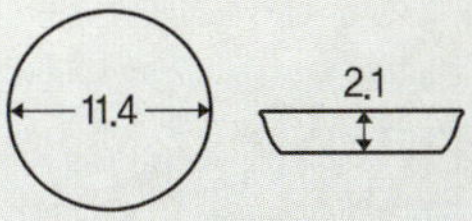

잔멸치 3.4g, 꽈리고추 0.6g, 물엿 0.5g, 간장 0.5g, 콩기름 0.4g, 설탕 0.2g, 흰깨 0.2g, 마늘 0.1g

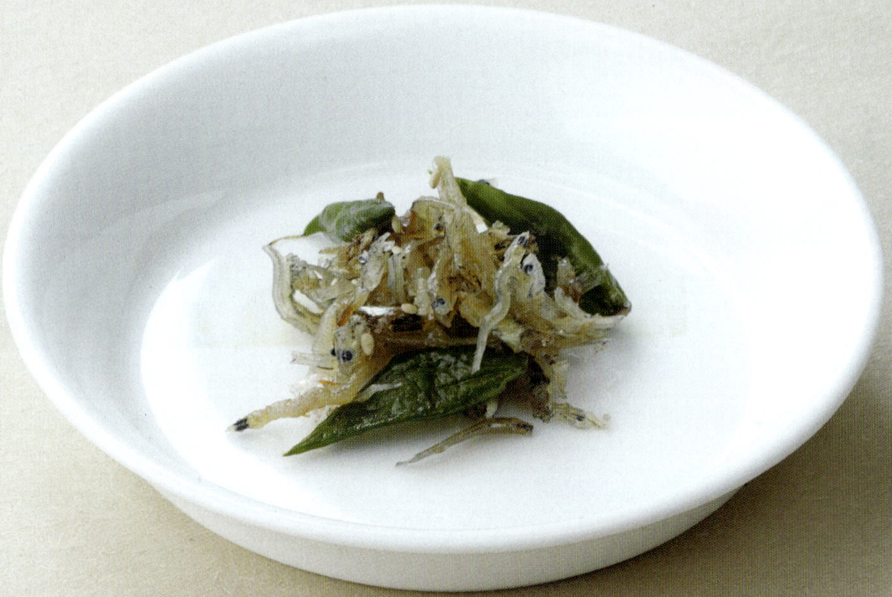

1인 1회 섭취분량
15ml

에너지	탄수화물	단백질	지 질	비타민 A	비타민 B_2	비타민 C
16㎉	0.8g	1.5g	0.7g	0.7㎍RE	0mg	0.4mg

나트륨	식이섬유	칼 슘	콜레스테롤	소 금	철
56.4mg	0g	32.6mg	3.8mg	0.1g	0.2mg

굴무침

종지 2
용기크기(단위 : ㎝)

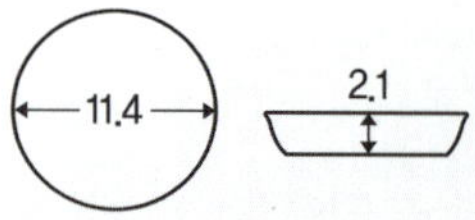

굴 15.7g, 무 6.6g, 양파 2.8g, 참기름 1.0g, 파 0.7g, 고춧가루 0.7g, 마늘 0.4g, 소금 0.4g

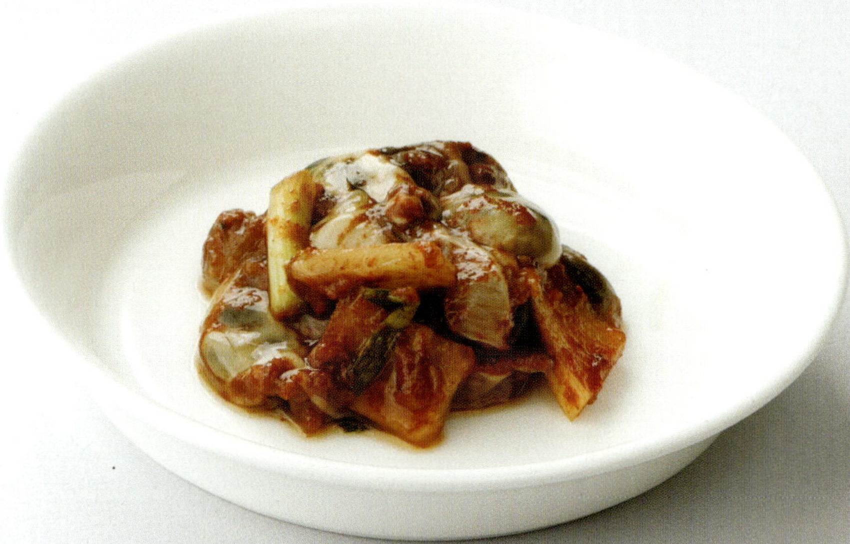

1인 1회 섭취분량 **25ml**

에너지	탄수화물	단백질	지 질	비타민 A	비타민 B_2	비타민 C
23㎉	1.7g	1.6g	1.3g	28.7㎍RE	0.04㎎	2.5㎎

나트륨	식이섬유	칼 슘	콜레스테롤	소 금	철
155.6㎎	0.4g	10.2㎎	5.7㎎	0.4g	0.8㎎

오징어젓 무침

종지 1
용기크기(단위 : ㎝)

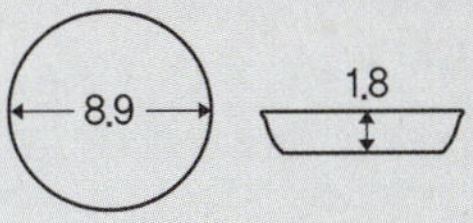

오징어젓 19.9g, 파 0g, 참기름 0g,
고추 0g, 마늘 0g, 흰깨 0g

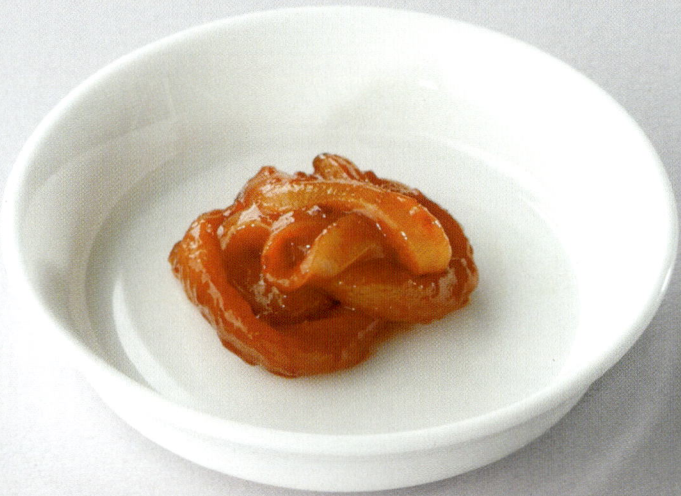

1인 1회 섭취분량	에너지	탄수화물	단백질	지 질	비타민 A	비타민 B_2	비타민 C
15ml	15㎉	0.4g	2.8g	0.2g	0㎍RE	0.01㎎	0㎎
	나트륨	**식이섬유**	**칼 슘**	**콜레스테롤**	**소 금**	**철**	
	777.5㎎	0g	27.7㎎	29.3㎎	1.9g	0.3㎎	

*주의 성분(나트륨 400mg 이상)

홍어회 무침

종지 2
용기크기(단위 : cm)

11.4 / 2.1

홍어 26.3g, 양파 4.8g, 무 4.5g, 고추장 3.0g, 미나리 2.4g, 당근 2.0g, 파 1.7g, 마늘 1.3g, 설탕 1.2g, 식초 1.0g, 들깨 0.6g, 고춧가루 0.4g, 소금 0.4g, 참기름 0.4g

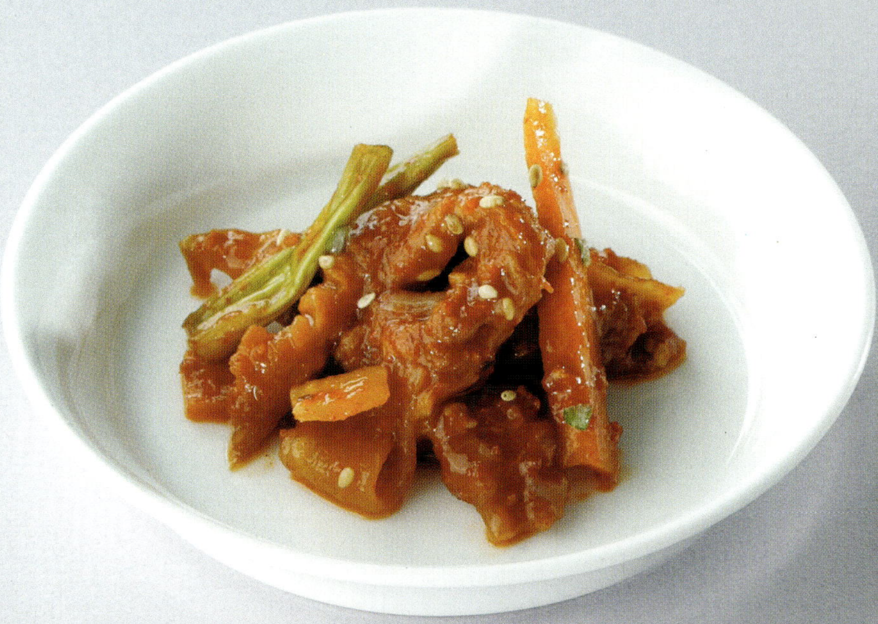

1인 1회 섭취분량 **50ml**

에너지	탄수화물	단백질	지 질	비타민 A	비타민 B_2	비타민 C
44kcal	4.3g	5.7g	0.8g	59.8μgRE	0.05mg	2.4mg

나트륨	식이섬유	칼 슘	콜레스테롤	소 금	철
283.1mg	0.7g	93mg	23.1mg	0.7g	0.6mg

＊칼슘급원 음식(칼슘 50mg 이상)

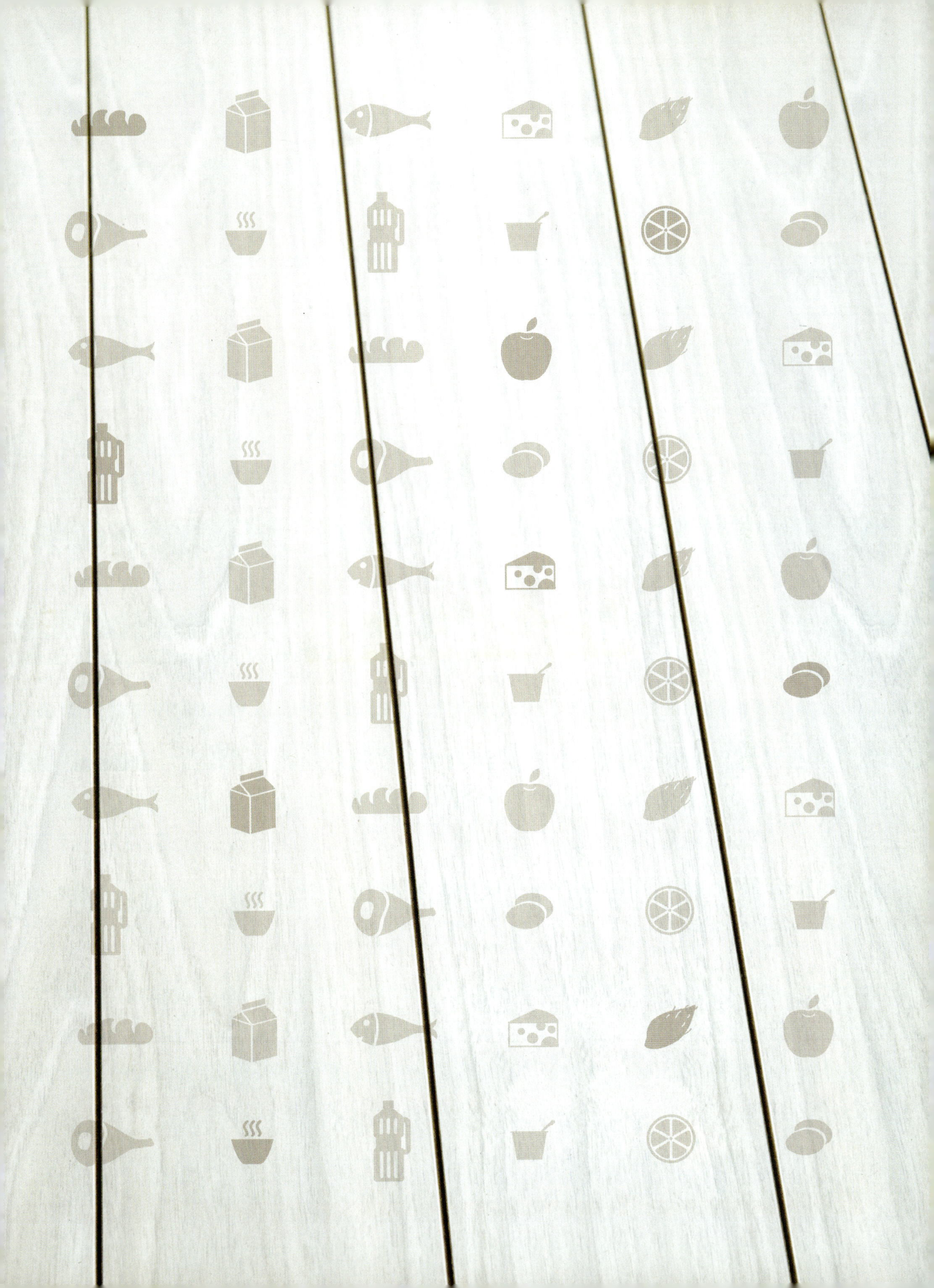

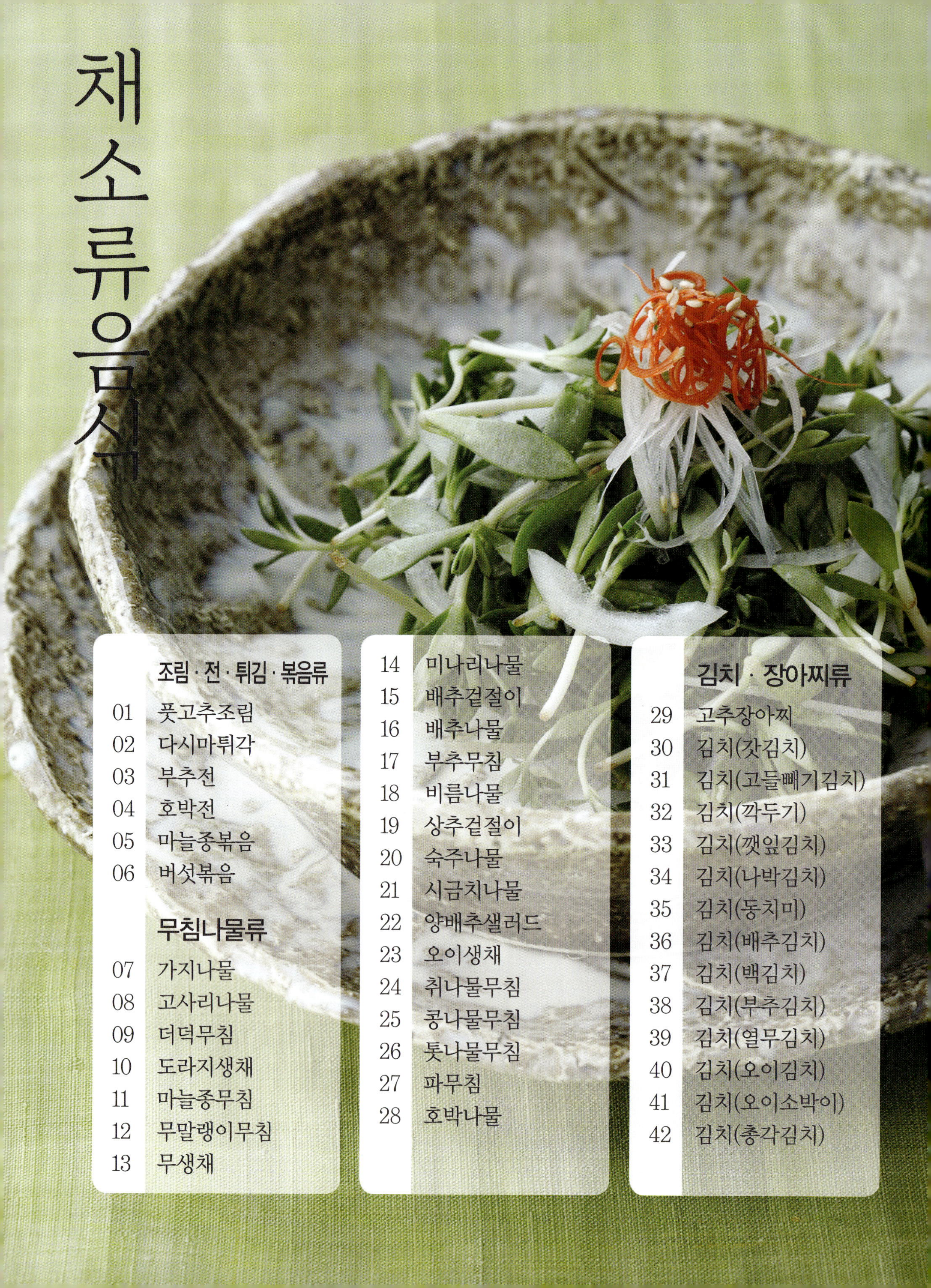

채소류음식

조림 · 전 · 튀김 · 볶음류

01 풋고추조림
02 다시마튀각
03 부추전
04 호박전
05 마늘종볶음
06 버섯볶음

무침나물류

07 가지나물
08 고사리나물
09 더덕무침
10 도라지생채
11 마늘종무침
12 무말랭이무침
13 무생채
14 미나리나물
15 배추겉절이
16 배추나물
17 부추무침
18 비름나물
19 상추겉절이
20 숙주나물
21 시금치나물
22 양배추샐러드
23 오이생채
24 취나물무침
25 콩나물무침
26 톳나물무침
27 파무침
28 호박나물

김치 · 장아찌류

29 고추장아찌
30 김치(갓김치)
31 김치(고들빼기김치)
32 김치(깍두기)
33 김치(깻잎김치)
34 김치(나박김치)
35 김치(동치미)
36 김치(배추김치)
37 김치(백김치)
38 김치(부추김치)
39 김치(열무김치)
40 김치(오이김치)
41 김치(오이소박이)
42 김치(총각김치)

풋고추 조림

평면접시(대)
용기크기(단위 : ㎝)

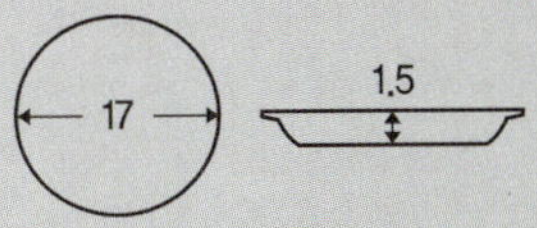

풋고추 7.5g, 간장 1.5g, 멸치 0.6g, 콩기름 0.6g, 파(소) 0.4g, 마늘 0.2g, 설탕 0.2g, 깨 0.1g

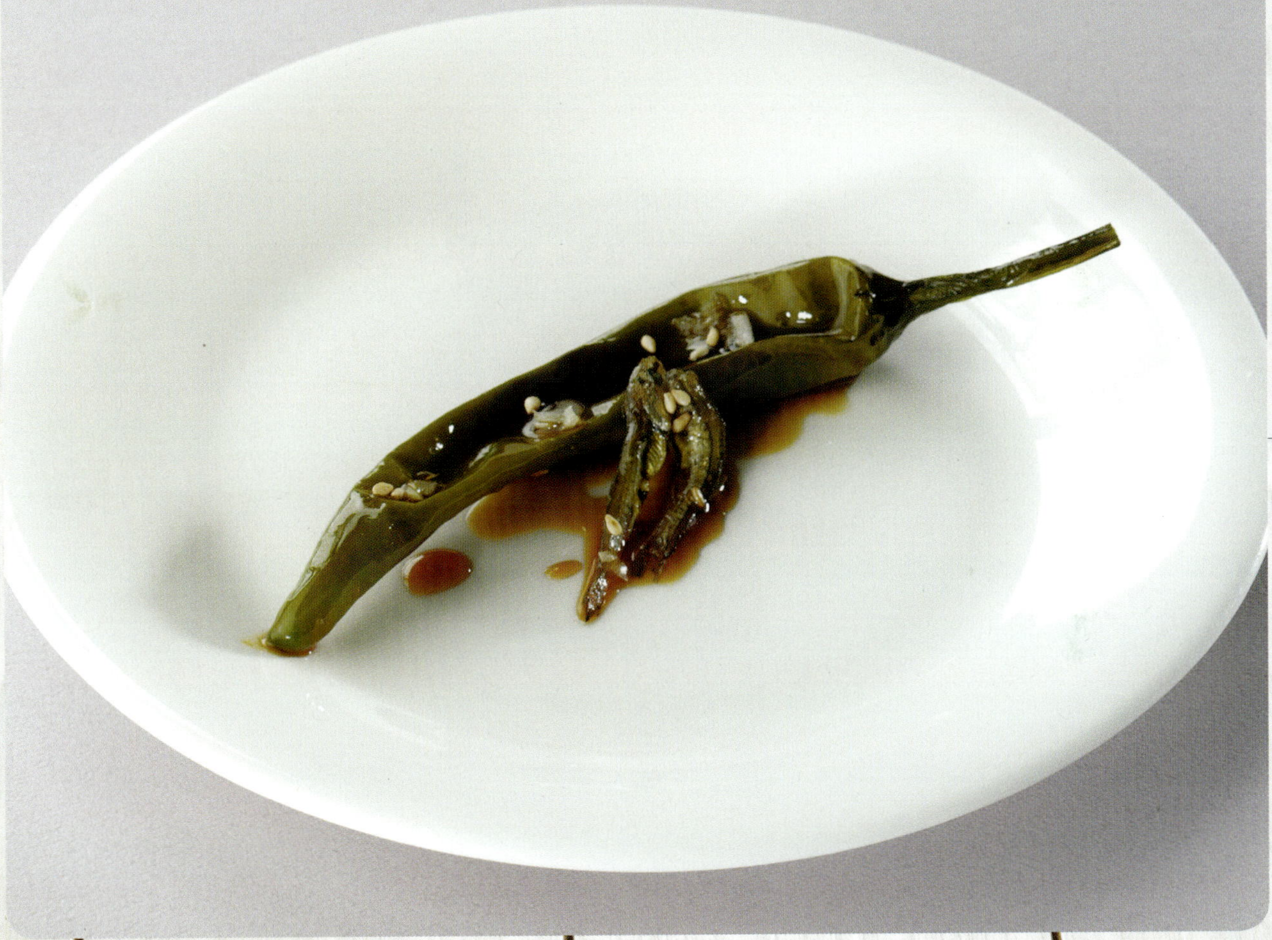

1인 1회 섭취분량	에너지	탄수화물	단백질	지 질	비타민 A	비타민 B_2	비타민 C
25ml	11㎉	0.8g	0.5g	0.1g	2.3㎍RE	0mg	3.6mg

나트륨	식이섬유	칼 슘	콜레스테롤	소 금	철
112.5mg	1.3g	7.8mg	3mg	0.3g	0.5mg

다시마 튀각

평면접시(대)
용기크기(단위 : ㎝)

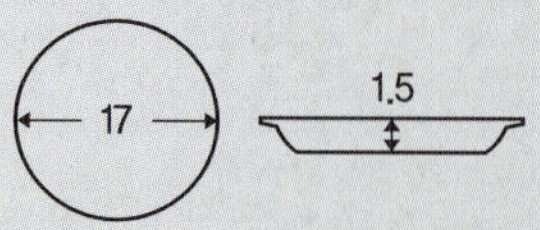

다시마(마른것) 11.6g, 콩기름 3.1g, 설탕 2.2g, 통깨 1.7g

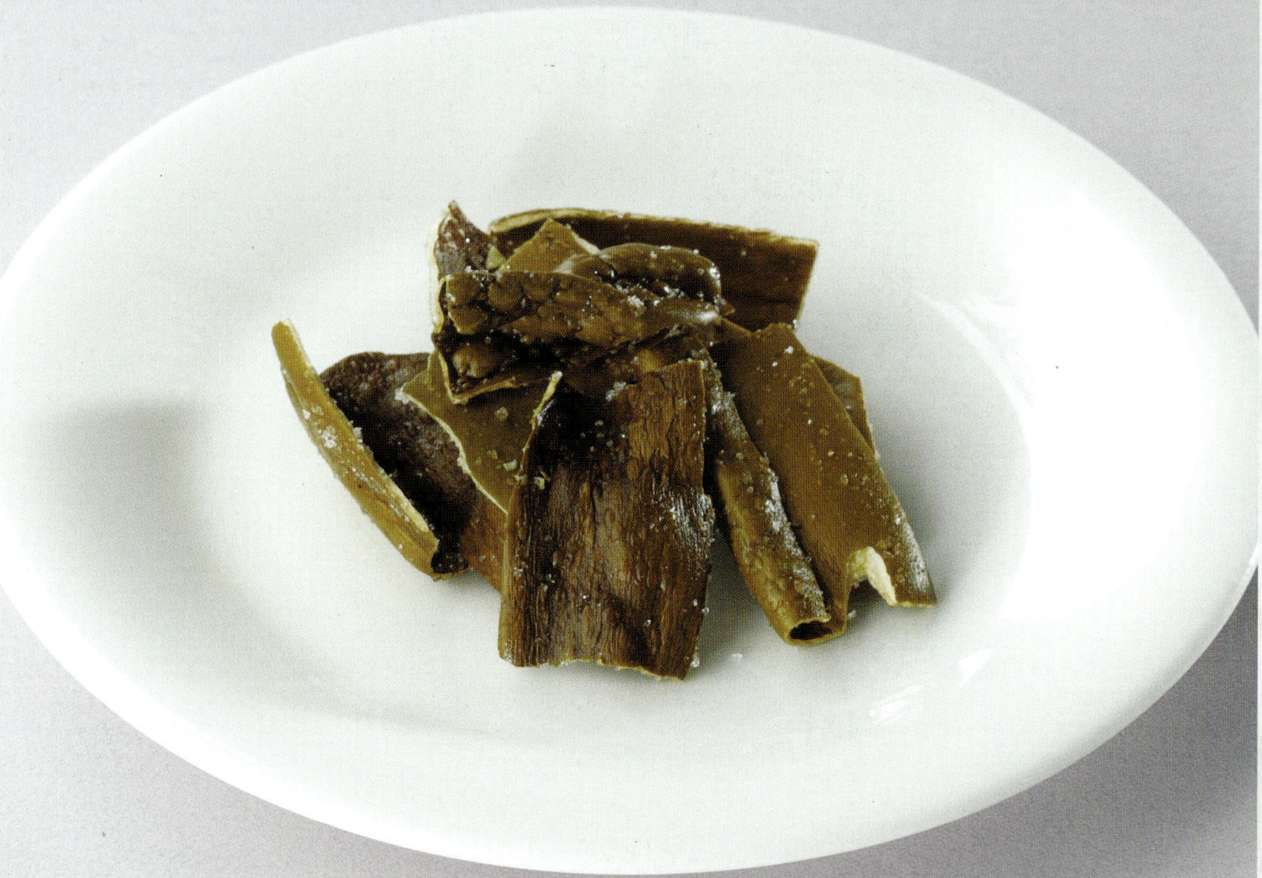

1인 1회 섭취분량	에너지	탄수화물	단백질	지 질	비타민 A	비타민 B_2	비타민 C
50ml	68㎉	7.2g	1.2g	4.1g	0㎍RE	0.06mg	2.1mg
	나트륨	**식이섬유**	**칼 슘**	**콜레스테롤**	**소 금**	**철**	
	360mg	7.6g	101.7mg	0mg	11.2g	0.9mg	

＊칼슘급원 음식(칼슘 50mg 이상)

부추전

평면접시(대)
용기크기(단위 : ㎝)

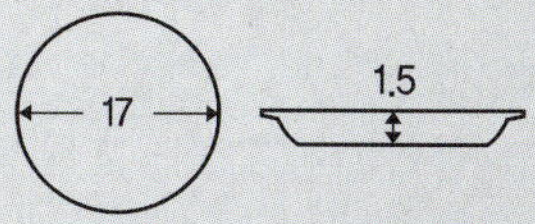

밀가루(중력분) 27.8g, 부추 27.0g, 달걀 5.3g, 콩기름 4.5g, 소금 0.9g

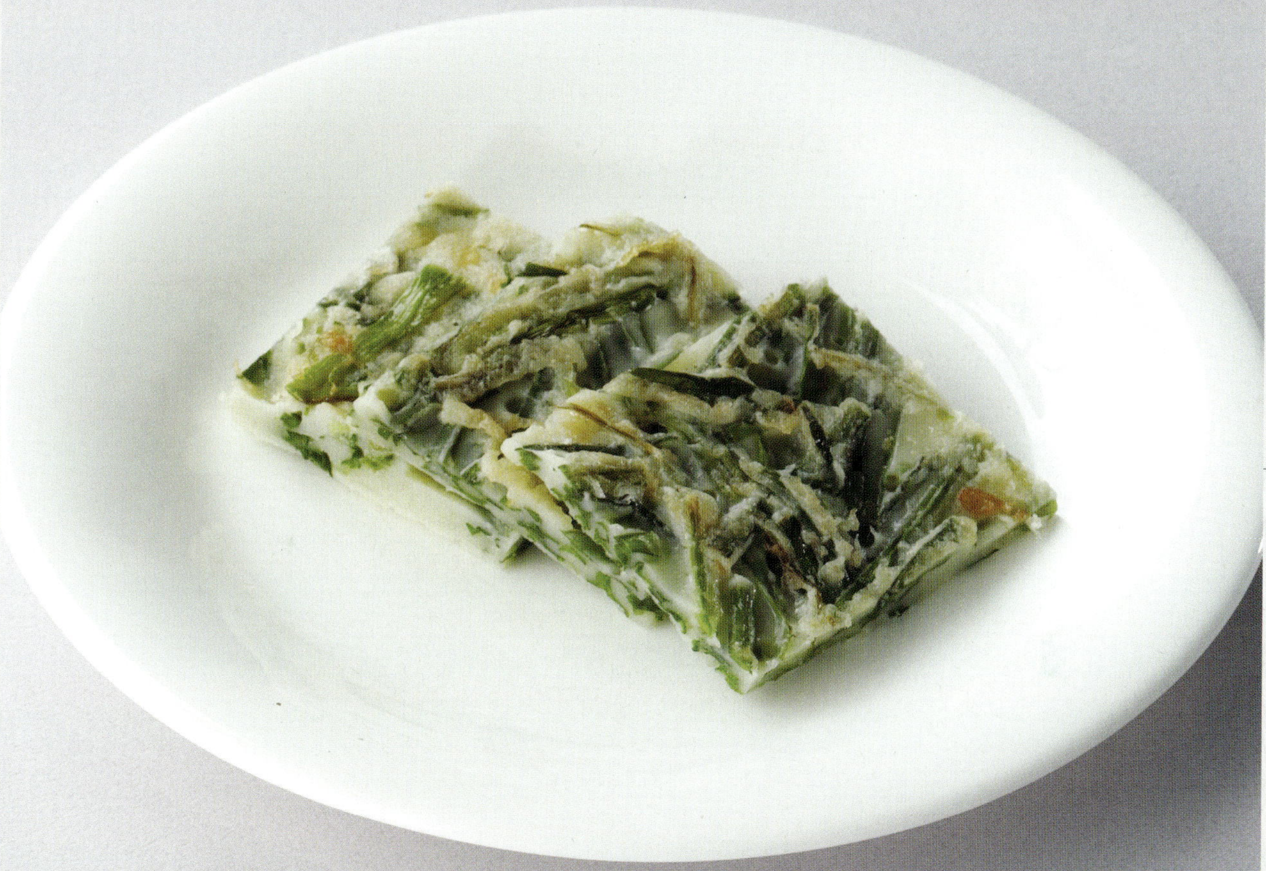

1인 1회 섭취분량 **50ml**

에너지	탄수화물	단백질	지 질	비타민 A	비타민 B_2	비타민 C
44㎉	6.1g	1.3g	1.5g	41.1㎍RE	0.02㎎	2.8㎎

나트륨	식이섬유	칼 슘	콜레스테롤	소 금	철
88.1㎎	0.9g	6.7㎎	6.9㎎	0.2g	0.3㎎

호박전

평면접시(대)
용기크기(단위 : cm)

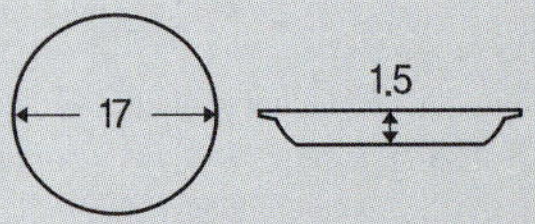

애호박 40g, 달걀 15.0g, 밀가루(중력분) 4.7g, 콩기름 3.2g, 소금 0.6g

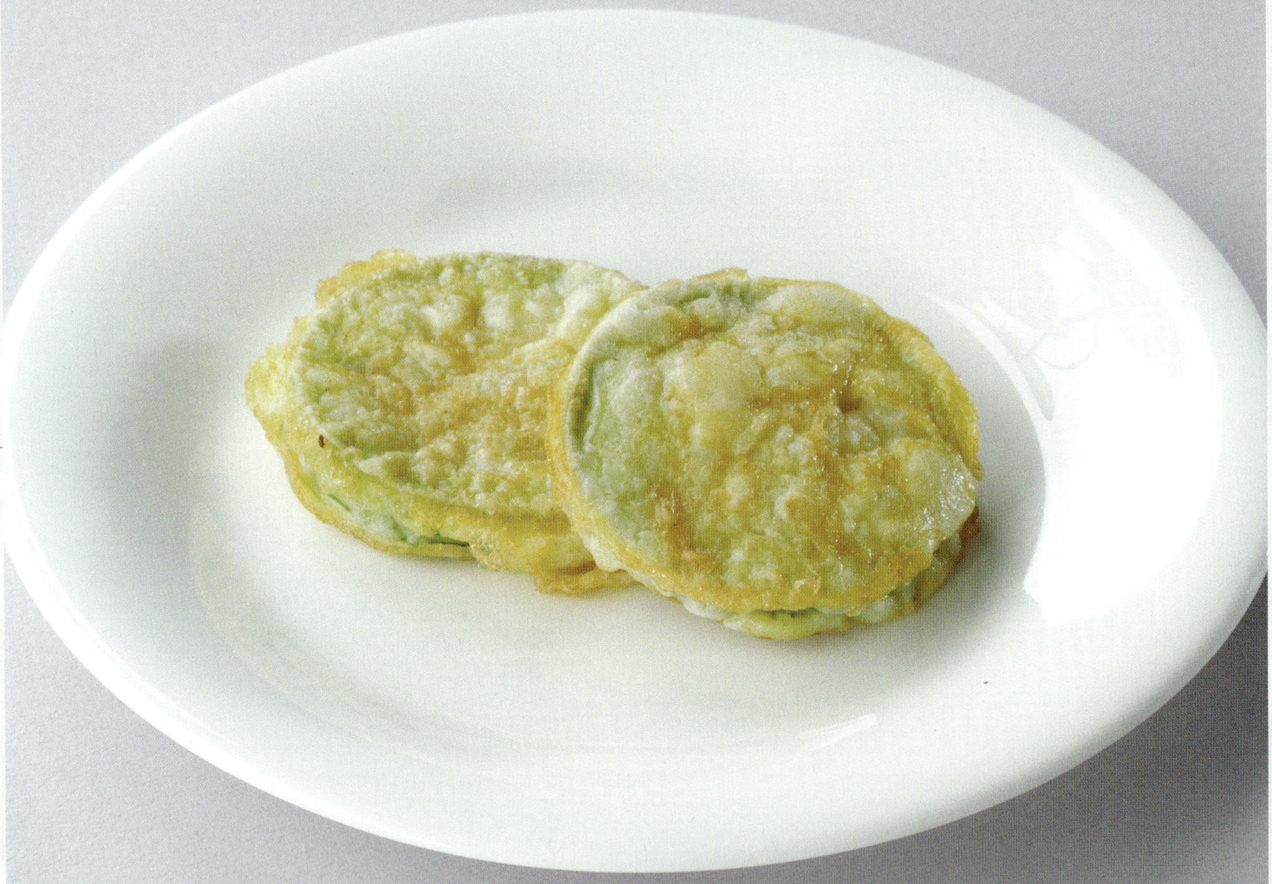

1인 1회 섭취분량
70ml

에너지	탄수화물	단백질	지 질	비타민 A	비타민 B_2	비타민 C
76kcal	6.2g	2.9g	4.5g	33.9μgRE	0.07mg	3.2mg

나트륨	식이섬유	칼 슘	콜레스테롤	소 금	철
214.4mg	0.6g	13.3mg	70.6mg	0.5g	0.4mg

*주의 성분(콜레스테롤 50mg 이상)

마늘종 볶음

종지 2
용기크기(단위 : cm)

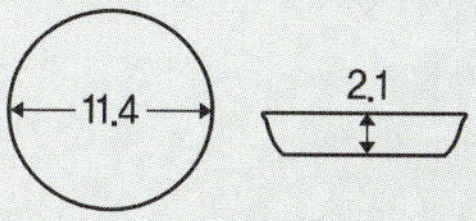

마늘종 23.8g, 콩기름 1.5g, 파 1.0g, 간장 1.0g, 깨소금 0.6g, 설탕 0.4g

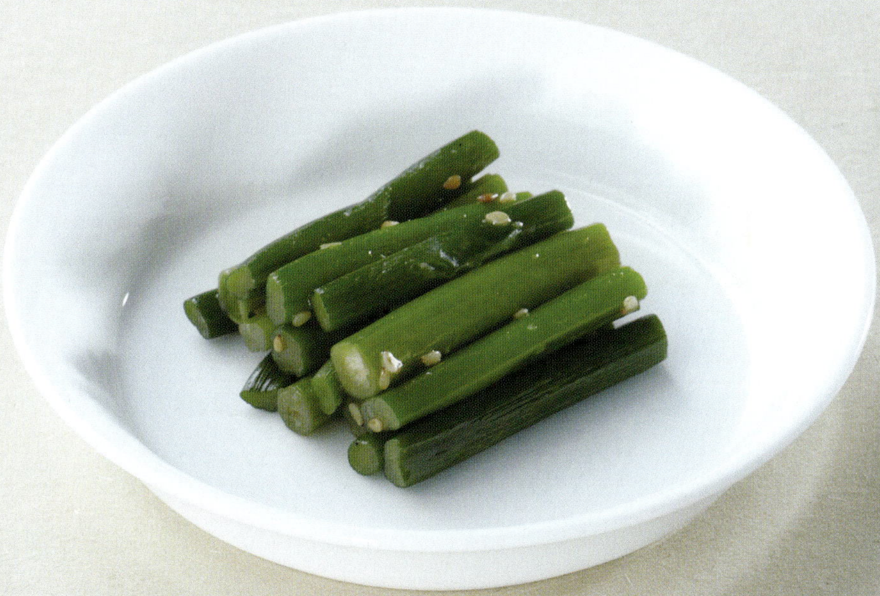

1인 1회 섭취분량
30ml

에너지	탄수화물	단백질	지 질	비타민 A	비타민 B_2	비타민 C
31kcal	4g	0.8g	1.8g	12.5μgRE	0.06mg	13.6mg

나트륨	식이섬유	칼 슘	콜레스테롤	소 금	철
59.2mg	1.1g	11.6mg	0mg	0.1g	0.3mg

버섯볶음

종지 2
용기크기(단위 : ㎝)

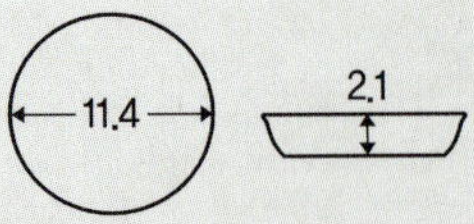

느타리버섯 25.4g, 양파 5.9g, 당근 2.2g, 콩기름 1.3g, 파 1.2g, 마늘 0.5g, 소금 0.5g, 깨 0.3g, 참기름 0.3g

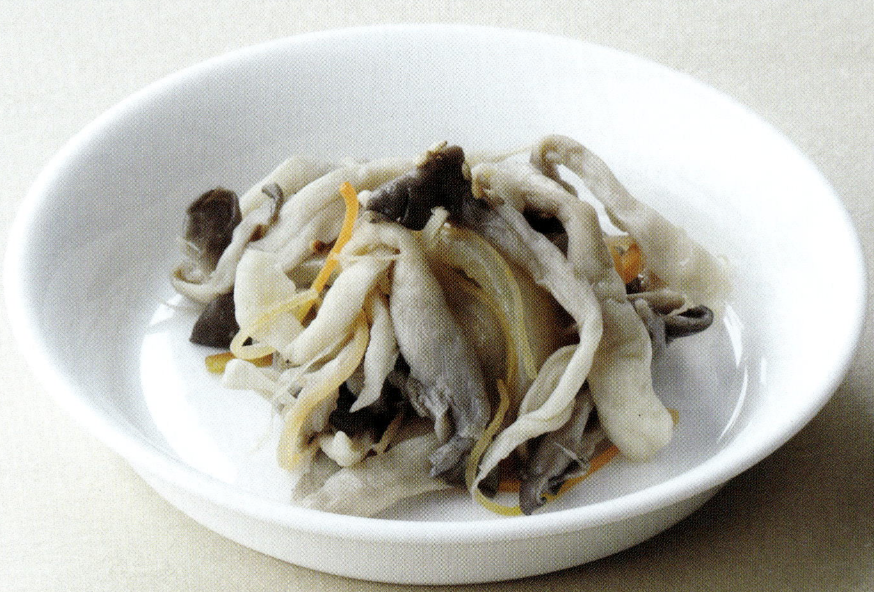

1인 1회 섭취분량
50ml

에너지	탄수화물	단백질	지 질	비타민 A	비타민 B_2	비타민 C
26㎉	2.5g	0.9g	1.8g	29.5㎍RE	0.03㎎	1.8㎎

나트륨	식이섬유	칼 슘	콜레스테롤	소 금	철
164㎎	0.6g	7㎎	0.1㎎	0.4g	0.2㎎

가지나물

종지 2
용기크기(단위 : ㎝)

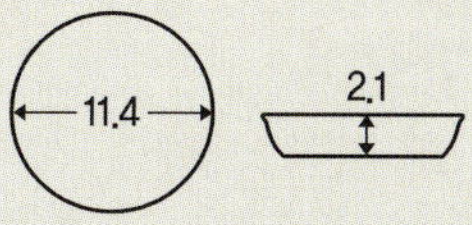

가지 40.1g, 간장 2.1g, 파 1.1g, 마늘 0.9g, 깨소금 0.6g, 참기름 0.5g, 고춧가루 0.4g, 소금 0.4g

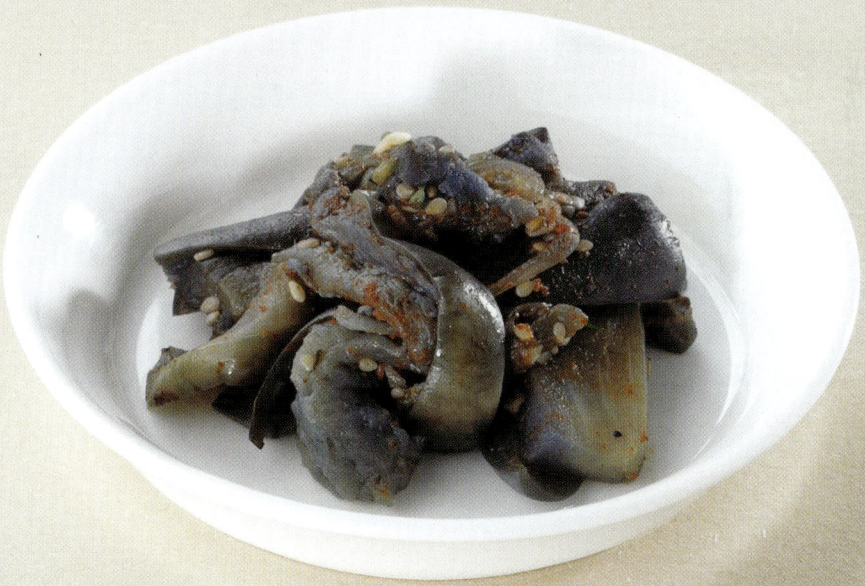

1인 1회 섭취분량
50ml

에너지	탄수화물	단백질	지 질	비타민 A	비타민 B_2	비타민 C
19㎉	2.9g	0.8g	0.9g	17.2㎍RE	0.02㎎	4.2㎎

나트륨	식이섬유	칼 슘	콜레스테롤	소 금	철
277.5㎎	0.9g	15.5㎎	0.4㎎	0.7g	0.3㎎

고사리 나물

종지 2
용기크기(단위 : ㎝)

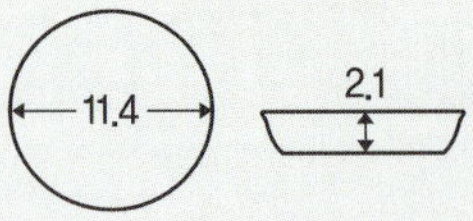

고사리 40.5g, 간장 1.9g, 참기름 1.4g, 파 1.1g, 마늘 0.8g, 소금 0.6g, 깨 0.5g

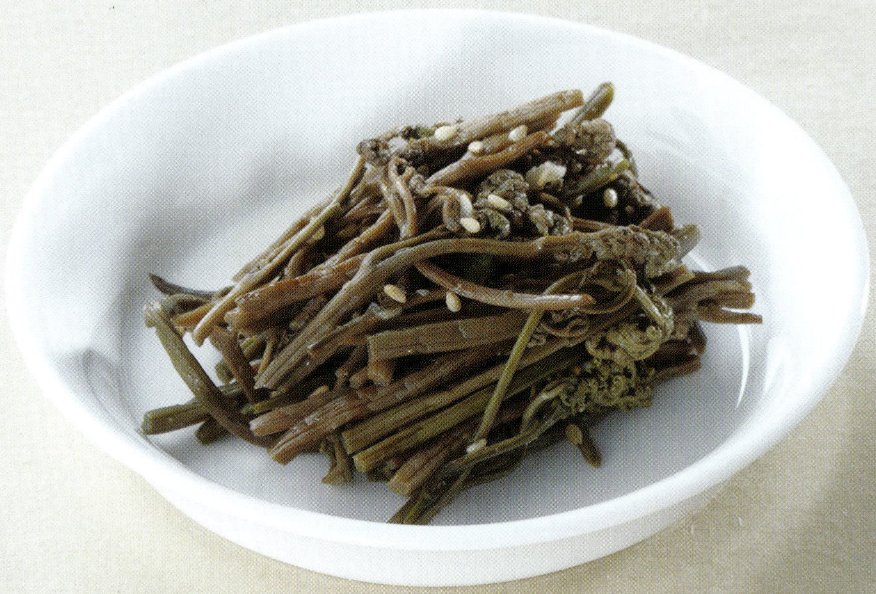

1인 1회 섭취분량
50ml

에너지	탄수화물	단백질	지 질	비타민 A	비타민 B_2	비타민 C
25㎉	2.6g	1.3g	1.7g	18.0㎍RE	0.06mg	7.7mg

나트륨	식이섬유	칼 슘	콜레스테롤	소 금	철
327.7mg	2.2g	11mg	0mg	0.8g	1.1mg

더덕무침

종지 2
용기크기(단위 : ㎝)

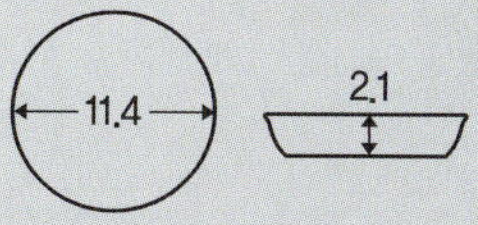

더덕 26.8g, 고추장 4.4g, 파 1.8g, 식초 0.8g, 간장 0.7g, 마늘 0.6g, 설탕 0.5g, 참기름 0.4g, 깨 0.3g

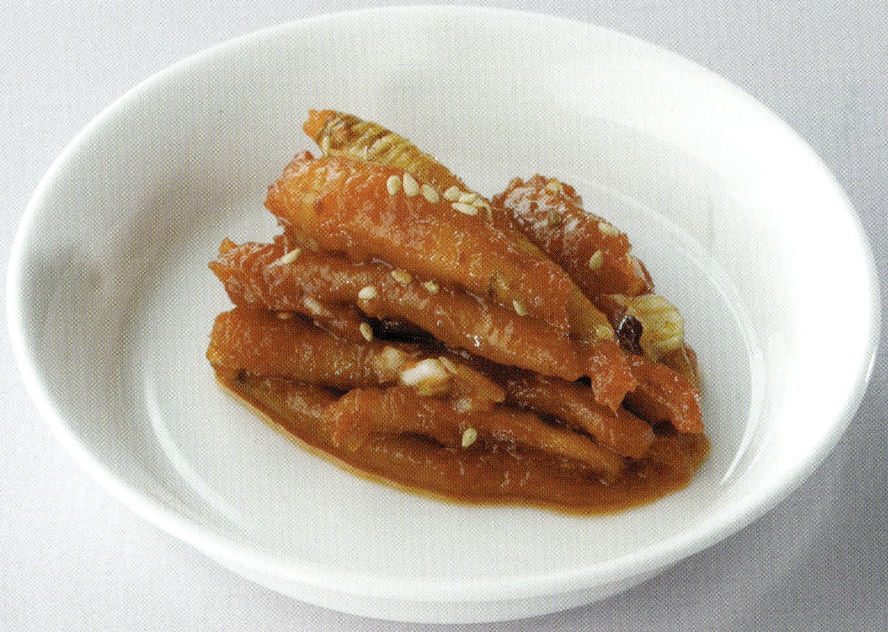

1인 1회 섭취분량	에너지	탄수화물	단백질	지 질	비타민 A	비타민 B_2	비타민 C
50ml	31㎉	6.1g	1.4g	0.7g	20.3㎍RE	0.06mg	2.4mg

나트륨	식이섬유	칼 슘	콜레스테롤	소 금	철
197.6mg	0.7g	16.9mg	0mg	0.5g	0.7mg

도라지 생채

종지 2
용기크기(단위 : ㎝)

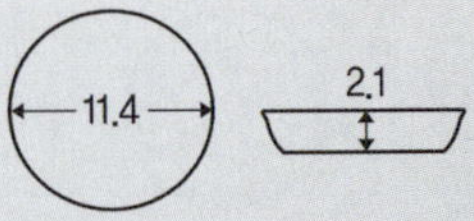

도라지 25.8g, 고추장 4.3g, 식초 1.3g, 고춧가루 0.9g, 깨 0.7g, 마늘 0.6g, 설탕 0.6g, 파 0.5g, 소금 0.3g

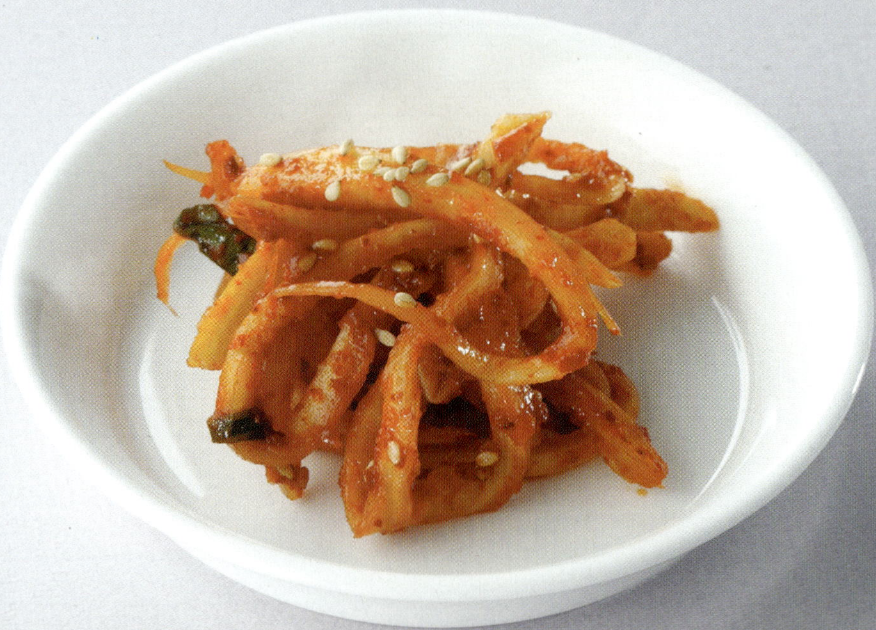

1인 1회 섭취분량
50ml

에너지	탄수화물	단백질	지 질	비타민 A	비타민 B_2	비타민 C
41㎉	9.5g	1.2g	0.6g	47.5㎍RE	0.05㎎	7.7㎎

나트륨	식이섬유	칼 슘	콜레스테롤	소 금	철
263.8㎎	1.9g	23.3㎎	0㎎	0.7g	1.3㎎

마늘종 무침

종지 2

용기크기(단위 : ㎝)

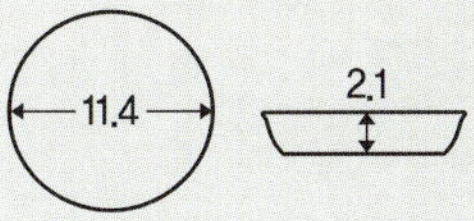

마늘종 13.5g, 고추장 1.2g, 파 0.9g, 간장 0.5g, 참기름 0.4g, 깨소금 0.2g

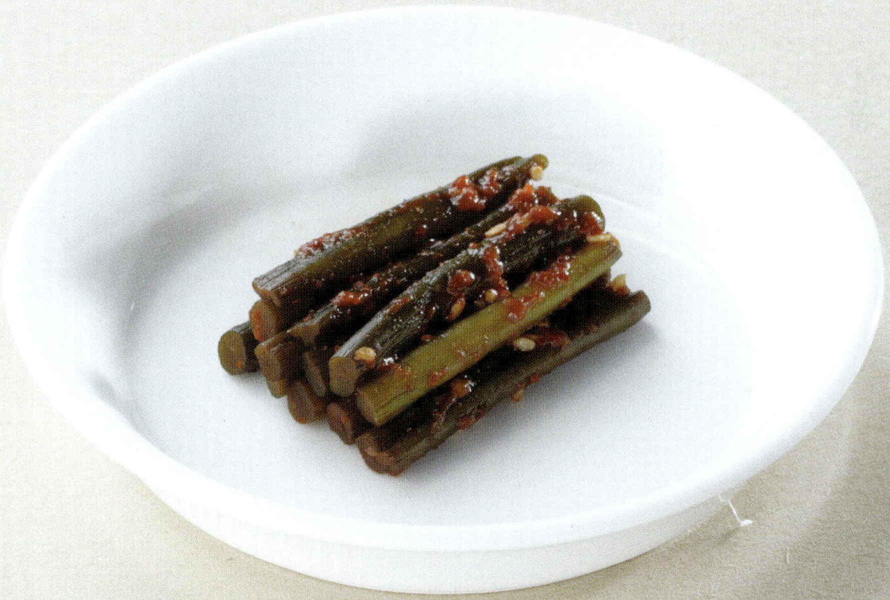

1인 1회 섭취분량	에너지	탄수화물	단백질	지 질	비타민 A	비타민 B_2	비타민 C
25ml	14㎉	2.4g	0.5g	0.6g	12.5㎍RE	0.03mg	7.8mg

나트륨	식이섬유	칼 슘	콜레스테롤	소 금	철
74.8mg	0.7g	7.9mg	0mg	0.2g	0.2mg

무말랭이 무침

종지 2
용기크기(단위 : ㎝)

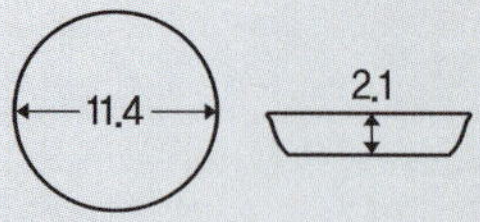

무말랭이 4.4g, 간장 0.9g, 물엿 0.7g, 고추장 0.7g, 깨 0.6g, 파 0.5g, 고춧가루 0.3g, 마늘 0.3g, 참기름 0.3g, 설탕 0.2g

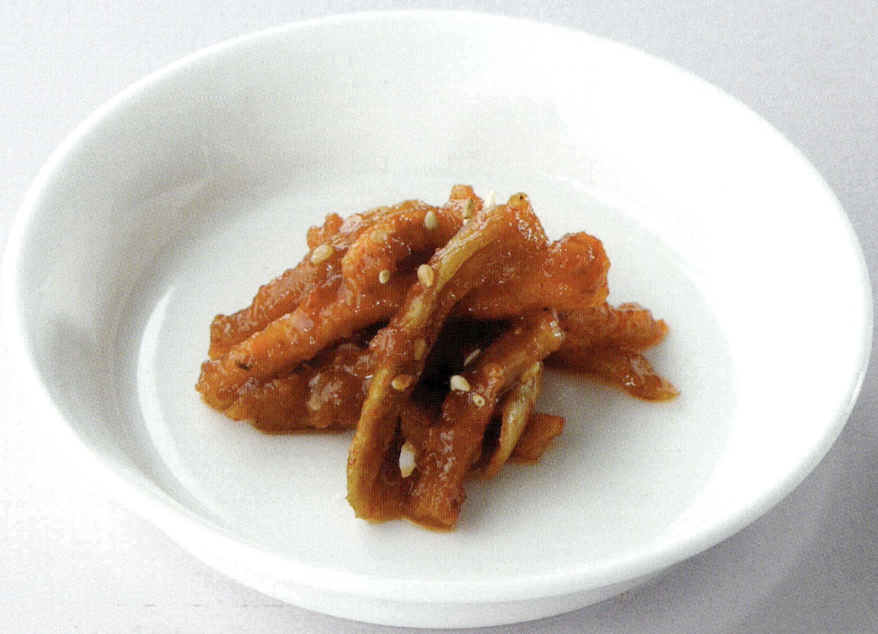

1인 1회 섭취분량 **25ml**

에너지	탄수화물	단백질	지 질	비타민 A	비타민 B_2	비타민 C
23㎉	4.3g	0.8g	0.7g	14.7㎍RE	0.02㎎	3.6㎎

나트륨	식이섬유	칼 슘	콜레스테롤	소 금	철
92.7㎎	1g	22.6㎎	0㎎	0.2g	0.5㎎

무생채

종지 2
용기크기(단위 : ㎝)

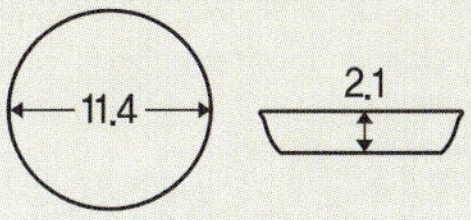

무 47.5g, 파 1.7g, 고춧가루 1.4g, 참기름 1.4g, 식초 1.4g, 설탕 1.2g, 깨 0.9g, 마늘 0.9g, 소금 0.8g

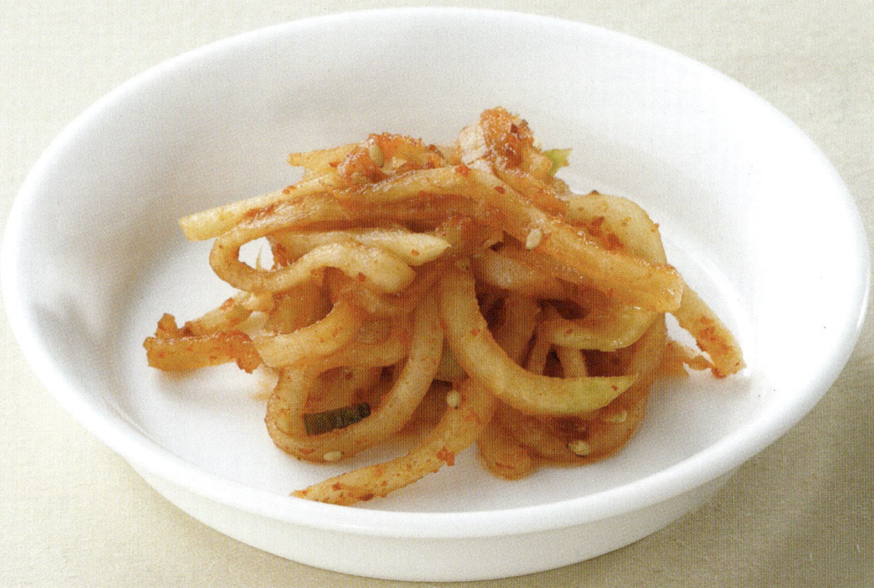

1인 1회 섭취분량	에너지	탄수화물	단백질	지 질	비타민 A	비타민 B_2	비타민 C
50ml	55㎉	9.1g	1.6g	2.1g	52㎍RE	0.03㎎	8.7㎎

나트륨	식이섬유	칼 슘	콜레스테롤	소 금	철
277.2㎎	1.4g	33.6㎎	0㎎	0.7g	0.9㎎

미나리 나물

종지 2
용기크기(단위 : ㎝)

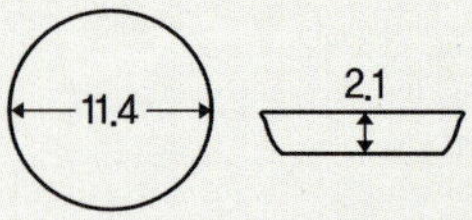

미나리 35.5g, 참기름 1.0g, 마늘 0.5g, 파 0.5g, 소금 0.3g, 깨소금 0.3g, 식초 0.3g, 고춧가루 0.3g

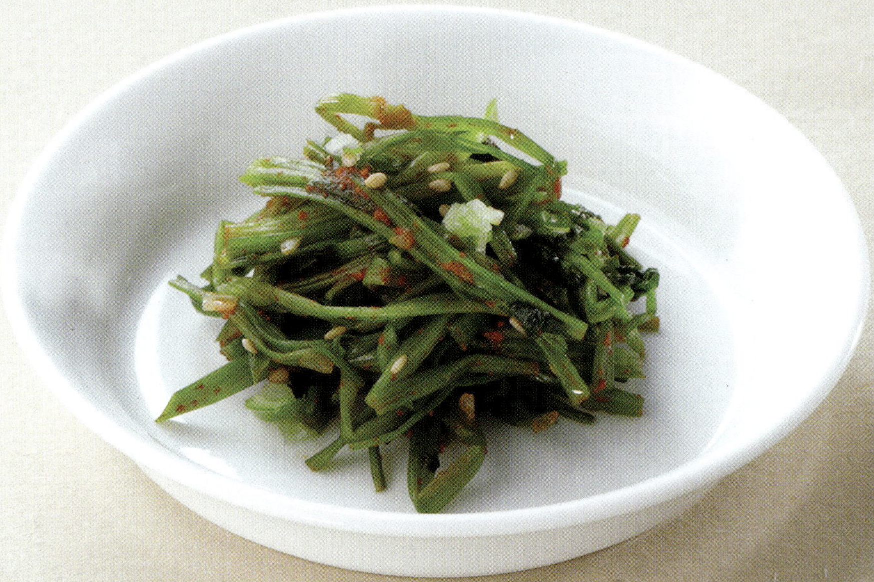

1인 1회 섭취분량 **50ml**

에너지	탄수화물	단백질	지 질	비타민 A	비타민 B_2	비타민 C
19㎉	1.9g	0.7g	1.3g	100㎍RE	0.05㎎	3.9㎎

나트륨	식이섬유	칼 슘	콜레스테롤	소 금	철
114.1㎎	1.1g	13.2㎎	0㎎	0.3g	0.8㎎

배추 겉절이

종지 3
용기크기(단위 : ㎝)

13.9 / 2.5

배추 45.9g, 파 1.8g, 고춧가루 1.7g, 참기름 1.5g, 멸치젓 1.4g, 깨 1.0g, 소금 1.0g, 마늘 0.9g, 설탕 0.5g, 생강 0.2g

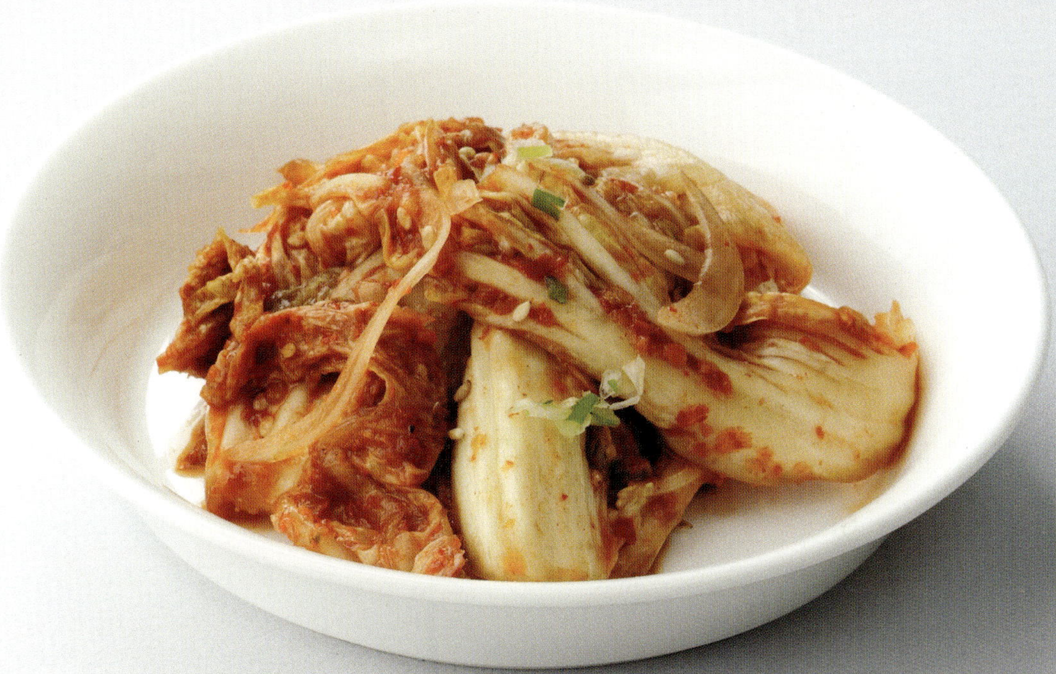

1인 1회 섭취분량 **100ml**

에너지	탄수화물	단백질	지 질	비타민 A	비타민 B_2	비타민 C
33㎉	3.5g	1.1g	2.3g	62.8㎍RE	0.04㎎	9㎎

나트륨	식이섬유	칼 슘	콜레스테롤	소 금	철
501.7㎎	1.6g	39.8㎎	0㎎	1.3g	0.6㎎

*주의 성분(나트륨 400mg 이상)

배추나물

종지 2
용기크기(단위 : ㎝)

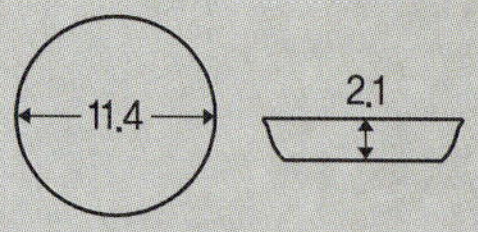

배추 43.9g, 간장 1.5g, 참기름 0.6g, 파 0.5g, 마늘 0.4g, 깨소금 0.3g, 소금 0.2g

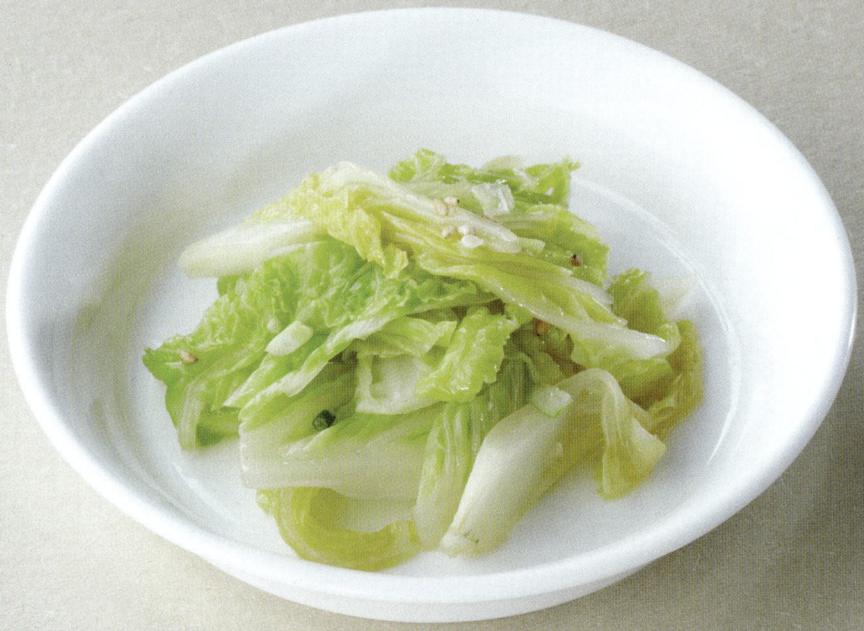

1인 1회 섭취분량
50ml

에너지	탄수화물	단백질	지 질	비타민 A	비타민 B_2	비타민 C
13kcal	1.6g	0.6g	0.8g	0.7㎍RE	0.02mg	7.7mg

나트륨	식이섬유	칼 슘	콜레스테롤	소 금	철
171.3mg	0.7g	20.8mg	0mg	0.4g	0.3mg

부추무침

종지 2
용기크기(단위 : ㎝)

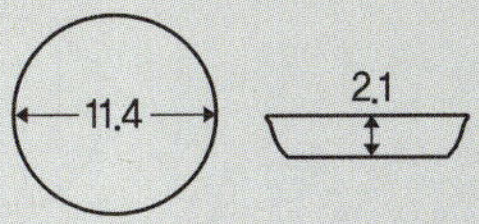

부추 37.8g, 멸치젓 2.0g, 고춧가루 1.2g, 마늘 0.9g, 설탕 0.8g, 소금 0.4g, 깨 0.4g, 참기름 0.4g

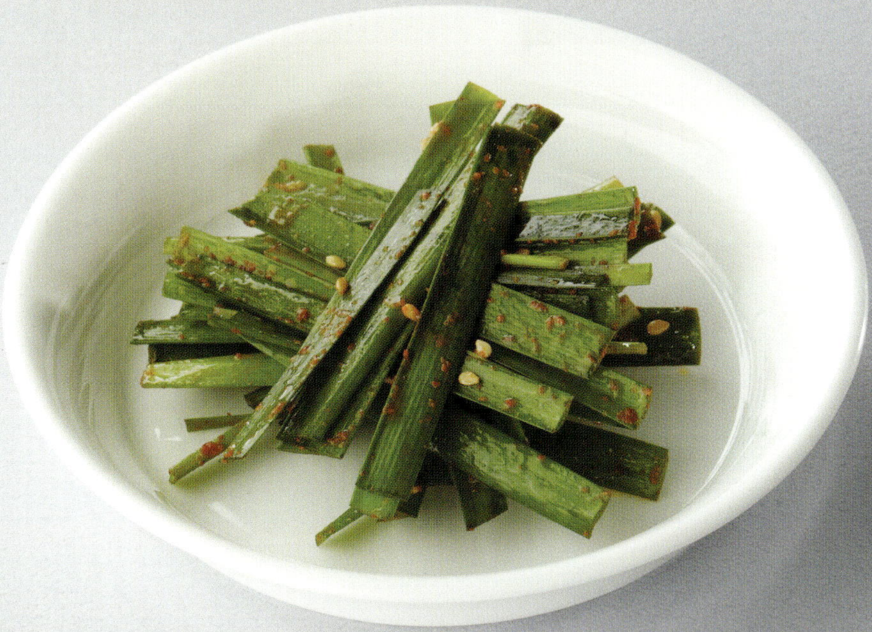

1인 1회 섭취분량
50ml

에너지	탄수화물	단백질	지 질	비타민 A	비타민 B_2	비타민 C
24㎉	3.3g	1.7g	1.1g	23.9㎍RE	0.09㎎	14.6㎎

나트륨	식이섬유	칼 슘	콜레스테롤	소 금	철
389.7㎎	0.6g	35.8㎎	0㎎	1g	1.1㎎

비름나물

종지 2
용기크기(단위 : cm)

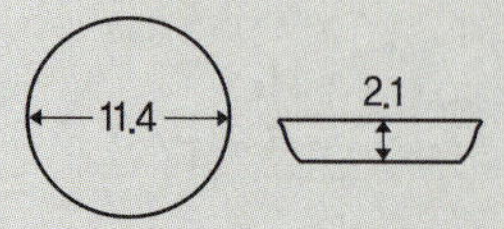

비름 46.1g, 파 1.9g, 마늘 1.0g, 참기름 0.8g, 깨 0.7g,
소금 0.4g, 들기름 0.3g

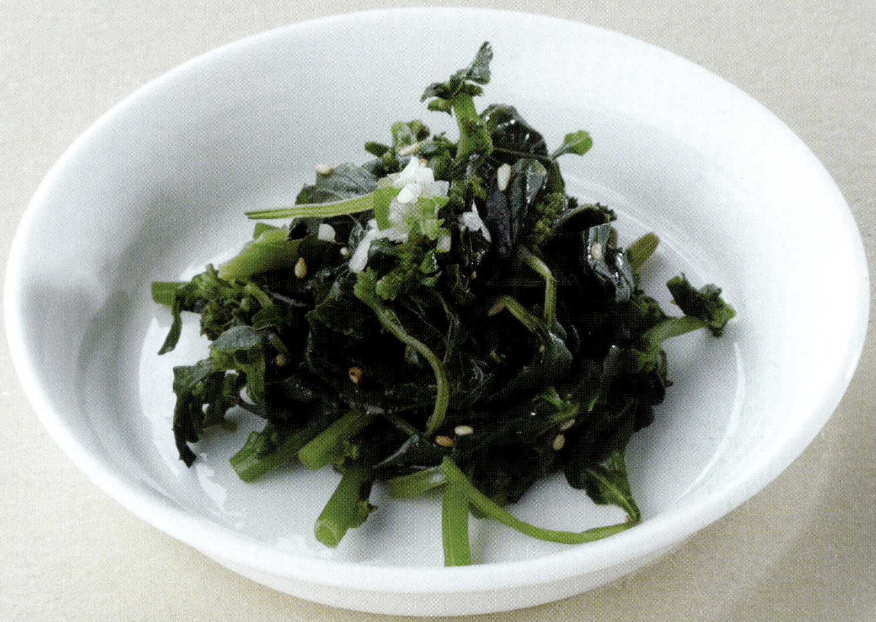

1인 1회 섭취분량 **50ml**

에너지	탄수화물	단백질	지 질	비타민 A	비타민 B_2	비타민 C
29kcal	2.9g	1.7g	1.8g	200.3μgRE	0.05mg	17.3mg

나트륨	식이섬유	칼 슘	콜레스테롤	소 금	철
152.9mg	1.2g	87.6mg	0mg	0.4g	2.7mg

＊칼슘급원 음식(칼슘 50mg 이상)

상추 겉절이

종지 3
용기크기(단위 : cm)

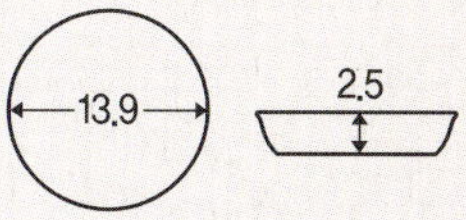

상추 34.4g, 간장 6.8g, 파 2.1g, 참기름 1.7g, 고춧가루 1.5g, 마늘 1.4g, 깨소금 0.9g, 설탕 0.5g

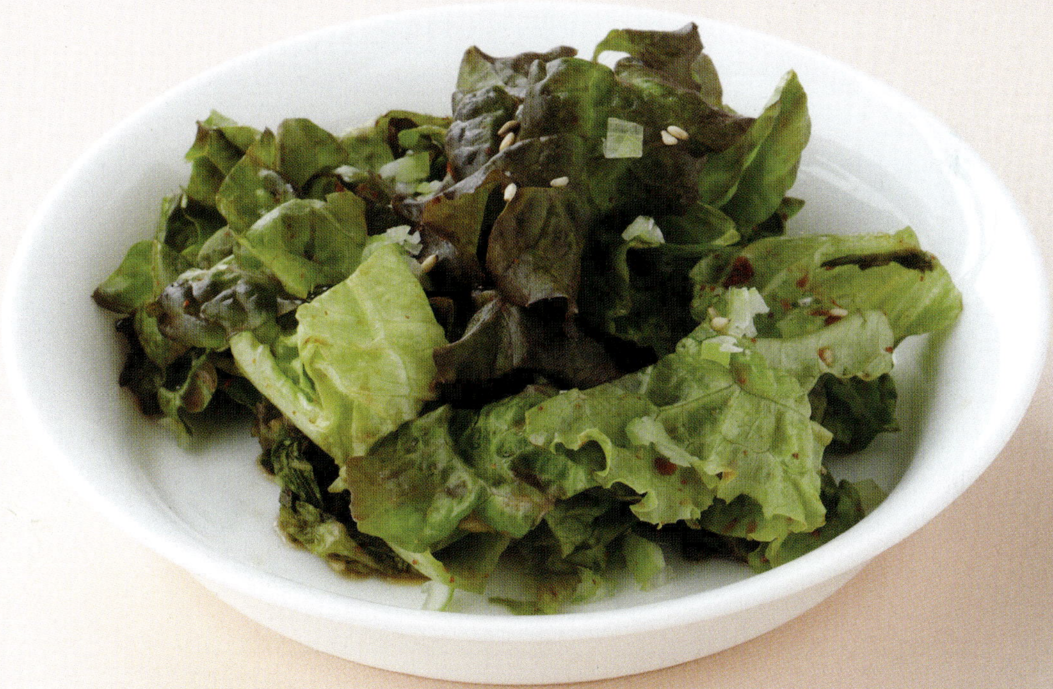

1인 1회 섭취분량 **110ml**

에너지	탄수화물	단백질	지 질	비타민 A	비타민 B_2	비타민 C
34kcal	2.8g	1.3g	2.5g	68μgRE	0.06mg	5.8mg

나트륨	식이섬유	칼 슘	콜레스테롤	소 금	철
490.2mg	1.5g	29.2mg	0mg	1.2g	0.8mg

*주의 성분(나트륨 400mg 이상)

숙주나물

종지 2
용기크기(단위 : cm)

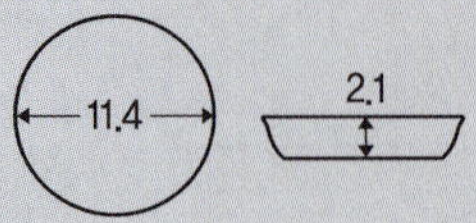

숙주나물 39.7g, 파 1.5g, 마늘 0.8g, 소금 0.8g,
참기름 0.7g, 깨 0.6g

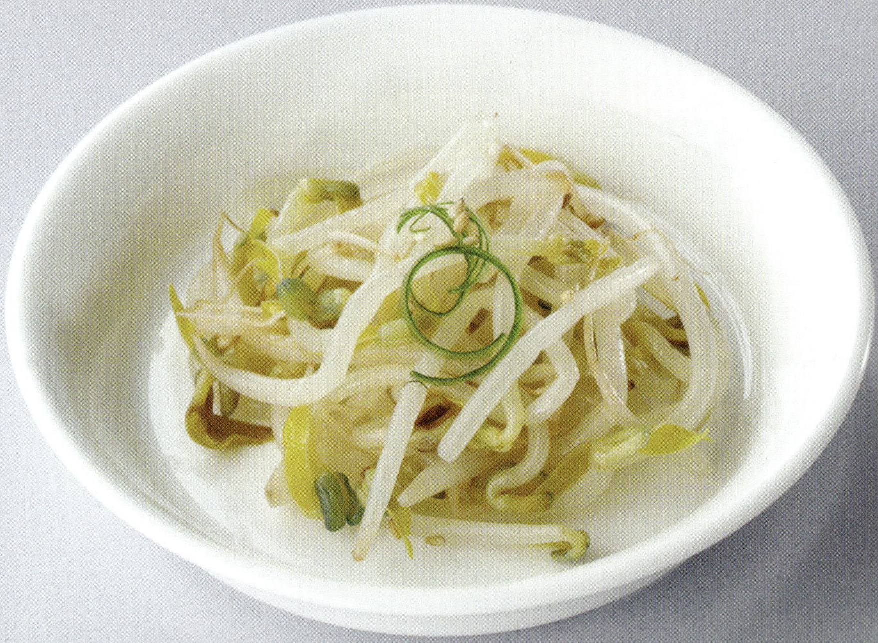

1인 1회 섭취분량 **50ml**

에너지	탄수화물	단백질	지 질	비타민 A	비타민 B_2	비타민 C
15kcal	1.1g	1.1g	1g	3.5μgRE	0.02mg	4.5mg

나트륨	식이섬유	칼 슘	콜레스테롤	소 금	철
259.9mg	0.3g	14.5mg	0mg	0.6g	0.3mg

시금치 나물

종지 2
용기크기(단위 : ㎝)

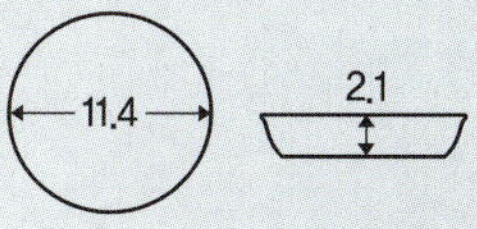

시금치 42.5g, 간장 1.7g, 깨 0.9g, 마늘 0.7g, 참기름 0.7g, 파 0.4g, 소금 0.1g

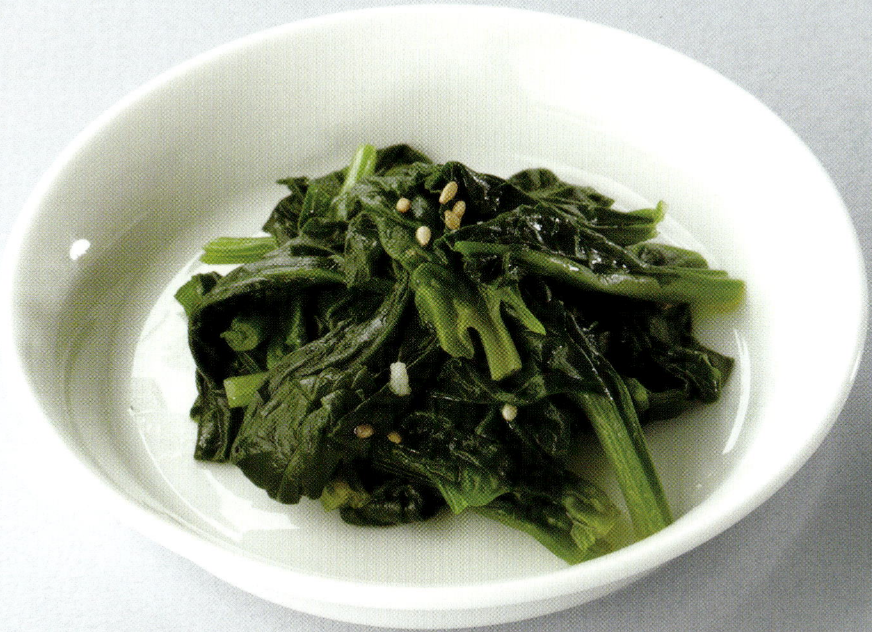

1인 1회 섭취분량 **50ml**

에너지	탄수화물	단백질	지 질	비타민 A	비타민 B_2	비타민 C
26㎉	3.1g	1.7g	1.3g	258.7㎍RE	0.15㎎	25.8㎎

나트륨	식이섬유	칼 슘	콜레스테롤	소 금	철
153.7㎎	1.3g	28.8㎎	0㎎	0.4g	1.3㎎

채소류음식

양배추 샐러드

평면접시(특대)
용기크기(단위 : ㎝)

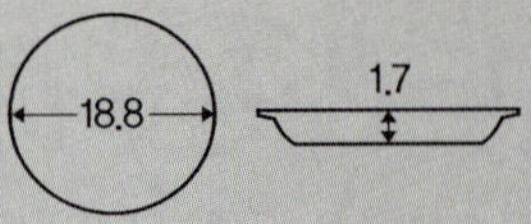

양배추 31.3g, 마요네즈 6.4g, 토마토케첩 2.1g

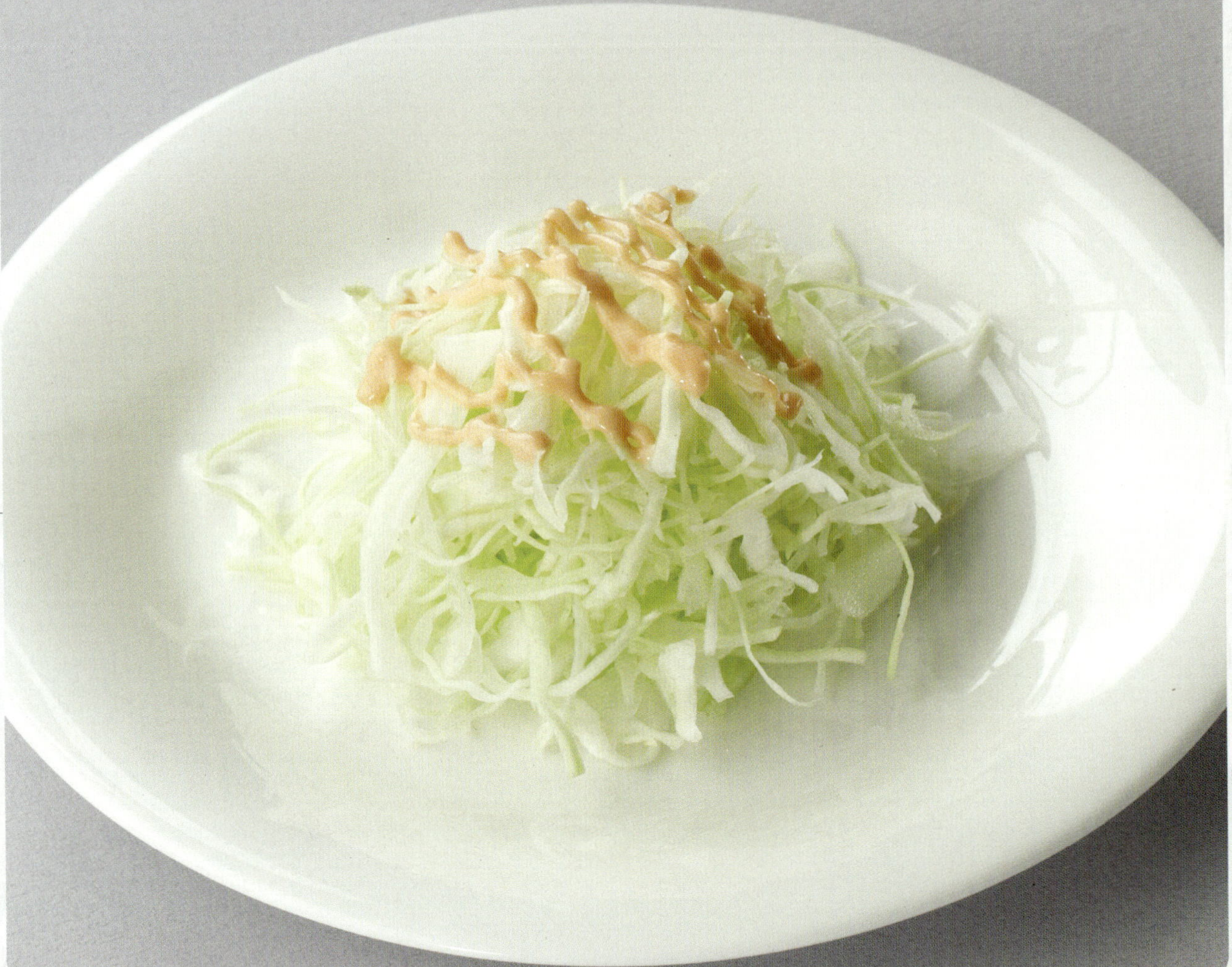

1인 1회 섭취분량
100ml

에너지	탄수화물	단백질	지 질	비타민 A	비타민 B_2	비타민 C
56㎉	2.9g	0.3g	4.8g	4.6㎍RE	0.02㎎	11.5㎎

나트륨	식이섬유	칼 슘	콜레스테롤	소 금	철
52.2㎎	2.6g	9.7㎎	13.6㎎	0.1g	0.2㎎

오이생채

종지 2
용기크기(단위 : ㎝)

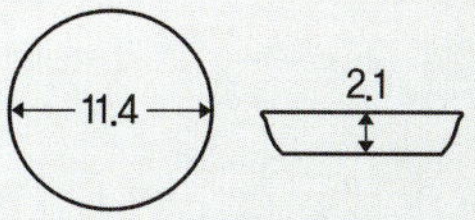

오이 34.8g, 양파 4.3g, 식초 0.8g, 파 0.8g, 참기름 0.7g, 고춧가루 0.7g, 마늘 0.5g, 깨 0.5g, 설탕 0.4g, 소금 0.3g

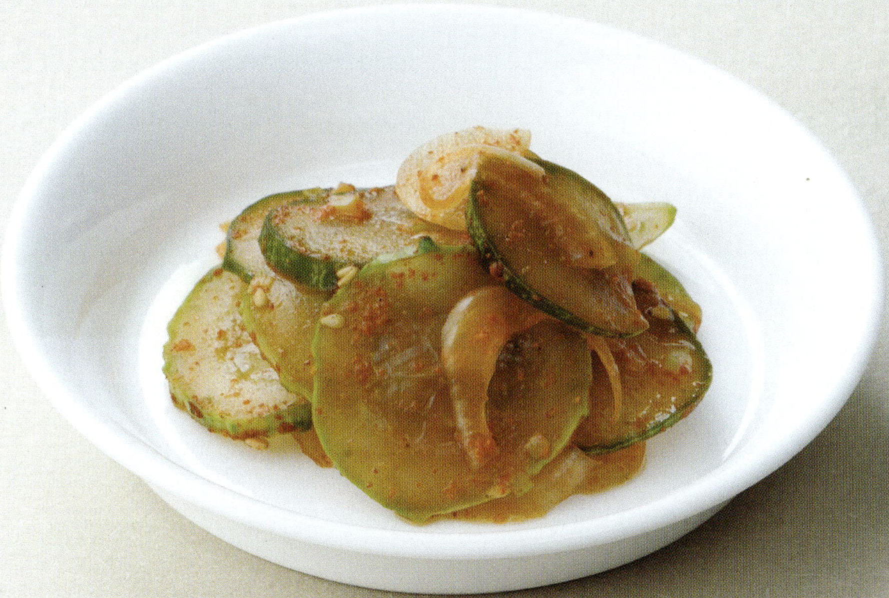

1인 1회 섭취분량
55ml

에너지	탄수화물	단백질	지 질	비타민 A	비타민 B_2	비타민 C
7㎉	1.2g	0.3g	0.3g	19.9㎍RE	0.01mg	0.4mg

나트륨	식이섬유	칼 슘	콜레스테롤	소 금	철
258.5mg	0.7g	8.6mg	0mg	0.6g	0.2mg

취나물 무침

종지 2
용기크기(단위 : ㎝)

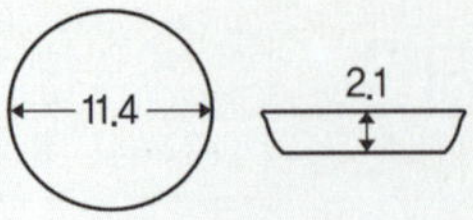

취나물 39.6g, 파 1.4g, 간장 1.4g, 참기름 1.4g, 마늘 1.0g, 깨 0.5g

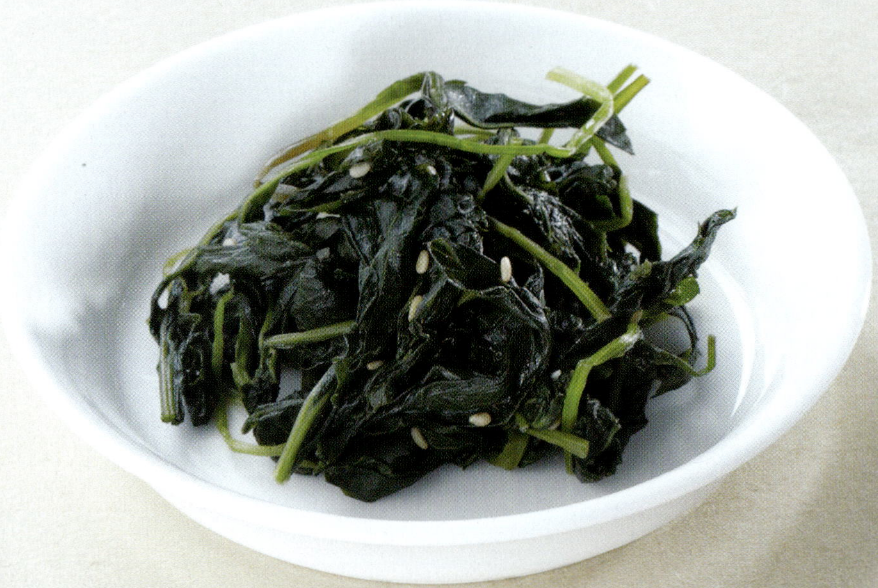

1인 1회 섭취분량	에너지	탄수화물	단백질	지 질	비타민 A	비타민 B_2	비타민 C
50ml	30㎉	3.4g	1.6g	1.8g	236.9㎍RE	0.05mg	6.1mg

나트륨	식이섬유	칼 슘	콜레스테롤	소 금	철
106.3mg	1.2g	56.7mg	0mg	0.3g	1mg

* 칼슘급원 음식(칼슘 50mg 이상)

콩나물 무침

종지 2
용기크기(단위 : cm)

11.4 / 2.1

콩나물 37.0g, 파 1.5g, 깨 0.9g, 마늘 0.8g, 고춧가루 0.6g, 소금 0.6g, 참기름 0.6g

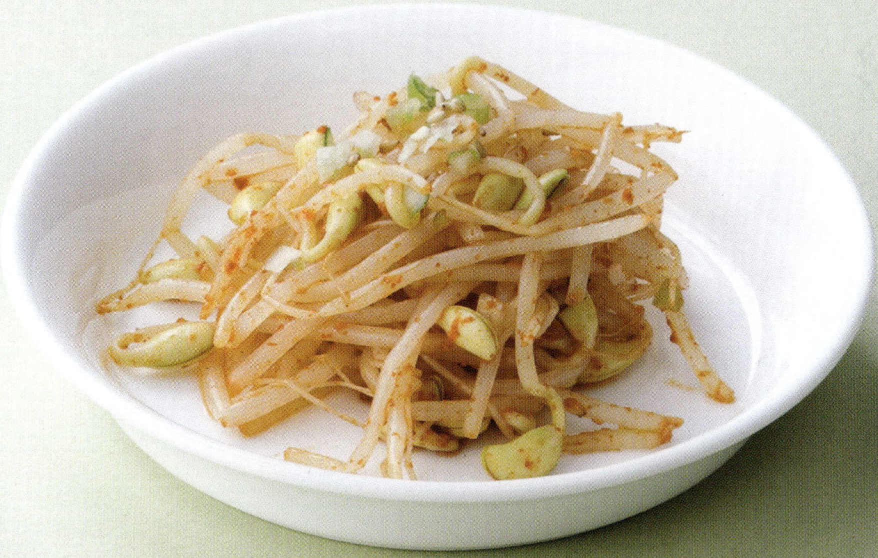

1인 1회 섭취분량	에너지	탄수화물	단백질	지 질	비타민 A	비타민 B_2	비타민 C
50ml	25kcal	2.2g	2.2g	1.6g	22.9μgRE	0.05mg	2.6mg

나트륨	식이섬유	칼 슘	콜레스테롤	소 금	철
203.2mg	1.6g	25.8mg	0mg	0.5g	0.7mg

톳나물 무침

종지 3
용기크기(단위 : ㎝)

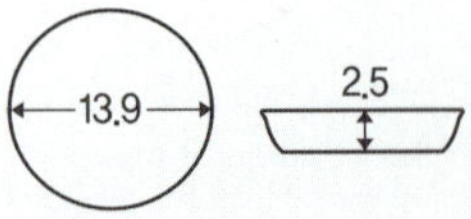

톳 55.0g, 식초 4.9g, 고추장 4.0g, 설탕 2.5g, 소금 1.7g, 마늘 1.5g, 깨소금 1.2g

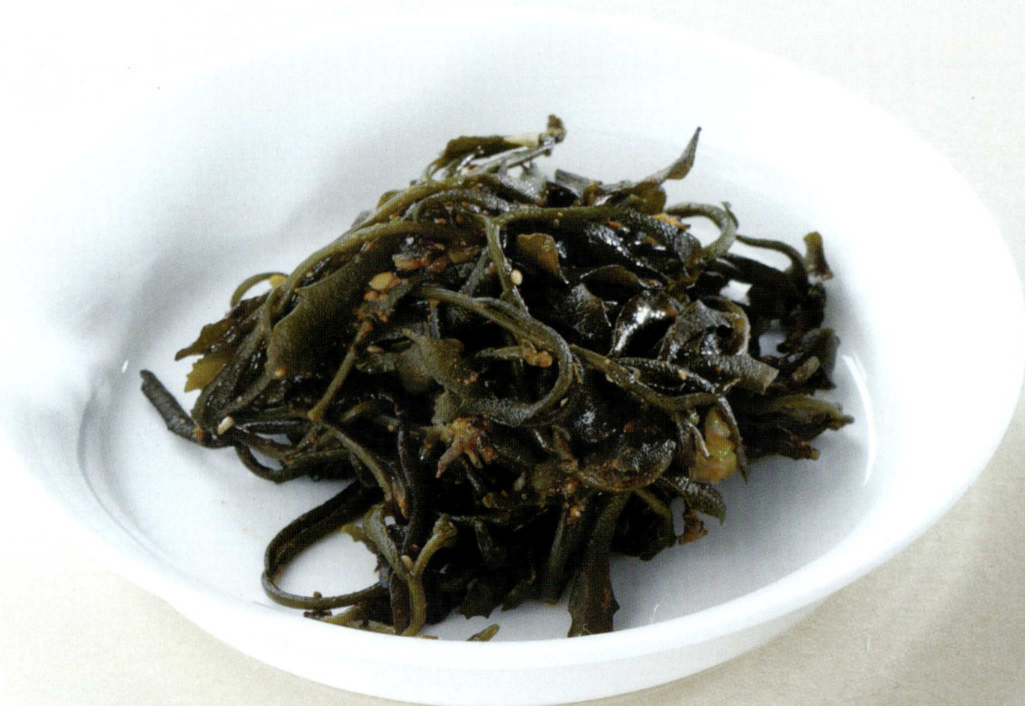

1인 1회 섭취분량 **100ml**

에너지	탄수화물	단백질	지 질	비타민 A	비타민 B_2	비타민 C
32㎉	7.7g	1.6g	0.9g	51㎍RE	0.05mg	2.8mg

나트륨	식이섬유	칼 슘	콜레스테롤	소 금	철
927.6mg	24.2g	106.2mg	0mg	2.3g	2.5mg

＊주의 성분(나트륨 400mg 이상) ＊칼슘급원 음식(칼슘 50mg 이상)

파무침

종지 4
용기크기(단위 : ㎝)

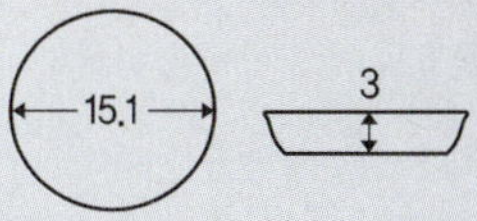

파 9.6g, 깨 4.7g, 고춧가루 1.7g, 참기름 1.6g, 마늘 1.6g, 간장 1.6g

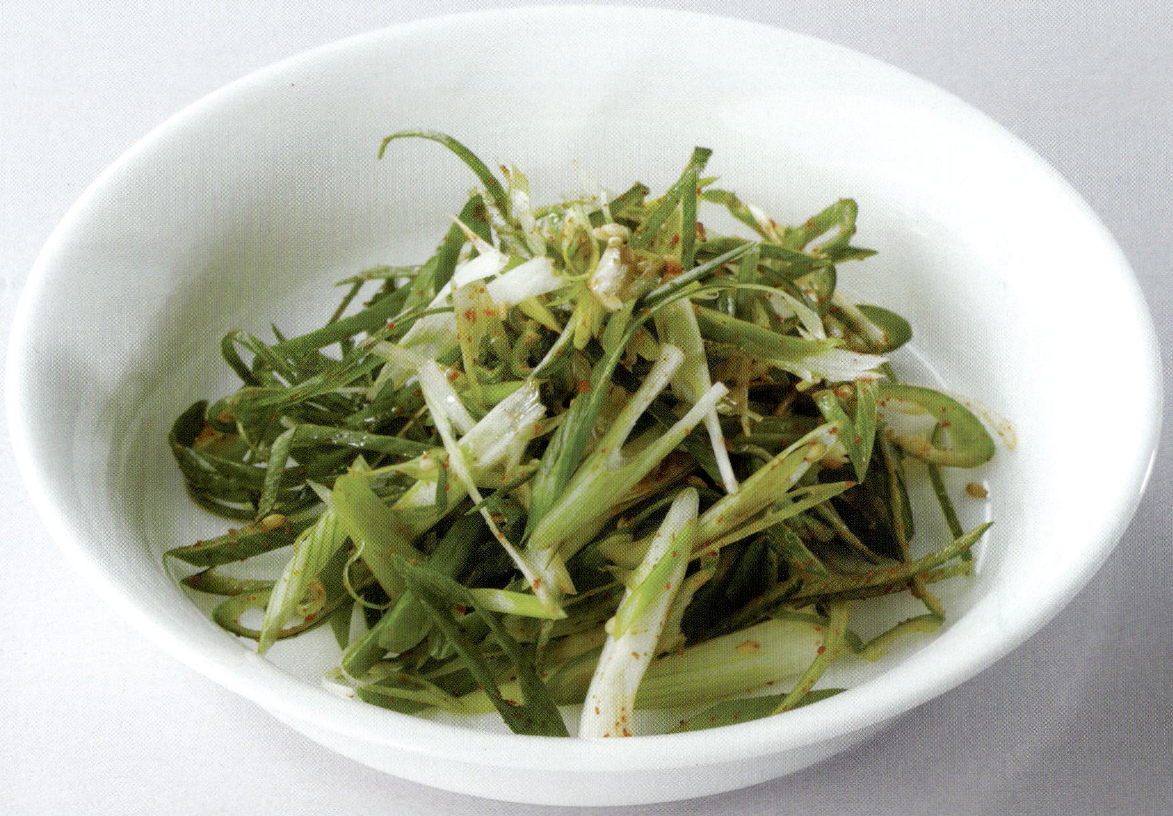

1인 1회 섭취분량	에너지	탄수화물	단백질	지 질	비타민 A	비타민 B_2	비타민 C
100ml	50㎉	3g	1.5g	4.2g	68㎍RE	0.04㎎	2.7㎎
	나트륨	**식이섬유**	**칼 슘**	**콜레스테롤**	**소 금**	**철**	
	113.8㎎	1.7g	64.9㎎	0㎎	0.3g	0.8㎎	

＊칼슘급원 음식(칼슘 50mg 이상)

호박나물

종지 2
용기크기(단위 : ㎝)

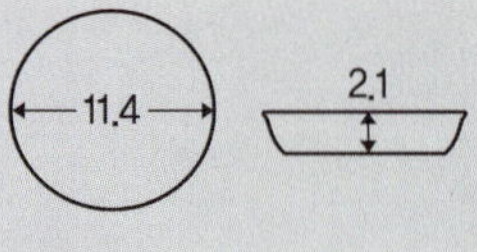

애호박 42.1g, 양파 7.1g, 파 1.6g, 콩기름 1.0g, 마늘 0.9g, 깨 0.7g, 참기름 0.6g, 소금 0.5g

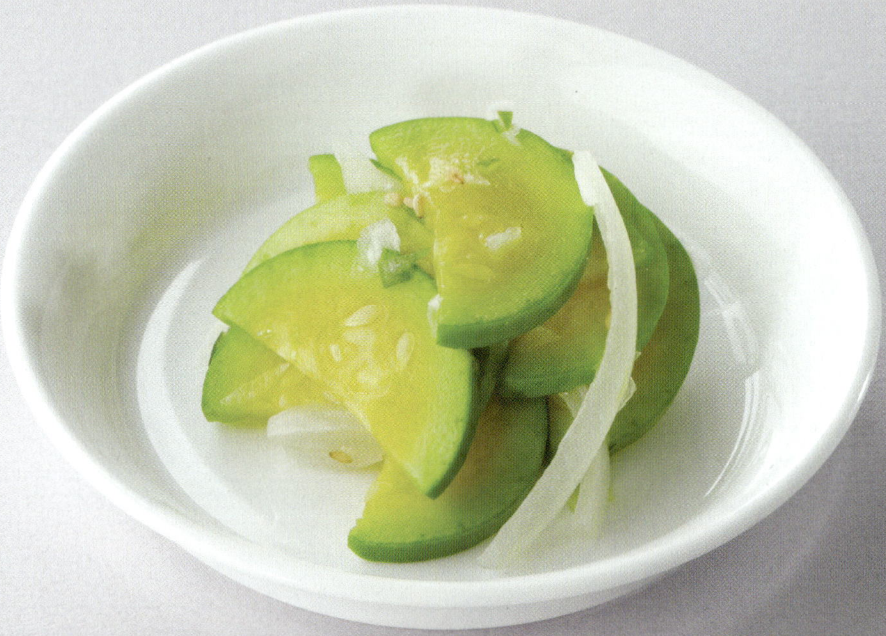

1인 1회 섭취분량 **50ml**

에너지	탄수화물	단백질	지 질	비타민 A	비타민 B_2	비타민 C
32㎉	3.6g	0.9g	2g	12.5㎍RE	0.04㎎	4.5㎎

나트륨	식이섬유	칼 슘	콜레스테롤	소 금	철
181.7㎎	0.8g	16.5㎎	0.1㎎	0.5g	0.3㎎

고추 장아찌

종지 2
용기크기(단위 : ㎝)

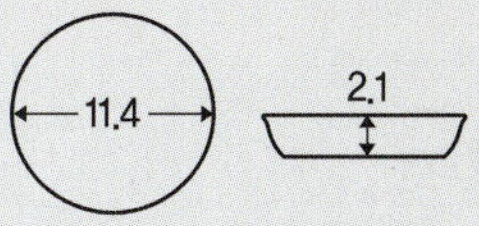

고추짱아찌 11.6g

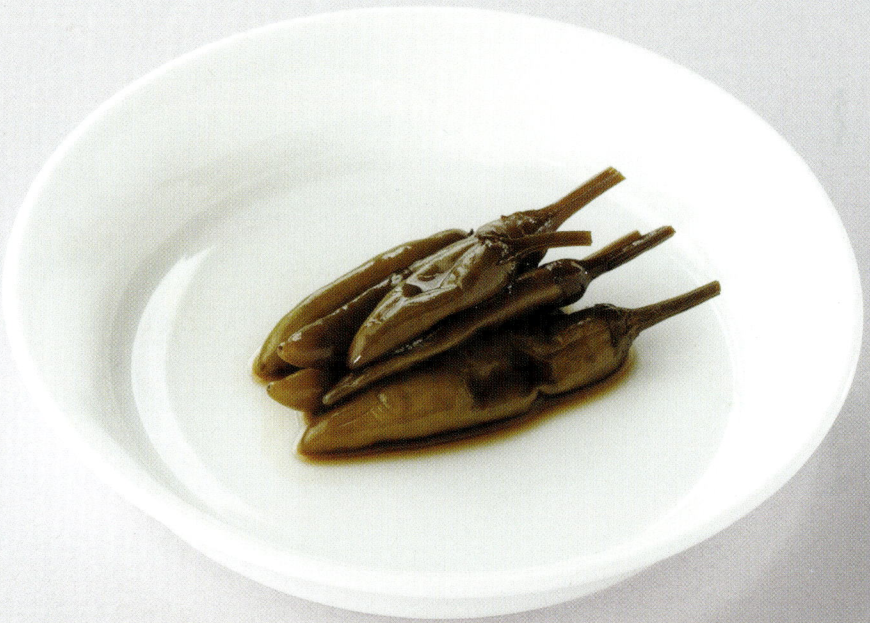

1인 1회 섭취분량
20ml

에너지	탄수화물	단백질	지 질	비타민 A	비타민 B_2	비타민 C
6㎉	1.7g	0.4g	0.1g	37.4㎍RE	0.02㎎	0㎎

나트륨	식이섬유	칼 슘	콜레스테롤	소 금	철
223.1㎎	0g	4.1㎎	0㎎	0.6g	0.3㎎

채소류음식

김치
(갓김치)

종지 2
용기크기(단위 : ㎝)

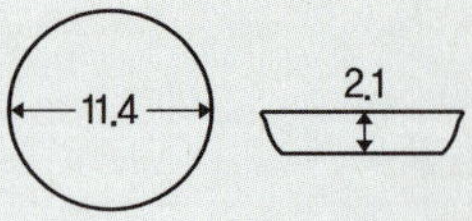

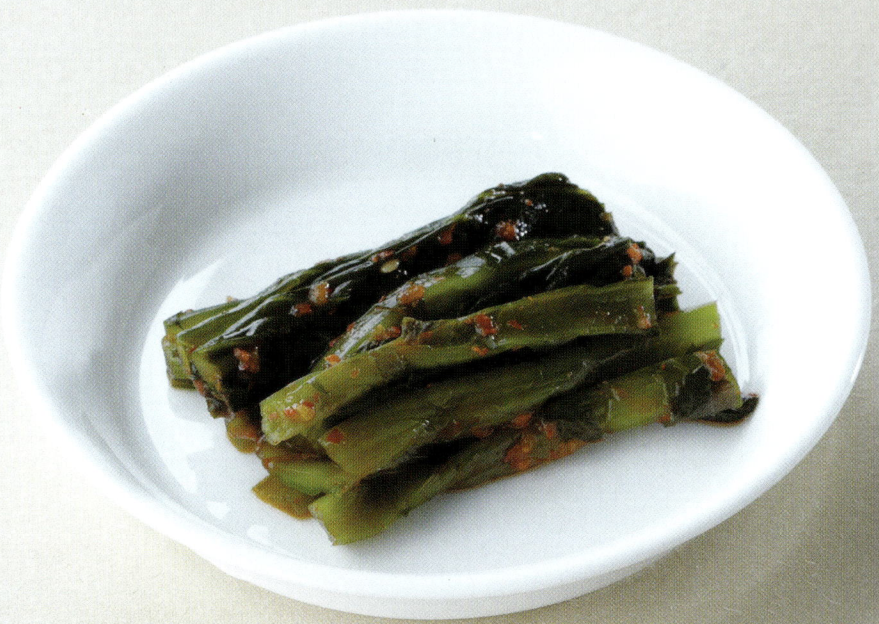

1인 1회 섭취분량	에너지	탄수화물	단백질	지 질	비타민 A	비타민 B_2	비타민 C
35g	15㎉	3.0g	1.4g	0.3g	136.5㎍RE	0.05㎎	16.8㎎

나트륨	식이섬유	칼 슘	콜레스테롤	소 금	철
318.9㎎	1.4g	41.3㎎	0㎎	0.8g	0.5㎎

김치
(고들빼기김치)

종지 2
용기크기(단위 : ㎝)

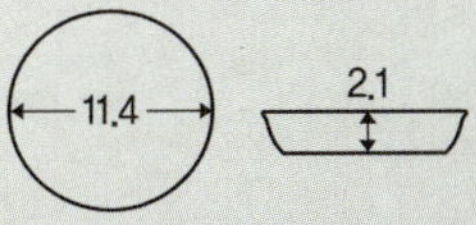

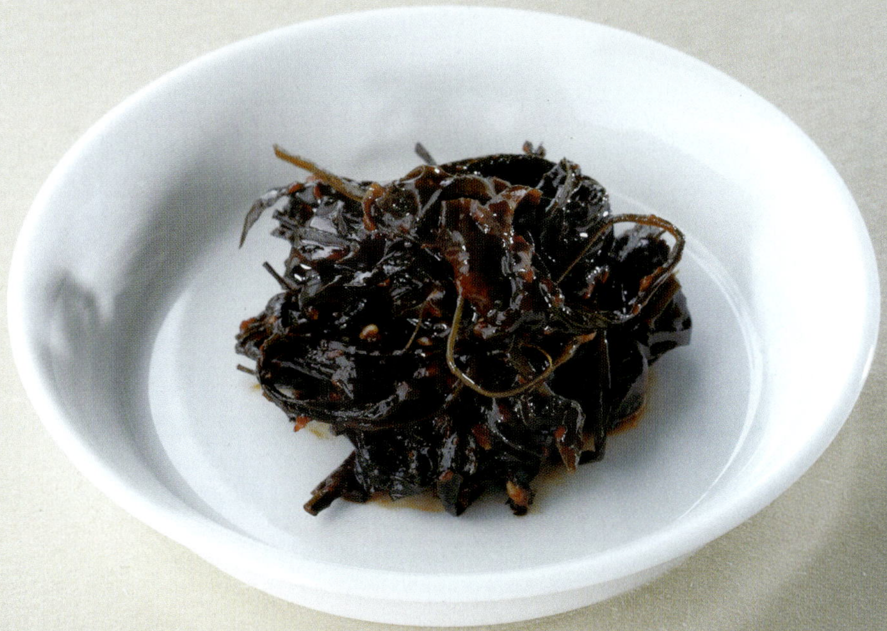

1인 1회 섭취분량	에너지	탄수화물	단백질	지 질	비타민 A	비타민 B_2	비타민 C
40g	26㎉	4.8g	1.6g	1.1g	365.5㎍RE	0.06㎎	4.4㎎
	나트륨	**식이섬유**	**칼 슘**	**콜레스테롤**	**소 금**	**철**	
	892.4㎎	–	46㎎	0㎎	2.2g	1.6㎎	

*주의 성분(나트륨 400mg 이상)

김치
(깍두기)

종지 2
용기크기(단위 : ㎝)

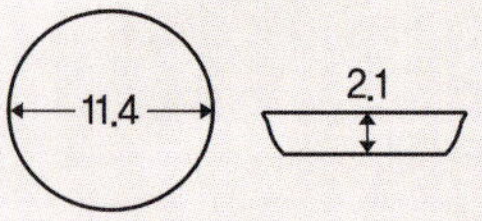

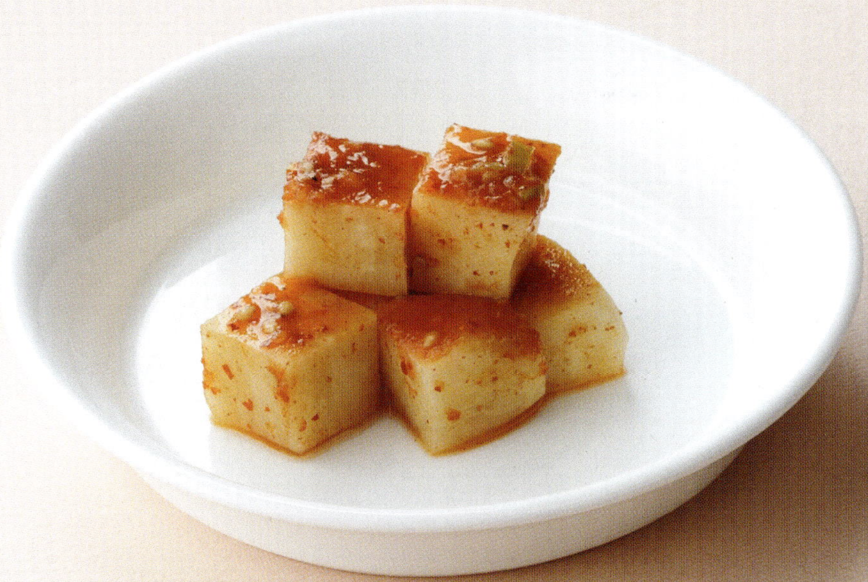

1인 1회 섭취분량
35g

에너지	탄수화물	단백질	지 질	비타민 A	비타민 B_2	비타민 C
12㎉	2.6g	0.6g	0.1g	13.3㎍RE	0.02㎎	6.7㎎

나트륨	식이섬유	칼 슘	콜레스테롤	소 금	철
208.6㎎	1g	13㎎	0㎎	0.5g	0.1㎎

김치
(깻잎김치)

평면접시(대)
용기크기(단위 : cm) 17 / 1.5

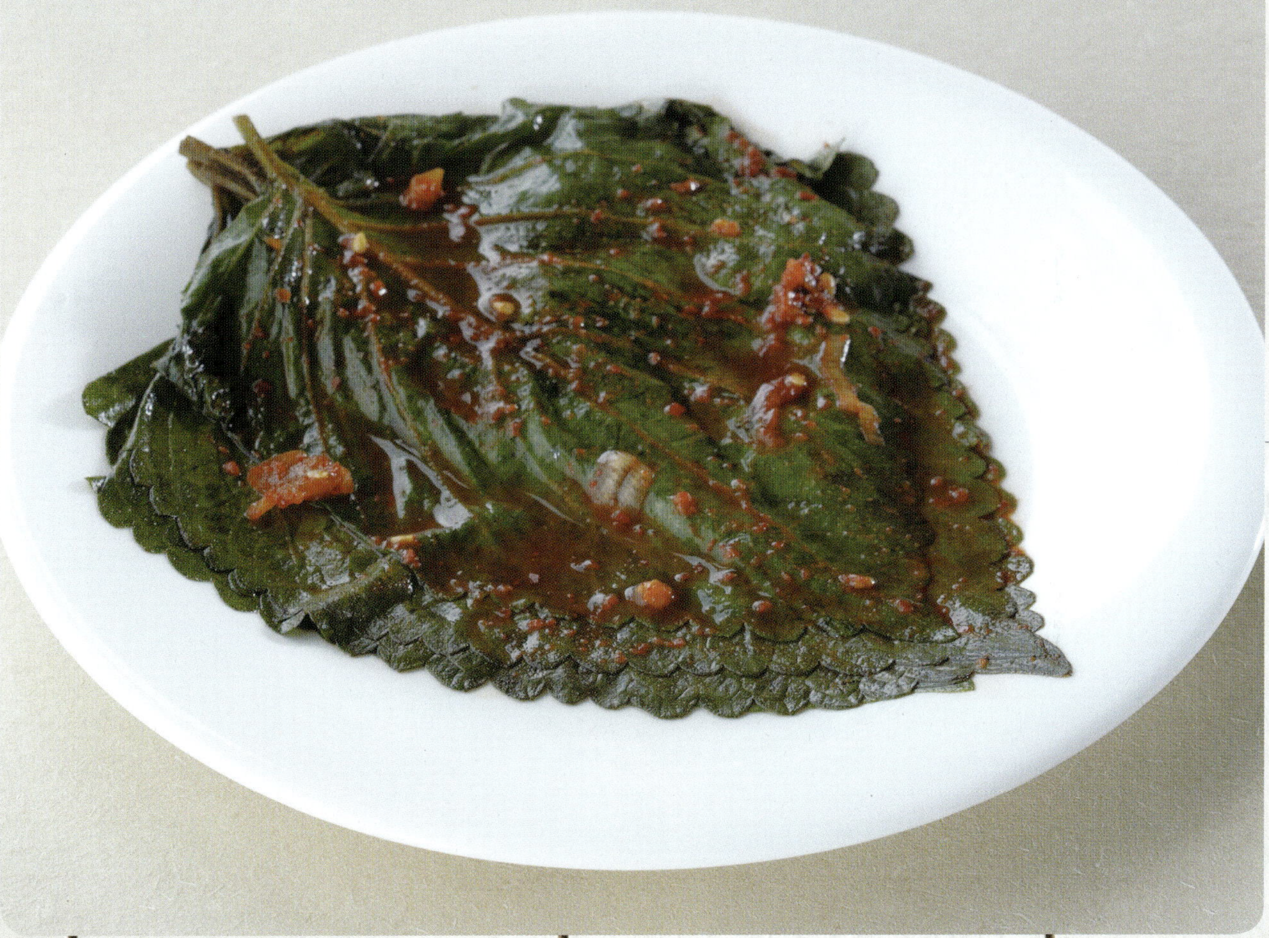

1인 1회 섭취분량 30g	에너지	탄수화물	단백질	지 질	비타민 A	비타민 B_2	비타민 C
	19kcal	3.4g	1.4g	0.6g	383.3μgRE	0.12mg	3.4mg
	나트륨	식이섬유	칼 슘	콜레스테롤	소 금	철	
	852.3mg	–	59.5mg	0mg	2.1g	0.8mg	

*주의 성분(나트륨 400mg 이상) *칼슘급원 음식(칼슘 50mg 이상)

김치
(나박김치)

종지 3
용기크기(단위 : ㎝)

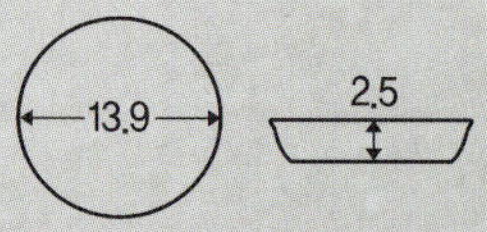

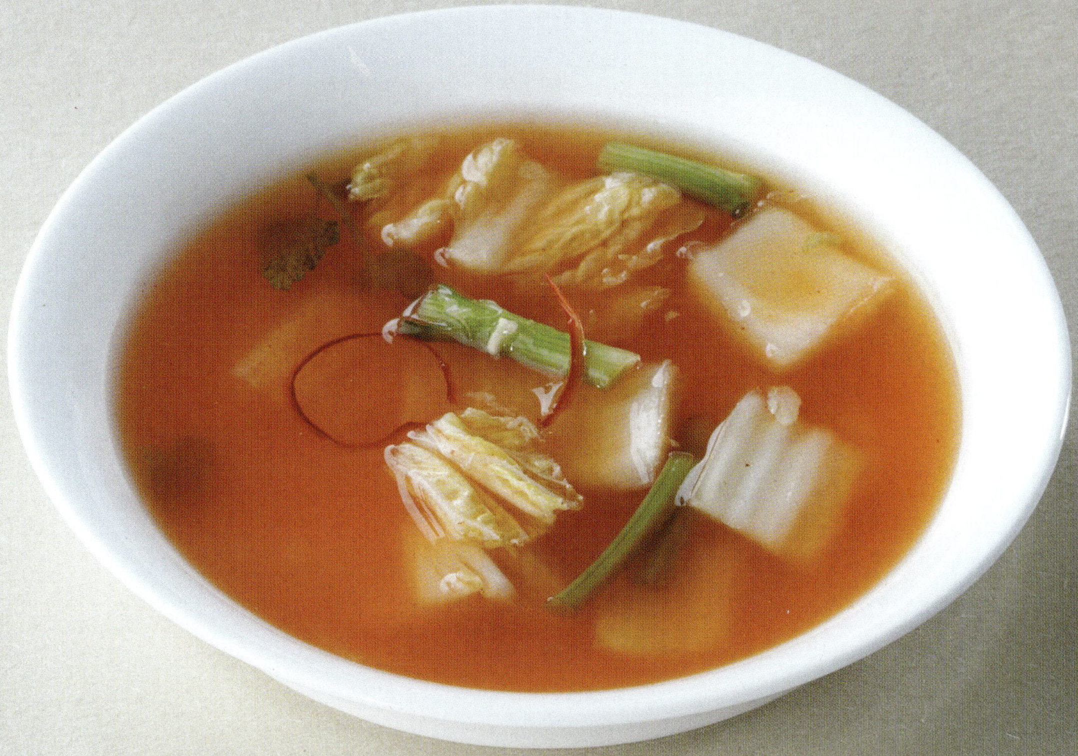

1인 1회 섭취분량
100g

에너지	탄수화물	단백질	지 질	비타민 A	비타민 B_2	비타민 C
9㎉	2.5g	0.8g	0.1g	77㎍RE	0.06㎎	10㎎

나트륨	식이섬유	칼 슘	콜레스테롤	소 금	철
1,256㎎	1.5g	36㎎	0㎎	3.1g	0.1㎎

*주의 성분(나트륨 400mg 이상)

김치
(동치미)

종지 3
용기크기(단위 : ㎝)

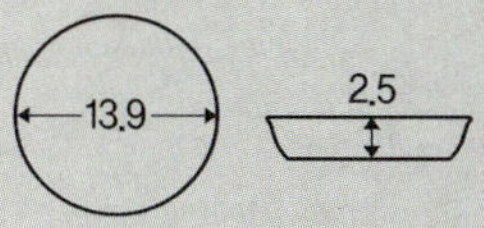

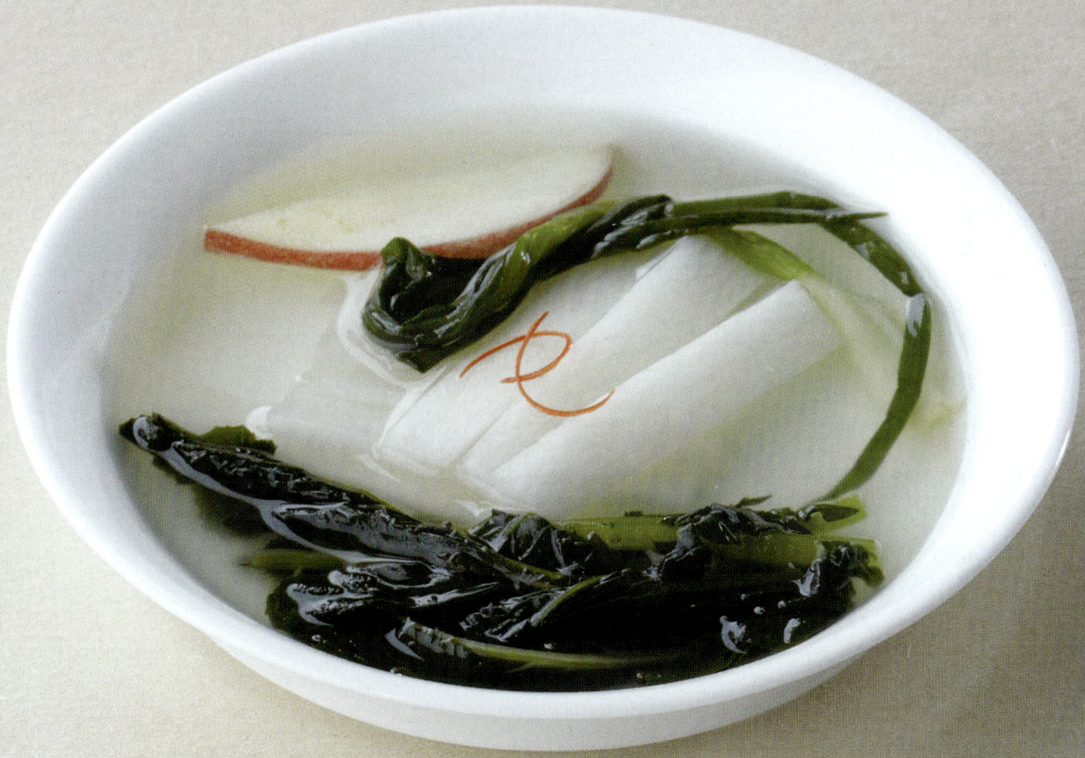

1인 1회 섭취분량
100g

에너지	탄수화물	단백질	지 질	비타민 A	비타민 B_2	비타민 C
11㎉	3g	0.7g	0.1g	15.0㎍RE	0.02㎎	9㎎

나트륨	식이섬유	칼 슘	콜레스테롤	소 금	철
609㎎	0.8g	18㎎	0㎎	1.5g	0.2㎎

*주의 성분(나트륨 400mg 이상)

김치
(배추김치)

종지 2
용기크기(단위 : ㎝)

11.4
2.1

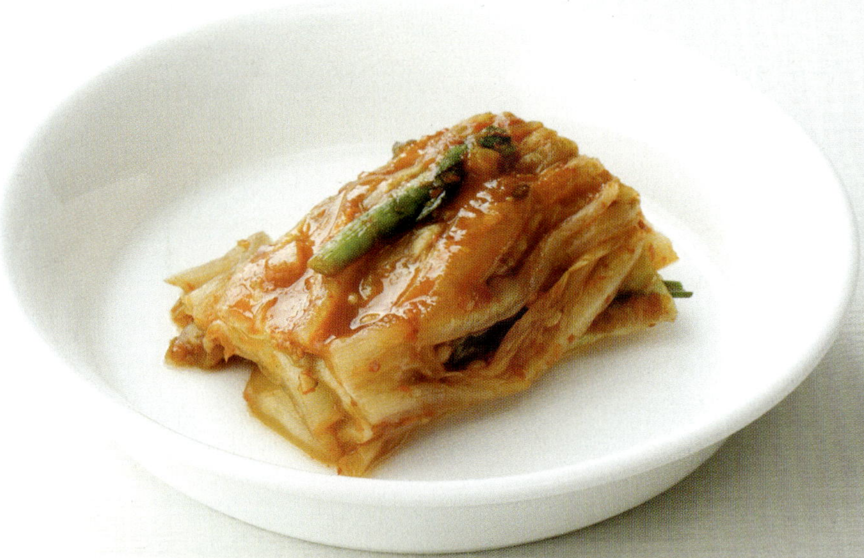

1인 1회 섭취분량
40g

에너지	탄수화물	단백질	지 질	비타민 A	비타민 B_2	비타민 C
7㎉	1.6g	0.8g	0.2g	19.2㎍RE	0.02㎎	5.6㎎

나트륨	식이섬유	칼 슘	콜레스테롤	소 금	철
458.4㎎	1.2g	18.8㎎	0㎎	1.1g	0.3㎎

*주의 성분(나트륨 400mg 이상)

김치
(백김치)

종지 4
용기크기(단위 : ㎝)

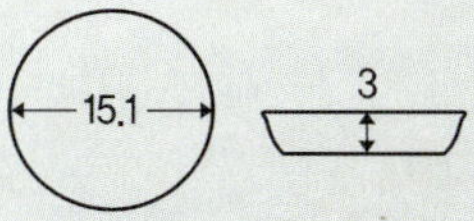

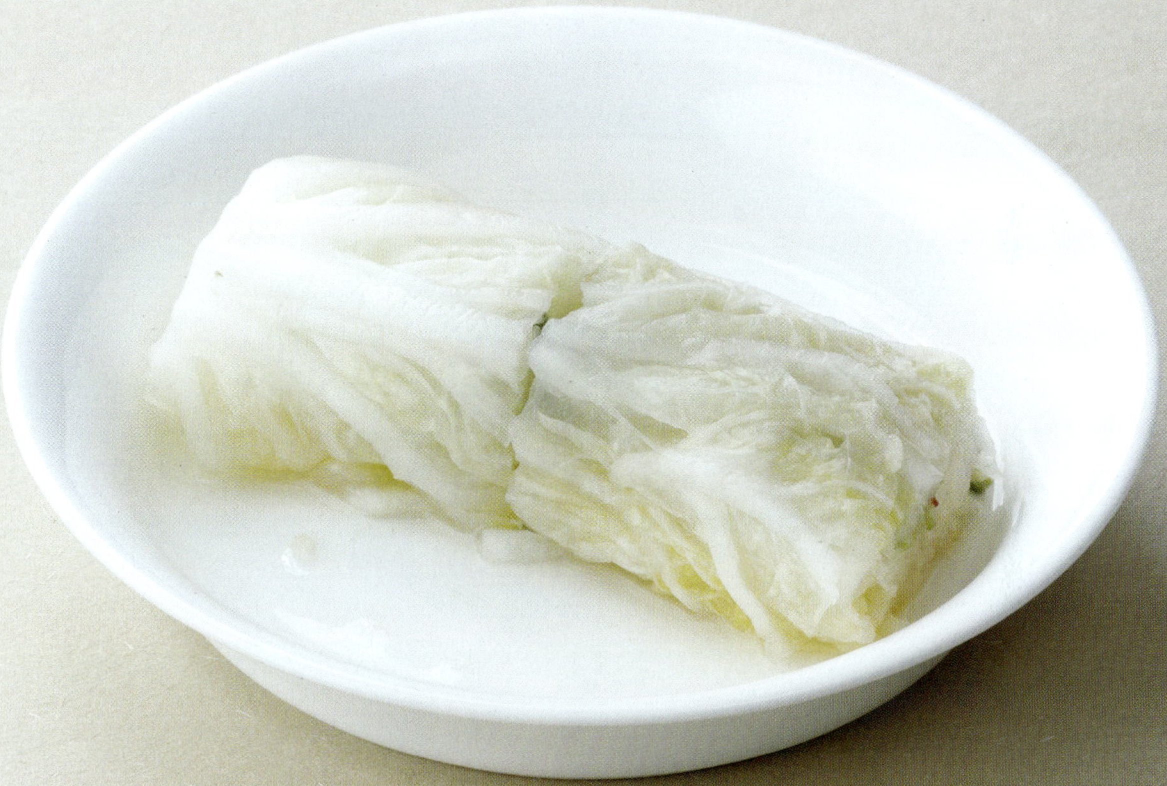

1인 1회 섭취분량	에너지	탄수화물	단백질	지 질	비타민 A	비타민 B_2	비타민 C
90g	7㎉	1.8g	0.6g	0.1g	8.1㎍RE	0.02㎎	9㎎

나트륨	식이섬유	칼 슘	콜레스테롤	소 금	철
379.8㎎	1.3g	18.9㎎	0㎎	0.9g	0.3㎎

김치
(부추김치)

종지 2
용기크기(단위 : ㎝)

11.4
2.1

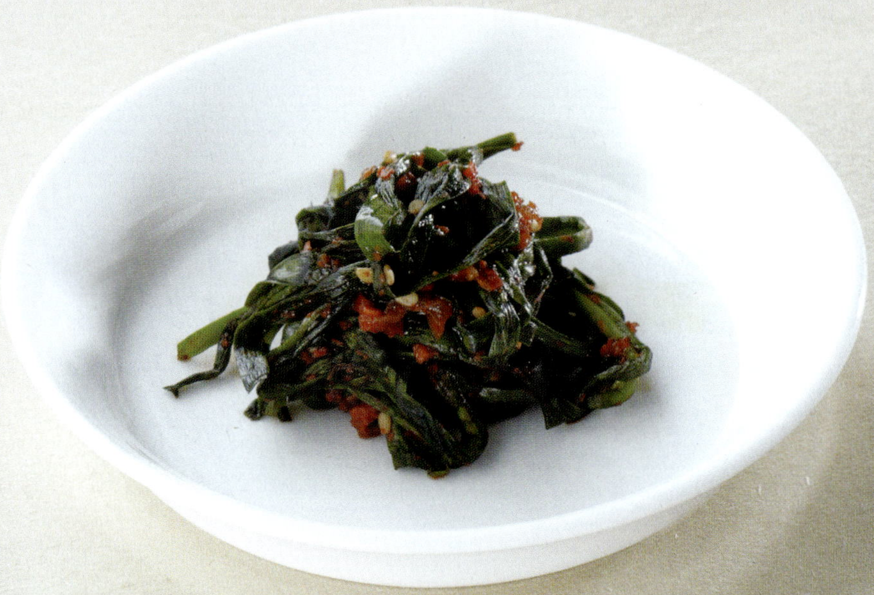

1인 1회 섭취분량	에너지	탄수화물	단백질	지 질	비타민 A	비타민 B_2	비타민 C
30g	21㎉	3.3g	1.9g	0.8g	265.7㎍RE	0.11㎎	14.3㎎

나트륨	식이섬유	칼 슘	콜레스테롤	소 금	철
916.4㎎	–	41.1㎎	0㎎	2.3g	1.2㎎

*주의 성분(나트륨 400mg 이상)

김치
(열무김치)

종지 2
용기크기(단위 : ㎝)

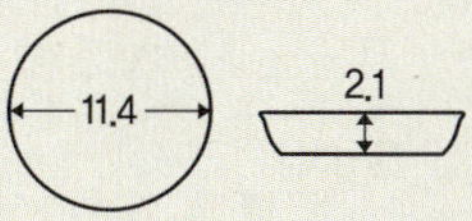

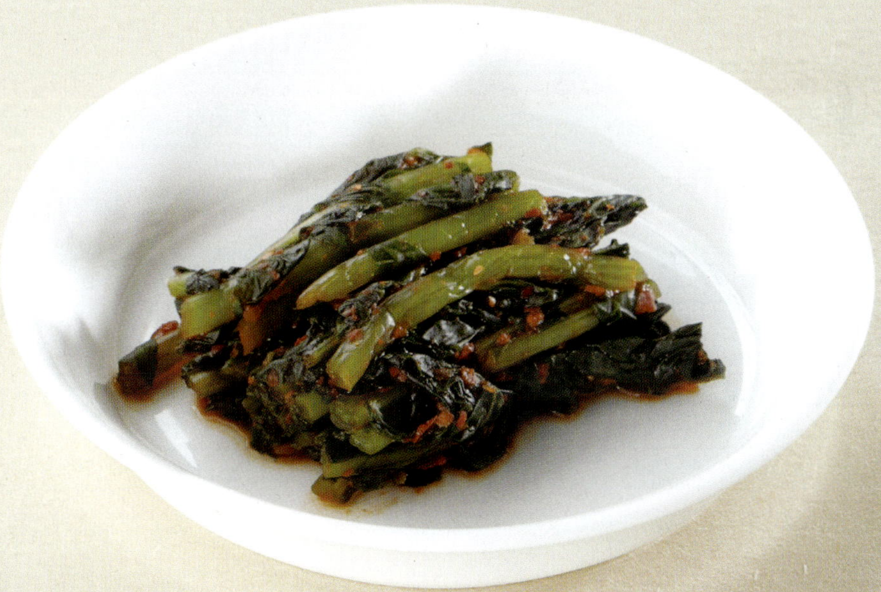

1인 1회 섭취분량 **35g**

에너지	탄수화물	단백질	지 질	비타민 A	비타민 B_2	비타민 C
13㎉	3g	1.1g	0.2g	208.3㎍RE	0.1㎎	9.8㎎

나트륨	식이섬유	칼 슘	콜레스테롤	소 금	철
217.7㎎	1.2g	40.6㎎	0㎎	0.5g	0.7㎎

김치
(오이김치)

종지 2
용기크기(단위 : ㎝)

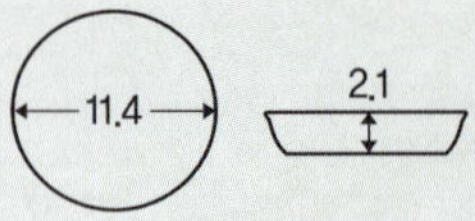

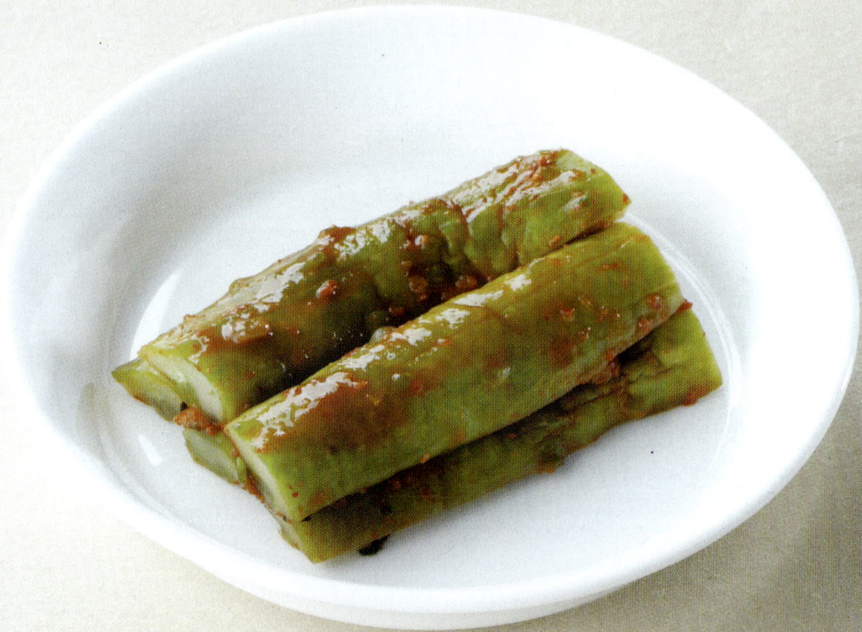

1인 1회 섭취분량
50ml

에너지	탄수화물	단백질	지 질	비타민 A	비타민 B_2	비타민 C
16㎉	3.2g	1.2g	0.3g	67.2㎍RE	0.04㎎	7.7㎎

나트륨	식이섬유	칼 슘	콜레스테롤	소 금	철
803.2㎎	–	22.3㎎	0㎎	2g	0.7㎎

*주의 성분(나트륨 400mg 이상)

김치
(오이소박이)

종지 2
용기크기(단위 : ㎝)

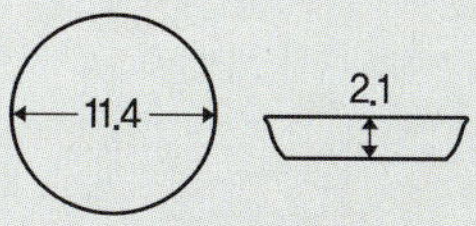

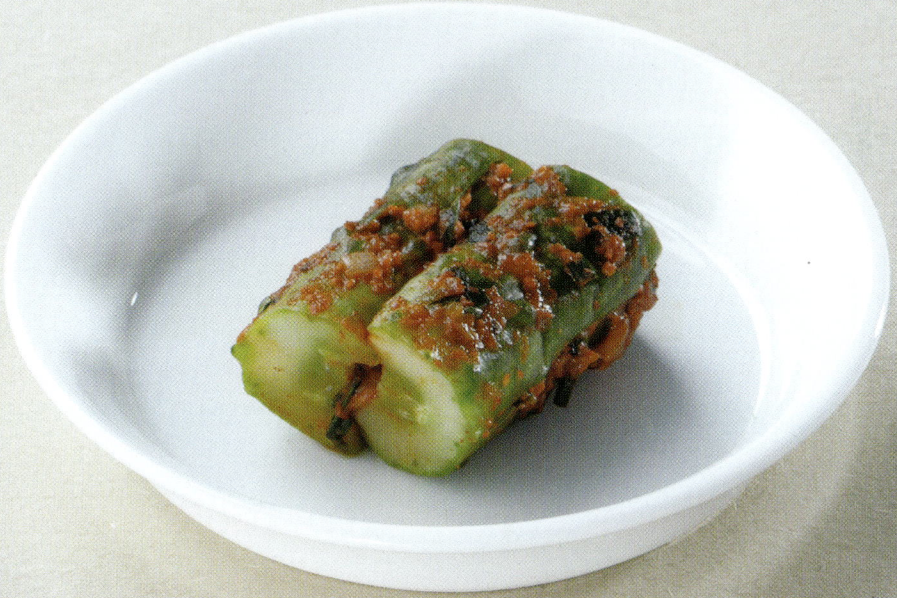

1인 1회 섭취분량	에너지	탄수화물	단백질	지 질	비타민 A	비타민 B2	비타민 C
35g	6kcal	1.4g	0.6g	0.1g	37.1μgRE	0.01mg	4.6mg

나트륨	식이섬유	칼 슘	콜레스테롤	소 금	철
212.5mg	–	15.4mg	0mg	0.5g	0.1mg

김치
(총각김치)

종지 2
용기크기(단위 : ㎝)

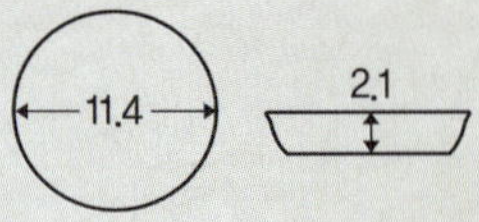

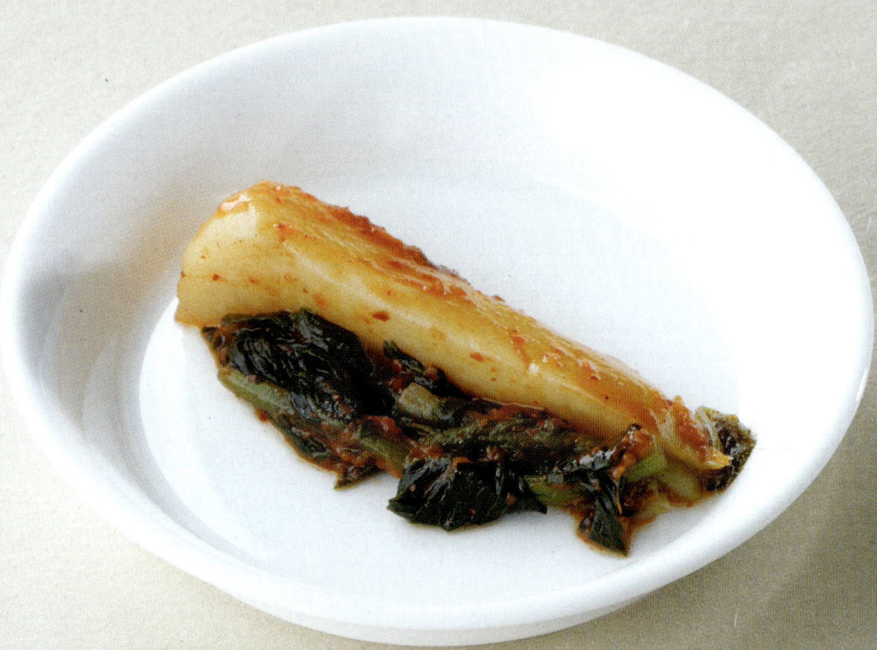

1인 1회 섭취분량 **35g**

에너지	탄수화물	단백질	지 질	비타민 A	비타민 B_2	비타민 C
15㎉	3g	0.9g	0.2g	44.5㎍RE	0.02㎎	7㎎

나트륨	식이섬유	칼 슘	콜레스테롤	소 금	철
1,210.7㎎	1g	14.7㎎	0㎎	3g	0.1㎎

*주의 성분(나트륨 400mg 이상)

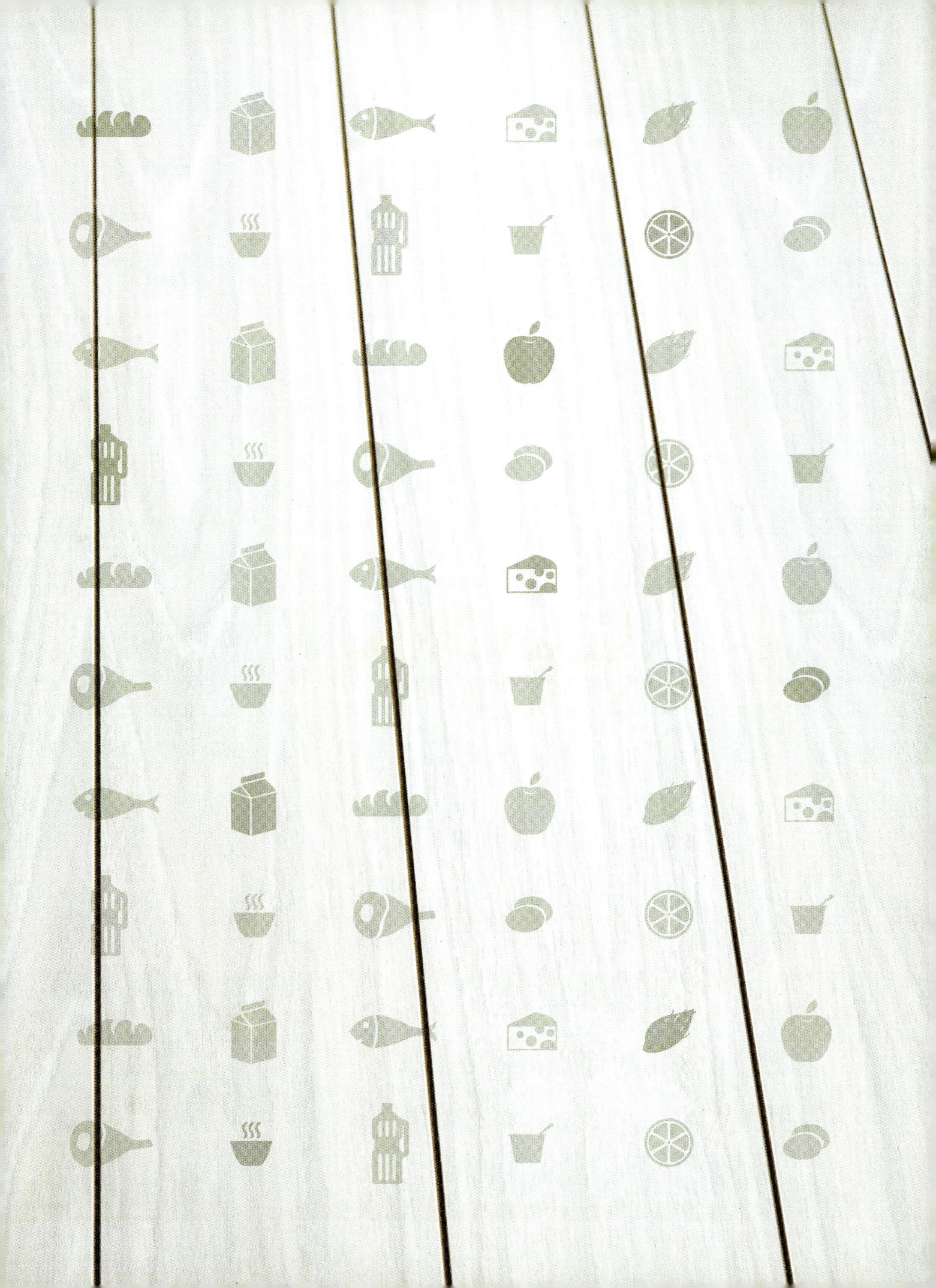

접시종류

밥그릇 (부피 300ml)

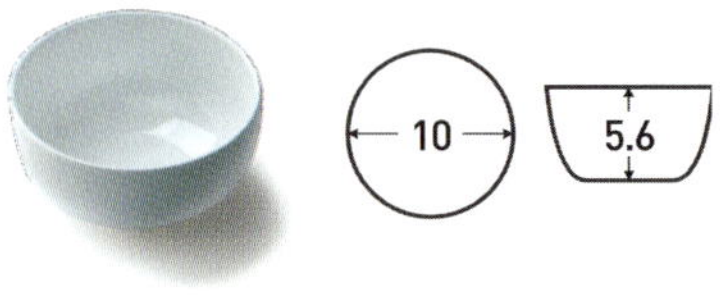

대접 1 (부피 450ml)

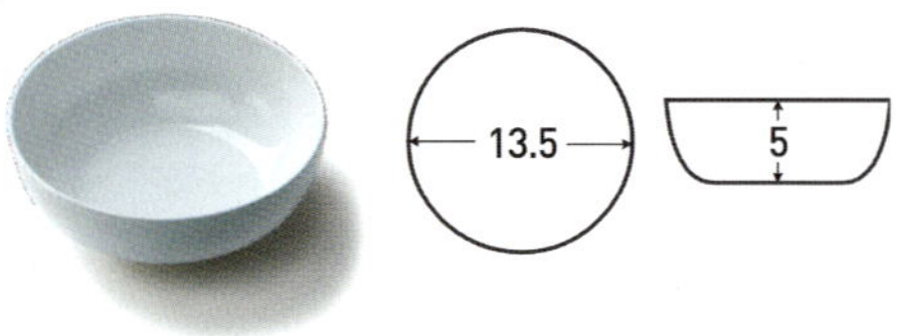

대접 2 (부피 500ml)

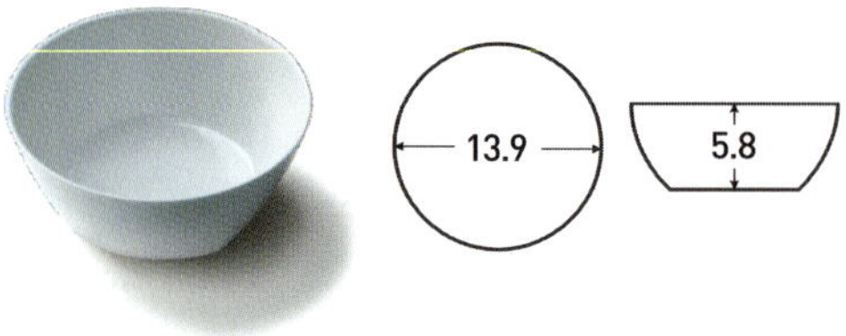

면대접 1 (부피 900ml)

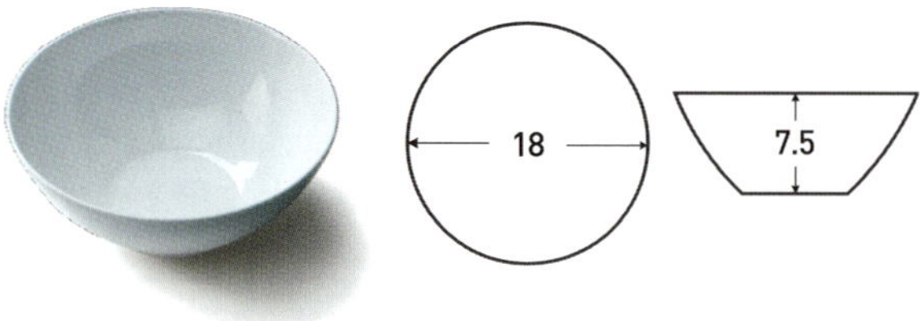

면대접 2 (부피 2,000ml)

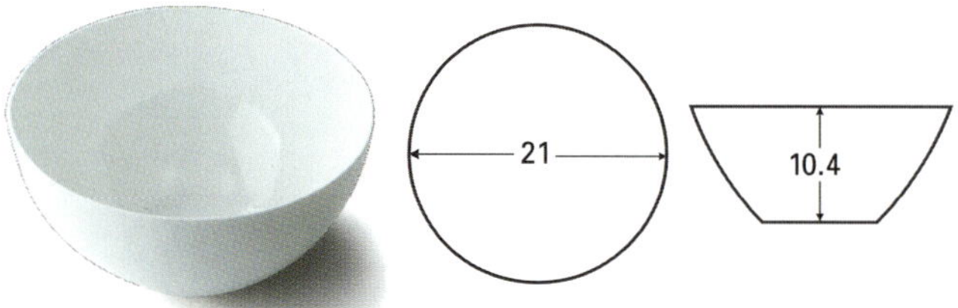

평면접시(소)

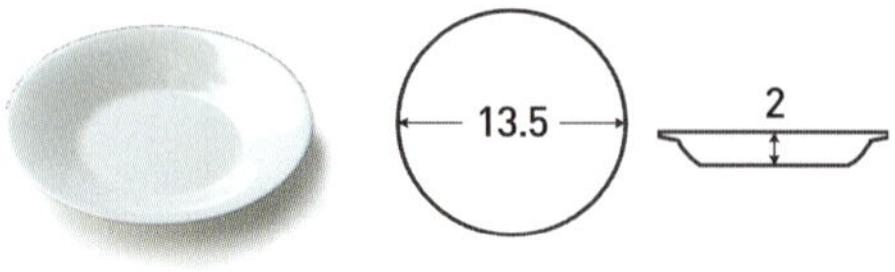

평면접시(중)

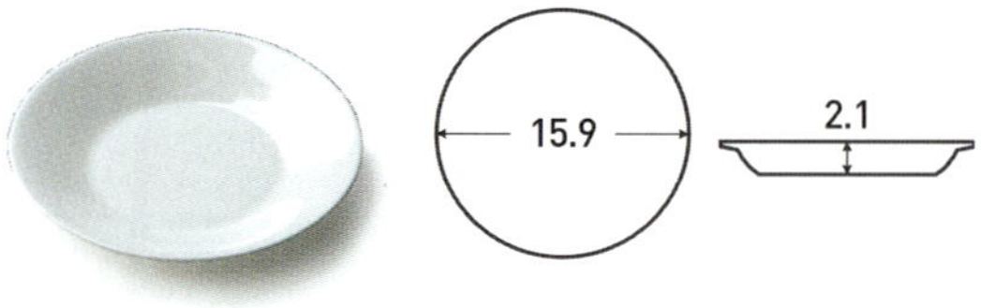

평면접시(대)

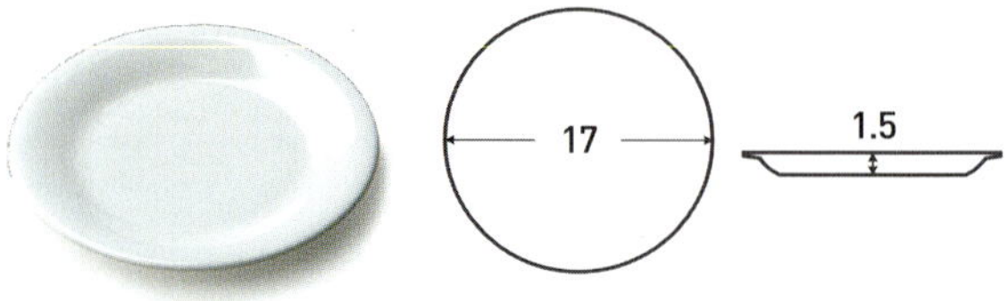

평면접시(특대)

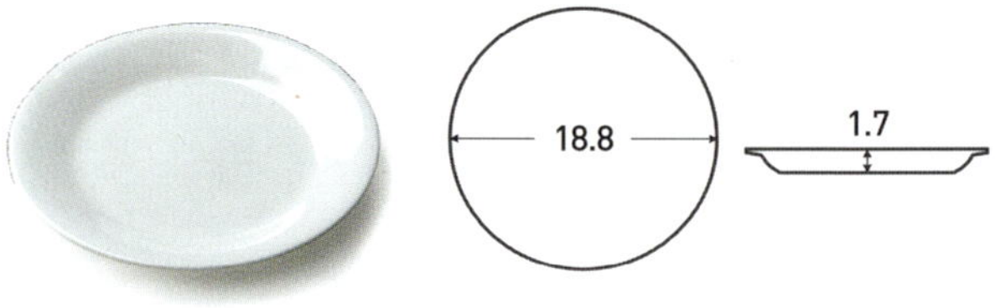

타원형접시

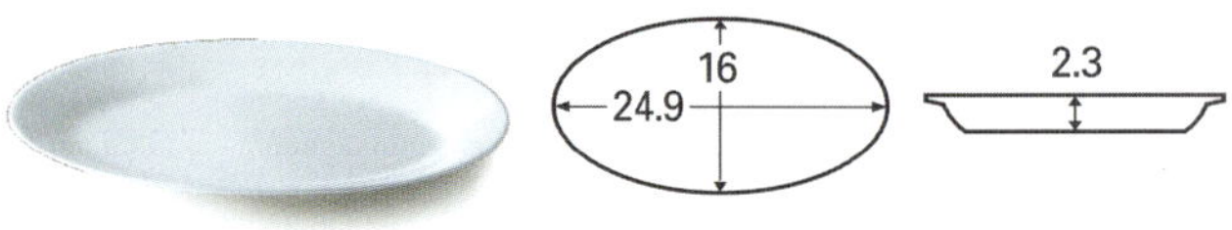

종지 1 (부피 50ml)

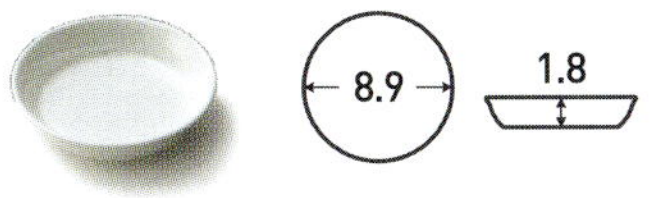

소주잔 (부피 60ml)

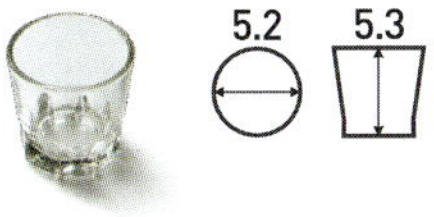

종지 2 (부피 150ml)

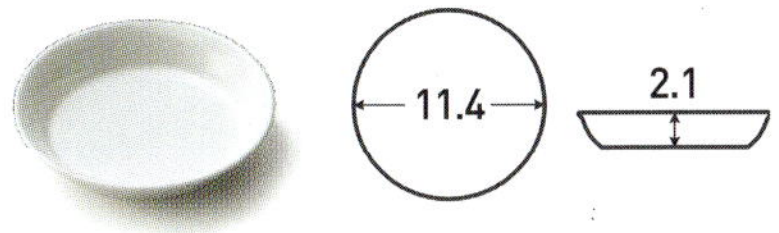

맥주잔 (부피 530ml)

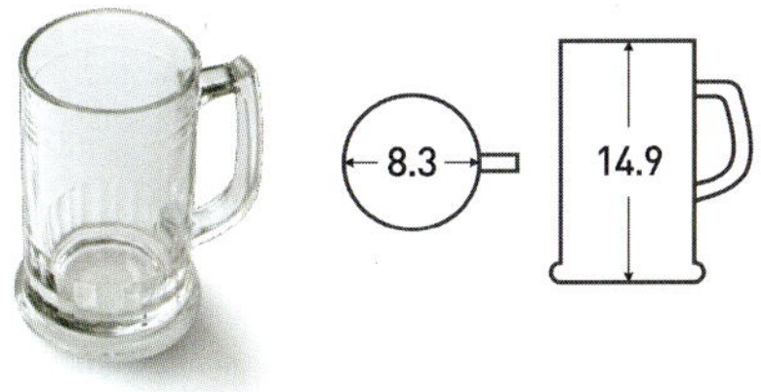

종지 3 (부피 250ml)

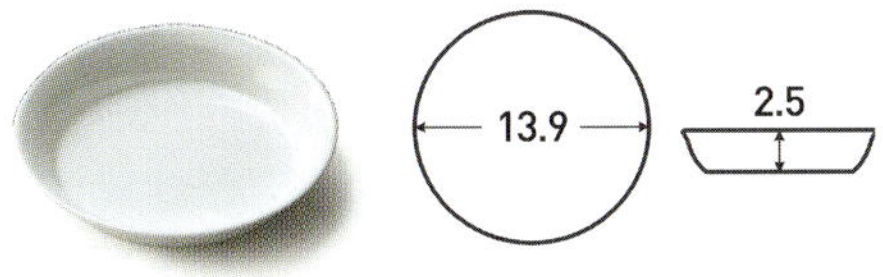

커피잔 (부피 275ml)

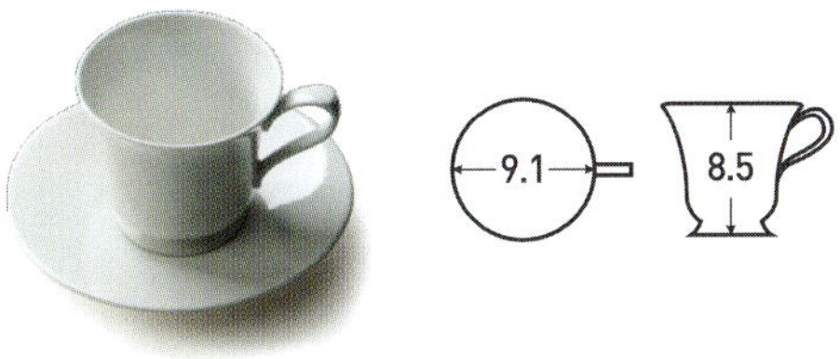

종지 4 (부피 300ml)

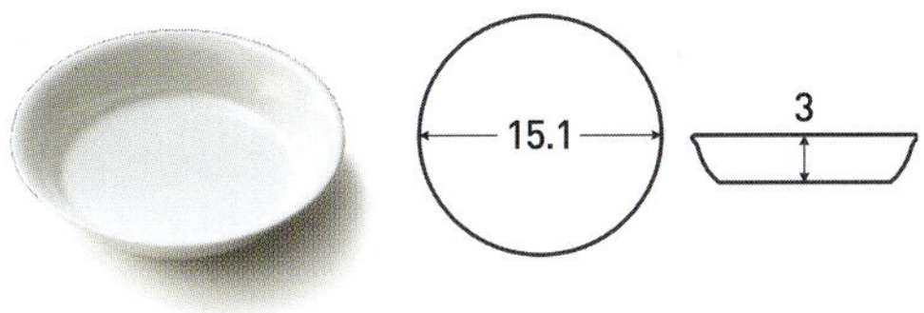

유리컵 (부피 250ml)

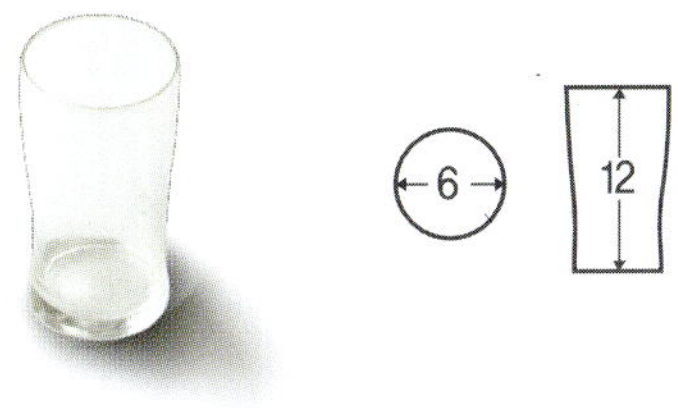

종지 5 (부피 400ml)

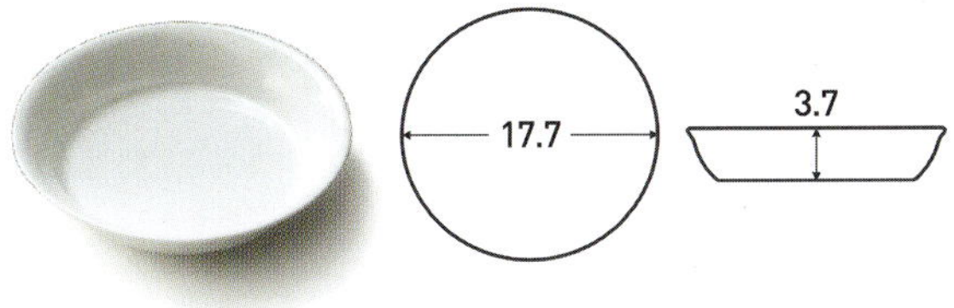

계량 스푼

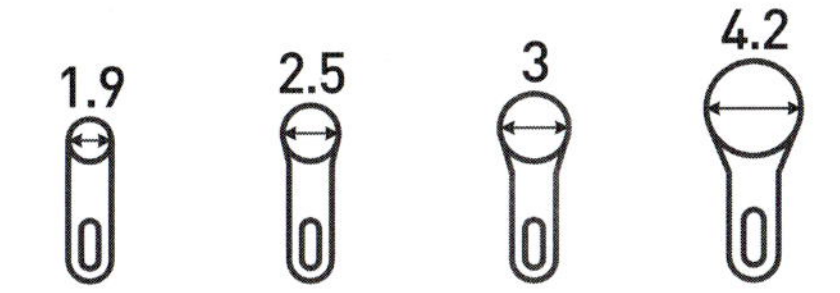

1/4티스푼 (1.25ml) | 1/2티스푼 (2.5ml) | 1티스푼 (5ml) | 1테이블스푼 (25ml)

참고문헌

농촌진흥청, 2006년 제7개정판 식품 성분표 I, II, 삼미기획, 2006

농촌진흥청, 소비자가 알기 쉬운 식품영양가표, 과학원예사, 2009

농촌진흥청 · 대한지역사회영양학회, 실물로 보는 실버세대 영양길잡이, 교문사, 2010

대한골대사학회, 골다공증 지단 및 치료지침, 대한골대사학회, 2008

대한지역사회영양학회 · 농촌진흥청, 쉽게 만들어 먹는 요리 307 칼로리 백과, 학원사, 2004

모수미 외 5인, 식사요법 원리와 실습, 교문사, 2007

보건복지부, 한국인을 위한 식생활 지침, 2010

보건복지부 · 한국영양학회 · 식품의약품 안전청, 한국인 영양섭취 기준, 2010

서울 중앙병원 영양팀, 보건의료인을 위한 임상 영양가이드, 퍼블 애드, 2000

손숙미 외 5인, 임상영양학, 교문사, 2008

승정자 외 3인, 현대인의 질환에 맞춘 영양과 식사관리, 교문사, 2006

식품의약품안전청, 당, 나트륨, 트랜스지방 저 감화 영양교육사이트
http://nutrition.kfda.go.kr/nutrition/hesalkids/

이건순, 웰빙 식생활과 건강, 라이프사이언스, 2008

이현옥 외 4인, 생애주기영양학, 교문사, 2011

일본지질영양학회, 콜레스테롤 가이드라인 책정위원회(최춘언 번역),

장수를 위한 콜레스테롤가이드라인, 신일북스, 2010

최혜미 외 11인, 영양과 건강이야기, 라이프 사이언스, 2006

최혜미 외 18인, 21세기 영양학, 교문사, 2006

허선진, 지방 저감화 식품의 연구, 한국학술정보(주), 2011

찾아보기

ㄱ

가래떡(떡국용) 57
가자미조림 235
가지나물 277
간장(왜간장) 173
갈비구이 247
갈치구이 248
갈치조림 236
갈치찌개 228
감(단감) 111
감잣국 211
감자칩 83
고구마(찐 것) 85
고등어 137
고등어(자반) 138
고등어구이 249
고등어조림 237
고등어튀김 250
고사리(말린것) 91
고사리나물 278
고추멸치볶음 260
고추장 174
고추장아찌 299
곰보빵(소보로빵) 58
곰탕 212
굴무침 266
굴비 139
귤 112
근대된장국 213
김(구운 것) 157
김치(갓김치) 300
김치(고들빼기김치) 301
김치(깍두기) 302
김치(깻잎김치) 303
김치(나박김치) 304
김치(동치미) 305
김치(배추김치) 306
김치(백김치) 307
김치(부추김치) 308
김치(열무김치) 309
김치(오이김치) 310
김치(오이소박이) 311
김치(총각김치) 312
김칫국 214
꽁치구이 251
꽃게 140

ㄴ

낙지 141

ㄷ

다시마튀각 272
단팥빵 59
달걀 133
달걀부침(달걀프라이) 252
달걀찜 238
닭고기(가슴, 껍질 제거) 123
닭고기(날개) 124
닭고기(다리) 125
닭찜 239
닭튀김 253
당근 92
대구 142
대구매운탕 215
더덕무침 279
도라지생채 280
도넛(링) 60
도넛(팥) 61
돌나물 93
동탯국 216
동태조림 240
돼지고기 덮밥 183
돼지고기(갈비) 126
돼지고기(삼겹살) 127
돼지고기볶음 261
된장 175
된장찌개 230
두부 87
두부부침 254
두부조림 241
두부찌개 229
두유음료 88
딸기 113
떡국 199

ㄹ

라면 200

ㅁ

마늘종무침 281
마늘종볶음 275
만둣국 201
메밀국수(건면) 62
메추라기알 134
멸치(자건품, 중) 143
멸치볶음 262
명란젓 144
메밀국수 202
무말랭이무침 282
무생채 283
무청 94
물냉면 203
미꾸라지 145
미나리나물 284
미역(말린것) 158
미역국 217

ㅂ

바나나 114

배추 95
배추겉절이 285
배추나물 286
백미 63
백설기 64
뱅어포 146
버섯볶음 276
보리밥 184
보리밥(2/3 공기) 185
복어 147
부추무침 287
부추전 273
북엇국 218
북어조림 242
불고기 255
브로콜리 96
비름 97
비름나물 288
비빔밥 186

ㅅ

사과 115
사이다 169
삼치구이 256
삼치조림 243
상추 98
상추겉절이 289
새우(자건품, 중하) 148
새우볶음 263
샌드위치 65
생선전 257
설렁탕 219
소면(건면) 66
쇠고기(갈비) 128
쇠고깃국 220
쇠고기미역국 221
쇠고기(간) 129
쇠고기(곱창) 130
수육(쇠고기) 244
숙주나물 290
순두부찌개 231
스낵과자(밀가루) 67
스낵과자(옥수수) 68
스파게티(건면) 69
시금치나물 291
시금치된장국 222
시래기된장국 223
시리얼(콘플레이크) 70
식빵 71
쌀밥 187
쌀밥(2/3 공기) 188
쌈장 176

ㅇ

아욱된장국 224
아이스크림(소프트, 바닐라) 161
양배추 99
양배추샐러드 292
양상추 100
어묵볶음 264
연두부 89
열무 101
오곡밥 189
오렌지 116
오렌지주스 117
오렌지주스(칼슘강화) 118
오리고기 131
오므라이스 190
오이 102
오이생채 293
오이지 103
오징어 149
오징어 덮밥 191
오징어(말린것) 150
오징어젓무침 267
오징어튀김 258
올리브 119
요구르트(액상) 162
요구르트(호상, 딸기) 163
우동 204
우유 164
우유(저지방) 165
유부초밥 192
인절미 72

ㅈ

잔멸치볶음 265
잔치국수 205
장어(갯장어) 151
장어양념구이 259
장조림 245
재첩(재치조개, 갱조개) 152
조갯국 225
주꾸미 153
중국국수(생면) 73
짬뽕 207
짜장면 206
짜장소스 177

ㅊ

차조밥 193
청국장 178
청국장찌개 232
추어탕 227
취나물 104
취나물무침 294
치즈(슬라이스) 166
치즈(모차렐라) 167

ㅋ

카스텔라 74
칼국수 208
칼국수(반건면) 75
케이크(생크림) 76
케이크(초콜릿) 77
케이크(파운드) 78
콜라 170
콩국수 209
콩나물국 226
콩나물무침 295
콩밥 194
콩밥 2/3공기 195
콩조림(콩자반) 246
크래커 79

ㅌ

토란대(마른 것) 105
토마토 106
토마토주스 107
톳 159
톳나물무침 296

ㅍ

파무침 297
파인애플 120
팥밥 196
포도 121
풋고추 108
풋고추조림 271
프렌치프라이 84
피자 80

ㅎ

해파리(염장품) 154
햄버거 81
현미밥 197
호박나물 298
호박전 274
홍어 155
홍어회무침 268

실물로 보는

건강한 상차림 길잡이

2012년 11월 5일 초판 인쇄
2012년 11월 9일 초판 발행

발행인 농촌진흥청 국립농업과학원장 정광용
편집인 농촌진흥청 국립농업과학원 농식품자원부장 전영춘
공동기획(편집) 농촌진흥청(김세나, 조영숙, 김소영, 김정봉, 박홍주, 김재현)
김숙배(전북대), 김미현(강원대), 김순경(순천향대)
대한지역사회영양학회
사진촬영 김준구(보브 스튜디오)
편집디자인 김부티
푸드스타일링 양희완(강원랜드 조리팀)
감수위원 이혜상(안동대), 최미경(공주대)
발행처 농촌진흥청 국립농업과학원 농식품자원부 기능성식품과

출판 · 판매처 ㈜교문사
출판 · 판매인 류제동
제작 김선형
영업 정용섭 · 이진석 · 송기윤

우편번호 413-756
주소 경기도 파주시 교하읍 문발리 출판문화정보산업단지 536-2
전화 031-955-6111(代)
팩스 031-955-0955
등록 1960. 10. 28. 제406-2006-000035호

홈페이지 www.kyomunsa.co.kr
이메일 webmaster@kyomunsa.co.kr
ISBN 978-89-363-1318-0(93590)

값 17,000원
* 저자와의 협의하에 인지를 생략합니다.
* 잘못된 책은 바꿔 드립니다.

불법복사는 지적 재산을 훔치는 범죄행위입니다.
저작권법 제97조의 5(권리의 침해죄)에 따라 위반자는 5년 이하의 징역
또는 5천만 원 이하의 벌금에 처하거나 이를 병과할 수 있습니다.